儿科临床思维训练

Pediatric Clinical Reasoning

主　　编　舒　强

副 主 编　毛建华　傅君芬　张园园

编者名单　（按姓氏笔画排序）

马晓路　王　霞　王陈红　王金玲　王晶晶

王毓佳　毛建华　卢美萍　吕　颖　朱冰泉

华春珍　江米足　江佩芳　李明燕　求伟玲

沈　盈　张　黎　张园园　陈志敏　陈英虎

陈维军　林　胡　周云连　郑　伟　郑　琪

姜丽华　洪　芳　袁天明　袁金娜　徐晓军

黄　轲　黄新文　龚方戚　傅君芬　傅海东

舒　强　潘佳容

人民卫生出版社

·北京·

图书在版编目（CIP）数据

儿科临床思维训练 / 舒强主编 . -- 北京 ： 人民卫
生出版社，2024. 6. -- ISBN 978-7-117-36578-9

I . R72

中国国家版本馆 CIP 数据核字第 2024LP0438 号

| 人卫智网 | www.ipmph.com | 医学教育、学术、考试、健康，
购书智慧智能综合服务平台 |
| 人卫官网 | www.pmph.com | 人卫官方资讯发布平台 |

儿科临床思维训练

Erke Linchuang Siwei Xunlian

主　　编：舒　强

出版发行：人民卫生出版社（中继线 010-59780011）

地　　址：北京市朝阳区潘家园南里 19 号

邮　　编：100021

E - mail：pmph @ pmph.com

购书热线：010-59787592　　010-59787584　　010-65264830

印　　刷：三河市潮河印业有限公司

经　　销：新华书店

开　　本：787 × 1092　1/16　　印张：24　　插页：2

字　　数：539 千字

版　　次：2024 年 6 月第 1 版

印　　次：2024 年 8 月第 1 次印刷

标准书号：ISBN 978-7-117-36578-9

定　　价：89.00 元

打击盗版举报电话：010-59787491　E-mail：WQ @ pmph.com

质量问题联系电话：010-59787234　E-mail：zhiliang @ pmph.com

数字融合服务电话：4001118166　E-mail：zengzhi @ pmph.com

前 言

　　临床思维能力是医师岗位胜任力的重要组成部分,正确的临床思维能够帮助医师抓住疾病的本质、掌握疾病发展趋势并制定合理的诊治策略。因此,拥有科学的临床思维方式是各级医师培养的首要目标,也是医学本科生教育的重点。但临床思维不是与生俱来的能力,而是在临床实践中通过不断积累得来的,因此临床思维能力的培养离不开临床实践,而临床实践前的思维能力培养,尤其是以病例为中心的案例式教学(case-based learning,CBL)对医学生初步掌握临床思维的规律、逐渐适应临床医生的角色具有很好的促进作用。

　　本书以 CBL 为思路,不同于讲授教学法或以问题为中心的教学方法,通过结合具体病例的方式,将课本上的理论内容转变得更加具体形象,加深医学生对于知识的理解,并引导应用于具体案例。本书共 12 章,包括营养性疾病、新生儿疾病、呼吸系统疾病、消化系统疾病、血液系统疾病、神经系统疾病、内分泌系统疾病、泌尿系统疾病、心血管疾病、感染性疾病、遗传代谢性疾病和风湿免疫性疾病,以儿科常见疾病为目标,在介绍如何通过病史采集、体格检查、实验室检查及辅助检查获得诊断线索的基础上,重点对诊断、鉴别诊断和治疗思维进行了阐述。同时设立病例思辨环节,针对具体病例提出了若干临床实践中需要考虑的实际问题,并给出了参考答案和视频课程。相信能够帮助医学生巩固儿科常见疾病的理论知识,培养和提高临床思维能力。

　　本书由 37 位儿科专家共同参与编写而成,他们认真负责的敬业精神、严谨的科学态度及较高的业务能力成就了高质量的临床思维训练书籍,在此特别感谢所有参与本书编写的各位专家。但由于能力和水平有限,难免存在错误或缺点,本书出版之际,恳切希望广大读者在阅读过程中不吝赐教,欢迎发送邮件至邮箱 renweifuer@pmph.com,或扫描下方二维码,关注"人卫儿科学",对我们的工作予以批评指正,以期再版修订时进一步完善,更好地为大家服务。

舒 强

2024 年 8 月

获取网络数字资源的步骤

❶ 扫描封底红标二维码,获取图书"使用说明"。

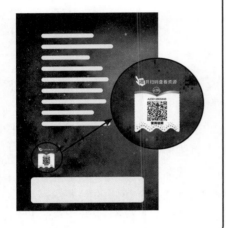

❷ 揭开红标,扫描绿标激活码,注册/登录人卫账号获取数字资源。

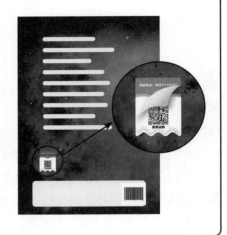

❸ 扫描书内二维码或封底绿标激活码随时查看数字资源。

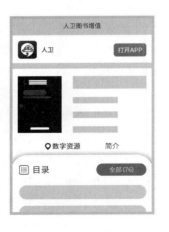

❹ 登录 zengzhi.ipmph.com 或下载应用体验更多功能和服务。

扫描下载应用

客户服务热线 400-111-8166

目　录

第一章　营养性疾病 ·· 1

　　第一节　维生素 D 缺乏性佝偻病 ··· 1

　　第二节　维生素 D 缺乏性手足搐搦症 ··· 7

　　第三节　蛋白质 - 能量营养不良 ··· 14

第二章　新生儿疾病 ·· 23

　　第一节　新生儿窒息与复苏 ··· 23

　　第二节　新生儿缺氧缺血性脑病 ··· 28

　　第三节　新生儿呼吸窘迫综合征 ··· 38

　　第四节　新生儿黄疸 ··· 46

　　第五节　新生儿溶血病 ··· 56

　　第六节　新生儿败血症 ··· 67

　　第七节　新生儿坏死性小肠结肠炎 ··· 79

第三章　呼吸系统疾病 ·· 87

　　第一节　急性上呼吸道感染 ··· 87

　　第二节　肺炎 ··· 94

　　第三节　毛细支气管炎 ··· 114

　　第四节　支气管哮喘 ··· 120

第四章　消化系统疾病 ·· 135

　　第一节　先天性肥厚性幽门狭窄 ··· 135

　　第二节　先天性巨结肠 ··· 139

　　第三节　婴儿腹泻病 ··· 145

　　第四节　胃食管反流病 ··· 159

第五章　血液系统疾病 ··· 165

第六章　神经系统疾病 ··· 177

　　第一节　热性惊厥 ·· 177
　　第二节　化脓性脑膜炎 ·· 185
　　第三节　结核性脑膜炎 ·· 193

第七章　内分泌系统疾病 ·· 202

　　第一节　先天性甲状腺功能减退症 ·· 202
　　第二节　单纯性肥胖 ·· 207
　　第三节　儿童性早熟 ·· 213
　　第四节　儿童糖尿病 ·· 222

第八章　泌尿系统疾病 ··· 241

　　第一节　急性肾小球肾炎 ·· 241
　　第二节　肾病综合征 ·· 250
　　第三节　尿路感染 ·· 261

第九章　心血管疾病 ··· 270

　　第一节　先天性心脏病 ·· 270
　　第二节　川崎病 ·· 284

第十章　感染性疾病 ··· 296

　　第一节　传染性单核细胞增多症 ·· 296
　　第二节　原发性肺结核 ·· 311
　　第三节　手足口病 ·· 316
　　第四节　发热出疹性疾病（麻疹、风疹、幼儿急疹、猩红热）································ 323

第十一章　遗传代谢性疾病 ·· 332

　　第一节　唐氏综合征 ·· 332
　　第二节　苯丙酮尿症 ·· 337

第十二章　风湿免疫性疾病 ·· 345

　　第一节　免疫缺陷病 ·· 345
　　第二节　幼年特发性关节炎 ·· 355

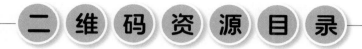

二维码资源目录

课件 1　营养性疾病的诊治要点 ·· 22
课件 2　新生儿疾病的诊治要点 ·· 86
课件 3　呼吸系统疾病的诊治要点 ·· 134
课件 4　 消化系统疾病的诊治要点 ·· 164
课件 5　儿童贫血的诊治要点 ·· 176
课件 6　神经系统疾病的诊治要点 ·· 201
课件 7　内分泌系统疾病的诊治要点 ··· 240
课件 8　泌尿系统疾病的诊治要点 ·· 269
课件 9　心血管系统疾病的诊治要点 ··· 295
课件 10　感染性疾病的诊治要点 ·· 331
课件 11　遗传代谢性疾病的诊治要点 ··· 344
课件 12　风湿免疫性疾病的诊治要点 ··· 376

第 一 章

营养性疾病

第一节 维生素 D 缺乏性佝偻病

维生素 D 缺乏性佝偻病是小儿常见的慢性营养缺乏性疾病,是由于体内维生素 D 缺乏,导致钙、磷代谢紊乱,钙盐无法正常沉着在骨骼的生长部位,从而出现骨骼病变。典型的临床表现是生长着的长骨干骺端和骨组织矿化不全。

该疾病的高危人群在 2 岁以内,尤其是 3~18 个月的婴幼儿多发,可以通过摄入充足的维生素 D 进行预防。近年来,重度佝偻病的发病率逐年减低,但是北方佝偻病患儿多于南方;轻 - 中度佝偻病的发病率仍然比较高;小儿佝偻病的早期症状不典型,容易被忽视。一旦出现明显的症状,可能会同时合并腹泻、贫血等疾病,严重的会影响婴幼儿的生长发育。因此,必须要注重维生素 D 缺乏性佝偻病的防治保健工作,降低该类疾病的发病率。

一、诊断线索

(一) 病史采集

1. 发病的诱因

(1)胎儿期储存不足:母亲维生素 D 缺乏,双胎或早产儿。

(2)缺少日光照射:户外活动少的婴幼儿、儿童、青少年。

(3)摄入不足:素食者,慢性胃肠道疾病、肝病、肾病晚期,牛奶蛋白过敏、乳糖不耐受等。

2. 症状特点 佝偻病在临床上分期如下:

(1)初期(早期):多见于 6 个月以内,尤其 3 个月以内小婴儿。主要表现为神经兴奋性增高,如激惹、烦闹、睡眠不安、夜间啼哭,与室温无关的汗多,因刺激头皮而摇头,摩擦枕头出现枕秃。

(2)活动期(激期):除初期症状外,主要表现为骨骼改变和运动功能发育迟缓。骨骼病变:因小儿身体各部骨骼的生长速度随年龄不同而异,故不同年龄有不同骨骼表现。①头部:要了解有无颅骨软化、方颅、前囟闭合延迟、乳牙萌出延迟等表现;有无牙质发育差、易患龋齿,甚至影响到恒牙钙化。②胸廓:有无胸骨隆起或畸形,严重胸廓病变会不同程度影响呼吸功能,并发呼吸道感染、肺炎,甚至肺不张。③四肢:有无下肢异常弯曲表现,如"O"型腿或"X"型腿,有无四肢酸痛、有无病理性骨折、手足搐搦。④脊柱:婴幼儿在会坐和站立后,有无因韧带松弛致脊柱后凸畸形,严重患儿可伴有骨盆畸形,造成生长迟缓。⑤肌肉改变:有无低血磷致肌肉糖代谢障碍引起全身肌肉松弛、乏力、肌张力降低,有无坐、立、行等运动功能发育落后,有无腹肌肌张力低下、腹部膨隆如蛙腹。⑥其他:重症患儿有无神经系统发育迟缓、表情淡漠;有无语言发育落后;有无条件反射形成缓慢;有无免疫力低下,易合并反复呼吸道、消化道感染;有无贫血;有无合并心肺功能障碍,如心悸、胸闷、喘息。

　　3. 既往史　有无反复呼吸道感染、消化道感染病史,有无慢性腹泻病史,有无慢性食物、药物过敏史,有无肝脏、肾脏疾病史,有无骨折病史。

　　4. 个人史　是否是早产儿、小于胎龄儿。

　　5. 家族史　有无家族性佝偻病病史或其他遗传病病史。

　　(二) 体格检查

　　1. 一般状况与生命体征　如体温、心率、血压、精神状态、面容等。

　　2. 骨骼系统

　　骨骼畸形:检查婴儿有无颅骨软化、方颅、肋骨"串珠"、郝氏沟(肋膈沟)、鸡胸等体征;幼儿有无出现前囟闭合延迟、手足"镯""O"型腿(膝内翻)、"X"型腿(膝外翻)、骨盆畸形、脊柱侧弯、骨折(青枝骨折)等体征。婴儿颅骨软化的检查方法:检查者用双手固定婴儿头部,指尖稍用力压顶骨后部或枕骨中央部位时,可有压乒乓球样的感觉,故又称"乒乓头"。

　　3. 其他　乳牙是否萌出,牙齿生长顺序是否异常,恒牙的门齿、犬齿和第一磨牙是否釉质发育差。心音是否有力、心律是否齐,双肺有无喘鸣音,有无腹胀,有无枕秃,有无肌肉松弛,有无肌力、肌张力降低(佝偻肌病)等。

　　(三) 实验室检查

　　1. 血生化检测　血清钙可正常或降低,有无血磷<40mg,有无血清碱性磷酸酶(alkaline phosphatase, AKP)>500IU/dl(正常儿童<200IU/dl)。

　　2. 维生素 D 水平　有无血清 25-(OH)-D$_3$ 降低,当血清 25-(OH)-D$_3$<20ng/ml 时可诊断本病,是最为可靠的诊断指标。

　　(四) 影像学检查

　　X 线长骨片是否显示干骺端钙化带消失,是否呈杯口状、毛刷状改变,是否骨骺软骨带增宽(>2mm)、骨质疏松、骨皮质变薄,是否有骨干弯曲、畸形或青枝骨折。

二、诊断思维

　　1. 与其他疾病的鉴别

　　(1)脑积水:除头围增大外,前囟饱满紧张、骨缝分离,甚至两眼向下呈落日状,伴有智力和动作发育落后;头颅 B 超、CT 可确诊。

(2)软骨营养不良：为遗传性软骨发育障碍。多因出生时有头大、前额突出、四肢及手指短粗、五指齐平、腰椎前突、臀部后突等特殊面容和体态而行骨骼 X 线检查，发现特征性改变（如长骨粗短弯曲、干骺端变宽、呈喇叭口状，但轮廓光整，部分骨可埋入扩大的干骺端中）而确诊。

2. 与其他病因所致的佝偻病的鉴别

(1)低血磷性抗维生素 D 佝偻病：又称家族性低磷血症。本病多为 X 连锁遗传病，基因定位于 Xp221-p2.2，少数为常染色体隐性遗传，也有散发病例。原发缺陷为肾小管重吸收磷和 25-(OH)-D$_3$ 羟化过程障碍。佝偻病症状多发生在 1 岁以后，2~3 岁后仍有活动性佝偻病表现。血钙多正常，血磷明显降低，尿磷增加。使用常规剂量维生素 D 治疗无效，需同时口服磷，且每日需给予维生素 D 0.05~0.25μg，或 1,25-(OH)$_2$-D$_3$ 0.5~1.5μg/d。

(2)远端肾小管性酸中毒：为远曲小管泌氢不足，大量钠、钾、钙从尿中丢失，导致继发甲状旁腺功能亢进，骨质脱钙及佝偻病体征，且维生素 D 治疗疗效不显著。患儿骨骼畸形明显，身材矮小，代谢性酸中毒，多尿，碱性尿（尿 pH 值>6），血钙、磷、钾均低，血氯高，且伴低钾症状。

(3)维生素 D 依赖性佝偻病：常染色体隐性遗传，分两型，Ⅰ 型为肾脏 α- 羟化酶缺陷，致 25-(OH)-D$_3$ 转变为 1,25-(OH)$_2$-D$_3$ 过程发生障碍，血中 25-(OH)-D$_3$ 浓度增高；Ⅱ 型为靶器官 1,25-(OH)$_2$-D$_3$ 受体缺陷，血中 1,25-(OH)$_2$-D$_3$ 浓度增高。两型在临床上均表现为重症佝偻病，血清钙、磷显著降低，AKP 明显升高，并继发甲状旁腺功能亢进。Ⅰ 型患儿可有高氨基酸尿症；Ⅱ 型患儿的一个重要特征为脱发。

(4)肾性佝偻病：先天或后天原因所致的慢性肾功能障碍均会导致血钙低、血磷高等钙磷代谢紊乱。甲状旁腺功能继发性亢进使骨质普遍脱钙，骨骼呈佝偻病改变。体征多在幼儿后期逐渐明显，形成侏儒状态。

3. 病程诊断

(1)初期（早期）：多见于 6 个月以内，尤其 3 个月以内的小婴儿。主要表现为神经兴奋性增高，如激惹、烦闹、睡眠不安、夜间啼哭，汗多且与室温无关，尤其是头部，因刺激头皮而摩擦出现枕秃。此期 X 线长骨片可能会出现钙化带稍模糊，血清 25-(OH)-D$_3$ 下降，甲状旁腺素（parathyroid hormone，PTH）升高，血钙浓度正常或稍低，AKP 正常或稍高，此期可持续数周或数月，若未经适当治疗，可发展为活动期。

(2)活动期（激期）：除初期症状外，主要表现为骨骼改变和运动功能发育迟缓。

1)骨骼改变：颅骨软化、方颅、前囟闭合延迟、乳牙萌出延迟；胸部改变多见于 1 岁左右婴儿，肋骨串珠，鸡胸及漏斗胸；四肢改变见于佝偻病手足镯、下肢畸形形成，如严重膝内翻（"O"型）或膝外翻（"X"型）畸形，有时有"K"型下肢畸形。长骨可发生青枝骨折。正常 1 岁以内婴儿亦可有生理性弯曲和轻微的姿势变化，如足尖向内或向外等，以后会自然矫正，须予以鉴别。脊柱改变可见于会坐和站立后，因韧带松弛导致的脊柱后凸畸形，严重患儿可伴有骨盆变形造成前后径缩短，女孩成年后怀孕可能造成难产。

2)肌肉改变：由于低血磷所致肌肉糖代谢障碍引起全身肌肉松弛、乏力、肌张力降低，坐立、行走等运动功能发育落后,腹肌张力低下、腹部膨隆如蛙腹。

3)其他:重症患儿神经系统发育迟缓,表情淡漠,语言发育落后,条件反射形成缓慢;免疫力低下,易合并感染及贫血。

(3)恢复期:患儿经治疗或日光照射后,临床症状和体征逐渐减轻、消失;血清钙、磷、PTH、25-(OH)-D$_3$逐渐恢复正常,AKP 需 1~2 个月恢复正常水平,骨质密度逐渐恢复正常。

(4)后遗症期:少数重症可遗留不同程度的骨骼畸形和运动功能障碍,多见于 2 岁以上儿童。多数患儿经治疗后临床症状消失,血生化正常,骨骼 X 线摄片干骺端病变消失。

三、治疗思维

目的为控制活动期,防止骨骼畸形。

1. 一般疗法　加强护理,合理饮食,坚持户外活动。

2. 药物疗法　原则应以口服维生素 D 制剂为主。治疗量:<1 岁,2 000IU/d;>1 岁,3 000~6 000IU/d,疗程 3 个月。3 个月后改维持量:<1 岁 400IU/d;>1 岁 600IU/d。口服困难或腹泻时,采用大剂量突击疗法,维生素 D 每次给予 15 万 ~30 万 IU(3.75~7.5mg),肌内注射,1 个月后再以 400~800IU/d 维持。用药期间强调定期随访,监测血清钙、磷、镁、AKP、PTH、25-(OH)-D$_3$ 及 X 线等指标。

3. 其他治疗

(1)钙剂补充:在补充维生素 D 的同时,给予 500mg/d 钙剂补充(包括饮食摄入和钙补充剂),将帮助改善症状,促进骨发育。同时调整膳食结构,增加膳食来源的钙摄入。

(2)微量营养素补充:维生素 D 缺乏性佝偻病多伴有锌、铁降低,及时适量地补充微量元素,有利于骨骼成长。

(3)矫形治疗:严重的骨骼畸形可采取外科手术矫正畸形。

4. 预防

(1)健康教育:重点是对高危人群的预防。

(2)维生素 D 补充与强化:①孕母每日口服 600IU 维生素 D,预防新生儿维生素 D 缺乏;②出生后 2~3 天起,建议每日补充维生素 D 400IU;③早产儿、双胎儿、低出生体重儿:生后补充维生素 D 800~1 000IU/d,3 个月后改为 400IU/d。

(3)户外活动:平均户外活动应在 1~2h/d,户外活动最佳时间为 10∶00~15∶00,身体尽可能多暴露,但 6 个月以内婴儿避免太阳直晒。

(4)选择富含维生素 D 的食物:如海鱼、动物肝脏、蛋黄、奶油等。

四、病例思辨

【一般情况】患儿,男,15 个月。

【主诉】发现下肢弯曲 2 个月余。

【现病史】患儿 2 月余前,会独立行走后发现双下肢"O"型弯曲,渐明显,步态稳,伴夜间睡眠不安,易惊醒哭吵,出汗多。白天精神可,活动如常。患儿母乳喂养至今,每日哺乳次数 2~3 次,辅食 3 顿,进食可,6 月龄后每日未服用维生素 D 和钙剂。母亲孕期补充多种维生素片和钙片,具体药名不详,但哺乳期未补充维生素 D 和钙剂。每日户外活动少,约半小时。病程中无发热、无抽搐、无反复腹泻,无下肢疼痛等不适。曾至当地卫生院就诊,诊断不详,建议口服葡萄糖酸钙 10ml/d(预计含钙量 90mg/10ml)、维生素 D 800IU/d,治疗 1 个月,上述症状无明显改善。

起病以来,患儿精神、食欲可,大小便未见明显异常,体重无明显增减。

【既往史】1 周岁以内反复上呼吸道感染,1~2 个月 1 次,近 3~4 个月未生病。否认反复腹泻、过敏及慢性疾病史。

【个人史】G_2P_1,胎龄 34^{+6} 周,自然分娩,出生体重 2.3kg,否认出生后窒息抢救史。

【预防接种史】所有疫苗按国家免疫程序接种。

【家族史】否认家族遗传病病史。父亲身高 172cm,母亲身高 158cm。

【体格检查】T 36.7℃,P 98 次 /min,R 27 次 /min,BP 90/66mmHg。体重 12.4kg,身长 82cm,头围 48cm。精神可,面色红润。前囟 1.0cm×1.0cm,牙 4 枚,无特殊面容,身材匀称,胸骨中下段隆起,肋缘外翻。两肺呼吸音清,未闻及干湿啰音;心律齐,心前区未闻及病理性杂音;腹软,肝、脾肋下未触及肿大;双膝内翻,膝间距 3~4cm;未见手足镯,四肢肌力、肌张力适中;神经系统检查无异常发现。

思考题 1:患儿双膝内翻,需如何考虑?

参考答案:患儿 15 月龄,双下肢弯曲 2 个月余,结合病史可知母乳喂养中未规律补充维生素 D,户外活动少,鸡胸,需警惕佝偻病,要进一步行 25-(OH)-D_3、血生化、影像学检查确诊。该患儿为典型的佝偻病体征之一,需考虑不同类型佝偻病的鉴别,包括:低血磷性抗维生素 D 佝偻病、远端肾小管性酸中毒、肝性佝偻病、肾性佝偻病等。

【辅助检查】

25-(OH)-D_3: 36nmol/L。

血生化:AKP 625U/L,钙 2.3mmol/L,磷 0.87mmol/L(正常值: 1.29~2.26mmol/L),谷丙转氨酶 23U/L,肌酐 7μmol/L。

膝关节 X 线片(图 1-1):膝关节干骺端呈毛刷状,不规则毛糙,中部凹陷,骨骺软骨盘增宽,骨小梁稀疏(图 1-1)。

【初步诊断】

思考题 2:该患儿病史特点如何总结?结合以上病史、体格检查及辅助检查,如何进行诊断和鉴别诊断?

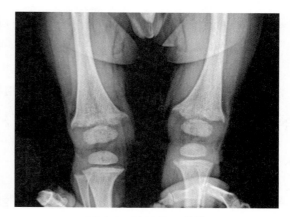

图 1-1 膝关节 X 线片

参考答案：

病史特点：

(1)患儿,男,15月龄。

(2)发现双下肢"O"型2个月余,下肢改变渐明显,伴夜间睡眠不安,易惊醒哭吵,出汗多,短期维生素D和钙治疗疗效欠佳。

(3)周岁后奶量少,未规律补充维生素D,户外活动少;早产,出生后体格生长佳;有反复呼吸道感染史;否认家族中类似疾病史。

(4)查体:牙4枚,胸骨中下段隆起,肋缘稍外翻,双膝内翻,膝间距3~4cm,未见手足镯。

(5)辅助检查:25-(OH)-D$_3$:36nmol/L;AKP 625U/L,钙2.3mmol/L,磷0.87mmol/L;双下肢X线片:膝关节、踝关节干骺端呈毛刷状,不规则毛糙,中部凹陷,骨骺软骨盘增宽,骨小梁稀疏。

诊断及诊断依据：维生素D缺乏性佝偻病:患儿,15月龄男孩,慢性起病,发现下肢骨骼改变就诊,病程中合并有睡眠不安、多汗等症状,日常奶量摄入不足、维生素D未规律补充、户外活动少,外院短期维生素D和钙治疗疗效欠佳。早产,曾有反复呼吸道感染史。查体:体重、身高处于中上水平、牙4枚,胸骨中下段隆起,肋缘稍外翻,双膝内翻,膝间距3~4cm。辅助检查:25-(OH)-D$_3$偏低、碱性磷酸酶升高、磷偏低;骨骼X线片提示佝偻病改变。

鉴别诊断：

(1)低血磷性抗维生素D佝偻病:多为X连锁遗传,亦可为常染色体遗传,也可散发,为肾小管重吸收磷和肠道吸收磷缺陷所致。佝偻病症状多发生于1岁以后,生长缓慢,血钙多正常,血磷明显降低,尿磷增加。维生素D规范治疗无效,需考虑本病。但本例患儿无类似疾病家族史,且有明确的维生素D摄入不足史,必要时可进一步行基因检测确诊。

(2)远端肾小管性酸中毒:为远端肾小管泌氢不足,导致尿中丢失大量钠、钾、钙,继发甲状旁腺功能亢进,骨质脱钙、骨骼畸形显著、身材矮小、代谢性酸中毒、多尿、碱性尿、低血钾等表现。但该患儿体格生长良好,既往无急慢性代谢异常病史,不支持,可进一步完善血气分析、电解质及尿常规检测等协助诊断。

(3)肝性佝偻病:急性肝炎、先天性肝外胆管缺乏等疾病,出现肝功能不良时,导致25-(OH)-D$_3$生成障碍。循环中25-(OH)-D$_3$可明显降低,出现低血钙、抽搐和佝偻病体征。患儿血液检查发现25-(OH)-D$_3$低,有"O"型腿、鸡胸、肋外翻等佝偻病表现,需警惕,但患儿肝功能未见明显异常,依据不足,暂不考虑。

(4)肾性佝偻病:本病由先天或后天原因所致的慢性肾功能障碍,导致钙磷代谢紊乱,血钙低、血磷高,继发甲状旁腺功能亢进。多见于幼儿期,逐渐明显,骨骼呈佝偻病改变。本例患儿无慢性肾病史,肾功能检测正常,不支持。

【诊疗计划】

(1)完善相关检查

1)其他实验室检查:血气、电解质、甲状旁腺激素、尿常规、尿钙、尿肌酐。

2) 影像学检查: 双能 X 线。

3) 必要时完善基因检测。

(2) 治疗方案

1) 口服维生素 D 3 000IU/d, 钙 300mg/d, 总疗程 3 个月, 3 个月后维生素 D 改为预防剂量 600IU/d。

2) 保证奶量 400~600ml/d, 多进食富含钙的食物, 如奶制品、虾皮、豆制品等。

3) 多进行户外活动, 日光浴。

4) 3 个月复查。

【诊治经过】

完善相关检查, 血气、电解质、甲状旁腺素、尿常规、尿钙、肌酐、甲状腺功能未见明显异常; X 线片提示干骺端毛刷状表现有好转。予以维生素 D 3 000IU/d, 钙 300mg/d 口服治疗, 辅以配方奶 180ml/ 次, 每日 3 次喂养, 嘱多进食富含钙的食物, 如奶制品、虾皮、豆制品。治疗 1 个月, 患儿夜惊、汗多等症状明显改善。

【最后诊断】

维生素 D 缺乏性佝偻病。

【随访医嘱】

(1) 碳酸钙颗粒含钙量 300mg, 每天 1 次, 口服 2 个月。

(2) 维生素 D_3 滴剂 1 500IU, 每天 2 次, 口服 2 个月。

(3) 治疗满 2 个月, 儿童保健科门诊复诊。

参考文献 ....

1. MUNNS C F, SHAW N, KIELY M, et al. Global cosensus recommendations on prevention and management of nutritional rickets [J]. J Clin Endocrinol Metab, 2016, 101 (2): 394-415.
2. MUNNS C F, SHAW N, KIELY M, et al. Global cosensus recommendations on prevention and management of nutritional rickets [J]. Horm Res Paediatr, 2016, 85 (2): 83-106.
3. 《中华儿科杂志》编委会, 中华医学会儿科分会儿童保健学组, 全国佝偻病科研协作组. 维生素 D 缺乏性佝偻病防治建议 [J]. 中华儿科杂志, 2008, 46 (3): 190-191.

第二节　维生素 D 缺乏性手足搐搦症

维生素 D 缺乏性手足搐搦症是小婴儿维生素 D 缺乏性佝偻病的特殊症状。主要表现为惊厥、喉痉挛、手足搐搦。血液中钙和维生素 D 水平下降, 结合骨骼 X 线片表现是确诊维生素 D 缺乏性手足搐搦症的主要依据。

维生素 D 缺乏时,发生甲状旁腺代偿性功能不足,使血中钙离子浓度降低,当总钙低于 1.75~1.8mmol/L(70~75mg/L)或离子钙低于 1.0mmol/L(40mg/L)时致神经肌肉兴奋性增高,出现全身惊厥、手足肌肉抽搐或喉痉挛,同时伴有不同程度的佝偻病症状。病程若能早诊早治,大多数病例可在 2 天内停止惊厥。但重症喉痉挛可因吸气困难而致猝死,少见心脏扩大即"心脏搐搦"致死者,重症惊厥也有一定危险。如果同时并发严重感染或婴幼儿腹泻,可使本症加重或迁延不愈。故加强对本病的诊断、治疗和预防十分重要。

一、诊断线索

(一)病史采集

1. 发病的诱因

(1)年龄:多发生于婴幼儿,特别是 6 月龄至 2 岁。

(2)季节:多发生在冬春季节。

(3)出生情况:早产、多胎或双胎、低出生体重儿。

(4)有无以下情况:①维生素 D 摄入减少:如未添加强化维生素 D 食物或未补充维生素 D;②母亲维生素 D 储备减少:母亲慢性肝肾疾病;③维生素 D 吸收障碍:胰腺分泌不足(囊性纤维化)、胆管阻塞(胆管狭窄)。

2. 症状特点　①佝偻病初期表现:夜惊、多汗、烦躁不安、枕秃等;②佝偻病激期的骨骼改变:颅骨软化、方颅、手足镯、肋串珠、肋软骨沟、鸡胸、"O"型腿或"X"型腿等;③低血钙表现:呼吸暂停、抽搐、肌张力低下、肌无力、腱反射活跃。

3. 既往史　有无营养不良、腹泻、肝胆疾病、反复呼吸道感染等病史;有无药物、食物过敏史;有无手术、外伤、输血史、高热惊厥史。

4. 个人史　是否早产、双胎或多胎、输血等病史。

5. 家族史　有无结核、过敏性疾病、遗传性疾病等病史。

(二)体格检查

1. 一般状况与生命体征　体温、心率、血压、精神状态、面容、颅骨情况、前囟情况、肋骨外翻,以及神经系统症状。

2. 显性症状

(1)惊厥:是否存在知觉全失,手足发生节律性抽动,面部肌肉痉挛,眼球上翻,大小便失禁。

(2)手足搐搦:是否出现腕部弯曲、手指伸直、大拇指贴近掌心、足趾强直而跖部略弯呈弓状。

(3)喉痉挛:是否存在呼吸困难、吸气拖长发生哮吼,窒息表现。

3. 其他体征　有无睡眠不安、易惊哭、出汗等神经兴奋现象。有无以下隐性症状:

(1)击面神经试验(佛斯特征,Chvostek sign):用指尖或小锤骤击耳前第七脑神经穿出处可使面肌收缩,主要是上唇或眼皮的收缩。

(2)腓反射:用小锤骤击膝部外侧的腓神经(在腓骨头之上),有阳性表现如足部向外侧收缩。

（3）陶瑟征（Trousseau sign）：用血压计的袖带包裹上臂打气，有桡侧的脉搏暂停现象，若为阳性则在 5 分钟内出现手搐搦。

（三）实验室检查

1. 采集患儿的静脉血进行血钙及维生素 D 检测

（1）总钙低于 1.75~1.88mmol/L（70~75mg/L）或离子钙低于 1.0mmol/L（40mg/L），血清 25-（OH）-D$_3$ 水平低于 50nmol/L（20ng/ml）可诊断。

（2）其他血液检查：结合病史和临床特征，给予血常规、血生化、血磷、甲状旁腺素、空腹血糖、微量营养素（如锌、铁）等指标检测。

2. 病情与并发症判断

（1）血生化及甲状旁腺激素检测：有无存在 AKP 升高、PTH 升高，低血磷等。

（2）电解质检测：有无低钾血症、低钠血症等电解质紊乱。

（3）伴发佝偻病的表现：有无骨骼改变如颅骨软化（6 个月内婴儿）、方颅、手足镯、肋骨串珠、肋软骨沟、鸡胸、"O"型腿或"X"型腿等特征。

（四）影像学检查

1. 骨骼 X 线片检查　手腕 X 线片是确诊婴儿维生素 D 缺乏性佝偻病的主要依据，可清晰观察远端桡骨和尺骨干骺端；幼儿可选择膝部，观察股骨和胫骨干骺端。早期表现为临时钙化带模糊、变薄，干骺端稍增宽；典型骨骼 X 线片表现为干骺端临时钙化带消失，干骺端增宽，呈毛刷状或杯口状，骨骺软骨盘增宽（>2mm）。

2. 其他影像学检查　必要时完善脑电图、头颅 B 超、头颅 CT 或磁共振检查。

二、诊断思维

（一）诊断与鉴别诊断

首先在维生素 D 缺乏基础上突发无热惊厥，且反复发作，发作后意识清醒，无神经系统体征等表现。然后结合血液生化检测中的总钙低于 1.75~1.88mmol/L（70~75mg/L）或离子钙低于 1.0mmol/L（40mg/L），25-（OH）-D$_3$<50nmol/L（20ng/ml）时可诊断。

维生素 D 缺乏性手足搐搦症常与以下疾病进行鉴别：

1. 第一类　与惊厥的鉴别诊断，在新生儿时期，须与生产性损伤、颅内出血、颅内感染相鉴别。还需与结核性脑膜炎、婴儿痉挛症、低血糖症，以及铅中毒等鉴别。在儿童时期尚需与癫痫及甲状旁腺功能减退相鉴别。

2. 第二类　与喉部梗阻的鉴别诊断。手足搐搦症的喉痉挛以吸气性哮吼为主要症状，主要与以下疾病鉴别：急性喉气管支气管炎、喉水肿、急性会厌炎、喉或气管异物。

3. 第三类　与手足搐搦症的鉴别诊断。

（1）先天性甲状旁腺发育不全：患儿血钙降低而发生手足搐搦，但血磷增高，碱性磷酸酶正常，当使用双氢速固醇或甲状旁腺激素治疗后症状可缓解。

（2）碱中毒性手足搐搦症：由于长期呕吐或反复洗胃而发生低氯性碱中毒；由于水杨酸

中毒等所致的呼吸深长,发生呼吸性碱中毒;或由于输液不当,静脉输注大量碳酸氢钠等,都可使钙离子下降而发生症状。当治疗原发疾病后钙离子会回升。

(3)低镁性手足搐搦症:偶见于早产儿及小样儿。母亲往往有妊娠高血压、糖尿病、甲状腺功能亢进症。此时因血液中镁和钙均降低而出现手足搐搦症。也可由于腹泻迁延过久,或因酶的缺乏而致肠吸收不良等影响镁的吸收。亦有由于醛固酮增多症或原发性低血镁而发生惊厥者。患儿血清镁降至正常以下,出现面肌抽动、手足徐动、血压高、心动过速等,这些情况下经补钙无效,但注射或口服镁剂后即可控制症状。

(4)慢性肾脏病过程中继发的手足搐搦症:由于肾功能不全,肾小管排磷功能减低,血磷增高,以致血钙降低。此类疾病多有白蛋白减低或慢性酸中毒,故很少发生手足搐搦症。但如血清钙极度减低,或因输入碱性溶液使血液 pH 值上升时,即可出现惊厥或手足搐搦的症状。

(5)低钠血症和高钠血症:当治疗脱水时,如果补液不当,可出现低钠血症,发生嗜睡、呕吐、惊厥等症状。在脱水及酸中毒纠正过程中,当血钠上升、血钾下降时,出现高钠血症,可发生手足搐搦的症状。新生儿窒息或呼吸窘迫综合征时,如输入大量碳酸氢钠液,也可发生高钠血症,进而出现惊厥。

(6)维生素 B_6 缺乏症和依赖症:婴幼儿如果缺乏维生素 B_6 或发生维生素 B_6 依赖症,亦可出现抽搐。

(二)严重程度与并发症

根据患儿一般情况、惊厥或喉痉挛,手足肌肉抽搐伴随意识障碍、呼吸频率、发绀、呼吸困难,以及伴随佝偻病的骨骼畸变评判严重程度。此外,还要注意低钠、低钾等电解质紊乱。

(三)基础疾病评估

针对反复发作、病情变化快、病情重的患儿,还应进行基础疾病的评估,如原发性或继发性肝胆疾病;长期慢性消化道疾病如腹泻等;营养不良、早产、双胎、多胎等。

三、治疗思维

原则为控制惊厥或痉挛,防止窒息,保持呼吸道通畅,吸氧、镇静止惊,治疗并发症。

1. 急救处理惊厥、喉痉挛和手足搐搦 首先检查呼吸道(A,airway)、呼吸(B,breathing)、血液循环(C,circulation)状况。出现惊厥时立即肌内注射苯巴比妥钠 8mg/kg;或用 10% 水合氯醛保留灌肠,每次 40~50mg/kg,同时进行吸氧。出现喉痉挛时先将舌尖拉出口外,行人工呼吸,必要时气管插管及机械通气。

2. 钙剂治疗 重者需静脉补充钙,是止惊措施之一,尽快给予 10% 葡萄糖酸钙 1~2ml/kg 加入 5%~10% 葡萄糖液 10~20ml 中,缓慢静脉注射(10 分钟以上)或滴注,以防血钙骤升,导致心搏骤停。惊厥反复发作时可 6 小时后重复 1 次,直至惊厥停止后改为口服钙剂,轻症手足搐搦患儿可用 10% 氯化钙加入糖水服用,每日 3 次,每次 5~10ml,约 1~2 周。

3. 维生素 D 治疗　急诊情况控制后按照维生素 D 缺乏性佝偻病方法治疗。活动期口服维生素 D 2 000~4 000IU/d，连服 1 个月后，改为 400~800IU/ d，如有条件，应监测血清钙、磷、碱性磷酸酶及 25-(OH)D₃ 水平。口服困难或腹泻等影响吸收时，可采用大剂量突击疗法，维生素 D 每次 15 万 ~30 万 IU(3.75~7.5mg)，肌内注射 1 个月后，维生素 D 再以 400~800IU/d 维持。

四、疾病预防

维生素 D 缺乏的预防

1. 健康教育　采取综合措施保证健康人群摄入适量维生素 D，预防重点是高危人群，进行维生素 D 相关科普知识宣传。

2. 户外活动　10：00—15：00 紫外线波长适宜，是儿童户外活动的最佳时间，日光浴不是在阳光下暴晒，而户外活动时，身体部位尽可能暴露，接受阳光的皮肤面积逐渐增加即可，如面部(避免阳光直接晒到眼睛)、手臂、腿、臀部等。晒太阳的时间可逐渐增多，平均户外活动应在 1~2h/d。6 个月以内小婴儿不要直接阳光照射以免皮肤损伤。

3. 维生素 D 补充与强化　建议出生后就开始常规补充维生素 D 400IU/D，妊娠妇女补充维生素 D 600IU/d。早产儿、低出生体重儿、双胎儿生后即应补充维生素 D 800~1 000IU/d，连用 3 个月后改为 400~800IU/d。

4. 健康食物　选择富含维生素 D 的食物比如强化维生素 D 的牛奶、深海鱼，但注意避免过多摄入深海鱼，以免引起重金属超标。

五、病例思辨

【一般情况】患儿，男，7 个月。

【主诉】惊厥 3 天。

【现病史】3 天前患儿在无明显诱因下出现四肢抽动，伴两眼上翻，面肌颤动，意识不清，发作持续 5~10 秒，无明显口周发绀。发作停止后意识恢复，每日发作 3~4 次。无发热，无呕吐，无腹泻，无咳嗽、气喘。至笔者医院门诊就诊，拟"抽搐待查"收治入院。

起病以来，患儿精神、食欲可，睡眠可，大小便未见明显异常，体重无明显增减。

【既往史】既往体健；否认药物、食物过敏，否认湿疹史，否认手术、外伤、输血史，否认高热惊厥史。

【出生史】G₁P₁ 足月顺产，出生体重 3.3kg，否认窒息抢救史。

【喂养史】出生至今纯母乳喂养，间隔 2~3 小时喂养 1 次，每次吸奶 15~20 分钟，出生至今未服用维生素 D 制剂。刚添加辅食，以米糊和蔬菜为主。

【预防接种史】所有疫苗按国家免疫程序接种。

【家族史】否认家族过敏性疾病、遗传病等病史。

【体格检查】T 36.8℃,P 118 次 /min,R 30 次 /min,BP 85/56mmHg,体重 7kg,身长 65cm。精神可,气平,面色红润,面容检查未见明显异常,颅骨软化,前囟平软,咽红,两肺呼吸音清,未闻及干湿啰音,心律齐,心音强,未闻及病理性杂音,双侧肋骨外翻,腹软,肝脾肋下未及,双下肢无明显弯曲畸形,面神经征阳性,余神经系统检查未见明显异常,全身未见皮疹。

思考题 1:婴儿出现惊厥,需如何考虑?

参考答案:6 个月 ~2 岁婴儿最常见的惊厥原因为热性惊厥、中枢神经系统感染、低钙血症及大脑疾病的后遗症,维生素 D 缺乏性手足搐搦的高发年龄亦为 6 个月 ~2 岁。为明确诊断,需通过病史询问、体格检查和辅助检查明确有无发热、有无其他感染征象、有无既往惊厥史、有无颅脑外伤或产伤史、有无维生素 D 缺乏相关症状和体征。该患儿无发热,无呼吸道、消化道、神经系统和皮肤等异常症状,无外伤史及既往惊厥史。结合患儿生后无维生素 D 制剂补充史,同时存在维生素 D 缺乏性佝偻病的体征,包括颅骨软化、肋骨外翻,存在抽搐表现,首先考虑为维生素 D 缺乏性手足搐搦,需要进一步血液检查和骨骺 X 线检查明确。该患儿辅助检查支持维生素 D 缺乏性手足搐搦。

(1)血生化:ALT 15U/L,谷草转氨酶 41U/L,AKP 400U/L,肌酐 21μmol/L,钙 1.6mmol/L,磷 1.71mmol/L,镁 0.91mmol/L,提示血钙显著下降,白磷、白镁正常范围。

(2)25-(OH)-D_3 水平 18nmol/L,显著降低。

(3)随机血糖测定 3.0mmol/L,正常范围。

(4)脑电图:未见明显异常;头颅 B 超:未见明显异常,初步排除颅内出血、癫痫等。

(5)左腕关节正位片:左尺骨远端临时钙化带呈杯口状,边缘稍毛糙,余左腕关节各组成骨排列正常,形态可,未见明显增生及骨质破坏(图 1-2)。符合佝偻病表现。

思考题 2:该患儿病史特点如何总结?结合以上病史、体格检查及辅助检查,如何进行诊断和鉴别诊断?

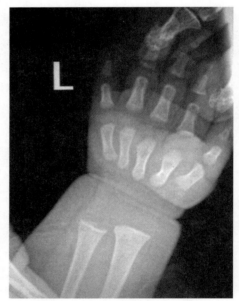

图 1-2　左腕关节正位片

参考答案:

病史特点:

(1)患儿,男,7 个月。

(2)急性起病,因"惊厥 3 天"入院,发作时四肢抽动,伴两眼上翻,面肌颤动,意识不清,发作持续 5~10 秒,无明显口周发绀。发作停止后意识恢复。无发热。

(3)查体:意识清,颅骨软化,前囟平软,双侧肋骨外翻,面神经征阳性,余神经系统检查阴性。

(4)辅助检查:碱性磷酸酶升高,血钙、25-(OH)-D_3 水平低下,血磷、血镁、血糖正常范围,血气及电解质未见明显异常。左手腕关节片示左尺骨远端临时钙化带呈杯口状,边缘稍毛糙。脑电图及头颅 B 超未见明显异常。

诊断及诊断依据:

(1)维生素 D 缺乏性手足搐搦症:7 月龄婴儿,急性起病,惊厥 3 天,无热惊厥伴反复发作。查体:前囟平软,有佝偻病体征,面神经征阳性,余神经系统检查阴性。血液检查提示血钙、25-(OH)-D$_3$ 水平低下,左腕关节片示活动性佝偻病影像学表现。

(2)维生素 D 缺乏性佝偻病:查体发现颅骨软化,血液检查提示血钙、25-(OH)-D$_3$ 水平低下,左腕关节片示活动性佝偻病影像学表现。

鉴别诊断:

(1)低血糖症:患儿为无热惊厥,需警惕。但孩子食欲良好,否认有进食不足或腹泻病史,且血糖测定高于 2.2mmol/L,目前不支持。

(2)低镁血症:患儿为小婴儿,表现为反复多次发作的无热惊厥,且伴有低血钙,需警惕。但该患儿血清镁在正常范围,目前不支持。

(3)婴儿痉挛症:患儿为 1 岁内小婴儿,且为无热惊厥,需警惕,但该患儿的脑电图未提示有特征性的高幅异常节律波,目前不支持,可进一步进行视频脑电图等检查以协助诊断。

(4)中枢神经系统感染:患儿为惊厥发作,需与脑膜炎、脑炎、脑脓肿等中枢神经系统感染相鉴别,但患儿一般情况良好,无发热和感染中毒症状,且无颅内压增高体征,暂不考虑,必要时可行腰椎穿刺以协助诊断。

【诊疗计划】

(1)完善相关检查

1)实验室检查:血气、电解质、甲状旁腺素、尿常规、尿钙、肌酐等。

2)影像学检查:头颅 CT 平扫、腹部 B 超、心脏超声、心电图、24 小时视频脑电图。

3)神经心理行为发育评估:贝利婴幼儿发展量表等全面发育评估或皮博迪(Peabody)运动发育量表等专项发育评估。

4)必要时进行脑脊液常规及生化检查。

(2)治疗方案

1)急救处理:①止惊:首先应控制惊厥或喉痉挛等危及生命的症状,可用 10% 水合氯醛保留灌肠,每次 40~50mg/kg;或地西泮肌内或静脉注射,每次 0.1~0.3mg/kg。②吸氧:惊厥或喉痉挛可引起缺氧、呼吸停止,应立即给氧,无条件时可进行口对口呼吸,喉痉挛者须立即将舌头拉出口外,以保证呼吸道通畅,必要时行气管插管。

2)钙剂治疗:尽快给予 10% 葡萄糖酸钙 1~2ml/kg 加入 5%~10% 葡萄糖液 10~20ml 中,缓慢静脉注射(10 分钟以上)或滴注,以防血钙骤升,导致心搏骤停。惊厥反复发作时可 6 小时后重复 1 次,直至惊厥停止后改为口服钙剂,轻症手足搐搦患儿可用 10% 氯化钙加入糖水服用,每日 3 次,每次 5~10ml,约 1~2 周。

3)维生素 D 治疗:症状控制后可按维生素 D 缺乏性佝偻病补充维生素 D。

【诊治经过】

入院后完善相关检查，血气、电解质、甲状旁腺素、尿常规、尿钙、肌酐、甲状腺功能未见明显异常；贝利婴幼儿发展量表提示神经心理行为发育各能区均在正常水平；头颅 CT 平扫、腹部 B 超、心脏超声、心电图、24 小时视频脑电图基本正常。

入院后予以心电监护，10% 葡萄糖酸钙加入葡萄糖液后缓慢静脉滴注，6 小时后再给予 1 次，入院第 2 天惊厥停止发作后改为口服钙剂，并给予维生素 D 滴剂口服治疗。入院第 4 天好转出院。

【出院诊断】

1. 维生素 D 缺乏性手足搐搦症；

2. 维生素 D 缺乏性佝偻病。

【出院医嘱】

（1）出院带药

1）碳酸钙颗粒 200mg，每天 1 次，口服 1 个月。

2）维生素 D_3 滴剂 800IU，每天 1 次，口服 1 个月。

（2）出院 1 个月儿童保健科门诊复诊。

参考文献

1. 王天有, 申昆玲, 沈颖. 诸福棠实用儿科学 [M]. 9 版. 北京: 人民卫生出版社, 2022.
2. MUNNS C F, SHAW N, KIELY M, et al. Global cosensus recommendations on prevention and management of nutritional rickets [J]. J Clin Endocrinol Metab, 2016, 101 (2): 394-415.
3. MUNNS C F, SHAW N, KIELY M, et al. Global cosensus recommendations on prevention and management of nutritional rickets [J]. Horm Res Paediatr, 2016, 85 (2): 83-106.
4. 《中华儿科杂志》编委会, 中华医学会儿科分会儿童保健学组, 全国佝偻病科研协作组. 维生素 D 缺乏性佝偻病防治建议 [J]. 中华儿科杂志, 2008, 46 (3): 190-191.
5. 邵洁. 儿童维生素 D、钙营养与营养性维生素 D 缺乏性佝偻病判定与评价现状 [J]. 中国实用儿科杂志, 2012, 27 (3): 161-165.
6. 全国佝偻病防治科研协作组, 中国优生科学协会小儿营养专业委员会. 维生素 D 缺乏及维生素 D 缺乏性佝偻病防治建议 [J]. 中国儿童保健杂志, 2015, 23 (7): 781-782.

第三节　蛋白质 - 能量营养不良

蛋白质 - 能量营养不良（protein-energy malnutrition，PEM）是由于各种原因所致能量和 / 或蛋白质缺乏的一种营养素缺乏症，常伴有各种器官功能紊乱和其他营养素缺乏，主要见于 3 岁以下婴幼儿。PEM 可根据是否存在水肿而分为不同的临床亚型。传统上，不存在水肿的 PEM 被称为营养不良性消瘦,而存在水肿的 PEM 被称为恶性营养不良。每种类型的 PEM 可以分为急性或慢性,这取决于营养剥夺的持续时间。急性营养不良的儿童主要表现为消瘦,而慢性营养不良的儿童可同时出现生长迟缓。营养不良的儿童还会出现许多相关并发症。他们更容易受到感染,尤其是脓毒症、肺炎和胃肠炎,容易出现维生素、矿物质和微量元素缺乏。

营养不良是一种严重影响儿童的体格发育和身心健康的慢性营养缺乏症。每年全球超过 1/3 的 5 岁以下儿童死亡都归因于营养不良特别是营养素缺乏,营养素缺乏会降低儿童对疾病的抵抗力。1990 年距今我国儿童营养不良患病率也逐步降低,从 1990 年的 32.3% 下降到 2010 年的 9.4%,在实现联合国千年发展目标的过程中取得巨大成就。在我国,重度营养不良已属罕见,但轻、中度营养不良仍常见,营养不良以能量缺乏者多见。

一、诊断线索

(一) 病史采集

1. 重点在于排查导致小儿营养不良的可能原因

(1)膳食能量摄入不足:因食物中蛋白质和能量摄入量长期不能满足机体生理需要和生长发育所致。婴幼儿常见的喂养问题,如配方奶粉未按比例冲调(奶粉调制过稀);未按时添加辅食或骤然断奶;口腔运动功能障碍干扰婴儿适应较粗糙的食物、固体食物添加延迟和对新食物不耐受。年长儿常见社会心理问题或行为紊乱影响进食,如精神性厌食;长期偏食、挑食,以及吃零食过多而影响正餐等。此外,单一的营养素缺乏也属于营养不良范畴,比如铁缺乏导致的贫血。另外,早产、多胎、宫内生长迟缓等,如出生后未进行合理喂养也可进一步发展成蛋白质 - 能量营养不良。

(2)消化吸收不良:由于消化系统解剖或功能上的异常,如先天性肥厚性幽门狭窄、肠重复畸形、迁延性腹泻、过敏性肠炎、肠吸收不良综合征等,引起食物消化吸收障碍。

(3)消耗增加:长期发热,各种急、慢性传染病及慢性疾病等均可致分解代谢增加,食物摄入减少及代谢障碍,也是引起营养不良常见原因。营养不良患儿可能有免疫功能下降和感染易感性增加,建立了感染 - 营养不良的循环。疾病可通过该循环降低儿童食欲并减少其营养摄入,而这种情况使儿童容易出现严重的或迁延性的感染。

2. 询问病史时需要重点关注的内容

(1)儿童出生前情况:如是否为胎儿生长受限、早产、多胎、出生前感染、先天性综合征,以及致畸因素(如抗癫痫药和酒精)暴露。

(2)膳食和喂养:纯母乳喂养还是人工(婴儿配方奶粉)喂养,以及添加辅食情况。有无口腔运动功能障碍。有无挑食、偏食,日常饮食的种类、数量。有无与认为有食物过敏或膳食观念和实践(如担心罹患心血管疾病及素食主义)有关的膳食限制。照料者有无社会心理疾病。

(3)患儿的发育与行为问题:有无发育迟缓,有无孤独症等。

（4）器质性疾病：有无消化系统解剖或功能上的异常，有无先天性心脏病、遗传代谢性疾病、消化系统疾病、急慢性感染等。

（二）体格检查

1. 一般状况与生命体征　体温、心率、血压、意识、精神状态、面容等。

2. 体格生长指标　体重，身高（长），头围，胸围，上臂围，皮下脂肪厚度，身体比例与匀称性，颅骨、胸廓、四肢骨骼发育情况等。

3. 其他体征　有无水肿，皮肤毛发情况，全身有无皮疹，肺部听诊有无异常，心脏听诊有无杂音、心音是否低钝、心律是否齐，有无腹胀，有无肝脾大，神经系统查体有无阳性体征等。

4. 根据是否存在水肿，可以分为营养不良性消瘦和恶性营养不良。

（1）营养不良性消瘦（即不存在水肿的 PEM）：特点是肌肉萎缩和体脂肪储存消耗。这是 PEM 最常见的形式，由所有营养素摄入不足导致，特别是膳食能量来源（总热量）不足。受累儿童会出现生长迟缓及消瘦。体重不增是营养不良性消瘦的最初症状，继之体重下降。初期身高并无影响，久之也可引起身长不增。皮下脂肪和肌肉逐渐减少或消失，皮肤干燥、苍白、逐渐失去弹性。皮下脂肪减少的顺序为：最先是腹部，其次为躯干、臀部、四肢，最后为面颊。皮下脂肪层厚度是判断营养不良程度的重要指标之一。严重者面颊部脂肪垫消失、皮肤皱缩松弛、干瘪似"老头"，头发干枯，四肢挛缩、腹部如舟状。常伴有多脏器功能受损，如精神萎靡、对外界刺激反应淡漠，甚至智力发育落后；食欲低下，体温低于正常，心率缓慢，心音低钝，呼吸浅表，全身肌张力低下；常出现便秘或饥饿性腹泻。

（2）恶性营养不良（即存在水肿的 PEM）：特点是明显肌肉萎缩而体脂肪正常或增加，且存在周围水肿（全身性水肿）。水肿是确立诊断的决定性特征。蛋白质和能量的摄入不足可能促成了恶性营养不良的临床特征，但其发病机制尚未完全明确。厌食几乎普遍存在。水肿通常出现较早，因此体重下降并不明显。水肿多从内部脏器开始，以后才出现四肢、面部，严重者为全身性。常伴有肝大，毛发稀疏、易脱落，颜色根据营养状况而变化。皮疹常见，受刺激部位的皮肤色素沉着。

（三）实验室检查

建议做实验室检查来排查营养不良，包括：血红蛋白浓度、红细胞指数（平均红细胞体积、平均红细胞血红蛋白含量）和血清白蛋白或前白蛋白（甲状腺素运载蛋白）浓度。此外还需评估是否存在维生素缺乏。营养不良患儿在喂养期间应注意监测钾、磷、镁浓度及血清前白蛋白和白蛋白浓度。

二、诊断思维

（一）蛋白质 - 能量营养不良的诊断

WHO 已建立了对中度或重度儿童营养不良的分类标准。这些标准参考的因素有消瘦与生长迟缓的程度及是否存在水肿。儿童的身高别体重和年龄别身高用 Z- 评分来表示（基于 Z- 评分的参考值可在世界卫生组织官方网站查到）。消瘦和生长迟缓的定义如下（这些诊断并不是相互排斥的）：

1. 消瘦 该项指标主要反映急性营养不良。体重低于同性别、同身高参照人群值的均值 -2SD 为消瘦，如低于同性别、同身高参照人群值的均值 –(2~3)SD 为中度；低于同性别、同身高参照人群值的均值 –3SD 为重度。

2. 生长迟缓 该项指标主要反映慢性营养不良。身高 / 长低于同年龄、同性别参照人群值的均值 –2SD 为生长迟缓，如低于同年龄、同性别参照人群值的均值 –(2~3)SD 为中度；低于同年龄、同性别参照人群值的均值 –3SD 为重度。

（二）并发症

1. 营养性贫血 常伴有营养性缺铁性贫血、营养性巨幼红细胞贫血或两者兼有。

2. 微量营养素缺乏 维生素 A 缺乏最常见，还可伴维生素 B、维生素 C、维生素 D 以及磷、镁、铜和硒缺乏，严重水肿型营养不良中约有 3/4 患儿缺锌。

3. 感染 易患各种感染，特别是婴儿腹泻，常为营养不良的诱因，又可加重营养不良，形成恶性循环。

4. 自发性低血糖 可突然发生，表现为体温不升，面色灰白，意识不清，脉搏减慢，呼吸暂停等，若不及时诊治，可因呼吸麻痹而死亡。

（三）基础疾病评估

有无消化系统解剖或功能上的异常，有无先天性心脏病、遗传代谢性疾病、消化系统疾病、急慢性感染等。

三、治疗思维

营养不良应采取祛除病因，调整饮食，营养支持和积极治疗并发症的综合措施。

1. 祛除病因 关键是查明病因，并积极治疗原发病。

2. 营养治疗 按照病情轻重，消化功能好坏，循序渐进地增加热量和蛋白质。中重度营养不良、消化吸收功能低下者，可先按照身高或理想体重给热量，从 167~250kJ/kg（40~60kcal/kg）渐增至 501~625kJ/kg(120~150kcal/kg)，蛋白质从 1.0g/(kg·d) 开始渐增至 3.0~4.0g/(kg·d)。营养状况好转，体重增加到接近正常时可恢复至推荐摄入量水平。

营养支持应该遵循五阶梯治疗原则：首先选择营养教育，然后依次向上晋级选择口服营养补充（oral nutritional supplements，ONS）、全肠内营养（total enteral nutrition，TEN）、部分肠外营养（partial parenteral nutrition，PPN）、全肠外营养（total parenteral nutrition，TPN）。参照欧洲临床营养与代谢学会（European Society for Clinical Nutrition and Metabolism，ESPEN）发布的指南，建议当下一阶梯不能满足 60% 目标能量需求 3~5 天时，应该选择上一阶梯。

其中第一阶梯的饮食 + 营养教育是所有营养不良患儿（不能经口摄食的患儿除外）首选的治疗方法，是一项经济、实用而且有效的措施，是所有营养不良治疗的基础。轻度营养不良患儿使用第一阶梯治疗即可能完全治愈。营养教育包括营养咨询、饮食指导及饮食调整，具体内容包括：

（1）评估营养不良严重程度。

（2）判断营养不良类型：通过膳食调查、实验室检查、人体成分分析等手段明确营养不良的类型，从而使营养治疗更加有针对性。

（3）分析营养不良的原因：了解患儿的家庭、社会、经济状况，了解疾病的病理生理、治疗情况及其对饮食和营养的影响，从而分析患儿营养不良的原因，如经济拮据、照护不周、食物色香味问题、食欲下降、咀嚼障碍、吞咽困难、消化不良、胃肠道梗阻、排便异常、治疗干扰及药物影响等。

（4）提供个体化饮食指导：在详细了解患儿营养不良严重程度、类别及原因的基础上，提出针对性的、个体化的营养宣教、饮食指导及饮食调整建议，如调整饮食结构与频次，优化食物加工制作，改善就餐环境等。

（5）讨论或处理营养不良的非饮食原因：除外个体化饮食指导，还应该积极与患儿亲属讨论营养不良的家庭、社会、宗教信仰及经济原因，与相关专家讨论导致营养不良的疾病，以及心理、生理问题，如疼痛、厌食、吞咽困难、药物影响等，寻求解决营养不良的办法。

3. 其他治疗

（1）及时处理各种危重情况如严重腹泻、自发性低血糖、各种感染、电解质紊乱及各种维生素缺乏。

（2）严重贫血可少量多次成分输血，低蛋白血症可输注白蛋白。

（3）配合中医中药治疗，如捏脊、服用开胃健脾的中药等。

（4）必要时在补充足量热量和蛋白质的基础上使用苯丙酸诺龙等蛋白质合成促进剂，每次肌内注射 0.5~1mg/kg，一周 1~2 次，连续 2~3 周。

4. 加强护理   良好的护理可减少继发感染的机会。食具要消毒，保证充足的睡眠，适当户外活动，纠正不良的饮食习惯。

四、预防思维

1. 指导早产、低出生体重儿采用特殊喂养方法，定期评估，积极治疗可矫治的严重先天畸形。

2. 及时分析病史，询问儿童生长发育不良的原因，针对原因进行个体化指导；对存在喂养或进食行为问题的儿童，指导家长合理喂养和行为矫治，使儿童体格生长恢复正常速度。

3. 对于反复患消化道、呼吸道感染及影响生长发育的慢性疾病儿童应及时治疗。

五、病例思辨

【一般情况】患儿，女，10 个月。

【主诉】体重不增 2 个月余。

【现病史】患儿 2 个月前无明显诱因下出现体重不增,伴反复大便次数增多,每日 10 余次,呈稀水样,无黏液脓血,无食欲减退,无呕吐,无肢体抽搐,无反复发热,无咳嗽、气促,无吃奶呛咳,无肢体抽搐,无多饮、多尿。先后至当地医院就诊,考虑"急性肠炎",予以口服"益生菌""蒙脱石散"后能好转,但仍有反复,无进行性加重,故来医院就诊。现每日母乳奶瓶喂养 6 次,每次 100ml,每次进食 10 余分钟,已添加米糊,每日 2 次,添加蔬菜、水果少许,未添加动物性食物。

起病来,神志清,精神可,尿量中等,进食情况如上述,睡眠佳。

【既往史】孕期检查未见明显异常。生后母乳喂养,4 月龄翻身,7 月龄会坐,8 月龄能爬行。按计划预防接种疫苗。既往添加蛋黄口周出现皮疹。

思考题 1:询问喂养史及生长发育史的意义?

参考答案: 患儿体重与热量与摄入直接相关,通过了解婴儿进食量和进食水平,以及添加辅食后整个过程,能大致判断婴儿能量摄入情况;而发育史能提供认知发育水平的基本信息,由于大部分进食障碍会伴随发育迟缓,因此可以以此作为鉴别。

【出生史】G_1P_1,足月顺产,出生体重 3.5kg,否认窒息抢救史。

【家族史】否认家族遗传性疾病史,否认家族类似病史。否认手术史。母亲有过敏性鼻炎。

【体格检查】T 36.2℃,P 108 次/min,R 28 次/min,身长 70cm,体重 7kg。精神欠佳,消瘦,皮下脂肪少,无水肿,皮肤松弛,弹性差,全身浅表淋巴结无肿大,前囟 1cm×lcm,稍凹陷;头发稀少,干枯;双肺呼吸音清晰。心音有力,无杂音;腹软,腹壁皮下脂肪 0.2cm。肝脏肋下 2.5cm,质软,脾脏肋下未及,肠鸣音亢进。

思考题 2:简述营养不良的分型及意义。

参考答案(详见表 1-1):

表 1-1 营养不良的分型指标

指标	标准差法	评价
体重/年龄	(均数 −3SD)~(均数 −2SD)	中度低体重
	< 均数 −3SD	重度低体重
身长(身高)/年龄	(均数 −3SD)~(均数 −2SD)	中度生长迟缓
	< 均数 −3SD	重度生长迟缓
体重/身长(身高)	(均数 −3SD)~(均数 −2SD)	中度消瘦
	< 均数 −3SD	重度消瘦

(1)体重低下型:患儿体重低于同龄、同性别参照人群值的均数减 2 个标准差。体重介于均数减 2 个和 3 个标准差之间为中度;低于均数 3 个标准差为重度。此项指标主要反映患儿有慢性或急性营养不良,但单凭此项指标不能区别急性还是慢性营养不良。

(2)生长迟缓型:患儿身高(长)低于同龄、同性别参照人群值的均数减 2 个标准差。身高(长)介于均数减 2 个和 3 个标准差之间为中度;低于均数减 3 个标准差为重度。此项指标主要反映过去或长期慢性营养不良。

(3)消瘦型:患儿体重低于同性别、同身高(长)参照人群值的均数减 2 个标准差。体重介于均数减 2 个和 3 个标准差之间为中度;低于均数减 3 个标准差为重度。此项指标主要反映患儿近期急性营养不良。

【辅助检查】

(1)血常规:白细胞计数 $5.2 \times 10^9/L$,中性粒细胞比例 40.0%,淋巴细胞比例 58.0%,嗜酸性粒细胞 $0.43 \times 10^9/L$,血红蛋白 87g/L,CRP<1mg/L。

(2)血生化:ALT 55IU/L,AST 58IU/L,GGT 87IU/L,LDH 619IU/L,总蛋白 49g/L,白蛋白 29g/L;肾功能正常。

【初步诊断】

思考题 3:该患儿病史特点如何总结?结合以上病史、体格检查及辅助检查,如何进行诊断和鉴别诊断?

参考答案:

病史特点:

(1)患儿,女,10 个月婴儿。

(2)慢性起病;因体重不增 2 个月余就诊,期间有反复腹泻病史;喂养不当,以淀粉喂养为主,每日能量摄入不足。

(3)体格检查:身高别体重小于均数 –2SD,营养不良貌,皮肤弹性差,皮下脂肪少。

(4)辅助检查提示血红蛋白低,白蛋白降低。

诊断及诊断依据:

(1)蛋白质 - 能量营养不良(中度):婴儿,慢性起病;体重不增 2 个多月,伴急性感染症状;反复腹泻病史及喂养不当,以淀粉类食物喂养为主,每日能量摄入不足;查体:消瘦,皮下脂肪少,无水肿,皮肤松弛,弹性差;头发稀少,干枯;腹壁皮下脂肪 0.2cm。

(2)中度贫血:小婴儿,血常规提示血红蛋白低于正常范围。

鉴别诊断:

(1)过敏性肠炎:患儿为小婴儿,大便次数增多,体重不增,且有过敏家族史,需警惕本病。但该患儿无明显过敏表现,不支持,可行血嗜酸性粒细胞、过敏原、牛奶蛋白激发试验等进一步明确。

(2)肠吸收不良综合征:患儿有大便次数多,体重不增,血液检查未提示明显感染,需警惕本病。但该患儿起病晚,大便常规未提示明显脂肪细胞,不支持,必要时可予以特殊配方经验性治疗排查。

(3)甲状腺功能减退:患儿为小婴儿,体重不增,查体皮肤松弛,头发稀少,需警惕本病。但该患儿无特殊面容,新生儿筛查未见明显异常,甲状腺功能未提示异常,不支持。

(4)遗传代谢病:患儿有反复腹泻,伴营养不良貌,需警惕本病。但该患儿遗传代谢筛查未见明显异常,不支持,必要时可行有机酸代谢产物检查明确。

【治疗计划】

总体治疗原则:采取综合性治疗措施,包括调整饮食、治疗原发病、营养支持,积极治疗合并症或并发症。

(1)完善相关检查

1)完善喂养情况:包括喂养方式、喂养环境和喂养行为在内的情况,确认生长发育史,并完善生长曲线。

2)辅助检查:完善相关检查,包括铁代谢、维生素 D、微量元素、骨龄、腹部 B 超、遗传代谢病筛查、大脑 MRI、牛奶蛋白激发试验。

3)膳食分析、饮食行为评估:调查进食的食物种类、食物量、餐次情况,评估能量和各种营养素的日均摄入量,评估口腔咀嚼功能。

(2)治疗方案

1)调整饮食及补充营养物质,膳食中增加每日动物性食物摄入;根据膳食分析中每日热量摄入情况予以营养治疗。

2)及时处理合并症:如危重症(严重腹泻、低血糖、电解质紊乱、严重感染、严重贫血)等。

3)其他:补充锌制剂。

【诊治经过】

完善相关检查,血电解质 K^+ 3.5mmol/L,Na^+ 131mmol/L,Cl^- 96mmol/L;空腹血糖 3.5mmol/L;乙肝、丙肝、梅毒、HIV 抗体、甲状腺功能、大便常规 + 隐血试验、大便培养、轮状病毒检测、头颅 MRI、腹部 B 超、遗传代谢病筛查未见明显异常。牛奶蛋白回避及激发试验均阳性,过敏原提示牛奶蛋白过敏。因此诊断考虑重度牛奶蛋白过敏导致营养不良,故告知母亲回避包括牛奶、鸡蛋等在内的八大类食物;改变婴儿辅食结构,增加猪肉、鸡肉等高热量食物摄入,加强咀嚼功能训练;补充铁剂 3mg/kg 口服。经治疗 1 个月后,患儿体重开始恢复增长,2 个月后体重达到 9kg。

【最后诊断】

1. 重度牛奶蛋白过敏;

2. 蛋白质 - 能量营养不良(中度);

3. 中度营养性缺铁性贫血。

思考题 4:重度牛奶蛋白过敏的依据有哪些?

参考答案:牛奶蛋白过敏具备如下一条,即可诊断为重度牛奶蛋白过敏:由于拒食、腹泻、呕吐或反流引起生长障碍,中度以上贫血,蛋白丢失性肠病、经内镜或组织学证实的肠病或溃疡性结肠炎;皮肤出现严重的渗出性湿疹样表现并伴有生长障碍、伴有呼吸困难的急性喉头水肿、过敏性休克。

思考题 5:婴儿缺铁性贫血需要与哪些疾病进行鉴别?

参考答案:缺铁性贫血主要与各种小细胞低色素性贫血进行鉴别,如地中海贫血,铁粒幼细胞贫血,维生素 B_6 缺乏性贫血等进行鉴别。

思考题6：婴儿缺铁性贫血的预防措施有哪些？

参考答案：提倡母乳喂养；做好正确的喂养指导，及时添加富含铁的辅食；婴幼儿食品应适量铁剂强化；预防孕期贫血；早产、双胎、低出生体重儿建议给予预防性铁剂补充。

【随访医嘱】

儿童保健科门诊定期监测身高体重，注意母亲饮食回避。

营养性疾病的诊治要点详见课件1。

课件1 营养性疾病的诊治要点

（朱冰泉　王　霞　陈维军　李明燕　吕　颖）

参考文献

1. BOUMA S. Diagnosing pediatric malnutrition [J]. Nutr Clin Pract, 2017, 32 (1): 52-67.
2. RODRÍGUEZ L, CERVANTES E, ORTIZ R. Malnutrition and gastrointestinal and respiratory infections in children: a public health problem [J]. Int J Environ Res Public Health, 2011, 8 (4): 1174-1205.
3. HOMAN G J. Failure to thrive: a practical guide [J]. Am Fam Physician, 2016, 94 (4): 295-299.
4. BOZZETTI F, ARENDS J, LUNDHOLM K, et al. ESPEN guidelines on parenteral nutrition: non-surgical oncology [J]. Clin Nutr, 2009, 28 (4): 445-454.
5. ARENDS J, BODOKY G, BOZZETTI F, et al. ESPEN guidelines on enteral nutrition: non-surgical oncology [J]. Clin Nutr, 2006, 25 (2): 245-259.
6. 儿童营养性疾病管理技术规范（卫办妇社发〔2009〕49号)[J]. 中国儿童保健杂志, 2012, 20 (11): 1052-1054.

第二章

新生儿疾病

第一节　新生儿窒息与复苏

新生儿窒息（asphyxia of newborn）是指新生儿出生后不能建立正常的自主呼吸而导致低氧血症、高碳酸血症及全身多脏器损伤，是引起新生儿死亡和儿童伤残的重要原因之一。正确复苏是降低新生儿窒息死亡率和伤残率的主要手段。

一、诊断线索

（一）病史采集

1. **发病诱因**　窒息的本质是缺氧，凡是影响胎儿、新生儿气体交换的因素均可引起窒息。可发生于妊娠期，但大多数发生于产程开始后。新生儿窒息多为胎儿窒息（宫内窘迫）的延续。

（1）孕母因素：①孕母有慢性或严重疾病，如心、肺功能不全、严重贫血、糖尿病、高血压等；②妊娠并发症，如妊娠期高血压疾病等；③孕母吸毒、吸烟或被动吸烟、年龄≥35岁或<16岁及多胎妊娠等。

（2）胎盘因素：前置胎盘、胎盘早剥和胎盘老化等。

（3）脐带因素：脐带脱垂、绕颈、打结、过短或牵拉等。

（4）胎儿因素：①早产儿或巨大儿；②先天性畸形：如食管闭锁、先天性喉蹼、肺发育不良、先天性心脏病等；③宫内感染；④呼吸道阻塞：羊水或胎粪吸入等。

（5）分娩因素：头盆不称、宫缩乏力、臀位、使用产钳、胎头吸引；产程中使用麻醉药、镇痛药或催产药等。

2. **症状特点**　窒息后可引起多系统受损，神经系统有无意识改变如激惹、嗜睡、昏迷、抽搐；呼吸系统有无呼吸窘迫、呼吸不规则、呼吸暂停、抽泣样呼吸、肺出血；消化系统有无呕血、便血、腹胀等；泌尿系统有无少尿、无尿、血尿；血液系统有无皮肤瘀点、瘀斑、脐部渗血等凝血功能异常表现；代谢方面有无黄疸。

3. 个人史

(1) 出生史：分娩方式，母亲产前治疗情况，是否使用地塞米松、抗生素、催产素、镇静剂、麻醉剂等。出生前胎儿情况变化，有无胎儿宫内窘迫；胎次、产次、出生时间、出生体重、出生胎龄、出生时 Apgar 评分、有无难产、有无复苏抢救等情况。

(2) 喂养史：是否开始喂养，喂养方式、数量、乳品种类。有无呛入史。

4. 家族史

(1) 家族成员的遗传疾病史、先天性疾病史等。

(2) 母亲既往各胎次情况及原因，如流产、死胎、生后死亡等。

(3) 患儿同胞兄弟姐妹有无生后呼吸困难史。

(二) 体格检查

1. 一般状况与生命体征　意识、表情、对周围事物的反应，有无精神萎靡或易激惹、昏迷。生命体征：体温、脉搏、呼吸频率、血压。

2. 呼吸系统　有无桶状胸、胸廓凹陷、不对称，呼吸运动节律、频率，有无鼻翼扇动、三凹征，听诊呼吸音有无减低或不对称，有无干湿啰音。

3. 心血管系统　心率、心律、心音强度、有无杂音，以及杂音的性质。

4. 腹部　观察有无腹部膨隆、肠型或肠蠕动波，听诊肠鸣音有无减弱。

5. 神经系统　双侧瞳孔大小，对光反射，生理反射有无减弱或消失、肌张力改变、脑膜刺激征、惊厥表现。

6. 其他系统　头面部：前囟大小及紧张度、有无隆起；颅缝是否分离；有无头颅血肿。皮肤有无苍白、发绀、皮疹、瘀点 (斑)、水肿。

(三) 实验室检查

1. 血气分析　出生时脐血血气分析 pH 值和碱剩余 (base excess, BE) 反映胎儿宫内缺氧和酸中毒程度，生后血气分析有无低氧血症和高碳酸血症、酸中毒情况。

2. 电解质、血糖检查　血清钠、钾、钙水平；血糖水平。

3. 肝肾功能　凝血功能、血清胆红素水平、心肌酶谱等。血、尿、大便常规。

(四) 影像学检查

1. X 线检查　胸片判断有无肺不张、气胸、RDS；腹部 X 线判断有无肠管扩张、气腹等。

2. 头颅 B 超、CT、MRI　判断颅内出血、脑水肿、白质软化、先天畸形、缺氧缺血性脑损伤等。

3. 脑电图、振幅整合脑电图　有无异常脑电活动、惊厥。

二、诊断思维

(一) 窒息的诊断

目前我国新生儿窒息的诊断多根据 Apgar 评分系统。但国内外多数学者认为，单独的 Apgar 评分不应作为评估窒息及神经系统预后的唯一指标，尤其是早产儿存在其他严重疾病或母亲应用镇静剂时。

2016 年,中华医学会围产医学分会新生儿复苏学组制定了《新生儿窒息诊断的专家共识》建议 Apgar 评分要结合脐动脉血 pH 值结果作出窒息的诊断。轻度窒息:Apgar 评分 1 分钟 ≤7 分,或 5 分钟 ≤7 分,伴脐动脉血 pH 值<7.2;重度窒息:Apgar 评分 1 分钟 ≤3 分,或 5 分钟 ≤5 分,伴脐动脉血 pH 值<7.0。Apgar 评分见表 2-1。

表 2-1 Apgar 评分表

体征	评分标准		
	0 分	1 分	2 分
皮肤颜色	青紫或苍白	身体红,四肢青紫	全身红
心率	无	<100 次 /min	>100 次 /min
弹足底或插鼻管反应	无反应	有些动作,如皱眉	哭,喷嚏
肌张力	松弛	四肢略屈曲	四肢活动
呼吸	无	慢,不规则	正常,哭声响

(二) 并发症

根据多系统受损的表现判断有无并发症。

三、治疗思维

(一) 产房内复苏

1. 复苏方案 采用国际公认的 ABCDE 复苏方案。① A(airway):清理呼吸道;② B(breathing):建立呼吸;③ C(circulation):维持正常循环;④ D(drugs):药物治疗;⑤ E(evaluation):评估。应严格按照 A→B→C→D 步骤进行复苏,其步骤不能颠倒。大多数新生儿经过 A 和 B 步骤即可复苏,少数则需要 A、B 及 C 步骤,仅极少数需 A、B、C 及 D 步骤才可复苏。

2. 复苏流程 如图 2-1 所示。

3. 复苏后监护与转运 复苏后仍需监测体温、呼吸、心率、血压、尿量、氧饱和度及窒息引起的多器官损伤。如并发症严重,需转运到 NICU 治疗,转运中需注意保温、监护生命指标和予以必要的治疗。

(二) 新生儿重症监护治疗病房内复苏

1. 评估 没有气管插管机械通气的患儿:反流、惊厥、呼吸暂停、气道梗阻、严重心功能不全、麻醉患儿过早撤机;气管插管机械通气的患儿:插管异位或脱管、呼吸机管路脱开、插管阻塞、扭曲、气胸、设备故障。

2. 复苏流程 如图 2-2 所示。

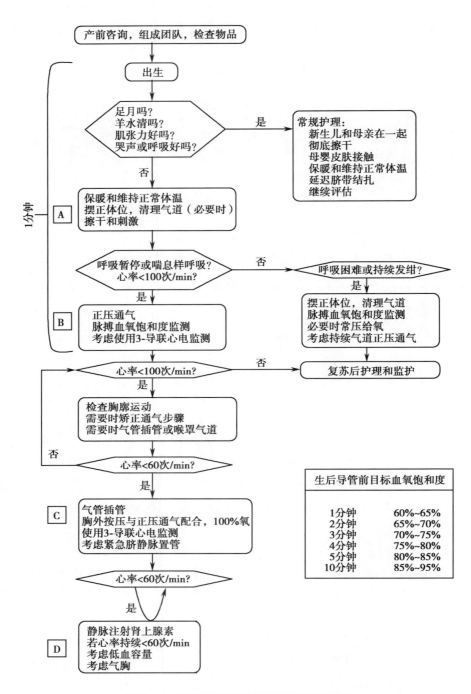

图 2-1   中国新生儿复苏流程图(2021 年版)

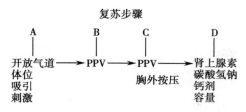

图 2-2　复苏流程

四、病例思辨

病例 1

产妇 36 岁，G_1P_0，孕 40 周，因"前置胎盘出血、胎心变异减速"于分娩室行剖宫产。新生儿出生时全身青紫，无哭声，呼吸微弱，四肢无动作，目测体重 3.5kg，产妇羊水清。

思考题：针对该新生儿，接下来如何处理？

参考答案：

应该进行复苏。复苏步骤如下：

（1）评估：根据 4 个问题"足月吗？羊水清吗？肌张力好吗？有哭声或呼吸吗？"如有 1 项为"否"，则进行初步复苏。该患儿无哭声，四肢无动作，需立即进行初步复苏。

（2）初步复苏：对该患儿进行保暖和维持正常体温、摆正体位、清理呼吸道、擦干和刺激等，再次评估，患儿呼吸不规则，心率 80 次 /min。

（3）正压通气：正压通气的指征为呼吸暂停或喘息样呼吸，或心率 <100 次 /min。该患儿呼吸不规则，心率 80 次 /min，需正压通气，同时进行氧饱和度监测。患儿在有效正压通气 30 秒后再次评估，心率 50 次 /min，氧饱和度 55%。

（4）胸外按压：如有效正压通气 30 秒后，心率 <60 次 /min，应立即气管插管正压通气并开始胸外按压，氧浓度应增加至 100%。该患儿符合胸外按压指征，予以气管插管正压通气配合胸外按压，并紧急脐静脉插管。患儿胸外按压和正压通气 60 秒，再次评估：心率 50 次 /min，SpO_2 65%。

（5）药物：肾上腺素（1∶10 000 溶液 0.7ml）脐静脉内推注。该患儿肾上腺素应用后继续胸外按压和正压通气 60 秒，再次评估：心率 50 次 /min，SpO_2 60%。结合产妇前置胎盘出血史，考虑低血容量，有扩容指征，给予生理盐水，剂量为 35ml，经脐静脉缓慢推入（5~10 分钟）。

（6）患儿病情转归：肾上腺素应用后继续胸外按压和正压通气 3 分钟时心率上升至 90 次 /min，停止胸外按压，继续正压通气 1 分钟后心率上升至 130 次 /min，自主呼吸增多，逐渐减少正压通气的频率和压力，复苏 6 分钟患儿心率稳定在 100 次 /min 以上，自主呼吸增多，转新生儿监护室进一步复苏后治疗。

病例 2

早产儿,男,出生胎龄 26 周,出生体重 900g。因"支气管肺发育不良"于 NICU 住院。现生后 56 天,高流量鼻导管吸氧,低体重,奶 26ml,q.2h. 鼻饲喂养,目前体重 2 050g。上午喂奶后 20 分钟,心电监护突然提示氧饱和度下降至 50%~60%,心率下降至 70~80 次 /min。查体:面色发绀,呼吸停止,口角可见奶汁,心脏听诊心音低,心率 60 次 /min,腹软,四肢肌张力低下。

思考题:针对该患儿,接下来应如何处理?

参考答案:

(1)评估:患儿除支气管肺发育不良外,无其他畸形等基础疾病,考虑有无反流、惊厥、呼吸暂停、气道梗阻等原因,查体口角可见奶汁,呼吸停止,故考虑系反流引起奶汁误吸、气道阻塞。

(2)开放气道(A):吸引器清除口腔内奶汁。再次评估,仍无呼吸,心率 60 次 /min。

(3)正压通气(positive pressure ventilation,PPV)(B):给予皮囊加压呼吸,有效 PPV 30 秒。之后再次评估,仍无呼吸,心率 50 次 /min。

(4)胸外心脏按压(C):气管插管下皮囊加压呼吸,胸外心脏按压(1:3),持续 45~60 秒。再次评估,无自主呼吸,心率 50 次 /min。

(5)药物(D):继续 PPV 及胸外按压的基础上,静脉注射 1:10 000 浓度的肾上腺素溶液 0.1~0.3ml/kg,或气管注入 0.5~1ml/kg,必要时 3~5 分钟重复 1 次。

患儿在继续 PPV 及胸外按压的基础上,静脉内注射 1:10 000 肾上腺素溶液 0.5ml 后约 1 分钟心率上升至 120 次 /min,予以继续皮囊加压呼吸,之后给予呼吸机辅助通气及其他复苏后治疗及监护。

参考文献 ....

1. 中国新生儿复苏项目专家组,中华医学会围产医学分会新生儿复苏学组. 中国新生儿复苏指南(2021 年修订)[J]. 中华围产医学杂志, 2022, 25 (1): 4-12.
2. 周文浩, 杜立中. 新生儿疾病诊疗规范 [M]. 2 版. 北京: 人民卫生出版社, 2023.

第二节   新生儿缺氧缺血性脑病

新生儿缺氧缺血性脑病(hypoxic ischemic encephalopathy, HIE)是指围产期窒息引起的脑的缺氧缺血性损害,包括特征性的神经病理及病理生理改变,临床出现一系列脑病的症状,部分患儿可留有不同程度的神经系统后遗症。新生儿 HIE 目前仍是我国导致新生儿死亡和小儿致残的主要疾病之一,早期发现和诊断新生儿 HIE 并及时给予合理处置尤为重要。

一、诊断线索

(一) 病史采集

1. 病因

(1)出生前缺氧因素:主要是胎儿宫内窘迫,可与孕母患有全身性疾病如妊娠期高血压疾病、贫血、糖尿病、心肺疾病有关;也可由于胎盘、脐带异常等影响了胎盘的血液供应和胎母间气体交换所致。常常表现为胎心率异常、羊水胎粪污染及胎动减少。

(2)出生时缺氧因素:主要是出生时窒息,可与产程延长、滞产、急产、异常先露、羊水胎粪污染、脐带绕颈、胎盘早剥、明显的产时出血等高危因素密切相关。

(3)出生后缺氧因素:主要是严重影响机体氧合状态的新生儿疾病,如胎粪吸入综合征、反复呼吸暂停、严重的呼吸道疾病、重度溶血、重度心力衰竭、休克、心搏呼吸骤停等,如果不能及时正确治疗,可导致 HIE 的发生。

2. 症状特点

(1)意识障碍:主要表现为不同程度的兴奋与抑制。过度兴奋:易激惹、肢体颤抖、睁眼时间长、凝视等。过度抑制:嗜睡、失去正常的醒觉睡眠周期,大部分时间在睡眠中,饥饿时不会自然醒来,甚至昏迷。

(2)肌张力异常:肌张力增强常表现为肢体过度屈曲,被动活动阻力增高,下肢往往重于上肢,严重时表现为过伸。肌张力减弱则表现为头竖立差,围巾征肘过中线,腘窝角>90°,甚至四肢松软。

(3)原始反射异常:主要是吸吮、拥抱反射,轻时表现为活跃,重时减弱、消失。

(4)颅内压升高:随脑水肿加重,可表现为前囟张力增高,颅缝分离。严重颅内压升高时常伴呼吸异常和不同形式的惊厥,以微小型、阵挛型多见,可间断发作或频繁发作,脑损伤更重者,可出现持续强直发作。

(5)脑干症状:重度脑病多出现,如中枢性呼吸衰竭、呼吸节律不整、呼吸暂停。瞳孔对光反射迟钝或消失,也可出现眼球震颤等表现。

3. 个人史

(1)有明确的可导致胎儿宫内窘迫的异常产科病史,以及严重的胎儿宫内窘迫表现(胎心<100 次 /min,持续 5 分钟以上;和 / 或羊水 Ⅲ 度污染)或在分娩过程中有明显窒息史。

(2)出生时有重度窒息,Apgar 评分 5 分钟时<5 分;和 / 或出生时脐动脉血气 pH 值 ≤7.00。

(二) 体格检查

1. 一般状况与生命体征　意识、表情、对周围事物的反应,有无易激惹或精神萎靡。生命体征:体温、脉搏、呼吸频率、血压。

2. 神经系统体征　出生后不久出现神经系统症状，并持续至 24 小时以上。如出现意识改变（过度兴奋、嗜睡、昏迷）、肌张力改变（增高或减弱）、原始反射异常（吸吮、拥抱反射减弱或消失）。病重时可有惊厥、脑干症状（呼吸节律改变、瞳孔改变、对光反射迟钝或消失）和前囟张力增高。

3. 其他系统　呼吸运动节律、频率，有无三凹征，听诊有无干湿啰音。心脏听诊心率、心律、心音强度，有无杂音及杂音的性质。腹部有无肠型或肠蠕动波，触诊肝脾大小、形状、质地、边缘。皮肤颜色有无青紫、苍白或花斑等。头面部：前囟大小及紧张度，有无凹陷或隆起；颅缝是否分离；有无头颅血肿；有无特殊面容等。

（三）实验室检查

1. 血气分析　新生儿出生时应取脐动脉血行血气分析，pH 值减低可反映胎儿宫内缺氧和酸中毒程度；BE 和 PCO_2 有助于识别酸中毒性质。

2. 血糖及血电解质　注意血糖、血钠、血钙、血钾等水平变化，有助于了解缺氧缺血后全身代谢及电解质紊乱程度。

3. 血生化指标　缺氧后的脑损害与全身其他器官损害并存，最常累及的器官是心、肾、肝等，应常规检测血肌酐、尿素氮、心肌酶谱和肌钙蛋白等水平。

4. 反映脑损伤的指标　现常用指标为磷酸肌酸激酶脑型同工酶（creatine kinase BB isozyme，CKBB）、神经元特异性烯醇化酶（neuron specific enolase，NSE）、S-100 蛋白、髓鞘碱性蛋白（myelin basic protein，MBP）和超氧化物歧化酶（superoxide dismutase，SOD）等。

（四）影像学检查

1. 头颅 B 超　具有无创廉价的优点，并可在床旁进行操作，可在 HIE 病程早期（72 小时内）开始检查。有助于了解脑水肿、脑室内出血、基底核和丘脑损伤、脑动脉梗死等 HIE 的病变类型。但对矢状旁区的损伤难以识别。

2. 头颅 CT　一般以生后 4~7 天检查为宜，有助于了解颅内出血的部位和程度，对识别基底节丘脑损伤、脑梗死、脑室周围白质软化也有一定的参考作用。

3. 头颅 MRI　对 HIE 病变性质与程度评价方面优于 CT，对矢状旁区和基底核损伤的诊断尤为敏感，特别是弥散加权成像（diffusion weighted imaging，DWI）对早期（起病后 1 或 2 天）评价脑损伤提供了重要的影像学信息。

（五）脑电生理检查

1. 脑电图　HIE 表现为脑电活动延迟（落后于实际胎龄）、异常放电、背景活动异常（以低电压和爆发抑制为主）等。应在生后 1 周内检查，可客观反映脑损害的严重程度、判断预后，以及有助于惊厥的诊断。

2. 动态脑电图（amplitude electroencephalography，AEEG）　是常规脑电图的一种简化形式，具有简便、经济、可床边连续监测危重新生儿脑功能等优点，评估 HIE 程度及预后。

二、诊断思维

（一）诊断标准

临床表现是诊断 HIE 的主要依据,同时具备以下 4 条者可确诊,第 4 条暂时不能确定者可作为拟诊病例。

1. 有明确的可导致胎儿宫内窘迫的异常产科病史,以及严重的胎儿宫内窘迫表现(胎心<100 次 /min,持续 5 分钟以上;和 / 或羊水Ⅲ度污染)或在分娩过程中有明显窒息史。

2. 出生时有重度窒息,Apgar 评分 1 分钟 ≤ 3 分,并延续至 5 分钟时仍 ≤ 5 分;和 / 或出生时脐动脉血气分析 pH 值 ≤ 7.00。

3. 出生后不久出现神经系统症状,并持续至 24 小时以上,如意识改变(过度兴奋、嗜睡、昏迷)、肌张力改变(增高或减弱)、原始反射异常(吸吮、拥抱反射减弱或消失)。病重时可有惊厥、脑干症状(呼吸节律改变、瞳孔改变、对光反射迟钝或消失)和前囟张力增高。

4. 排除电解质紊乱、颅内出血和产伤等原因引起的抽搐,以及宫内感染、遗传代谢性疾病和其他先天性疾病所引起的脑损伤。

（二）临床分度

HIE 的神经症状在出生后是变化的,症状可逐渐加重,一般于 72 小时达高峰,随后逐渐好转,严重者病情可恶化。临床对出生 3 天内的新生儿神经症状进行仔细的动态观察,并给予分度。HIE 的临床分度见表 2-2。

表 2-2　HIE 的临床分度

分度	意识	肌张力	原始反射 拥抱	原始反射 吸吮	惊厥	中枢性 呼吸衰竭	瞳孔改变	EEG	病程及预后
轻度	兴奋抑制交替	正常或稍高	活跃	正常	可有肌阵挛	无	正常或扩大	正常	症状 72 小时内消失 预后好
中度	嗜睡	减低	减弱	减弱	常有	有	常缩小	低电压 可痫样放电	症状 14 天内消失 可能有后遗症
重度	昏迷	松软或间歇性伸肌张力增高	消失	消失	有,可呈持续状态	明显	不对称或扩大 对光反射迟钝	爆发抑制 等电位	症状持续数周,病死率高,存活者多有后遗症

三、治疗思维

1. 支持对症治疗

(1)维持适当的通气和氧合:应当维持正常的氧分压和二氧化碳分压,使血气和 pH 值保持在正常范围,可给予不同形式的氧疗,必要时人工通气治疗,避免低氧血症、高氧血症、高碳酸血症和低碳酸血症的发生。

(2)维持适当的脑血流灌注,避免血压剧烈波动:维持良好的循环功能,使心率、动脉血压维持在正常范围,以保证各脏器的血流灌注,避免发生体循环低血压、高血压和血液高凝状态。必要时应用多巴胺 2~5μg/(kg·min)、多巴酚丁胺 2~5μg/(kg·min)和营养心肌的药物。

(3)维持适当的血糖水平:血糖以维持在 4.2~5.6mmol/L 为宜,保证脑内代谢所需能量。

(4)适量限制入液量,预防脑水肿:适当限制液体入量,但不以牺牲正常血压和内环境稳定为代价,应维持尿量>1ml/(kg·h)。不建议常规使用甘露醇预防脑水肿,不建议使用激素减轻脑水肿。

(5)控制惊厥:推荐苯巴比妥作为控制惊厥一线用药,负荷量 20mg/kg,12 小时后给予维持量 5mg/(kg·d)。不建议苯巴比妥作为足月儿 HIE 惊厥发生的预防用药。顽固性惊厥,可加用咪达唑仑,剂量每次 0.05~0.2mg/kg 静脉注射,2~4 小时重复 1 次或持续静脉滴注 4~6μg/(kg·min)。

2. 亚低温治疗 目前多项高质量研究证据表明,亚低温治疗可以降低新生儿 HIE 的病死率和 18 个月时严重伤残的发生率,提高中重度 HIE 患儿的存活率并改善神经系统预后。

(1)亚低温治疗新生儿 HIE 的选择标准:胎龄 ≥ 36 周和出生体重 ≥ 2 500g,并且同时存在下列情况:①有胎儿宫内窘迫的证据;②有新生儿窒息的证据;③有新生儿 HIE 或 AEEG 脑功能监测异常的证据。

胎儿宫内窘迫的证据至少包括以下 1 项:①急性围产期事件,如胎盘早剥或脐带脱垂或严重胎心异常变异或迟发减速;②脐血 pH 值<7.0 或 BE>16mmol/L。

新生儿窒息的证据(满足以下 3 项中的任意 1 项):①5 分钟 Apgar 评分<5 分;②脐血或生后 1 小时内动脉血气分析 pH 值<7.0 或 BE>16mmol/L;③需正压通气至少 10 分钟。

新生儿 HIE 诊断依据中华医学会儿科学分会新生儿学组制定的新生儿 HIE 诊断标准。

AEEG 脑功能监测异常的证据,至少描计 20 分钟并存在以下任意 1 项:①严重异常:上边界电压 ≤ 10μV;②中度异常:上边界电压>10μV 和下边界电压小于 5μV;③惊厥。

(2)新生儿 HIE 有以下情况不适合进行亚低温治疗:①出生 12 小时以后;②初始 AEEG 监测正常;③存在严重的先天性畸形,特别是复杂青紫型先天性心脏病,复杂神经系统畸形,存在 21、13 或 18- 三体等染色体异常;④颅脑创伤或中、重度颅内出血;⑤全身性系统性病毒或细菌感染;⑥临床有自发性出血倾向或 PLT<50 × 10⁹/L。

(3)亚低温治疗过程中严密监测可能出现的不良反应,包括:①循环系统:严重心律失常、严重栓塞、严重低血压和肺动脉高压;②血液系统:凝血功能异常和血小板减少;③呼吸系统:低氧血症;④代谢紊乱:低血糖、高血糖、低血钙、低钠血症和高钠血症;⑤肝、肾功能损害;⑥皮肤:破溃、坏死和硬肿。

四、病例思辨

病例1

【一般情况】患儿,男,5 小时。

【主诉】出生窒息复苏后 5 小时。

【现病史】患儿为 G_1P_1,胎龄 41 周,因"LSA 难产、胎膜早破、脐带脱垂"剖宫产出生,出生体重 3 650g,胎膜早破 2 小时,羊水量正常,色清,胎盘无异常,脐带脱垂。出生后无呼吸,无哭声,心率 80 次 /min,肤色苍白,肌张力松弛,立即予以保暖、清理气道、皮囊加压给氧等处理后,心率达 100 次 /min 以上,但仍无自主呼吸,无哭声,无反应,肌张力松弛,肤色青紫,予以气管插管、皮囊加压给氧等,Apgar 评分 1、5、10、15、20 分钟为 1、2、3、5、7 分,患儿无抽搐,无尖叫及凝视。入住出生医院新生儿重症监护病房(neonatal intensive care unit,NICU),予以碳酸氢钠纠正酸中毒、生理盐水扩容等处理,为求进一步治疗,外院气管插管下转至笔者医院,急诊拟"新生儿重度窒息"收治入院。

患儿生后未开奶,胎便未解,小便已解,体重较出生体重下降 30g。

【出生史】患儿为 G_1P_1,胎龄 41 周紧急剖宫产,有出生窒息抢救史,Apgar 评分 1、5、10、15、20 分钟为 1、2、3、5、7 分。产妇分娩时有麻醉药物应用史,否认激素及其他药物应用史。

【家族史】父母均体健,否认家族遗传性疾病史。

【体格检查】T 35.1℃,P 136 次 /min,R 60 次 /min,BP 64/36mmHg。反应差,前囟紧张,双侧瞳孔等大等圆,对光反射迟钝。全身皮肤略苍白,气管插管带入,皮囊加压呼吸,双肺听诊未及啰音。心音中等,律齐,听诊未闻及明显杂音。腹平软,肝肋下 1cm,脾肋下未及,脐部新鲜结扎。四肢肌张力偏低,生理反射未引出,肢端偏凉。

思考题 1:患儿的体格检查结果说明什么问题?

参考答案:该患儿反应差,前囟紧张,双侧瞳孔等大等圆,对光反射迟钝;全身皮肤略苍白,气管插管带入,皮囊加压呼吸;四肢肌张力偏低,生理反射未引出,肢端偏凉。存在意识障碍、肌张力及原始反射异常,脑水肿及高颅压可能,结合患儿出生时重度窒息病史,考虑新生儿 HIE 可能。

【辅助检查】血气＋电解质:pH 值 7.15,PCO_2 29mmHg,PO_2 68mmHg,K^+ 5.0mmol/L,Na^+ 131mmol/L,Ca^{2+} 1.22mmol/L,Glu 2.9mmol/L,Lac 15mmol/L,HCO_3^- 10.1mmol/L,ABE −18.8mmol/L。

思考题 2:患儿目前的辅助检查提示什么问题?

参考答案:血气分析结果提示:存在重度失代偿性代谢性酸中毒及严重高乳酸血症。

【入院诊断】

思考题 3:该患儿病史特点如何总结? 结合以上病史、体格检查及辅助检查,如何进行诊断和鉴别诊断?

参考答案：

病史特点：

(1)患儿,男,5小时,41周足月儿。

(2)因"出生窒息复苏后5小时"入院。患儿为G_1P_1,胎龄41周,因"LSA难产、胎膜早破、脐带脱垂"紧急剖宫产出生,出生体重3 650g,胎膜早破2小时,羊水量正常,色清,胎盘无异常,脐带脱垂。Apgar评分1、5、10、15、20分钟为1、2、3、5、7分。生后予以保暖、清理气道、皮囊加压给氧、气管插管、纠正酸中毒扩容等处理后,外院气管插管下转至笔者医院。

(3)体格检查：反应差,前囟紧张,双侧瞳孔等大等圆,对光反射迟钝；全身皮肤略苍白,气管插管带入,皮囊加压呼吸；四肢肌张力偏低,生理反射未引出,肢端偏凉。

(4)辅助检查：血气分析结果示pH值7.15,Lac 15mmol/L,HCO_3^- 10.1mmol/L,ABE -18.8mmol/L。

诊断及诊断依据：新生儿重度窒息,新生儿缺氧缺血性脑病。

诊断依据：5小时男性足月儿,因"出生窒息复苏后5小时"入院。患儿因"LSA难产、胎膜早破、脐带脱垂"紧急剖宫产出生,出生体重3 650g,胎膜早破2小时,羊水量正常,色清,胎盘无异常,脐带脱垂。Apgar评分1、5、10、15、20分钟为1、2、3、5、7分。生后予以保暖、清理气道、皮囊加压给氧、气管插管、纠正酸中毒扩容等处理,外院气管插管下转入笔者医院。体格检查发现患儿反应差,前囟紧张,双侧瞳孔等大等圆,对光反射迟钝；全身皮肤略苍白,气管插管带入,皮囊加压呼吸；四肢肌张力偏低,生理反射未引出,肢端偏凉。血气分析结果提示重度失代偿性代谢性酸中毒及严重高乳酸血症。

鉴别诊断：

(1)新生儿颅内出血：患儿有出生难产病史,生后Apgar评分1、5、10、15、20分钟为1、2、3、5、7分,体格检查发现存在意识障碍、肌张力及原始反射异常,颅内高压可能,新生儿颅内出血需警惕,尚需完善头颅B超及头颅CT等影像学检查进一步明确。

(2)新生儿遗传代谢性疾病：患儿存在意识障碍、肌张力及原始反射异常,血气结果提示重度失代偿性代谢性酸中毒及严重的高乳酸血症,新生儿遗传代谢性疾病需鉴别,但患儿无遗传性疾病家族史,可予以完善新生儿遗传代谢筛查、尿遗传代谢质谱分析、血氨等相关检查进一步排除。

【诊疗计划】

(1)完善相关检查：血生化、凝血功能、血常规、尿常规、大便常规、血培养、新生儿遗传代谢筛查、胸片、心电图、头颅B超、腹部B超、头颅CT、头颅MRI、脑干听觉诱发电位、脑电图、AEEG。

(2)治疗方案

1)呼吸机辅助呼吸,维持适当的通气和氧合,动态复查血气。

2)监测血压及尿量,维持良好的循环功能。

3)纠正酸中毒,维持酸碱平衡及内环境稳定。

4)适量限制入液量,预防脑水肿,注意观察有无抽搐等神经系统症状。

5）静脉补液,维持适当的血糖水平,保证脑内代谢所需能量。

6）动态脑电图监测,亚低温治疗。

思考题 4:该患儿哪些方面符合新生儿 HIE 亚低温治疗的入选标准?

参考答案:

患儿符合亚低温治疗的选择标准主要表现在以下方面:

（1）该患儿胎龄 ≥36 周和出生体重 ≥2 500g,并且同时存在下列情况:①有胎儿宫内窘迫的证据;②有新生儿窒息的证据;③有新生儿 HIE 或动态脑电图脑功能监测异常的证据。

（2）胎儿宫内窘迫的证据:患儿有急性围产期事件——脐带脱垂。

（3）新生儿窒息的证据:① 5 分钟 Apgar 评分<5 分;②正压通气至少 10 分钟。

（4）依据中华医学会儿科学分会新生儿学组制定的新生儿 HIE 诊断标准,该患儿符合新生儿 HIE 诊断。

（5）该患儿动态脑电图脑功能监测提示中度异常。

【诊治经过】

入院后完善血常规、凝血功能、尿常规、大便常规、血培养、新生儿遗传代谢筛查、胸片、腹部 B 超、心电图等检查未见明显异常。血生化提示谷丙转氨酶 188U/L,肌酐 122μmol/L,尿素 7.17mmol/L,CK-MB 70U/L。普通脑电图未见明显异常。动态脑电图提示中度异常。脑干听觉诱发电位:ABR Ⅰ、Ⅲ、Ⅴ波均可见,各潜伏期及波间期无明显异常,听性脑干Ⅴ波反应阈左耳 30dBnHL,右耳 35dBnHL。头颅 B 超:脑实质局部回声增强,缺氧缺血性脑病待排查。头颅 CT:脑灰白质境界模糊,脑白质密度偏低。头颅 MRI:弥漫性脑水肿,两侧大脑半球在 DWI 序列上可见广泛片状高信号影,累及内囊及胼胝体,脑干亦见斑片状类似信号影(图 2-3)。

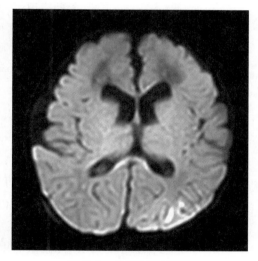

图 2-3 头颅 MRI 表现

入院后给予禁食、补液、纠正酸中毒等支持对症处理,维持水、电解质及酸碱平衡,同时予以呼吸机辅助呼吸,监测血压及尿量,适当限制液体入量。排除相关禁忌后,于生后约 6 小时开始亚低温治疗,亚低温治疗 72 小时后逐渐复温。患儿存在肝、肾功能及心肌损害,予以复方甘草酸苷片护肝,注射用复合辅酶、维生素 C 营养心肌等支持对症治疗后,复查血生化及心肌酶谱基本正常。患儿撤离呼吸机后大气吸入下氧饱和度正常范围,无明显抽搐,经口喂养奶量基本完成,复查血气电解质均正常范围,治疗 14 天后患儿病情稳定出院。

【出院诊断】

1. 新生儿重度窒息;

2. 新生儿缺氧缺血性脑病;

3. 多脏器功能损害。

【出院医嘱】

定期门诊随访,行神经行为评估,必要时复查头颅 MRI。

病例 2

【一般情况】患儿,男,3 小时。

【主诉】出生窒息复苏后 3 小时。

【现病史】患儿为 G_5P_2,胎龄 40 周,因母亲宫缩发动后出现"胎心减慢"紧急剖宫产出生,出生体重 3 880g,胎膜早破 9 小时,羊水量少,Ⅱ度浑浊,胎盘无异常,脐带绕颈 1 周,Apgar 评分 1 分钟 4 分(心率 2 分,肤色 1 分,喉反射 1 分),立即给予清理呼吸道、正压通气,Apgar 评分 5 分钟为 7 分(肌张力、喉反射、哭声各扣 1 分),10 分钟 9 分。患儿复苏后有口吐泡沫,鼻导管吸氧下略气促,无发绀、无抽搐、无尖叫等,为进一步治疗转至笔者医院,急诊拟"新生儿窒息"收治入院。

患儿生后未开奶,胎便、小便已解,体重较出生体重下降 40g。

【出生史】患儿为 G_5P_2,胎龄 40 周,因"胎心减慢"剖宫产出生,出生体重 3 880g,羊水量少,Ⅱ度浑浊,Apgar 评分 1、5、10 分钟为 4、7、9 分。胎膜早破 9 小时,胎盘无异常、脐带绕颈 1 周。母亲分娩时有麻醉药物应用史,否认激素及其他药物应用史。

【家族史】父母均体健,否认家族遗传性疾病史。母亲 13 年前因"胎停"行人工流产 1 次,12 年前自然分娩一男婴,体健;9 年及 8 年前因社会因素各人工流产 2 次。

【体格检查】T 36.2℃,P 112 次 /min,R 46 次 /min,BP 60/40mmHg。反应一般,易激惹,哭声尖。头围 34.5cm,前囟平软,全身皮肤、巩膜无明显黄染。鼻导管吸氧下呼吸尚平稳,双肺听诊未及啰音。心音中等,律齐,听诊未闻及明显杂音。腹平软,肝肋下 1cm,脾肋下未及,脐部新鲜结扎。四肢肌张力偏高,生理反射可引出,四肢肢端偏凉,可见四肢抖动。

思考题 1:患儿的体格检查结果说明什么问题?

参考答案:该患儿反应一般,易激惹,哭声尖;前囟平软,四肢肌张力偏高,生理反射可引出,四肢肢端偏凉,可见四肢抖动。患儿存在意识障碍及肌张力异常,结合患儿出生时窒息病史,考虑新生儿 HIE 可能。

【辅助检查】血气 + 电解质:pH 值 7.26,PCO_2 42mmHg,PO_2 96mmHg,K^+ 3.7mmol/L,Na^+ 136mmol/L,Ca^{2+} 1.18mmol/L,Glu 5.9mmol/L,Lac 6.9mmol/L,HCO_3^- 17.1mmol/L,ABE −7.8mmol/L。

思考题 2:患儿目前的辅助检查提示什么问题?

参考答案:血气分析结果提示存在失代偿性代谢性酸中毒及高乳酸血症。

【入院诊断】

思考题 3:该患儿病史特点如何总结?结合以上病史、体格检查及辅助检查,如何进行诊断和鉴别诊断?

参考答案：

病史特点：

(1)患儿,男,3小时,40周足月儿。

(2)因"出生窒息复苏后3小时"入院。患儿因"胎心减慢"紧急剖宫产出生,羊水量少,Ⅱ度浑浊,脐带绕颈1周,Apgar评分1分钟为4分,清理呼吸道、正压通气后5分钟为7分,10分钟为9分。

(3)体格检查:反应一般,易激惹,哭声尖,前囟平软,四肢肌张力偏高,生理反射可引出,四肢肢端偏凉,可见四肢抖动。

(4)辅助检查:血气分析结果示pH值7.26,Lac 6.9mmol/L,HCO₃ 17.1mmol/L,ABE -7.8mmol/L。

诊断及诊断依据：

诊断：

1. 新生儿轻度窒息；

2. 新生儿缺氧缺血性脑病。

诊断依据: 3小时男性足月儿,因"出生窒息复苏后3小时"入院。患儿因"胎心减慢"紧急剖宫产出生,羊水量少,Ⅱ度浑浊,脐带绕颈1周,Apgar评分1分钟为4分,清理呼吸道、正压通气后5分钟为7分,10分钟为9分。体格检查发现患儿易激惹,哭声尖;四肢肌张力偏高,生理反射可引出,可见四肢抖动。血气分析结果提示失代偿性代谢性酸中毒及高乳酸血症。

鉴别诊断：

(1)宫内感染:患儿出生Apgar评分1、5、10分钟为4、7、9分,有意识障碍及肌张力异常,存在羊水Ⅱ度浑浊,宫内感染需警惕,但患儿母亲孕期无明显感染病史,目前不支持,尚需完善血常规、TORCH[T即弓形虫(toxoplasma,TOX),O(others)即其他病原微生物,R即风疹病毒(rubella virus,RV),C即巨细胞病毒(cytomegalovirus,CMV),H即单纯疱疹病毒(herpes simplex virus,HSV)]感染、巨细胞病毒DNA等相关检查进一步排除。

(2)先天性脑发育异常:患儿生后即有意识障碍及肌张力异常,先天性脑发育异常不能完全排除,但患儿头围基本正常范围,无特殊面容,尚需完善头颅B超及头颅MRI等影像学检查进一步明确。

【诊疗计划】

(1)完善相关检查:血生化、凝血功能、血常规、尿常规、大便常规、血培养、TORCH、尿巨细胞病毒DNA、新生儿遗传代谢筛查、胸片、心电图、头颅B超、腹部B超、头颅MRI、脑干听觉诱发电位、脑电图、动态脑电图。

(2)治疗方案

1)鼻导管吸氧、维持适当的通气和氧合,动态复查血气。

2)监测血压及尿量,维持良好的循环功能。

3)纠正酸中毒,维持酸碱平衡及内环境稳定。

4)适量限制入液量,预防脑水肿,注意观察有无抽搐等神经系统症状。

5)静脉补液,维持适当的血糖水平,保证脑内代谢所需能量。

【诊治经过】

入院后完善凝血功能、血生化、血常规、尿常规、大便常规、血培养、TORCH、尿巨细胞病毒DNA、新生儿遗传代谢筛查、胸片、头颅B超、腹部B超、心电图等检查未见明显异常。普通脑电图及动态脑电图均未见明显异常。脑干听觉诱发电位：ABR Ⅰ、Ⅲ、Ⅴ波均可见，各潜伏期及波间期无明显异常，听性脑干Ⅴ波反应阈：左耳≤15dBnHL，右耳20dBnHL。头颅MRI：双侧额顶叶多发斑点状异常信号，结合病史首先考虑HIE（图2-4）。

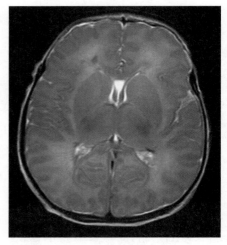

图2-4　头颅MRI表现

入院后给予禁食、补液、纠正酸中毒等支持对症处理维持水电解质及酸碱平衡，同时予以鼻导管吸氧支持，监测血压及尿量，适当限制液体入量。患儿停用氧疗后大气吸入下氧饱和度正常范围，无明显抽搐，经口喂养奶量完成佳，复查血气电解质均正常范围，治疗7天后患儿病情好转出院。

【出院诊断】

1. 新生儿轻度窒息；
2. 新生儿缺氧缺血性脑病。

【出院医嘱】

定期门诊随访，行神经行为评估，必要时复查头颅MRI。

参考文献

1. 中华医学会儿科学分会新生儿学组. 新生儿缺氧缺血性脑病诊断标准 [J]. 中国当代儿科杂志, 2005, 7 (2): 97-98.
2. 卫生部新生儿疾病重点实验室, 复旦大学附属儿科医院. 亚低温治疗新生儿缺氧缺血性脑病方案 (2011)[J]. 中国循证儿科杂志, 2011, 6 (5): 337-339.
3. 邵肖梅, 叶鸿瑁, 丘小汕. 实用新生儿学 [M]. 5 版. 北京: 人民卫生出版社, 2019.

第三节　新生儿呼吸窘迫综合征

新生儿呼吸窘迫综合征（neonatal respiratory distress syndrome, NRDS）是因肺表面活性物质缺乏所致，以生后不久出现呼吸窘迫并进行性加重为特征的临床综合征。该病多见于<35 周的早产儿，但晚期早产儿或足月儿也可发病。

一、诊断线索

（一）病史采集

1. 发病诱因

（1）是否早产：出生胎龄<35周的新生儿易发生NRDS。

（2）分娩方式：择期剖宫产由于缺乏应激反应易发生呼吸窘迫综合征（respiratory distress syndrome，RDS），晚期早产儿及足月儿也均可发生。

（3）母亲有无糖尿病：糖尿病母亲的新生儿是RDS的高危因素。

（4）有无围产期窒息：窒息引起的缺氧、酸中毒及低灌注引起急性肺损伤，抑制肺泡Ⅱ型上皮细胞产生肺表面活性物质（pulmonary surfactant，PS）而发生RDS。

2. 症状特点

（1）呼吸困难的起病时间，病情进展过程，持续时间。早产儿RDS常于生后不久即出现呼吸困难，并呈进行性加重，呼吸困难主要表现为气促、呼气性呻吟、面色发绀。剖宫产的足月儿或晚期早产儿RDS出现呼吸困难的时间跨度较大，可在生后72小时内发生。

（2）询问有无其他伴随症状：黄疸，感染中毒症状如反应差、嗜睡、少吃、少哭、少动、发热或体温不升，呕吐、腹胀，抽搐等。

3. 个人史

（1）出生史：母亲有无胎膜早破、羊水过多或过少、胎盘异常、脐带脱垂等，分娩方式，母亲产前治疗情况，是否使用地塞米松、抗生素、催产素、镇静剂、麻醉剂等。出生前胎儿情况变化、胎次、产次、出生时间、出生体重、胎龄、出生时Apgar评分、有无难产、有无复苏抢救等情况。

（2）喂养史：是否开始喂养，喂养方式、数量、乳品种类。有无呛入史。

4. 家族史

（1）家族成员的遗传疾病史、先天性疾病史等。

（2）母亲有无糖尿病、高血压、心脏病等妊娠期伴随疾病史，既往各胎次情况及原因，如流产、死胎、生后死亡等。

（3）患儿同胞兄弟姐妹有无生后呼吸困难史。

（二）体格检查

1. 一般状况与生命体征　意识、表情、对周围事物的反应，有无精神萎靡或易激惹，有无痛苦表情。生命体征：体温、脉搏、呼吸频率、血压。

2. 呼吸系统　呼吸运动节律、频率，有无鼻翼扇动、三凹征，胸廓扁平、桶状胸或不对称，听诊呼吸音有无减低或不对称，有无干湿啰音。

3. 心血管系统　心率，心律，心音强度，有无杂音，杂音的性质。

4. 腹部　观察有无腹部膨隆、肠型或肠蠕动波，脐周有无红肿、有无脐部分泌物，有无脐疝。叩诊有无移动性浊音。触诊腹部，肝脏及脾脏大小、形状、质地、边缘。

5. **神经系统**　生理反射、肌张力、脑膜刺激征。

6. **其他系统**　头面部：前囟大小及紧张度、有无凹陷或隆起；颅缝是否分离；有无头颅血肿；有无特殊面容。皮肤、黏膜及巩膜有无黄染，身体其他部位皮肤的颜色，有无苍白、发绀、潮红、皮疹、瘀点(斑)。皮肤有无水肿。

(三) 实验室检查

1. **血气分析**　有无低氧血症和高碳酸血症，有助于病情的判断。

2. **血常规及超敏 C 反应蛋白**　白细胞计数的异常升高或降低、超敏 C 反应蛋白升高鉴别有无感染性疾病。

3. **电解质检测**　有无低钾血症、低钠血症等电解质紊乱。

4. **其他脏器功能检测**　进行大小便常规、肝肾功能等检测。

5. **血培养及气道分泌物培养**　鉴别有无 B 族链球菌(group B streptococcus, GBS)或其他病原体引起的肺部感染。

(四) 影像学检查

1. **胸部 X 线检查**　是目前确诊 NRDS 的最佳手段，按病情程度可将胸片分为 4 级：Ⅰ级：两肺野透亮度普遍性降低、毛玻璃样改变；Ⅱ级：两肺透亮度进一步减低，可见支气管充气征；Ⅲ级：病变加重，肺野透亮度更加降低，心缘、膈缘模糊；Ⅳ级：双肺野均呈白肺，肺肝界、肺心界均消失。动态胸片检查有助于疾病的分期和并发症(如气胸)的监控。

2. **超声检查**　心脏超声检查用于动脉导管开放的监控和诊断。床旁肺部超声有助于 NRDS 与新生儿暂时性呼吸困难的鉴别。

二、诊断思维

(一) 诊断与鉴别诊断

NRDS 诊断根据高危因素(早产、母亲糖尿病、未发动分娩的剖宫产、围产期窒息、男性、双胎之小、胎儿水肿)、生后不久出现的典型呼吸窘迫表现及典型的 X 线胸片可明确诊断。该病常需与以下疾病鉴别：

1. **B 族链球菌 (GBS) 感染性肺炎**　由 B 族链球菌败血症所致的宫内感染性肺炎，生后有呼吸窘迫症状，临床表现和肺部早期 X 线表现与 NRDS 相似，易误诊。但该病常有孕母妊娠晚期感染、胎膜早破或羊水有臭味史；母血或宫颈拭子培养有 B 族链球菌生长；患儿大多经阴道分娩，可有全身感染症状，重者循环障碍，伴感染指标异常，白细胞、血小板计数下降，CRP 升高等；病程经过与 NRDS 不同，GBS 肺炎进展快，病程更长，抗生素治疗有效。

2. **湿肺**　又称新生儿暂时性呼吸增快，多见于晚期早产儿或足月儿，症状轻，病程短，为自限性疾病。系由肺淋巴和/或静脉吸收肺液功能暂时低下，使其积留于淋巴管、静脉、间质、叶间胸膜和肺泡处，影响气体交换。生后数小时出现呼吸增快，可达 60~80 次/min，常常无呼气呻吟及三凹征，但吃奶好、哭声响亮及反应好，重者也有发绀和呻吟。听诊呼吸音减低,可闻及湿啰音。X线检查肺容量正常或增大,肺泡、间质、叶间胸膜积液为特征。一般对症治疗即可,重者也需机械通气,但1~2天症状缓解消失。

3. 先天性膈疝　是膈肌发育缺陷导致腹部脏器通过缺损处进入胸腔,压迫肺部导致肺发育不全。生后不久即出现呼吸急促及发绀。体格检查可见双侧胸廓不对称,患侧胸部呼吸音减弱甚至消失,可闻及肠鸣音,腹部凹陷,严重者舟状腹;X线可见患侧胸部有充气的肠曲、胃泡影、实质脏器影及肺不张,纵隔向对侧移位。

（二）并发症

根据患儿的病情变化判断有无出现并发症:动脉导管开放、气漏综合征、新生儿持续性肺动脉高压、呼吸机相关性肺炎等。

三、治疗思维

治疗目的是保证通气换气功能正常,待自身PS产生增加,RDS得以恢复。机械通气和应用PS是治疗的主要手段。

1. 一般治疗　保温、液体和营养供应、生命体征监测。

2. 呼吸支持

(1)吸氧:轻症者可选用鼻导管、面罩或头罩,使PaO_2 50~80mmHg和经皮血氧饱和度(percutaneous oxygen saturation,SPO_2)90%~95%为宜。

(2)持续气道正压通气(continuous positive airway pressure,CPAP):轻度或早期RDS患儿应尽早使用鼻塞CPAP,可经鼻塞或面罩支持,压力一般5~6cmH_2O。

(3)肺表面活性物质(PS)替代治疗。

1)适应证:确诊的NRDS,CPAP应用下,出生胎龄<26周者FiO_2>0.3,出生胎龄>26周者FiO_2>0.4时可给予PS治疗。

2)用法:①时间:一旦确诊尽早应用(生后24小时内);②途径:气管内给药;③剂量:不同产品有各自的推荐剂量,猪肺磷脂注射液一般100~200mg/kg,一般1次,极少部分需2次。

(4)机械通气:重症病例在无创辅助通气和PS应用下呼吸参数仍越来越高,不能维持氧饱和度,或出现不能代偿的呼吸性酸中毒,应及时改为机械通气。一般先用常频机械通气,宜用间歇正压通气(intermittent positive ventilation,IPPV)和呼气末正压(positive end-expiratory pressure,PEEP),根据病情变化及时调整呼吸机参数。严重病例如常频机械通气难以维持,需采用高频振荡通气。

3. 并发症的治疗　包括气漏综合征、动脉导管开放、新生儿持续性肺动脉高压、呼吸机相关性肺炎等。

四、病例思辨

病例1

【一般情况】患儿,男,3 小时 15 分。

【主诉】早产后气促、呻吟 2 小时余。

【现病史】患儿于生后 1 小时左右开始出现气促、呻吟,伴面色青紫。无口吐白沫,无发热,无低体温,无呕吐,无腹胀,无尖叫,无抽搐。当地医院予以鼻导管吸氧,患儿气促、呻吟无好转,为求进一步治疗转入笔者医院,拟"新生儿呼吸困难"收治入院。

患儿未开始喂养,胎便未解,小便已解。

【出生史】患儿为 G_1P_2,胎龄 29^{+5} 周,因"胎膜早破、先兆早产"自然分娩出生,为双胎中最小的患儿,出生体重 1 250g,母亲胎膜早破 204 小时,羊水清、胎盘、脐带正常,Apgar 评分 1、5 分钟为 6、8 分。母亲否认分娩前激素及其他药物应用史。

【家族史】患儿父母血型均为"O"型,母亲为 RhD 阳性。母亲有妊娠期糖尿病。否认家族遗传性疾病史。患儿的双胎哥哥生后因"呼吸困难、早产儿、极低出生体重儿"住院治疗中。

【体格检查】T 36.5℃,P 156 次 /min,R 74 次 /min,BP 52/30mmHg,早产儿貌,面色青紫,呼吸急促,鼻翼扇动,可见三凹征。双肺听诊呼吸音低,未闻及啰音;心脏听诊心律齐,心音有力,未闻及杂音;腹平软,肝肋下 1.5cm,质软,脾肋下未及;四肢肌张力偏低,生理反射减弱,全身皮肤轻度水肿;胎龄评估 30 周。

思考题 1:患儿的体格检查结果说明什么问题?

参考答案:该患儿呼吸急促明显,伴面色青紫、鼻翼扇动、三凹征,提示典型的呼吸窘迫表现。

【辅助检查】

血常规: WBC 15.2×10^9/L,N 66.5%,HB 175g/L,PLT 361×10^9/L,CRP＜1mg/L。

急诊血气分析: pH 值 7.25,PCO_2 53mmHg,PO_2 35mmHg,Lac 6.6mmol/L。

思考题 2:患儿目前的辅助检查提示什么问题?

参考答案:血气分析提示患儿存在高碳酸血症,低氧血症,高乳酸血症,混合性酸中毒。

【入院诊断】

思考题 3:该患儿病史特点如何总结? 结合以上病史、体格检查及辅助检查,如何进行诊断和鉴别诊断?

参考答案:

病史特点:

(1)患儿,男,3 小时,29^{+5} 周早产儿,双胎中最小的患儿。

(2)因"早产后气促、呻吟 2 小时余"入院。患儿生后不久出现呼吸窘迫表现,进行性加重。

(3)体格检查:呼吸频率 74 次 /min,早产儿貌,面色青紫,呼吸急促,鼻翼扇动,可见三凹征,双肺听诊呼吸音低,未闻及啰音。

(4)辅助检查:血气分析提示患儿存在高碳酸血症,低氧血症,高乳酸血症,混合性酸中毒。

(5)患儿母亲有妊娠期糖尿病病史,分娩前未应用皮质激素,出生时有轻度窒息史,患儿双胞胎哥哥生后有呼吸困难史。

诊断及诊断依据: 新生儿呼吸窘迫综合征,Ⅱ型呼吸衰竭,早产儿,极低出生体重儿,双胎儿。诊断依据:患儿因"早产后气促、呻吟2小时余"入院。患儿生后不久出现呼吸窘迫表现,进行性加重,体格检查有面色青紫,呼吸急促,鼻翼扇动,三凹征等典型呼吸窘迫表现。结合患儿男性,双胎中最小的患儿,母亲有妊娠期糖尿病病史,分娩前未应用皮质激素,出生时有轻度窒息史等高危因素,诊断RDS成立。血气分析提示Ⅱ型呼吸衰竭。

鉴别诊断:

(1)败血症:患儿为29^{+5}周自然分娩出生,母亲胎膜早破204小时,故有经母亲垂直传播致早发型败血症可能,该病常有肺炎,多脏器累及,病情凶险,进展快,可有反应差、嗜睡、少吃、少动、少哭、黄疸、肝脾大、出血倾向,严重者休克,患儿母亲常有孕晚期感染、羊水异味等病史,该患儿母亲除胎膜早破外,无其他阳性病史,故需进一步观察患儿病情,结合相关病原学检查明确。

(2)B族链球菌(GBS)感染性肺炎:由B族链球菌败血症所致的宫内感染性肺炎,生后有呼吸窘迫症状,临床表现和肺部早期X线表现与NRDS相似,该病常有孕母妊娠晚期感染、胎膜早破或羊水有臭味史;母血或宫颈拭子培养有B族链球菌生长;患儿大多经阴道分娩,可有全身感染症状,伴感染指标异常,白细胞、血小板计数下降,CRP升高等;病程经过与NRDS不同。该患儿除呼吸窘迫表现外,血常规正常,无全身感染中毒症状,需进一步观察病情、病原学检查排除。

【诊疗计划】

(1)完善相关检查:肝肾功能;粪、尿常规;电解质;动态复查血气分析;X线胸片及超声检查。

(2)治疗方案

1)一般治疗:暖箱保温、补液和营养支持、监测生命体征。

2)呼吸支持:予以无创CPAP支持治疗,根据病情必要时改气管插管机械通气。

3)应用表面活性物质。

4)监测有无并发症并进行相应的治疗。

思考题4:表面活性物质应用时的注意事项?

参考答案: PS的正确应用是保证治疗效果和防止发生并发症的关键。使用前注意事项:①使用前最好拍胸片确认气管插管的准确位置,以免PS的不均匀造成肺不张或气漏综合征;②应用PS后,由于肺顺应性好转,肺复张后,当潮气量迅速增加时应及时下调吸气峰压(peak inspiratory pressure,PIP)及呼气末正压(positive end expiratory pressure,PEEP),以免发生气漏综合征。

【诊治经过】

入院后床边胸片提示两肺透亮度弥漫性降低,可见支气管充气征,心缘、膈缘模糊(图 2-5),提示典型 RDS 改变。心脏超声和腹部 B 超检查无异常,早产儿视网膜病(retinopathy of prematurity,ROP)筛查:未成熟,听力筛查双耳通过。

入院后先后予以 CPAP 支持、气管插管呼吸机辅助通气治疗,肺表面活性物质(猪肺磷脂注射液 240mg)气管内应用,同时予以温箱保暖,营养支持治疗,防治感染,咖啡因兴奋呼吸等治疗。PS 应用后逐渐下调呼吸机参数,复查胸片逐渐好转,于生后第 2 天撤机改 CPAP 支持,第 5 天改高流量鼻导管吸氧,2 周后逐渐停氧改大气。住院 42 天出院,出院时纠正胎龄 35^{+5} 周,体重 2.4kg。

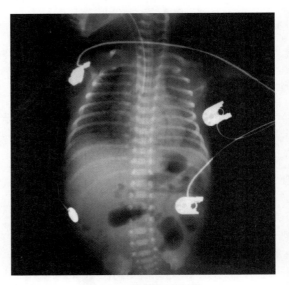

图 2-5　床边胸片表现

【出院诊断】

1. 新生儿呼吸窘迫综合征;

2. Ⅱ 型呼吸衰竭;

3. 早产儿;

4. 极低出生体重儿;

5. 双胎儿。

【出院医嘱】

(1)喂养指导,建议母乳喂养及母乳强化剂或低体重奶至体重达同胎龄生长曲线 25%~50%,补充维生素 D 和铁剂。

(2)定期早产儿视网膜筛查门诊随访。

(3)早产儿门诊随访,监测生长发育,评估神经发育情况。

病例 2

【一般情况】患儿,男,1 天 12 小时。

【主诉】生后气促 1 天余。

【现病史】患儿于生后 10 小时左右开始出现气促,伴呻吟,口吐泡沫。无发绀,无发热,无低体温,无呕吐,无腹胀,无抽搐,在当地医院住院治疗,诊断为"新生儿呼吸窘迫综合征? 新生儿肺炎? ",予以无创 CPAP 辅助通气,"哌拉西林 - 他唑巴坦"抗感染,患儿病情无好转,仍气促,为求进一步治疗转入笔者医院。

患儿病来精神欠佳,已予以配方奶鼻饲喂养,胎便已解,小便正常。

【出生史】患儿为 G_3P_2,胎龄 37^{+5} 周,因"瘢痕子宫"剖宫产出生,出生体重 3 750g,羊水清,Apgar 评分 1、5 分钟为 10、10 分。母亲无胎膜早破,胎盘、脐带均正常。

【家族史】父母血型均为 "O" 型,均健康。否认家族遗传性疾病史。

【体格检查】T 36.8℃,P 142 次 /min,R 66 次 /min,BP 63/45mmHg。足月儿貌,前囟平,反应可;呼吸欠规则,呼吸急促,鼻翼扇动,可见三凹征,双肺听诊呼吸音粗,可闻及少许湿啰音;心律齐,心音有力,未及杂音;腹软,脐部皮肤干燥,肝脾肋下未及,未及包块;四肢肌张力正常,生理反射略减弱。

【辅助检查】

血常规:WBC 25.3×10^9/L,N 75.1%,HB 165g/L,PLT 261×10^9/L,CRP<1mg/L。

当地医院胸片示双肺透亮度下降。

思考题 1:患儿的辅助检查提示什么问题?

参考答案:血常规及超敏 C 反应蛋白基本正常。胸片双肺透亮度下降提示 RDS 改变。

【入院诊断】

思考题 2:该患儿病史特点如何总结?结合以上病史、体格检查及辅助检查,如何进行诊断和鉴别诊断?

参考答案:

病史特点:

(1)患儿,男,1 天 12 小时。

(2)因 "生后气促 1 天余" 入院。生后 10 小时左右出现气促、呻吟,给予 CPAP 呼吸支持及抗感染治疗后仍无好转。

(3)体格检查:呼吸急促,鼻翼扇动,可见三凹征,双肺听诊呼吸音粗,可闻及少许湿啰音。

(4)辅助检查:血常规及超敏 C 反应蛋白正常,胸片双肺透亮度下降。

(5)患儿为 37^{+5} 周因母亲 "瘢痕子宫" 分娩未发动剖宫产出生。

诊断及诊断依据:新生儿呼吸窘迫综合征。诊断依据:患儿为足月儿,因母亲 "瘢痕子宫" 分娩未发动剖宫产出生,生后第 1 天出现气促、呻吟等呼吸窘迫表现,经 CPAP 呼吸支持 1 天无好转,胸片双肺透亮度下降。

鉴别诊断:

(1)湿肺:该患儿为足月剖宫产,生后出现呼吸困难,需警惕肺液延迟吸收引起的暂时性呼吸困难,但该病症状轻,病程短,为自限性疾病。该病常于生后数小时出现呼吸增快,常常无呼气呻吟及三凹征;吃奶好、哭声响亮及反应好;重者也有发绀和呻吟。听诊呼吸音减低,可闻及湿啰音。X 线检查肺容量正常或增大,肺泡、间质、叶间胸膜积液为特征。该患儿呼吸困难经 CPAP 治疗好转不明显,且胸片提示双肺透亮度下降,故不支持。

(2)新生儿肺炎:早发型肺部感染可于生后不久出现呼吸系统症状,如气促、发绀等。一般患儿除肺部症状外可有反应差、嗜睡、少吃、少动、少哭等非特异性表现。患儿母亲产前可有感染表现,患儿生后可有血常规异常等感染指标变化,临床经过与 RDS 不同,抗生素治疗有效。

【诊疗计划】

(1)完善相关检查:血培养,痰培养及呼吸道病原检测等,肝肾功能;粪、尿常规;电解质;

动态复查血气分析；X 线胸片及超声检查。

（2）治疗方案

1）一般治疗：保暖、补液和营养支持、监测生命体征。

2）呼吸支持。

3）应用表面活性物质。

4）监测有无并发症并进行相应的治疗。

【诊治经过】

入院后复查胸部 X 线，提示两肺透亮度低，呈毛玻璃样，可见支气管充气征，心影及两膈面显示欠清（图 2-6）。其余检查未见明显异常。

入院时患儿呼吸窘迫明显，伴面色发绀，予以气管插管呼吸机同步间歇指令通气（synchronized intermittent mandatory ventilation，SIMV）模式支持，并予以肺表面活性物质（猪肺磷脂注射液 480mg）气管内应用，PS 应用后逐渐下调呼吸机参数，复查胸片逐渐好转，于入院第 3 天撤机改高流量鼻导管吸氧，第 5 天停氧改大气。住院期间给予补液、营养等其他对症支持治疗，住院第 7 天出院。

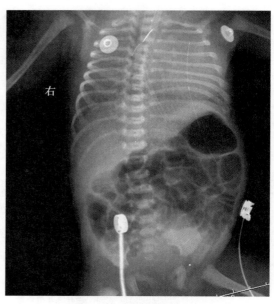

图 2-6　入院后胸部 X 线表现

【出院诊断】

新生儿呼吸窘迫综合征。

【出院医嘱】

（1）坚持母乳喂养，补充维生素 A、维生素 D，

（2）注意监测黄疸情况。

参考文献

1. 茹喜芳, 冯琪. 新生儿呼吸窘迫综合征的防治: 欧洲共识指南 2019 版 [J]. 中华新生儿科杂志, 2019, 34 (3): 239-240.
2. 周文浩, 杜立中. 新生儿疾病诊疗规范 [M]. 2 版. 北京: 人民卫生出版社, 2023.

第四节　新生儿黄疸

新生儿黄疸也称为新生儿高胆红素血症，是因胆红素在体内积聚引起的皮肤或其他器官黄染。接近 85% 以上的足月新生儿和大多数早产儿在新生儿期均会出现黄疸。出生一周内血清胆红素水平过高或存在某些形成胆红素脑病的高危因素时,易形成急性胆红素脑病,造成神经系统的永久性损害(核黄疸),甚至死亡。因此,对每一例新生儿黄疸患儿均应尽快找出原因,及时处理。

一、诊断线索

(一)病史采集

1. 发病诱因

(1)有无出血:头颅血肿、皮下淤血、肺出血等。

(2)母婴双方有无服用具有氧化性的药物:磺胺类、解热镇痛药等,诱发葡萄糖 -6- 磷酸脱氢酶(glucose-6-phoshate dehydrogenase deficiency,G-6-PD)缺乏症出现溶血。

(3)母亲有无产前产后感染。

(4)患儿血型,父母亲血型,有无可能因母子血型不合引起的同族免疫性溶血。

2. 症状特点

(1)黄疸的动态发展与特点。生理性黄疸一般于生后 2~3 天出现,4~5 天达高峰,足月儿 2 周内消退,早产儿 3~4 周消退。病理性黄疸表现为出现过早、消退延迟或退而复现。生后 24 小时内出现且迅速加重伴血红蛋白下降考虑同族免疫性溶血可能。

(2)询问有无其他伴随症状:感染相关性黄疸常有少吃、少哭、少动伴体温异常;溶血病有血红蛋白尿;肠道闭锁、巨结肠、喂养延迟,可有胎便排泄延迟;阻塞性黄疸大便呈灰白色;先天性甲状腺功能减退常伴有腹胀、便秘、反应低下、哭声低、吮奶差、低体温等;胆红素脑病时可出现嗜睡、吸吮无力、尖叫、双眼凝视、抽搐等。

3. 个人史

(1)出生史:母亲有无胎膜早破、羊水、胎盘异常、脐带延迟结扎等,分娩方式、母亲产前治疗情况,是否使用催产素、镇静剂或麻醉剂等。出生前胎儿情况变化、胎次、产次、出生时间、出生时体重、胎龄、出生时 Apgar 评分、有无难产、有无复苏抢救等情况,是否早产、过期产。

(2)喂养史:喂养方式、数量、乳品种类。纯母乳喂养儿生后 1 周内由于热量和液体摄入不足、排便延迟等使血清胆红素升高而出现喂养相关性黄疸。母乳性黄疸指母乳喂养的新生儿在生后 1~3 个月内仍有黄疸,生长发育良好,除外其他非生理性黄疸,改变喂养方式后胆红素水平有所下降。

4. 家族史　家族成员的遗传疾病史、先天性疾病史等;父母种族、祖籍、健康状况;母亲各胎次情况及原因,如流产、死胎、生后死亡等,母亲输血史;患儿同胞兄弟姐妹有无生后黄疸史。

(二)体格检查

1. 一般状况与生命体征　意识、表情、对周围事物的反应,有无精神萎靡或易激惹、表情痛苦。有无角弓反张体位。生命体征:体温、脉搏、呼吸频率、血压。

2. 皮肤、黏膜

(1)黄疸色泽:色泽鲜明呈橘黄或金黄色提示未结合胆红素增高,色泽呈灰黄色或暗绿色提示结合胆红素增高。

(2)黄疸出现的部位可粗略估计黄疸的程度:仅面部和躯干部出现黄疸,多为生理性;若四肢及手、足、心均出现黄疸,常提示病理性。

(3)身体其他部位皮肤的颜色,有无苍白、发绀、潮红、皮疹、瘀点(斑)。皮肤有无水肿。

3. 呼吸系统　呼吸运动节律、频率,有无三凹征,听诊有无干湿啰音。

4. 心血管系统　心率、心律,心音强度,有无杂音,杂音的性质。

5. 腹部　观察有无肠型或肠蠕动波,脐周有无红肿、有无脐部分泌物,有无脐疝。叩诊有无移动性浊音。触诊腹部,肝脾大小、形状、质地、边缘、表面有无肿块。

6. 神经系统　生理反射、肌张力、脑膜刺激征。

7. 其他系统　头面部:前囟大小及紧张度、有无凹陷或隆起;颅缝是否分离;有无头颅血肿;有无特殊面容。

(三) 实验室检查

1. 胆红素水平及代谢检查

(1)血清胆红素测定:明确是结合胆红素血症或未结合胆红素血症。

(2)呼出气一氧化碳含量测定:反映体内胆红素生成的速度。

2. 溶血相关检查

(1)同族免疫性溶血病:母子 ABO 血型和 Rh 血型,证实有血型不合存在;进一步行抗人球蛋白(Coombs)试验、抗体释放试验确诊。

(2)外周血涂片:红细胞呈球形,染色深提示遗传性球形红细胞增多症;红细胞大小不等,有异形、靶形和碎片者提示地中海贫血。

(3)红细胞酶缺陷可行红细胞酶活力测定,如 G-6-PD 活性测定;血红蛋白病可行血红蛋白分析检查。

3. 胆汁淤积相关检查　血清直接胆红素水平升高,可伴有转氨酶升高;引起胆汁淤积的病因检查;感染性疾病需进一步行病原学检查确诊,包括血培养,病毒分离,支原体、衣原体抗原抗体检查等。

4. 其他检查

(1)血常规:血红蛋白下降,网织红细胞增高常见于溶血性黄疸;红细胞计数、血红蛋白及血细胞比容明显升高见于红细胞增多症,母 - 胎或胎 - 胎间输血,脐带结扎延迟等。

(2)遗传代谢性疾病可行串联质谱分析或基因检测。

(四) 影像学检查

1. 先天性胆道闭锁可行胆道超声、CT 或 MRI 等以协助诊断。

2. 头颅 MRI　胆红素脑病急性期可见双侧苍白球对称性 T_1 加权高信号;数周或数月后上述 T_1 加权高信号消失,但出现双侧苍白球 T_2 加权高信号(核黄疸的改变),提示预后不良。

（五）其他检查

脑干听觉诱发电位：用于筛查胆红素脑病所致的听神经损伤，通过观察Ⅰ、Ⅲ、Ⅴ波的波峰潜伏期及Ⅰ-Ⅲ，Ⅲ-Ⅴ波的峰间潜伏期的延长来判断。

二、诊断思维

新生儿黄疸的诊断与鉴别诊断可参照图 2-7 流程图。

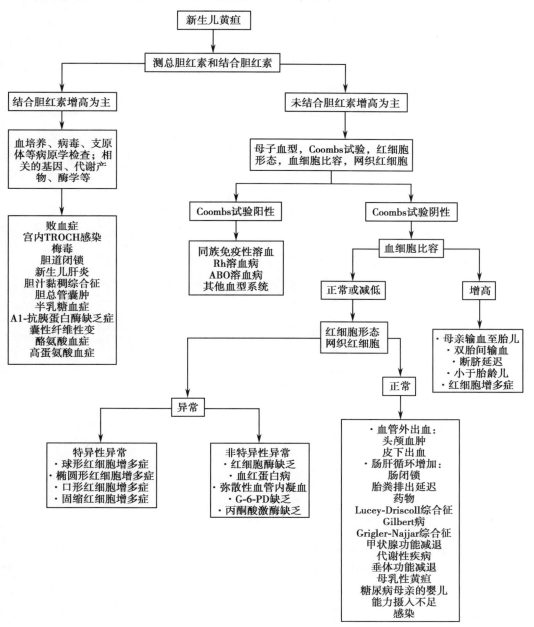

图 2-7　新生儿黄疸的诊断与鉴别诊断

三、治疗思维

1. 一般治疗　维持血糖稳定；纠正酸中毒；维持体温，灌肠通便，补液等以消除胆红素脑病的高危因素。

2. 病因治疗　感染相关性黄疸需积极抗感染治疗；母乳性黄疸可暂停母乳 3 天左右。

3. 药物治疗

（1）白蛋白：当血清胆红素水平接近换血值，且白蛋白水平 <25g/L 的新生儿，可补充白蛋白 1g/kg，以增加胆红素与白蛋白联结；若白蛋白水平正常，则没有必要额外补充白蛋白。

（2）静脉注射丙种球蛋白：确诊新生儿溶血病者，可采用丙种球蛋白 0.5~1.0g/kg 于 2~4 小时静脉维持输注，必要时可 12 小时后重复使用 1 剂。

4. 光疗　出生胎龄 35 周以上的晚期早产儿和足月儿可参照 2004 年美国儿科学会（American Academy of Pediatrics，AAP）推荐的光疗参考标准（图 2-8）。早产儿的光疗标准应以胎龄、日龄作为主要界定标准，如果合并高胆红素脑病的危险因素，光疗标准应进一步放宽。

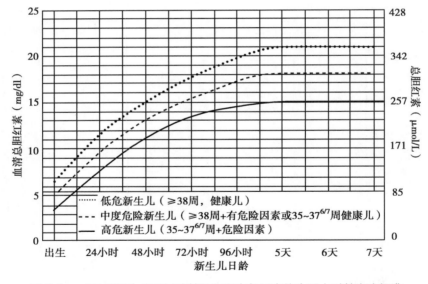

图 2-8　>35 周新生儿不同胎龄及不同高危因素的生后小时龄光疗标准

5. 换血疗法　指征：出生胎龄 ≥ 35 周以上的晚期早产儿和足月儿可参照 2004 年美国儿科学会推荐的换血参考标准（图 2-9），在准备换血的同时先给予强光疗 4~6 小时，若血清总胆红素水平（total bilirubin，TSB）未下降甚至上升，或对于免疫性溶血患儿在光疗后下降幅度未达到 34~50μmol/L（2~3mg/dl）立即予以换血。严重溶血，出生时脐血胆红素 >76μmol/L（4.5mg/dl），血红蛋白 <110g/L 以下，伴有水肿，肝脾大，心力衰竭。已有急性胆红素脑病临床表现者，无论胆红素水平是否到达换血标准，或 TSB 在准备换血期间已明显下降，都应换血。

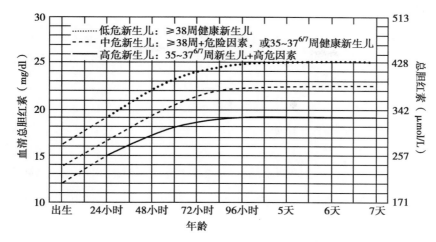

图 2-9　胎龄 35 周以上早产儿及足月儿换血参考标准

四、病例思辨

病例 1

【一般情况】患儿,男,3 天。

【主诉】皮肤黄染 2 天余。

【现病史】患儿于生后 18 小时被发现皮肤黄染,位于颜面部,当地医院测经皮胆红素水平 105μmol/L,给予蓝光治疗,但皮肤黄染仍继续加重。生后第 2 天复测经皮胆红素为 230μmol/L,伴吃奶减少,无发热,无低体温,无呕吐,无腹胀,无尖叫,无抽搐,无血尿,当地医院予以持续蓝光治疗。今发现皮肤黄染再次加重,为进一步治疗转至笔者医院,急诊测经皮胆红素为 395μmol/L,拟"新生儿高胆红素血症"收治入院。

患儿生后母乳及配方奶混合喂养,生后 24 小时内解胎便,目前大便仍为墨绿色,小便未见明显异常。

【出生史】患儿为 G_2P_1,胎龄 36 周,因母亲"妊娠期肝内胆汁淤积症"剖宫产出生,出生体重 2 650g,羊水清,Apgar 评分 1、5 分钟为 9、10 分。无胎膜早破,胎盘、脐带均正常。母亲分娩前有麻醉药物应用史,否认激素及其他药物应用史。

【家族史】父母血型均为"O"型,母亲为 RhD 阳性。否认家族遗传性疾病史。母亲 3 年前流产 1 次。

【体格检查】T 37.5℃,P 142 次/min,R 56 次/min,BP 58/46mmHg。全身皮肤、巩膜重度黄染,嗜睡;呼吸欠规则,双肺听诊未闻及啰音;心脏体格检查未见异常;腹平软,肝肋下 3cm,脾肋下 2cm,脐部干燥;四肢肌张力偏低,生理反射减弱。

思考题 1:患儿的体格检查结果说明什么问题?

参考答案:该患儿全身皮肤、巩膜重度黄染,伴嗜睡、呼吸欠规则、四肢肌张力偏低、生理反射减弱提示已存在急性胆红素脑病警告期的表现,肝脾大提示溶血病可能。

【辅助检查】

血常规：WBC 15.2×10^9/L，N 66.5%，HB 105g/L，PLT 361×10^9/L，Ret 0.12，CRP<1mg/L。

血生化提示：总胆红素 408μmol/L，直接胆红素 29μmol/L，白蛋白 22.5g/L。

思考题 2：患儿目前的辅助检查提示什么问题？

参考答案：血常规提示中度贫血，血生化提示血清未结合胆红素水平明显升高，结合网织红细胞计数明显偏高考虑存在溶血病。

【入院诊断】

思考题 3：该患儿病史特点如何总结？结合以上病史、体格检查及辅助检查，如何进行诊断和鉴别诊断？

参考答案：

病史特点：

(1)患儿，男，3 天，36 周早产儿。

(2)因"皮肤黄染 2 天余"入院。患儿皮肤黄染出现早，进行性加重，程度重，黄疸水平明显升高。

(3)体格检查：全身皮肤及巩膜重度黄染，嗜睡、呼吸不规则、四肢肌张力偏低、生理反射减弱，肝脾大。

(4)辅助检查：中度贫血、网织红细胞计数偏高，血清未结合胆红素水平升高。

诊断及诊断依据：新生儿高胆红素血症，急性胆红素脑病？诊断依据：3 天男性早产儿，因"皮肤黄染 2 天余"入院。患儿皮肤黄染出现早，进行性加重，程度重，体格检查提示存在全身皮肤及巩膜重度黄染，伴急性胆红素脑病早期表现，肝脾大，血常规提示中度贫血、网织红细胞计数偏高，血清未结合胆红素水平升高。

鉴别诊断：

(1)新生儿 Rh 溶血病：患儿为第二胎，生后第一天出现黄疸，进展快，程度重，伴贫血、肝脾大，血常规提示网织红细胞计数明显偏高，需考虑 Rh 血型不合溶血病，但患儿母亲 RhD 阳性，故需考虑其他 Rh 系统血型不合，如 E、C 等，进一步可行库姆斯试验（Coombs test）、抗体释放试验确诊。

(2)红细胞酶异常（G-6-PD 缺乏）：患儿有黄疸、贫血、肝脾大、网织红细胞增高，符合红细胞破坏过多引起的黄疸，需考虑红细胞酶的异常，如常见的 G-6-PD 缺乏症。但该病常有家族史，母亲或患儿有氧化性药物或食物接触史，或合并感染，该患儿均无这些病史，进一步检查 G-6-PD 活性加以排除。

(3)Lucey-Driscoll 综合征：有严重高胆红素血症家族史，或前一胎严重高胆红素血症史，出生 48 小时内出现严重高胆红素血症，2~3 周可自然消退，但该病一般无贫血。

【诊疗计划】

(1)完善相关检查：患儿血型，Coombs 试验（新生儿溶血病筛查）；G-6-PD 筛查；红细胞脆性、红细胞形态；血培养；头颅 B 超、腹部 B 超；脑干听觉诱发电位；头颅磁共振。

（2）治疗方案

1）一般治疗：维持血糖稳定；纠正酸中毒；维持体温，灌肠通便，补液等。

2）病因治疗。

3）药物治疗：补充白蛋白；若确诊新生儿溶血病者，静脉注射丙种球蛋白。

4）光疗：双面强光疗。

5）换血治疗：该患儿已有急性胆红素脑病早期表现，有换血指征，入院后尽早明确有无血型不合引起的溶血，积极准备血源进行换血。

思考题 4：如何准备换血，换血的注意事项？

参考答案： Rh 溶血病换血选择 Rh 血型同母亲，ABO 血型同患儿，紧急情况下也可选择 O 型血。有严重贫血和心力衰竭者，选用血浆量减半的浓缩血。换血量为新生儿血容量的 2 倍或 150~180ml/kg。换血中的注意事项：换血过程中应注意监测生命体征并做好记录；注意监测血气、血糖、电解质、血钙、血常规。换血时依据体重决定抽出和输入的速度。换血后可发生血清胆红素反弹约 30%，应继续光疗并每 2 小时监测胆红素，直至胆红素下降后可延长监测的间隔。监测胆红素超过换血前水平应再次换血。换血后需禁食 6~8 小时，以后酌情喂养。

【诊治经过】

入院后新生儿溶血病筛查提示 RhC 血型不合溶血病。G-6-PD 筛查、红细胞脆性、红细胞形态、血培养、头颅 B 超均未见异常。腹部 B 超提示肝脾大。头颅 MRI 未见异常。脑干听觉诱发电位：左耳 15dBnHL，右耳 15dBnHL。

入院后给予蓝光治疗、白蛋白、静脉注射丙种球蛋白、换血治疗 1 次，输血改善贫血，以及补液、维持水电解质平衡等支持治疗。治疗 9 天患儿黄疸稳定出院。

【出院诊断】

新生儿 Rh 溶血病。

【出院医嘱】

（1）定期监测胆红素水平；1~2 周复查血常规。

（2）随访神经发育情况。

病例 2

【一般情况】患儿，男，15 天。

【主诉】皮肤黄染 12 天，加重 2 天。

【现病史】患儿于生后 3 天无明显诱因下出现皮肤黄染，开始位于颜面部，逐渐扩散至躯干部。生后 5 天曾至当地医院测经皮胆红素水平 205μmol/L，无发热，无低体温，无呕吐，无腹胀，无抽搐，吃奶好，未予以治疗，患儿皮肤黄染渐消退。2 天前皮肤黄染再次加重，伴吃奶减少、嗜睡，无发热，无抽搐，无呕吐，至笔者医院门诊测经皮胆红素为 255μmol/L，拟"新生儿高胆红素血症"收治入院。

患儿生后纯母乳喂养，生后 24 小时内解胎便，目前大小便正常。体重较出生增加 300g。

【出生史】患儿为 G_1P_1，胎龄 38 周自然分娩，出生体重 3 000g，羊水清，Apgar 评分 1、5

分钟为 10、10 分。母亲无胎膜早破,胎盘、脐带均正常。

【家族史】父母血型均为"O"型。父亲健康,母亲 2 天前有发热史。否认家族遗传性疾病史。

【体格检查】T 35.5℃,P 142 次/min,R 56 次/min,BP 63/48mmHg,全身皮肤、巩膜中度黄染;前囟平,嗜睡,双侧瞳孔等大等圆,对光反射存在;呼吸欠规则,双肺听诊呼吸音粗,未闻及啰音;心率 150 次/min,心音有力,未闻及杂音;腹略膨,脐周皮肤红,可见少许脓性分泌物,肝肋下 2cm,质软,脾肋下未及;四肢肌张力偏低,生理反射减弱,双下肢皮肤略硬肿。

思考题 1:患儿的体格检查结果说明什么问题?

参考答案:该患儿存在低体温、黄疸,伴嗜睡、呼吸欠规则、四肢肌张力偏低、生理反射减弱。脐周皮肤发红伴脓性分泌物,提示存在脐部感染。

【辅助检查】

(1)血常规:WBC 4.5×10^9/L,N 66.5%,HB 155g/L,PLT 181×10^9/L,Ret 0.02,CRP 55mg/l。

(2)血生化:总胆红素 285μmol/L,间接胆红素 256μmol/L,ALT 70U/L,AST 66U/L。

思考题 2:患儿的辅助检查提示什么问题?

参考答案:血常规白细胞计数偏低,超敏 C 反应蛋白偏高,提示细菌感染,无明显贫血,网织红细胞计数正常,不支持溶血;血生化提示高未结合胆红素血症及肝功能损害。

【入院诊断】

思考题 3:该患儿病史特点如何总结? 结合以上病史、体格检查及辅助检查,如何进行诊断和鉴别诊断?

参考答案:

病史特点:

(1)患儿,男,15 天,足月儿。

(2)因"皮肤黄染 12 天,加重 2 天"入院。患儿皮肤黄染生后第 3 天出现,有退而复现,伴少吃、嗜睡症状。

(3)体格检查:体温偏低,黄疸,伴嗜睡、呼吸欠规则、腹略膨;脐周皮肤红,可见少许脓性分泌物;四肢肌张力偏低,生理反射减弱,双下肢皮肤略硬肿。

(4)辅助检查:血常规示白细胞计数偏低,超敏 C 反应蛋白偏高,血生化提示高未结合胆红素血症及肝功能损害。

诊断及诊断依据:新生儿高胆红素血症,新生儿脐炎。诊断依据:15 天新生儿,皮肤黄染 12 天,加重 2 天,黄疸有退而复现,伴少吃、嗜睡症状,体格检查提示体温偏低,黄疸,伴嗜睡、呼吸欠规则、腹略膨,脐周皮肤红,可见脓性分泌物,四肢肌张力偏低,生理反射减弱,双下肢皮肤略硬肿。血常规示白细胞计数偏低,超敏 C 反应蛋白偏高,血生化提示高未结合胆红素血症及肝功能损害。

鉴别诊断:

(1)败血症:该患儿有黄疸退而复现,伴少吃、嗜睡,血常规提示白细胞计数偏低,超敏 C 反应蛋白偏高,血生化提示轻度肝功能损害,故需考虑,进一步血培养以协助诊断。

(2)红细胞酶异常(G-6-PD 缺乏):系溶血性黄疸,患儿常有黄疸、贫血、肝脾大、网织红细胞增高,该病常有家族史,母亲或患儿有氧化性药物或食物接触史,或合并感染,该患儿无溶血表现,进一步检查 G-6-PD 活性加以排除。

(3)先天性甲状腺功能减退:常表现为新生儿黄疸消退延迟,反应低下,吮奶差、多睡、低体温、便秘,伴腹部膨隆、脐疝,查甲状腺功能可以明确。

(4)母乳性黄疸:通常发生于纯母乳喂养的新生儿。黄疸常于出生 1 周出现,2 周左右达高峰,然后逐渐下降。若继续母乳喂养,黄疸可延续 4~12 周方消退;若停母乳喂养,黄疸在 48~72 小时明显消退。新生儿生长发育良好,需除外其他非生理性高胆红素血症的原因。该患儿有明显少吃、嗜睡症状,考虑感染相关,故不支持。

【诊疗计划】

(1)完善相关检查:血、尿、大便常规,血培养,尿培养,脑脊液常规、血生化、细菌培养,血气、电解质、G-6-PD 筛查;头颅 B 超、腹部 B 超。

(2)治疗方案

1)一般治疗:维持内环境、电解质平衡;维持体温,补液等。加强脐部护理。

2)抗感染治疗。

【诊治经过】

入院后复查血常规:WBC 4.1×10^9/L,N 68.5%,HB 155g/L,PLT 111×10^9/L,Ret 0.02,CRP 105mg/L。血培养:大肠埃希菌阳性。尿液检查、脑脊液检查、G-6-PD 筛查、头颅 B 超、腹部 B 超均未见异常。

入院后给予美罗培南抗感染,以及补液、维持水电解质平衡、脐部护理等支持治疗。治疗 15 天患儿反应正常,吃奶好,黄疸基本消退,复查血培养、血常规均正常出院。

思考题 4:患儿有明显黄疸时,抗生素选择需注意什么?

参考答案:若患儿有明显黄疸时,抗生素选择尽量避免高蛋白结合率的三代头孢菌素,以免加重胆红素脑病风险。

【出院诊断】

1. 新生儿败血症;

2. 新生儿脐炎。

【出院医嘱】

(1)定期监测胆红素水平。

(2)随访神经发育情况。

参考文献

1. 中华医学会儿科学分会新生儿学组.《中华儿科杂志》编辑委员会. 新生儿高胆红素血症诊断及治疗专家共识 [J]. 中华儿科杂志, 2014, 52 (10): 745-748.

2. 周文浩, 杜立中. 新生儿疾病诊疗规范 [M]. 2 版. 北京: 人民卫生出版社, 2023.

第五节   新生儿溶血病

新生儿溶血病是指母、子血型不合引起的同族免疫性溶血;已发现的人类 26 个血型系统中,以 ABO 血型不合最常见,Rh 血型不合较少见。ABO 溶血病除引起黄疸外,其他改变不明显;Rh 溶血往往较严重,可造成胎儿重度贫血,甚至心力衰竭。重度贫血、低蛋白血症和心力衰竭可导致全身水肿(胎儿水肿);贫血时髓外造血增强,可出现肝脾大。溶血严重者,生后早期出现黄疸,血清未结合胆红素过高可发生胆红素脑病,造成神经系统的永久性损害(核黄疸),甚至死亡。因此,对每一例新生儿溶血病患儿均应及时处理,降低高胆红素血症,避免发生胆红素脑病。

一、诊断线索

(一) 病史采集

1. 发病诱因   患儿及父母血型,有无可能因母子血型不合引起的同族免疫性溶血。

2. 症状特点

(1)黄疸的变化特点:轻症的新生儿溶血病如 ABO 溶血病,黄疸特点可以跟生理性黄疸类似,可在生后 2~3 天出现,逐渐升高;严重的新生儿溶血病如 Rh 溶血病或严重的 ABO 溶血病,多数在生后 24 小时内出现黄疸,进行性增高,程度重;往往伴血红蛋白下降。

(2)询问有无其他伴随症状:Rh 溶血病可造成胎儿重度贫血,低蛋白血症,甚至心力衰竭,导致胎儿水肿,因此生后即可表现为面色苍白,全身水肿;且往往有肝脾大;生后由于胆红素上升速度快,如不及时处理可发生胆红素脑病,出现嗜睡、吸吮无力、尖叫、双眼凝视、抽搐,甚至发热等症状;而且胆红素脑病极期,可发生肺出血,出现气促、呻吟、发绀,以及血性泡沫样痰等症状。溶血严重者,可造成胆汁淤积,要注意陶土样大便等。

3. 个人史

(1)出生史:母亲孕期情况,第几胎第几产,出生体重、分娩时是否足月、早产或过期产;出生时 Apgar 评分、有无窒息复苏抢救等情况。母亲既往有无不明原因的死胎、流产,既往新生儿重度黄疸史;出生前胎儿有无水肿等情况变化。

(2)孕期抗体监测情况:父母亲 ABO、Rh 血型情况。血型不合者进行孕妇血清学抗体检测:Rh 阴性孕妇在妊娠 16 周时应检测血中 Rh 血型抗体作为基础值,以后每 2~4 周检测,注意抗体效价情况,当抗体效价上升,提示可能发生 Rh 溶血病;但孕妇血清中抗 A 或抗 B 抗体水平对预测是否可能发生 ABO 溶血病意义不大。

4. 家族史   母亲各胎次情况如流产、死胎、生后死亡等,有无母亲输血史或流产史;患儿兄弟姐妹有无生后重度黄疸史。

（二）体格检查

1. 一般状况　意识、表情、对周围事物的反应；皮肤颜色、哭声情况；有无精神萎靡或易激惹；有无角弓反张体位。

2. 生命体征　体温、呼吸、脉搏、血压。

3. 皮肤和黏膜　观察身体各部位的皮肤颜色，有无黄染、苍白、发绀、潮红、皮疹、瘀点（斑）、色素沉着等，以及皮肤弹性、皮下脂肪厚度、有无水肿及水肿性质（凹陷性或非凹陷性）等；注意皮肤黄染色泽，色泽鲜明呈橘黄或金黄色提示未结合胆红素增高，色泽呈灰黄色、暗绿色、青铜色提示结合胆红素增高。可通过全身黄疸的部位粗略估计黄疸的程度：仅面部和躯干部出现黄疸，往往提示血清胆红素水平不高，多为生理性，若四肢及手足心均出现黄疸，常提示血清胆红素水平较高，往往需要干预。

4. 呼吸系统　注意呼吸频率和节律，有无呼吸困难和呼吸深浅改变，有无三凹征；听诊注意呼吸音是否对称，有无干湿啰音。

5. 心血管系统　观察心尖冲动强弱，听诊心率、心律、心音强度，心前区有无杂音，杂音的性质，有无震颤。

6. 腹部　观察有无肠型或肠蠕动波，脐周有无分泌物、出血、红肿、有无脐疝及脐疝大小。叩诊有无移动性浊音。触诊腹部有无紧张、有无压痛，要观察新生儿表情或痛苦反应，肝脏、脾脏大小、形状、质地、边缘表面有无肿块。

7. 神经系统　观察意识、精神状态、面部表情、刺激后反应及肢体动作；有无异常体位；吸吮反射、拥抱反射、握持反射是否存在；肌张力高低、举颈啼哭或脑膜刺激征。

8. 其他　头围大小、前囟大小及紧张度、有无凹陷或隆起；颅缝是否分离；有无头颅血肿；有无特殊面容；口唇色泽有无苍白、发绀；有无肛门、生殖器畸形等。

（三）实验室检查

1. 母子血型检查　检查母子 ABO 和 Rh 血型，证实有血型不合存在。

2. 检查有无溶血

（1）溶血时红细胞和血红蛋白减少，早期新生儿血红蛋白<145g/L 可诊断为贫血；网织红细胞增高（>6%）；血涂片有核红细胞增多（>10/100 个白细胞），红细胞大小不等，有异形或碎片、球形红细胞增多。

（2）血清总胆红素和未结合胆红素明显增加。

（3）呼气末一氧化碳（end-tidal carbon monoxide，ETCO）含量测定：血红素在形成胆红素的过程中会释放出 CO，测定呼出气 CO 的含量可以反映体内胆红素生成的速度，在溶血病患儿可以预测发生重度高胆红素血症的可能。

（4）血液中碳氧血红蛋白（carboxy hemoglobin，COHb）水平也可以作为胆红素生成的情况的参考。

3. 致敏红细胞和血型抗体测定

（1）改良直接抗人球蛋白试验：即改良 Coombs 试验，检测红细胞致敏情况，测定患儿红细胞上结合的血型抗体，为确诊试验。Rh 溶血病其阳性率高，而 ABO 溶血病阳性率低。

（2）抗体释放试验：是检测致敏红细胞的敏感试验,测定患儿红细胞上结合的血型抗体,也为确诊试验。Rh 溶血病和 ABO 溶血病一般均为阳性。

（3）游离抗体试验：此项试验测定患儿血清中来自母体的血型抗体,有助于估计是否继续溶血,换血后的效果,但不是确诊试验。

（四）辅助检查

1. 头颅 MRI 扫描　胆红素的神经毒性作用部位有高度的选择性,最常见的部位是基底神经核的苍白球。胆红素脑病急性期可见双侧苍白球对称性 T_1 加权高信号（图 2-10a）,这是特征性表现,但此改变与患儿长期预后并不十分相关。数周或数月后上述 T_1 加权高信号消失,恢复正常,若在相应部位出现双侧苍白球 T_2 加权高信号（图 2-10b）,即慢性胆红素脑病核黄疸的改变,提示预后不良。

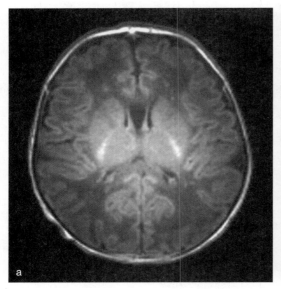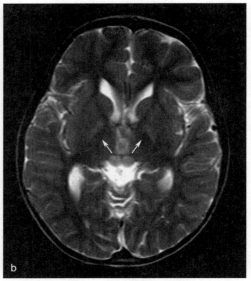

图 2-10　胆红素脑病的 MRI 表现

2. 脑干听觉诱发电位（brainstem auditory evokedpotential,BAEP）　是指起源于耳蜗听神经和脑干听觉结构的生物电反应,常用于筛查胆红素脑病所致的听神经损伤,通过观察 Ⅰ、Ⅲ、Ⅴ波的波峰潜伏期及 Ⅰ-Ⅲ、Ⅲ-Ⅴ波的峰间潜伏期的延长来判断。BAEP 在胆红素急性神经毒性中出现最早,是监测病情发展的敏感指标,也可是唯一表现;急性期 BAEP 的改变也可随及时治疗、血清胆红素水平下降而好转。

二、诊断思维

（一）新生儿溶血病的产前诊断

凡既往所生新生儿有重度黄疸和贫血或有死胎史,孕妇及其丈夫均应进行 ABO 和 Rh 血型检查;Rh 血型不合者孕妇在妊娠 16 周时应检测血中 Rh 血型抗体,以后每 2~4 周检测

1次,当抗体效价升高,提示可能发生 Rh 溶血病。

(二)新生儿溶血病的生后诊断

1. 溶血的诊断　新生儿早期出现黄疸,母子血型不合、改良 Coombs 试验和抗体释放试验中有一项阳性即可诊断;此外血涂片检查球形红细胞、有核红细胞、呼气末一氧化碳(end-tidalcarbon monoxide,ETCO)或血液中碳氧血红蛋白(carboxyhemoglobin,COHb)水平等有助于溶血的诊断。

2. 胆红素脑病的诊断　胆红素脑病主要见于血清总胆红素(TSB)>342μmol/L(20mg/dl)或 / 和上升速度>8.5μmol/(L·h)［0.5mg/(dl·h)］;低出生体重儿 171~239μmol/L(10~14mg/dl)也可发生;存在高危因素者如同族免疫性溶血、葡萄糖-6-磷酸脱氢酶缺乏症、窒息、败血症、代谢性酸中毒和低蛋白血症等更易发生胆红素脑病。

(1)胆红素脑病的分类:①急性胆红素脑病(acute bilirubin encephalopathy,ABE)主要指生后数周内胆红素所致的中枢神经系统损害;②慢性胆红素脑病(核黄疸,kernicterus):最初是一个病理学名词,用来形容脑干神经核和小脑被胆红素浸染的情况,指胆红素毒性引起的慢性和永久性损害或后遗症;③胆红素升高引起的暂时性脑病(transient bilirubin encephalopathy):是指胆红素所致的神经系统可逆性的损害,如嗜睡反应低下等,随着治疗后胆红素降低而症状消失,脑干听觉诱发电位波形的潜伏期延长可随治疗后好转。

(2)胆红素脑病的临床分期

1)第 1 期(警告期):表现为嗜睡、反应低下、吮吸无力、拥抱反射减弱、肌张力减低等,持续 12~24 小时。

2)第 2 期(痉挛期):表现为抽搐、角弓反张和发热。轻者双眼凝视,重者肌张力增高、呼吸暂停、双手紧握、双臂伸直内旋,持续 12~48 小时。

3)第 3 期(恢复期):吃奶及反应好转,抽搐次数减少,角弓反张逐渐消失,肌张力逐渐恢复,持续 2 周左右。

4)第 4 期(后遗症期):表现为手足徐动、眼球运动障碍、听觉障碍和牙釉质发育不全等四联症。

(3)急性胆红素脑病(ABE)严重程度神经功能障碍(bilirubin-induced neurologic dysfunction,BIND)评估(表 2-3),每项按照严重程度划分,分别为 0~3 分,相加总分为 BIND 评分,0 分为正常,1~3 分提示轻度 ABE,4~6 分提示中度 ABE,7~9 分提示重度 ABE。

表 2-3　严重程度神经功能障碍评估表

BIND 评分	精神状态	肌张力	哭吵形式
0 分	正常	正常	正常
1 分	嗜睡但易唤醒,喂养减少	持续轻到中度肌张力减低	唤醒后尖叫
2 分	嗜睡、吸吮差、吸吮增强伴易激惹或抖动	交替出现轻到中度肌张力增高与降低,刺激后出现角弓反张	尖叫且安抚困难
3 分	浅昏迷、昏迷、呼吸暂停、不能喂养、惊厥	持续角弓反张、手脚抽搐或骑车样动作	不能安抚的哭吵、哭声减弱或消失

3. 胆红素所致的神经功能障碍　临床上仅可出现隐匿性的神经发育功能障碍,而没有典型的胆红素脑病或核黄疸表现,成为胆红素所致的神经功能障碍或微小核黄疸(subtle kernicterus);表现为轻度的神经系统和认知异常、单纯听力受损或听神经病变谱系障碍(auditory neuropathy spectrum disorder,ANSD)。

(三) 新生儿溶血病的鉴别诊断

1. 先天性肾病　有全身水肿、低蛋白血症和蛋白尿;无病理性黄疸和肝脾大。

2. 新生儿贫血　双胞胎的胎 - 胎间输血,或胎 - 母间输血可引起;无重度黄疸、血型不合及溶血三项试验阳性。

3. 生理性黄疸　ABO 溶血病可仅表现为黄疸,易混淆;血型不合及溶血试验可鉴别。

4. 其他溶血性黄疸　如红细胞形态异常、红细胞酶缺陷等,可出现黄疸、贫血、网织红细胞增高等溶血表现,但无母子血型不合;改良 Coombs 和抗体释放试验阴性;可通过血红细胞涂片判断红细胞形态(遗传性球形红细胞增多症、遗传性椭圆形红细胞增多症等)、红细胞酶活力测定(葡萄糖 -6- 磷酸脱氢酶缺乏、丙酮酸激酶缺乏等)进行鉴别;必要时也可通过基因检测确定溶血病因。

5. 血管外溶血　如肝脾等内脏出血,可出现贫血、黄疸等,体格检查可发现腹胀、肝脾大等,但无母子血型不合,可通过 B 超或腹部 CT 检查等明确。

三、治疗思维

(一) 产前管理

既往有输血、死胎、流产和分娩史的 Rh 阴性孕妇,本次妊娠 Rh 抗体效价升至 1∶32 或 1∶64 以上,羊水胆红素升高,且羊水卵磷脂与鞘磷脂比值(lecithin/sphingomyelin ratio,L/S)>2 提示胎肺已成熟,可考虑提前分娩。

(二) 新生儿期的治疗

目的是降低血清胆红素水平,预防重度高胆红素血症和预防胆红素脑病。

1. 一般治疗　防止低血糖、低血钙、低体温,纠正缺氧、贫血、水肿、酸中毒、电解质紊乱和心力衰竭等。

2. 药物治疗

(1)白蛋白:当血清胆红素水平接近换血值,且白蛋白水平<25g/L 的新生儿,可补充白蛋白 1g/kg,以增加胆红素与白蛋白联结,减少胆红素脑病的发生。

(2)静脉用丙种球蛋白:确诊新生儿 ABO 或 Rh 溶血病者,当进行强光疗治疗后血清总胆红素(TSB)水平上升,或者 TSB 水平在换血干预曲线 2~3mg/dl(34~51μmol/L) 以内时,可采用丙种球蛋白 0.5~1.0g/kg 于 2~4 小时内静脉维持输注,必要时可 12 小时后重复使用 1 剂。

3. 光疗　不同胎龄、不同日龄的新生儿都应该有不同的光疗指征;应考虑是否存在胆红素脑病的高危因素;胎龄 ≥ 35 周的新生儿参照 2004 年 AAP 推荐的光疗参考曲线(见第二章第四节"新生儿黄疸"）；或 TSB 超过新生儿小时胆红素百分位列线图（Bhutani 曲线）第 95 百分位数。

未具备密切监测胆红素水平的医疗机构可适当放宽光疗标准；极低出生体重儿或皮肤挤压后存在瘀斑、血肿的新生儿，可以给予预防性光疗；<1 000g 早产儿，应注意过度光疗的潜在危害；结合胆红素增高的患儿，光疗可引起"青铜症"，但无严重不良后果。

光疗的效果与暴露的面积、光照的强度及持续时间有关；胆红素水平接近换血标准时建议采用持续强光疗；按照光照强度，强光疗指超过 $30\mu W/(cm^2\cdot nm)$（430~490nm）；标准光疗为光照强度 $10\mu W/(cm^2\cdot nm)$。

溶血病或 TSB 接近换血水平的患儿需在光疗开始后 4~6 小时内监测，光疗后 12~18 小时应监测 TSB 水平，以防反跳。

4. 换血疗法

（1）指征：出生胎龄 ≥ 35 周以上的晚期早产儿和足月儿可参照 2004 年美国儿科学会推荐的换血参考标准（见第二章第四节"新生儿黄疸"），强光疗 4~6 小时，血总胆红素水平未下降甚至持续上升的；或对于免疫性溶血患儿在光疗后下降幅度未达到 34~51μmol/L（2~3mg/dl）；严重溶血，出生时脐血胆红素>76μmol/L（4.5mg/dl），血红蛋白<110g/L 以下，伴有水肿，肝脾大，心力衰竭；已有急性胆红素脑病临床表现者。

（2）血源选择：Rh 溶血病——Rh 血型同母亲，ABO 血型同患儿，紧急情况下也可选择 O 型血；ABO 溶血病——O 型红细胞和 AB 型血浆，紧急情况下也可选择 O 型血或同型血；红细胞：血浆 =(2~3):1；换血量：新生儿血容量的 2 倍（150~180ml/kg）；换血途径：脐静脉、较粗的外周静脉、脐动脉或外周动静脉同步换血。

（3）换血注意点：注意严格无菌操作；监测生命体征（体温、心率、血压和氧饱和度），做好记录；监测血气、血糖、电解质、血钙、血常规；换血时需等容量匀速地抽出和输入血液；换血时间 90~120 分钟内；换血后可发生 TSB 反弹，应继续光疗，并每 4 小时监测 TSB；TSB 超过换血前水平应再次换血。

四、病例思辨

病例 1

【一般情况】患儿，女，4 天。

【主诉】皮肤黄染 2 天余，加重半天。

【现病史】患儿于生后 48 小时左右出现皮肤黄染，颜面部为主，无发热、无少吃、少哭、少动，无面色苍白、无呕吐、无腹胀、无便秘、无陶土样大便等，当地医院测经皮胆红素水平 10mg/dl，未予以处理。生后第 3 天出院，半天前皮肤黄染加重，伴奶量稍减少，无尖叫，无抽搐等。今来院复测经皮胆红素为 18mg/dl，为进一步治疗收住入院，急诊测血总胆红素为 320μmol/L，拟"新生儿高胆红素血症"收治入院。

患儿生后母乳喂养，生后 24 小时内解胎便，目前大便为黄糊便，小便未见明显异常。

【出生史】患儿为 G_1P_1,胎龄 40 周自然分娩,出生体重 3 650g,羊水清,Apgar 评分 1、5 分钟评 9、10 分。无胎膜早破,胎盘、脐带均正常。母亲分娩前有麻醉药物应用史,否认激素及其他药物应用史。

【家族史】父亲血型为"A"型 RhD 阳性,母亲血型为"O"型 RhD 阳性。否认家族遗传性疾病史。

【体格检查】T 36.8℃,P 140 次/min,R 52 次/min,BP 68/45mmHg。全身皮肤、巩膜重度黄染,神志清,前囟平;呼吸尚规则,双肺听诊未闻及干湿性啰音;心音中等,心律齐,未闻及病理性杂音;腹平软,腹部未触及包块,肝肋下 2cm,脾肋下 0cm,脐部干燥;四肢肌张力正常,拥抱反射、握持反射存在。

【辅助检查】

血常规:WBC 15.2×10^9/L,N 66.5%,HB 135g/L,PLT 361×10^9/L,Ret 10%,CRP<1mg/L。

血生化提示:总胆红素 318μmol/L,直接胆红素 22μmol/L,白蛋白 30.5g/L。

思考题 1:患儿目前的辅助检查提示什么问题?

参考答案:血常规提示轻度贫血,血生化提示血清未结合胆红素水平明显升高,结合网织红细胞计数明显偏高考虑存在溶血病。

【入院诊断】

思考题 2:该患儿病史特点如何总结?结合以上病史、体格检查及辅助检查,如何进行诊断和鉴别诊断?

参考答案:

病史特点:

(1)患儿,女,4 天,40 周足月儿。

(2)因"皮肤黄染 2 天余"入院。患儿皮肤黄染进行性加重,上升速度快,黄疸水平明显升高。

(3)体格检查:全身皮肤及巩膜重度黄染,心肺未见明显异常、四肢肌张力中等、生理反射存在,肝脾无肿大。

(4)辅助检查:轻度贫血、网织红细胞计数偏高,血清未结合胆红素水平升高。

诊断及诊断依据:新生儿高胆红素血症。诊断依据:4 天女性足月儿,因"皮肤黄染 2 天余"入院。患儿皮肤黄染出现早,进行性加重,程度重,血总胆红素为 320μmol/L;体格检查提示存在全身皮肤及巩膜重度黄染,血常规提示轻度贫血、网织红细胞计数偏高,血清未结合胆红素水平升高。

鉴别诊断:

(1)新生儿 ABO 溶血病:患儿生后第 2 天出现黄疸,进展快,程度重,伴贫血,血常规提示网织红细胞计数明显偏高,父亲血型为"A"型,母亲血型为"O"型,需考虑 ABO 血型不合溶血病。进一步可行患儿血型检查、Coombs 试验、抗体释放试验确诊。

(2)新生儿 Rh 溶血:患儿有黄疸进行性加重、贫血、网织红细胞计数明显偏高等溶血表现,需排除新生儿 Rh 溶血病等其他罕见血型不合导致的同族免疫性溶血病,但为第一胎,且父母血型均为 RhD 阳性,可以进一步行 Coombs 试验、抗体释放试验确诊。

(3)红细胞酶异常(G-6-PD 缺乏):患儿有黄疸进行性加重、贫血、网织红细胞增高,符合红细胞破坏过多引起的溶血性黄疸,需考虑红细胞酶的异常,如常见的 G-6-PD 缺乏症。但该病常有家族史,母亲或患儿有特殊药物或食物接触史,或伴感染等,该患儿均无这些病史,可进一步查 G-6-PD 活性以明确。

(4)血管外溶血:患儿有黄疸进行性加重、贫血、网织红细胞计数明显偏高等溶血表现,应排除血肿等出血导致的红细胞破坏过多引起的黄疸,但患儿无难产病史,体格检查未见头颅血肿或其他部位出血,肝脾未及肿大及腹部包块等;可进行 B 超等排除脏器出血或血肿等。

【诊疗计划】

(1)完善相关检查:患儿血型,改良 Coombs 试验和抗体释放试验;G-6-PD 活性;血涂片红细胞形态;血培养;头颅 B 超、腹部 B 超等。

(2)治疗方案

1)一般治疗:监测血糖;纠正酸中毒;维持体温,灌肠通便,补液等。

2)药物治疗:若确诊新生儿溶血病者,当进行强光疗治疗后血清总胆红素(TSB)水平上升,或 TSB 水平在换血干预曲线 2~3mg/dl(34~51μmol/L)以内时,可予以丙种球蛋白治疗,可减少换血的可能。

3)光照疗法:蓝光光疗。

4)换血治疗:若光疗后血清总胆红素继续上升,超过换血干预曲线阈值,应进行换血治疗。

思考题 3:该患儿光疗的指征? 如何选择光疗设备?

参考答案: 光照疗法参考新生儿黄疸的光疗干预曲线进行干预,该患儿为超过 38 周的足月儿,且有 ABO 溶血病的高危因素,因此光疗的阈值参考中间的第二条曲线,入院时该患儿的血总胆红素水平为 320μmol/L,已经超过生后第 4 天(96 小时)对应的曲线阈值,因此需要进行强光疗干预,选择强光疗设备,即光照强度超过 30μW/(cm² · nm)的 LED 蓝光治疗仪。

【诊治经过】

入院后新生儿溶血病筛查提示 ABO 血型不合溶血病。G-6-PD 活性、红细胞形态、血培养未见异常,头颅 B 超、腹部 B 超均未见出血或血肿。

入院后给予强光疗设备进行蓝光治疗,光疗 4 小时后复查血总胆红素(TSB)为 322μmol/L,未下降。予以静脉注射丙种球蛋白 1.0g/kg 于 2~4 小时静脉输注治疗,继续强光治疗。同时予以补液、维持水电解质平衡等支持治疗。治疗 1 周患儿黄疸稳定出院。

思考题 4:停止光疗的指征? 光疗中的注意事项?

参考答案:

(1)停止光疗指征:①应用标准光疗时,当 TSB 降至低于光疗阈值胆红素 51μmol/L (3mg/dl)以下时,停止光疗;②应用强光疗时,当 TSB 降至低于换血阈值胆红素 51μmol/L

(3mg/dl)以下时,改标准光疗,然后在 TSB 降至低于光疗阈值胆红素 51μmol/L(3mg/dl)以下时,停止光疗;③应用强光疗时,当 TSB 降至低于光疗阈值胆红素 51μmol/L(3mg/dl)以下时,停止光疗。

(2)光疗中的注意事项:光疗时可出现腹泻、皮疹等不良反应;光疗时采用的光波波长最易对视网膜黄斑造成伤害,且长时间强光疗可能增加男婴外生殖器鳞癌的风险;遮光眼罩遮住双眼,用尿布遮盖会阴部;注意补充液体,保证足够的尿量;监测体温,避免体温过高;密切监测胆红素水平,一般 6~12 小时监测 1 次;溶血病或 TSB 接近换血水平的患儿需在光疗开始后 4~6 小时内监测;光疗后 12~18 小时应监测 TSB 水平,以防反跳。

【出院诊断】

新生儿 ABO 溶血病。

【出院医嘱】

(1)定期监测胆红素水平;1~2 周复查血常规。

(2)随访神经发育情况。

病例 2

【一般情况】患儿,男,3 天。

【主诉】皮肤黄染 2 天,抽搐 1 次。

【现病史】患儿于生后 20 小时左右无明显诱因下出现皮肤黄染,开始位于颜面部,逐渐扩散至躯干部,进行性加重。当地医院测经皮胆红素水平 250μmol/L,无发热,无呕吐,无腹胀,无少吃、少哭、少动,无陶土样大便。予以蓝光光照治疗 1 天余,患儿皮肤黄染进行性加重,经皮胆红素水平升至 390μmol/L,伴吃奶减少,嗜睡,尖叫。4 小时前(生后 68 小时左右)突抽搐 1 次,表现为双手紧握、双臂伸直内旋,角弓反张,持续数分钟后缓解。遂转至笔者医院就诊,门诊测血糖 4.6mmol/L,血总胆红素为 435μmol/L,拟“新生儿高胆红素血症、抽搐待查”收治入院。

患儿生后母乳喂养,生后 24 小时内解胎便,小便正常。体重较出生下降 100g。

【出生史】患儿系 G_2P_1,胎龄 39 周自然分娩,出生体重 3 500g,羊水清,Apgar 评分 1、5 分钟评 10、10 分。母亲无羊膜早破,胎盘、脐带均正常。

【家族史】父母血型均为“A”型。父母健康,母亲 3 年前人工流产 1 次。否认家族遗传性疾病史。

【体格检查】T 37.8℃,P 140 次/min,R 50 次/min,BP 70/45mmHg,面色黄,全身皮肤、巩膜重度黄染,前囟平,反应差,嗜睡;双侧瞳孔等大等圆,对光反射存在;呼吸欠规则,双肺听诊呼吸音粗,未闻及干湿性啰音;心率 140 次/min,心音中等,心律齐,未及病理性杂音;腹平软,肝肋下 3cm,质软,脾肋下 1.0cm;四肢肌张力偏高,生理反射未引出。

思考题 1:患儿的体格检查结果说明什么问题?

参考答案:该患儿存在重度黄疸,伴嗜睡、呼吸欠规则、四肢肌张力偏高、生理反射未引出,这些体征提示患儿存在胆红素脑病可能。面色黄、黄疸、肝脾大提示溶血病可能。

【辅助检查】

(1)血常规：WBC $14.5 \times 10^9/L$，N 66.5%，HB 115g/L，PLT $288 \times 10^9/L$，Ret 9%，CRP 5mg/L。

(2)血生化提示：总胆红素 445μmol/L，间接胆红素 426μmol/L，

(3)快速脑干听觉诱发电位（ABR）：双耳未通过。

思考题 2：患儿的辅助检查提示什么问题？

参考答案：血常规提示中度贫血，血生化提示血清未结合胆红素水平明显升高，网织红细胞计数明显偏高考虑存在溶血病。ABR 双耳未通过提示听力异常，胆红素脑病可能。

【入院诊断】

思考题 3：该患儿病史特点如何总结？结合以上病史、体格检查及辅助检查，如何进行诊断和鉴别诊断？

参考答案：

病史特点：

(1)患儿，男，3 天，足月儿。

(2)因"皮肤黄染 2 天，抽搐 1 次"入院。患儿皮肤黄染生后 20 小时左右出现，出现早，进展快，程度重，有抽搐表现，伴少吃、嗜睡症状。

(3)体格检查：T 37.8℃，重度黄疸，面色黄、伴嗜睡、呼吸欠规则、四肢肌张力偏高，生理反射未引出。

(4)辅助检查：血常规提示中度贫血，血生化提示血清未结合胆红素水平明显升高，网织红细胞计数明显偏高；ABR 双耳未通过提示听力异常。

诊断及诊断依据：新生儿高胆红素血症，新生儿溶血病，急性胆红素脑病。诊断依据：3 天新生儿，皮肤黄染 2 天，抽搐 1 次，黄疸进行性加重，伴少吃、嗜睡、抽搐 1 次；体格检查提示有低热，重度黄疸，面色黄伴嗜睡、呼吸欠规则、四肢肌张力偏低，生理反射未引出。血常规提示中度贫血、网织红细胞计数偏高，血清未结合胆红素水平升高；ABR 双耳未通过提示听力异常。

鉴别诊断：

(1)新生儿 ABO 溶血病：患儿生后 24 小时内出现黄疸，进展快，程度重，伴贫血、血常规提示网织红细胞计数明显偏高，父母血型均为"A"型，不考虑 ABO 血型不合溶血病，进一步可行患儿血型检查、Coombs 试验、抗体释放试验确诊。

(2)新生儿 Rh 溶血病：患儿系第 2 胎，生后 24 小时内出现黄疸，进展快，程度重，伴贫血、肝脾大，血常规提示网织红细胞计数明显偏高，需考虑 Rh 血型不合溶血病，但患儿母亲 Rh 血型不详，故需考虑 Rh 系统血型不合可能。可行母亲及患儿 Rh 血型检查，进一步可行 Coombs 试验、抗体释放试验确诊。

(3)颅内感染：患儿有黄疸、抽搐、低热等，伴肌张力偏高、生理反射未引出等神经系统异常表现，需排除颅内感染可能，但患儿血白细胞不高，CRP 正常，不支持感染。此外患儿无羊膜早破史，母亲产前无发热等感染依据，进一步行腰椎穿刺，脑脊液检查以排除。

(4)颅内出血：患儿有抽搐，黄疸进行性加重、贫血、低热等，伴肌张力偏高、生理反射未

引出等神经系统异常表现,应排除颅内出血导致的神经系统异常表现,且颅内出血后红细胞破坏过多可导致黄疸及贫血,但患儿无难产病史,体格检查未见前囟隆起;可进行头颅 B 超、头颅 CT 等排除颅内出血。

【诊疗计划】

(1)完善相关检查:患儿及母亲 Rh 血型、改良 Coombs 试验、抗体释放试验(新生儿溶血病筛查);G-6-PD 活性;血培养;头颅 B 超或头颅 CT;脑电图、脑干听觉诱发电位;头颅磁共振;必要时给予腰椎穿刺检查。

(2)治疗方案

1)一般治疗:维持电解质正常、监测血糖;纠正酸中毒;维持体温,灌肠通便,补液等。

2)对症治疗:苯巴比妥 10mg/kg 止痉治疗。

3)药物治疗:补充白蛋白;若确诊新生儿溶血病者,静脉注射丙种球蛋白。

4)光疗:双面强光疗。

5)换血治疗:该患儿总胆红素达 445μmol/L,超过换血曲线阈值,且伴抽搐,已有急性胆红素脑病表现,有换血指征。入院后尽早明确有无血型不合引起的溶血,积极准备血源进行换血。

思考题 4:如何进行换血?

参考答案:血源选择:Rh 溶血病为 Rh 血型同母亲,ABO 血型同患儿;红细胞:血浆 =(2~3):1;换血量为新生儿血容量的 2 倍(150~180ml/kg)。换血途径:脐静脉、较粗的外周静脉、脐动脉或外周动静脉同步换血;换血时需等容量匀速地抽出和输入血液。换血时间为90~120 分钟内。换血后可发生 TSB 反弹,应继续光疗,并每 2~4 小时监测 TSB,TSB 超过换血前水平应再次换血。

【诊治经过】

入院后新生儿溶血病筛查提示 RhD 血型不合溶血病。G-6-PD 筛查、红细胞形态、血培养、头颅 B 超均未见异常。头颅 MRI:苍白球对称性 T_1 高信号。脑干听觉诱发电位(BAEP):左耳 60dBnHL,右耳 75dBnHL。

入院后给予强光治疗、丙种球蛋白、白蛋白、换血治疗 1 次,苯巴比妥止痉,以及补液、维持水电解质平衡等支持治疗。治疗 10 天患儿黄疸稳定出院。

思考题 5:患儿目前头颅 MRI 和 BAEP 异常,是否可以诊断为核黄疸?

参考答案:患儿有重度黄疸伴抽搐等神经系统表现,且头颅 MRI 和 BAEP 异常,故诊断急性胆红素脑病;核黄疸是慢性胆红素脑病,指胆红素毒性引起的慢性和永久性损害或后遗症;目前认为胆红素所致的神经系统损害是可逆性的,经过光疗和换血等积极治疗,随着治疗后胆红素降低而症状可以好转消失,脑干听觉诱发电位可随治疗后好转;头颅磁共振在数周或数月后苍白球 T_1 加权高信号消失,恢复正常。因此,若在 3 个月后复查头颅磁共振出现双侧苍白球 T_2 加权高信号,或 BAEP 仍然异常,此时可诊断慢性胆红素脑病——核黄疸,提示预后不良。

【出院诊断】

新生儿 Rh 溶血病,胆红素脑病。

【出院医嘱】

(1)定期监测胆红素水平;1~2 周复查血常规。

(2)出院 1 个月后复查脑干听觉诱发电位及头颅 MRI。

(3)康复科门诊随访神经运动发育情况。

参考文献

1. 中华医学会儿科学分会新生儿学组.《中华儿科杂志》编辑委员会. 新生儿高胆红素血症诊断及治疗专家共识 [J]. 中华儿科杂志, 2014, 52 (10): 745-748.
2. 周文浩, 杜立中. 新生儿疾病诊疗规范 [M]. 2 版. 北京: 人民卫生出版社, 2023.
3. American Academy of Pediatrics Subcommittee on Hyperbilirubinemia. Management of hyperbilirubinemia in the newborn infant 35or more weeks of gestation [J]. Pediatrics. 2004 Jul; 114 (1): 297-316.

第六节　新生儿败血症

新生儿败血症指由于细菌、病毒、真菌或其他病原体引发的新生儿全身炎症反应综合征 (systemic inflammatory response syndrome, SIRS),常伴随血流动力学改变和 / 或其他重要器官系统功能损害,临床表现为全身症状和 / 或局部器官系统功能障碍征象,可导致多器官功能障碍综合征 (multiple organ dysfunction syndrome, MODS),甚至死亡。

目前,细菌仍是引起新生儿败血症的主要病原体。当今美国,每 1 000 个活产婴儿中有 1~4 个感染新生儿细菌性败血症,随地区和时期不同而存在差异。没有发展中国家的详细数据,推测可能高于美国发病率。据发病时间,新生儿败血症被分为两类:早发败血症(early-onset sepsis, EOS)和晚发败血症(late-onset sepsis, LOS)。EOS 指发病时间 ≤ 72 小时,而 LOS 指发病时间 > 72 小时。新生儿 EOS 和 LOS 在病原学、围产期高危因素、临床表现及治疗上都存在一定差异。

一、诊断线索

(一) 病史采集

1. 发病高危因素　孕母产前或产时感染、产道特殊细菌(如 B 族链球菌)的定植、胎膜早破(premature rupture of fetal membranes, PROM) ≥ 18 小时、早产和 / 或低出生体重儿、有创诊疗措施应用(如动静脉置管、气管插管、呼吸机应用)和不合理应用抗菌药物等。

2. 症状特点　发热、低体温、少吃、少哭、少动、体重不增、下降或增长缓慢，皮肤黄染、气促、发绀、呼吸暂停、腹胀、呕吐、腹泻、激惹和惊厥等。

3. 既往史　挑"马牙"、针刺脐周皮肤、艾灸烫伤腹部皮肤、挤痈疖、脐部感染等。

4. 个人史　是否有不洁分娩史、窒息复苏和喂养不耐受等病史。

5. 家族史　家庭成员是否有结核感染、遗传性疾病等病史；同胞是否有类似病史。

（二）体格检查

1. 生命体征与一般状况　体温、脉搏、呼吸频率、血压，是否有反应差、精神差或激惹等。

2. 皮肤和黏膜　皮肤硬肿或水肿，皮下坏疽，局部皮肤烧灼伤，脓疱疮，脐周或其他部位蜂窝织炎，甲沟感染，瘀斑、瘀点，口腔黏膜有针刺或切割损伤。

3. 消化系统　腹胀、腹壁静脉显露或肝脾大，腹部触及异常肿块（如阑尾炎引起的右下腹包块）。

4. 呼吸系统　呼吸急促、呼吸困难、呼吸不规则或呼吸暂停。

5. 中枢神经系统　表现为反应差、激惹、肌张力低或增高、前囟张力增高、瞳孔对光反射改变、原始反射减弱等。

6. 血液系统　瘀点、瘀斑、局部或全身多部位出血倾向。

7. 泌尿生殖系统感染　阴囊脓肿时可出现阴囊局部红肿。

8. 其他　骨关节化脓感染可出现肢体活动异常，局部红肿等。

（三）实验室检查

1. 病原学检查

（1）血培养：是诊断新生儿败血症的金标准，然而培养检查灵敏度低，一般至少需要 48 小时方有阳性结果；EOS 患儿尤其低，对于一些培养条件要求苛刻的病原菌检出率则更低。在抗生素应用之前采样能提高阳性率；同时进行真菌和厌氧菌培养。由于新生儿静脉采血困难，低、极低或超低出生体重儿取血量受到明显限制，导致血培养阳性率下降，故要求每次血培养标本抽血量不少于 1ml。

（2）尿培养：为避免标本被污染，常用清洁导尿或耻骨上膀胱穿刺获取尿液标本。

（3）其他无菌体液培养：如脑脊液、胸腔积液、腹腔积液和关节液等培养。

（4）直接涂片找细菌检查：无菌体液标本直接涂片，在显微镜下找细菌，阳性发现对于新生儿败血症诊断也有重要意义。

（5）核酸检测：随着分子生物学的发展，临床检测标本可利用聚合酶链反应（polymerase chain reaction，PCR）或宏基因组测序技术检测分析病原体核酸。

2. 非特异性感染指标检查

（1）白细胞计数：对于日龄 ≤3 日者，白细胞计数 $\geqslant 30 \times 10^9/L$，>3 日龄者，白细胞计数 $\geqslant 20 \times 10^9/L$，或新生儿期白细胞计数 $<5 \times 10^9/L$，均提示白细胞计数异常，需考虑是否存在感染因素。

（2）C 反应蛋白（C-reactive protein，CRP）：CRP 是一种临床应用十分广泛的急相蛋白，在感染早期即可升高；该指标一般在细菌感染后 6~8 小时开始上升，24 小时可达到顶峰，正常参考值为 0~8mg/L，当病原体感染好转后短期内迅速下降，动态 CRP 监测对于疗效观察和预后判断有意义；CRP 变化对临床应用抗生素疗程有重要参考意义。

（3）降钙素原（procalcitonin，PCT）：PCT 也是一种广泛用于临床的急相蛋白，通常在感染后 4~6 小时开始升高，12 小时左右达到峰值，正常参考值为 0~0.5ng/ml，对于细菌感染的灵敏度和特异度比 CRP 高，且可更快地诊断或排除感染。3 日龄内 PCT 有生理性升高，结果判读需结合日龄。

（4）血小板计数：严重感染的新生儿可合并血小板减少，但是该指标在诊断新生儿败血症中的特异度及灵敏度均不高，且出现时间较晚，不能作为抗生素应用指征和疗效评判，血小板减少与疾病的预后不良相关。

3. 脑脊液检查

（1）脑膜炎是新生儿败血症患儿常见的并发症，腰椎穿刺脑脊液检查在新生儿败血症诊断中极为重要。新生儿脑膜炎者血培养可为阴性，因此，血培养阴性不能作为新生儿脑膜炎和败血症的排除指标。

（2）腰椎穿刺指征（下列 3 项任意 1 项）：①血培养阳性；②临床存在严重全身感染或颅内感染表现，非特异性感染指标 ≥2 项阳性；③常规抗感染治疗效果不佳。

（四）影像学检查

1. 胸片检查　是新生儿败血症患儿评估肺部病变的重要影像学检查。胸片表现为肺纹理增多、增粗或模糊，可出现两肺透亮度降低、斑片状影，金黄色葡萄球菌感染也可有脓胸、脓气胸、肺不张或肺气肿等表现。

2. 超声检查　对于新生儿败血症患儿建议常规作腹部超声检查，用以辅助诊断是否存在腹部感染灶；头颅超声检查以排除颅内出血、水肿、积液等病变。对于心功能异常者，需作心脏超声，以明确心脏结构和心脏功能的状态。

（五）其他检查

1. 凝血功能检测　新生儿败血症者需监测凝血功能，防止弥散性血管内凝血发生。

2. 血气、电解质、血糖和乳酸检测　用于监测内环境的变化，保证体内重要器官和系统功能。

3. 若有硬膜下积液、胸腔积液或腹腔积液可考虑行局部穿刺和积液化验检查。

二、诊断思维

（一）诊断

1. 新生儿 EOS

（1）疑似诊断：3 日龄内有下列任何一项，①异常临床表现；②母亲有绒毛膜羊膜炎；③早产 PROM ≥ 18 小时。如无异常临床表现，血培养阴性，间隔 24 小时的连续 2 次血非特异性检查<2 项阳性，则可排除败血症。

（2）临床**诊断**：有临床异常表现，同时满足下列条件中任何一项，①血液非特异性检查≥2项阳性；②脑脊液检查为化脓性脑膜炎改变；③血中检出致病菌 DNA。

（3）确定**诊断**：有临床表现，血培养或脑脊液（或其他无菌腔液）培养阳性。

2. 新生儿 LOS   临床诊断和确定诊断均为>3 日龄，其余条件分别同新生儿 EOS。

（二）鉴别诊断

1. 颅内感染   是新生儿败血症患儿常见并发症，血培养阳性或怀疑有颅内感染的新生儿需行腰椎穿刺、脑脊液检查进一步明确诊断。

2. 泌尿系统感染   是新生儿败血症的一种并发症，也可为新生儿败血症的感染原。需尿常规、尿培养进一步明确。对于泌尿系统感染新生儿建议常规作泌尿系统超声检查，进一步排除是否存在先天性泌尿系统畸形。

3. 先天性遗传代谢性疾病   部分先天性遗传代谢病在新生儿期发病，表现与新生儿败血症非常相似，需及时对症治疗，并通过血生化、串联质谱、基因检测等方法进一步明确。

4. 免疫缺陷病   对于严重全身感染或反复感染新生儿，需考虑先天免疫功能缺陷，免疫球蛋白检测、T 细胞亚群检测、基因测序等检测方法可为诊断提供有力证据。

5. 特殊病原感染   对于严重全身感染，常规抗生素治疗效果不佳，需考虑结核感染、非典型病原体（如衣原体）、病毒感染［如肠道病毒（enterovirus，EV）、单纯疱疹病毒、巨细胞病毒］等。

（三）严重程度与并发症

1. 根据新生儿生命体征情况、有无激惹或反应低下、有无脱水征象、呼吸频率、有无发绀、有无呼吸困难、脉搏血氧饱和度监测、有无神经系统、心血管系统或血液系统等并发症判断新生儿败血症的严重程度。

2. 血小板减少和 DIC 的证据（PT、APTT 延长、INR 降低、纤维蛋白原降低）可见于病情较重的婴儿，尤其是早产儿。

（四）基础疾病评估

针对症状反复发作、持续时间长、病情变化快、病情重或者治疗效果不佳的新生儿，还应积极进行基础疾病的评估，需评估是否存在原发性或继发性免疫缺陷病、先天性器官系统结构异常、先天性遗传代谢性疾病、贫血或早产等。

三、治疗思维

新生儿败血症治疗原则为积极针对性抗病原菌治疗、支持对症治疗和并发症治疗。

（一）抗病原菌治疗

对于疑似或确诊新生儿败血症，均应尽早静脉使用抗菌药物，后续可根据临床表现、血培养及药物敏感试验结果和其他非特异性检查结果，评估继续使用或适当调整。对于疑似 EOS 的新生儿即使未发现异常临床表现，也应尽早用抗菌药物，同时需进一步评估并密切监测临床感染性疾病指标。新生儿败血症治疗中抗菌药物应用首选静脉给药。对于血培养阴性的临床诊断新生儿败血症,经治疗病情好转后一般仍应继续使用抗菌药物5~7天;对于血培养阳性的新生儿败血症,建议疗程2周左右;并发中枢神经系统感染时,抗菌药物静脉应用疗程≥3周。败血症合并深部感染,如骨髓炎或关节炎,甚至需治疗达6周。

1. EOS治疗　经验性抗生素治疗包括广泛覆盖已知引起EOS的病原。尽早针对革兰氏阳性(gram positive,G⁺)菌和阴性(G⁻)菌,可用氨苄西林(或青霉素)+第三代头孢菌素作为一线抗菌药物组合。第三代头孢菌素(头孢噻肟或头孢他啶)添加到危重症新生儿的经验性治疗中,以优化对氨苄西林(或青霉素)耐药的肠道革兰氏阴性菌的治疗,主要是针对氨苄西林耐药的大肠埃希菌。

产ESBL的肠道细菌,如大肠埃希菌、克雷伯菌、沙雷菌,可给予头孢吡肟或美罗培南治疗。

肠杆菌和柠檬酸杆菌易被诱导产生头孢酶,除了头孢吡肟以外的头孢类抗生素即使体外药物敏感试验为敏感也不用于其治疗。

肠球菌对头孢耐药,耐氨苄西林的菌株可予以万古霉素。

应用利奈唑胺、达托霉素、利福平等治疗耐万古霉素的金黄色葡萄球菌感染需咨询感染专家。

2. LOS治疗　新生儿LOS经验性抗生素治疗需覆盖GBS、李斯特菌和革兰氏阴性菌(通常用氨苄西林和头孢噻肟)。

凝固酶阴性的葡萄球菌(coagulase-negative staphylococcus,CONS)多数对青霉素、半合成青霉素和庆大霉素耐药,NICU中CONS的经验性治疗通常包括万古霉素。

甲氧西林敏感的金黄色葡萄球菌(methicillin sensitive staphylococcus aureus,MSSA)的治疗需使用半合成青霉素,如奈夫西林或苯唑西林。

耐甲氧西林金黄色葡萄球菌(methicillin resistant staphylococcus aureus,MRSA)对半合成青霉素耐药,通常需要万古霉素治疗。

利福平不能作为单一药物使用,但它可以作为持续性MRSA感染的辅助治疗。

肠球菌对头孢菌素类药物耐药,可能对青霉素和氨苄西林耐药;治疗需要万古霉素。利奈唑胺在部分国家被批准用于新生儿,对耐万古霉素的粪肠球菌和屎肠球菌有效。

铜绿假单胞菌治疗需要两种对假单胞菌有效的药物组合,如头孢他啶+哌拉西林或他唑巴坦。

肠杆菌属最常见的是阴沟肠杆菌和产气肠杆菌。头孢吡肟或美罗培南通常被推荐用于治疗肠杆菌引起的感染。

第四代头孢、碳青霉烯类抗生素、万古霉素或利奈唑胺应当作为新生儿败血症抗菌药物疗法选用的二、三线药物,应谨慎使用;使用万古霉素时还应监测血药浓度。对于多重耐药菌株,若有药物敏感试验结果支持,可在感染性疾病专家、临床药师会诊同意后选用氨基糖苷类、喹诺酮类或磺胺类等药物。

(二)支持对症治疗

1. 注意保持正常体温,供给足够营养能量和液体,并纠正电解质及酸碱失衡。

2. 有局部皮肤感染灶、黏膜溃烂或其他部位化脓病灶时,应及时予以清除感染灶处理。

3. 对于可疑的中心静脉置管相关的血流感染(central line-associated bloodstream infection,CLABSI),应及时拔除置管,并作导管培养和血培养检测。

4. 交换输血、粒细胞输注、静脉注射免疫球蛋白(IVIG)、粒细胞集落刺激因子(G-CSF)和粒细胞 - 巨噬细胞集落刺激因子(GM-CSF)治疗效果不确切。

（三）并发症治疗

1. 感染性休克 应在静脉应用抗菌药物的同时积极抗休克治疗,采取适当的扩容、纠正严重酸碱失衡的治疗,必要时考虑应用血管活性药物。

2. 化脓性脑膜炎 尽早静脉应用易透过血脑屏障的抗菌药物,疗程要足;根据病情,使用抗脑水肿或抗惊厥等治疗措施。

四、预防思维

（一）GBS 感染评估和预防（图 2-11）

1. 产时应用抗生素预防（intrapartum antimicrobial prophylaxis,IAP）指征包括的内容

（1）既往分娩过侵袭性 GBS 疾病的婴儿。

（2）当前妊娠出现 GBS 菌尿。

（3）妊娠晚期 GBS 筛查阳性。

（4）未知 GBS 状态出现以下任何情况：妊娠不足 37 周分娩；羊膜早破 ≥ 18 小时；产时温度 ≥ 38.0℃；产程内核酸扩增试验阳性。

2. IAP 方法 母亲在分娩 4 小时前预防性静脉使用抗菌药物,如青霉素、氨苄西林或头孢唑林等。

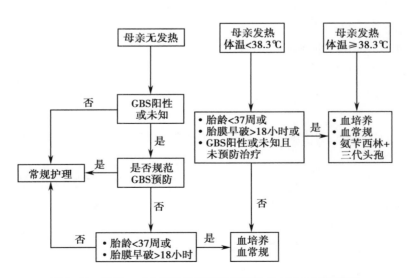

图 2-11 胎龄 ≥ 35 周的高危无症状新生儿 EOS 评估流程

（二）手卫生

加强手卫生不仅对于社区获得性感染而且对于控制院内感染具有重要意义。

（三）母乳喂养

母乳喂养不仅提供新生儿理想的营养，而且提供了丰富的免疫因子，对于预防感染十分重要。

（四）动静脉置管护理

动静脉置管护理是控制院内感染的关键措施之一。

五、病例思辨

病例 1

【一般情况】患儿，女，16 天。

【主诉】发现眼部肿物 3 天，呻吟 2 天伴发热。

【现病史】3 天前患儿不明诱因出现左眼下方有一肿物，约黄豆大小，渐增大至蚕豆大小。2 天前起出现呻吟、气促，有少吃现象。病初无发热，无发绀，无抽搐，无咳嗽，无呕吐，无腹泻。来院急诊就诊，测体温最高 39℃，血常规：WBC $26.51 \times 10^9/L$，N 73.9%，Hb 142g/L，PLT $138 \times 10^9/L$，CRP 242.95mg/L，胸片示"新生儿肺炎"，急诊拟"新生儿败血症、皮肤感染、肺炎"收住入院。

起病以来，患儿精神反应一般，食欲有减少，睡眠可，大小便无特殊。出生至今体重减少 20g。

【既往史】生后第 2 天出现黄疸，第 4 天消退。

【出生史】患儿系 G_2P_2，胎龄 40^{+3} 周单胎顺产，出生体重 3 700g，否认窒息复苏史。

【喂养史】生后 12 小时开奶，混合喂养。

【预防接种史】生后接种乙肝疫苗和卡介苗。

【家族史】否认家族过敏性疾病、遗传病等病史。

【体格检查】T 38℃，P 188 次 /min，R 64 次 /min，BP 75/30mmHg，SpO_2 95%。反应欠佳，呼吸急促，有呻吟；左眼下方见一 2cm×2cm 肿块，略红，无破溃，触诊无波动感；皮肤无黄染，前囟平软，咽红；轻度三凹征，双肺呼吸音粗，未闻及明显干湿啰音；心率 188 次 /min，心律齐，心音中等，未闻及病理性杂音；腹软，脐轮无红肿，肝肋下 1cm 可及，质软，脾肋下未及；四肢肌张力如常，原始反射存在。

思考题 1：患儿气促，需如何考虑？

参考答案：

新生儿气促需考虑的原因包括：

(1)肺表面活性物质缺乏导致的新生儿呼吸窘迫综合征。

(2)胎粪吸入导致的胎粪吸入综合征。

(3)肺液转运异常所致的湿肺。

(4)病原菌感染引起的肺炎。

(5)心血管系统异常导致的通气血流比例失调。

(6)神经系统异常导致的中枢性呼吸困难。

(7)呼吸系统畸形导致的通气障碍。

(8)其他系统畸形导致的通气障碍。

【辅助检查】

(1)血常规：WBC 26.51×10^9/L,N 73.9%,Hb 142g/L,PLT 138×10^9/L,CRP 242.95mg/L。

(2)胸片(图2-12)：两肺纹理增多,两肺可见斑片状密度增高影,心影边缘模糊,未见明显增大,双侧膈面光整,肋膈角锐利。

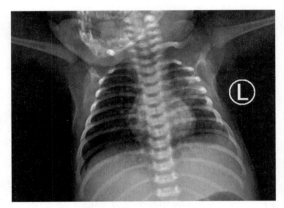

图2-12 胸片表现

【初步诊断】

思考题2：该患儿病史特点如何总结？结合以上病史、体格检查及辅助检查,如何进行诊断和鉴别诊断？

参考答案：

病史特点：

(1)患儿,女,16天,晚期新生儿。

(2)急性起病,因"发现眼部肿物3天,呻吟2天伴发热"入院,3天前患儿不明诱因出现左眼下方有一肿物,渐增大至蚕豆大小,2天前起出现呻吟、气促,有少吃现象,急诊就诊测体温最高39℃,无其他伴随症状。出生至入院体重减少20g。

(3)查体：反应欠佳,呼吸急促,有呻吟；左眼下方见一2cm×2cm肿块,略红,无破溃,触诊无波动感；轻度三凹征,双肺呼吸音粗,未闻及明显干湿啰音；心率偏快；腹部查体无特殊,未及神经系统阳性体征。

(4)辅助检查：WBC增高,以中性粒细胞比例为主,CRP显著升高；胸片可见肺炎征象。

诊断及诊断依据：

(1)新生儿败血症。诊断依据：患儿,16日龄,晚期新生儿。因"发现眼部肿物3天,呻吟2天伴发热"入院,急性起病,3天前出现左眼下方一肿物,渐增大至蚕豆大小,2天前出现呻吟、气促,有少吃现象,伴有发热,出生至入院体重减少20g。查体：反应欠佳,呼吸急促,有呻吟；左眼下方见一2cm×2cm肿块,略红,WBC增高,以中性粒细胞比例为主；CRP显著升高。

(2)皮肤感染。诊断依据：左眼下方见一2cm×2cm肿块,略红,无破溃,触诊无波动感,结合血常规、CRP检测结果。

(3)新生儿肺炎。诊断依据：患儿,16日龄,晚期新生儿。2天前起出现呻吟、气促,伴有发热,患儿有气促、呻吟,查体见呼吸困难,胸片示肺炎征象。

鉴别诊断：

(1)颅内感染：患儿系新生儿，有发热、呼吸困难、皮肤感染灶，血常规、CRP结果提示严重细菌感染，需考虑存在化脓性脑膜炎可能，需作脑脊液检查以明确。

(2)尿路感染：患儿系新生儿，有发热、呼吸困难、皮肤感染灶，血常规、CRP结果提示严重细菌感染，需考虑存在尿路感染可能，可作尿常规、尿培养检查以明确。

(3)先天性免疫缺陷病：患儿系新生儿，有呼吸系统感染、皮肤感染灶和全身感染表现，感染累及多个系统，血常规、CRP结果提示严重细菌感染，需考虑存在先天性免疫缺陷病可能，需进一步治疗观察，必要时作免疫功能相关检测及基因检测以明确诊断。

思考题3：根据初步辅助检查结果，给出病原学的大致判断。

参考答案：患儿为晚期新生儿，家中发病，存在发热、呼吸系统感染、皮肤感染灶和全身感染的表现；血常规、CRP结果提示严重细菌感染，胸片提示肺部感染。首先考虑细菌感染，金黄色葡萄球菌感染可能性大。

【诊疗计划】

(1)完善相关检查

1)病原学检查：血培养、脑脊液培养、痰涂片染色找细菌、痰培养＋药敏、尿培养。

2)其他检查：脑脊液常规＋血生化、前降钙素、血气、电解质、血糖、血生化、凝血酶、血常规、CRP(复查)、尿常规、大便常规等。

3)影像学检查：头颅超声、心脏超声、腹部超声、胸部CT(必要时)等。

(2)治疗方案

1)一般治疗及护理：注意保持正常体温，供给足够营养能量和液体，并纠正电解质及酸碱失衡。有局部皮肤感染灶，应及时予以清除感染灶。

2)抗病原菌治疗：首先考虑细菌感染，金黄色葡萄球菌感染可能性大。经验性治疗，需要覆盖常见的G^+或G^-细菌，如苯唑西林或万古霉素联合三代头孢或碳青霉烯抗菌药物静脉滴注；有病原学依据后，根据具体菌株分离培养和药敏结果选用敏感抗菌药物治疗。

3)评估和治疗并发症：因首先考虑细菌感染，金黄色葡萄球菌感染可能性大，需评估是否存在迁徙灶，如肺脓肿、骨髓炎和脑膜炎等，所以需作相应检查，如肺部CT、四肢长骨X线片、腰椎穿刺脑脊液检查等。若存在并发症，则相应对症治疗。

【诊治经过】

入院后完善如下相关检查：

(1)入院第3天第1次血培养阳性为MRSA，对万古霉素、利福平敏感，抗感染治疗6天第二次复查血培养仍阳性为MRSA，对万古霉素、利福平敏感，抗感染治疗第10天血培养复查阴性。

(2)脑脊液常规＋血生化、脑脊液培养、痰涂片染色找细菌、痰培养＋药敏、尿培养均阴性。

(3)其他检查：血气、电解质、血糖、血生化、凝血酶、尿常规、大便常规等检测结果无特殊,前降钙素、血常规、CRP 逐渐恢复正常。基因检测结果:未检出免疫缺陷相关基因。

(4)影像学检查:入院时胸部 CT 提示肺部感染,存在胸腔积液。3 周后复查提示:左侧肺部囊腔形成(图 2-13)。头颅超声、心脏超声、腹部超声无特殊。

入院后予以静脉注射"利奈唑胺、美罗培南"治疗 3 天后根据血培养药敏结果调整为"万古霉素"静脉滴注抗感染治疗,以及利福平口服治疗。入院第 2 天体温降至正常,但呼吸困难加重,予以鼻导管吸氧 1 周后停用。住院第 3 天发现腹壁脓肿,住院第 9 天行"左眼睑脓肿切开排脓引流术"及"腹壁脓肿切开排脓引流术"。住院第 14 天发现右上肢活动少、四肢长骨 X 线片提示尺骨、肱骨、股骨密度欠均匀,考虑骨髓炎。住院第 3 周起骨髓炎好转,肢体活动无异常,住院第 7 周治愈出院。

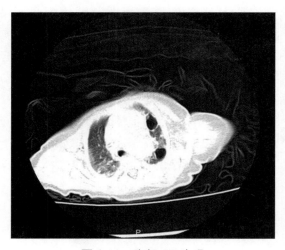

图 2-13　胸部 CT 表现

【出院诊断】

1. 新生儿败血症;

2. 左眼睑脓肿;

3. 新生儿肺炎;

4. 肺脓肿;

5. 腹壁脓肿;

6. 骨髓炎。

【出院医嘱】

(1)利福平胶囊 45mg,口服,q.12h.。

(2)利奈唑胺片 45mg,口服,q.8h.。

(3)出院 1 周门诊复诊随访。

病例 2

【一般情况】患儿,男,6 天。

【主诉】发热、少吃 1 天。

【现病史】1 天前患儿不明诱因出现发热,体温最高 38.7℃,有少吃,气促,无发绀,无抽搐,无咳嗽,无呕吐,无腹泻,来院急诊就诊,查血常规: WBC 37.1×10^9/L,N 77%,Hb 168g/L,PLT 550×10^9/L,CRP 56mg/L。急诊拟"新生儿败血症"收住入院。

起病以来,患儿精神反应欠佳,食欲有减少,睡眠可,大小便无特殊。出生至今体重减少 230g。

【既往史】出生第 2 天出现黄疸,未消退。

【出生史】G_2P_2,胎龄 39 周单胎自然分娩,出生体重 3 400g,否认窒息复苏史。

【喂养史】生后 3 小时开奶,混合喂养。

【预防接种史】疫苗未接种。

【家族史】否认家族过敏性疾病、遗传病等病史。母亲分娩前一天有发热,体温 38.6℃。

【体格检查】T 38.3℃,P 175 次/min,R 68 次/min,BP 76/37mmHg,SpO_2 98%。反应欠佳,呼吸急促,皮肤中度黄染,前囟平软,咽红;无明显三凹征,双肺呼吸音粗,未闻及明显干湿啰音;心率 175 次/min,心律齐,心音中等,未闻及病理性杂音;腹软,脐轮无红肿,肝肋下 1cm 可及,质软,脾肋下未及;四肢肌张力如常,原始反射存在。

思考题 1:患儿发热,需如何考虑?

参考答案:

新生儿发热、少吃需考虑的常见原因有:

(1)感染因素

1)细菌感染导致的新生儿败血症,如 GBS、大肠埃希菌等感染。

2)病毒感染(尤其是肠道病毒感染)导致发热。

3)其他病原菌导致的发热。

(2)非感染因素

1)环境温度过高或包裹太多导致的发热。

2)过度哭闹导致的发热。

3)脱水(如尿崩症)导致的体温偏高。

4)外胚层发育不良导致的散热障碍。

5)其他先天性因素导致的中枢体温调定点不稳定所致的发热。

【辅助检查】

(1)血常规:WBC 37.1×10^9/L,N 77%,Hb 168g/L,PLT 550×10^9/L,CRP 56mg/L。

(2)胸片:两肺纹理增多,见斑片状密度增高影,心影欠清晰,未见明显增大,双侧膈面光整,肋膈角锐利。

【初步诊断】

思考题 2:该患儿病史特点如何总结? 结合以上病史、体格检查及辅助检查,如何进行诊断和鉴别诊断?

参考答案:

病史特点:

(1)患儿,男,6 天,早期新生儿。

(2)急性起病,因"发热、少吃 1 天"入院,患儿系 G_2P_2,胎龄 39 周单胎自然分娩,出生体重 3 400g,否认窒息复苏史,生后母乳喂养。1 天前患儿不明诱因出现发热,体温最高 38.7℃,有少吃、气促,无发绀,无抽搐,出生至今体重减少 230g。孕母产前有发热,体温大于 38.5℃。

(3)查体:反应欠佳,呼吸急促,皮肤中度黄染,前囟平软;双肺呼吸音粗,未闻及明显啰音;心律齐,未闻及杂音;腹部查体无特殊,未及神经系统阳性体征。

(4)辅助检查:WBC 增高,以中性粒细胞比例为主,CRP 显著升高;胸片可见肺炎征象。

诊断及诊断依据: 新生儿败血症、新生儿肺炎。**诊断依据:** 患儿,6日龄,早期新生儿。急性起病,因"发热、少吃1天"入院,体温最高38.7℃,有少吃,无发绀,无抽搐,出生至今体重减少230g,孕母产前有发热,体温大于38.5℃。查体:反应欠佳,呼吸急促,皮肤中度黄染,前囟平软,双肺呼吸音粗,未闻及明显啰音。辅助检查:WBC增高,以中性粒细胞比例为主,CRP显著升高,胸片可见肺炎征象。

鉴别诊断:

(1)颅内感染:患儿系早期新生儿,有发热、呼吸急促,血常规、CRP结果提示严重细菌感染,需考虑存在化脓性脑膜炎可能,需作脑脊液检查以明确。

(2)尿路感染:患儿系早期新生儿,有发热,血常规、CRP结果提示严重细菌感染,需考虑存在尿路感染可能,可作尿常规、尿培养检查以明确。

(3)肠道病毒感染:患儿系早期新生儿,有发热症状,母亲分娩前有发热,大于38.5℃,需考虑存在肠道病毒感染可能,需作粪便肠道病毒检测和脑脊液肠道病毒检查以明确。

(4)GBS感染:患儿系早期新生儿,有发热症状,母亲分娩前有发热,大于38.5℃,需考虑存在GBS感染可能,需作血培养、痰培养、尿培养和脑脊液培养等检查以明确。

思考题3:根据初步辅助检查结果,给出病原学的大致判断。

参考答案: 患儿系早期新生儿,有发热症状,母亲分娩前有发热,大于38.5℃,需考虑存在感染,血常规、CRP结果提示严重细菌感染,胸片提示肺部感染,首先考虑细菌感染,GBS感染可能性大。

【诊疗计划】

(1)完善相关检查

1)病原学检查:血培养、脑脊液培养、痰涂片染色找细菌、痰培养+药敏、尿培养、粪便肠道病毒检测、脑脊液肠道病毒检测。

2)其他检查:脑脊液常规+血生化、前降钙素、血气、电解质、血糖、血生化、凝血酶、血常规、CRP(复查)、尿常规、大便常规等。

3)影像学检查:头颅、心脏、腹部超声,胸部CT(必要时)等。

(2)治疗方案

1)一般治疗及护理:保持正常体温,提供足够营养能量和液体,并维持电解质及酸碱平衡。患儿皮肤中度黄染,达光疗指征,则行光疗退黄。

2)抗病原菌治疗:首先考虑细菌感染,GBS感染可能性大。经验性治疗,需要覆盖常见的G⁺和G⁻细菌,如青霉素、氨苄西林或头孢噻肟静脉滴注;有病原学依据后,根据具体菌株分离培养和药敏结果选用敏感抗菌药物治疗。

3)评估和治疗并发症:首先考虑细菌感染,GBS感染可能性大,需评估是否存在合并症,如脑膜炎、感染性休克、呼吸衰竭等,所以需作相应检查,如腰椎穿刺脑脊液检查、血气分析、乳酸等检查。若存在并发症,则相应对症治疗。

【诊治经过】

入院后完善相关检查:

（1）入院急诊胆红素检测提示总胆红素 310μmol/L，光疗 8 小时后复查胆红素 240μmol/L，入院第 2 天胆红素复查正常；入院第一次血培养 GBS 阳性，对青霉素、头孢曲松、万古霉素等敏感，抗感染治疗 3 天后复查血培养，转阴性。

（2）脑脊液常规 + 血生化、脑脊液培养、痰涂片染色找细菌、痰培养 + 药敏、尿培养均阴性。前降钙素、血常规、CRP 逐渐恢复正常。

（3）其他血液检查：血气、电解质、血糖、血生化、凝血酶、尿常规、大便常规等检测结果无特殊。

（4）影像学检查：头颅、心脏及腹部超声无特殊。

入院后予以"青霉素 + 头孢噻肟"静脉滴注抗感染治疗，光疗退黄治疗。入院第 3 天患儿体温降至正常，吃奶情况好转，住院第 5 天气促好转，住院第 8 天复查血常规、CRP、PCT 正常，住院 2 周治愈出院。

【出院诊断】

1. 新生儿败血症；
2. 新生儿肺炎；
3. 新生儿高胆红素血症。

【出院医嘱】

出院 1 周门诊随访。

参考文献

1. SHANE A L, SANCHEZ P J, STOLL B J. Neonatal sepsis [J]. Lancet, 2017, 390 (10104): 1770-1780.
2. 中华医学会儿科学分会新生儿学组，中国医师协会新生儿科医师分会感染专业委员会. 新生儿败血症诊断及治疗专家共识 (2019 年版)[J]. 中华儿科杂志, 2019, 57 (4): 252-257.
3. MUKHOPADHYAY S, EICHENWALD E C, PUOPOLO K M. Neonatal early-onset sepsis evaluations among well-appearing infants: projected impact of changes in CDC GBS guidelines [J]. J Perinatol, 2013, 33 (3): 198-205.

第七节 新生儿坏死性小肠结肠炎

新生儿坏死性小肠结肠炎（necrotizing enterocolitis，NEC）是新生儿特别是早产儿常见的消化系统急症。临床以腹胀、呕吐、腹泻、便血为主要表现，腹部 X 线片以肠壁囊样积气为特征，病理以回肠远端和结肠近端坏死为特点。随着 NICU 的建立发展及机械通气的应用，近几十年发病率有增加趋势，与早产儿存活增加有关，是新生儿尤其是早产儿死亡的重要原因。存活者部分留有短肠综合征。

一、诊断线索

(一) 病史采集

1. 发病诱因

(1)是否早产:早产是 NEC 的重要发病因素,因免疫功能差,肠蠕动差,加之出生时易发生窒息,造成肠壁缺氧损伤,使细菌侵入。

(2)有无感染:感染及炎症是 NEC 的主要原因之一,大多为克雷伯杆菌、大肠埃希菌、铜绿假单胞菌等肠道细菌。

(3)有无窒息缺氧病史:各种原因使肠壁缺血缺氧,如新生儿窒息、呼吸疾病、休克、红细胞增多症、双胎输血综合征等。缺氧缺血时肠壁血管收缩,导致肠黏膜缺血缺氧、发生坏死,随着恢复供氧,血管扩张充血,扩张时的再灌注会增加组织损伤。

(4)有无喂养不当:喂养加奶速度过快,奶液渗透压过高,高渗药物溶液进入胃肠道等。

2. 症状特点

(1)初期可有胃潴留增加,典型症状包括腹胀、呕吐、便血;有无其他伴随症状:全身感染中毒症状如反应差、嗜睡、少吃、少哭、少动,发热或体温不升,以及呼吸暂停、呼吸困难、黄疸、抽搐等。

(2)症状出现的时间:足月儿可在生后 1 周内发病,早产儿常于生后 2~3 周发病,<28 周早产儿多于生后 3~4 周发病,最迟可至生后 2 个月。

3. 个人史

(1)出生史:母亲有无胎膜早破、羊水过多或过少、胎盘异常、脐带脱垂、大出血等,分娩方式。出生前胎儿有无宫内窘迫、胎次、产次、出生时间、出生体重、胎龄、出生时 Apgar 评分、有无难产、有无复苏抢救等情况。

(2)喂养史:开始喂养日龄,喂养方式,配方奶还是母乳喂养,奶量增加速度,间隔时间。药物应用史,有无渗透压高的药物,如维生素 E、氨茶碱、吲哚美辛,有无应用大剂量静脉免疫球蛋白、浓缩红细胞等。

4. 家族史

(1)家族成员的遗传疾病史、先天性疾病史等。

(2)母亲有无糖尿病、高血压、心脏病、肾病等妊娠期伴随疾病史;孕期有无滥用药物,如可卡因等。

(3)患儿同胞兄弟姐妹有无早产、生后有无类似疾病史。

(二) 体格检查

1. 一般状况与生命体征　意识、表情、对周围事物的反应,有无精神萎靡或易激惹、表情痛苦。生命体征:体温、脉搏、呼吸频率、血压。

2. 呼吸系统　呼吸运动节律,频率,有无鼻翼扇动、三凹征,听诊有无干湿啰音。

3. 心血管系统　心率,心律,心音强度,有无杂音,杂音的性质。

4. 腹部　观察有无腹部膨隆、肠型或肠蠕动波,腹壁皮肤发红、水肿;听诊肠鸣音有无减弱或消失;叩诊有无移动性浊音;触诊腹部,有无腹肌紧张、包块、压痛、反跳痛。

5. 神经系统　生理反射、肌张力、脑膜刺激征。

6. 其他系统　头面部:前囟大小及紧张度、有无凹陷或隆起,有无面色苍白或发灰。皮肤、黏膜及巩膜有无黄染,身体其他部位皮肤的颜色,有无苍白、发绀、潮红、皮疹、瘀点(斑)、水肿。

（三）实验室检查

1. 血常规　WBC 增高或降低,核左移,可见血小板减少;降钙素原及 C 反应蛋白升高(早期可能正常)。

2. 血气分析及电解质检测　有无低氧血症和高碳酸血症。血糖异常(低血糖或高血糖),代谢性酸中毒、电解质紊乱。

3. 其他检测　大小便常规、肝肾功能、凝血功能检测。

4. 血培养、大便培养、腹腔脓液培养　有助于病原学的检测。

（四）影像学检查

1. 腹部 X 线检查　是确诊 NEC 的重要条件。一旦怀疑本病立即拍腹部 X 线片,每隔 6~12 小时动态观察其变化。拍片的体位主要是仰卧位、正侧位、水平侧位。禁做钡餐或钡灌肠,有肠穿孔的危险。肠穿孔常发生在诊断后的最初 2 天内。

典型的 X 线早期改变为胃泡扩张,轻或中度肠管胀气,肠间隙增厚,肠黏膜粗厚、模糊,部分病例有肠管内气液平面,如果有少量或局限性肠壁积气则可确诊。病变进展时肠腔积气加重,部分肠管形态不规则,僵直固定,肠管内可有气液平面。继而腹腔出现渗液并逐渐增多,腹部密度增高。部分病例可见门静脉积气,提示预后不良。如果出现肠袢固定扩张,提示肠道全层坏死,动力消失。

2. 超声检查　NEC 时腹部超声可见肠壁增厚、肠壁积气、门静脉积气、腹水和胆囊周围积气。其中门静脉积气和腹水的诊断灵敏度优于 X 线。近年彩色多普勒超声检测和定量肠壁血流应用可发现肠壁局部或多处血流灌注不良,是评价肠道血液循环状况的方法。

3. 磁共振成像（MRI）　MRI 可看到泡沫样肠壁、肠腔中异常液平面等现象,可作为肠坏死的非损伤性诊断手段,有助于 NEC 手术时机的选择。

二、诊断思维

（一）NEC 的诊断与鉴别诊断

1. NEC 的诊断

（1）疑似 NEC:腹胀,突然出现喂养不耐受,但 X 线检查没有肠壁积气、门静脉积气、膈下游离气体等。

（2）明确 NEC:腹胀伴有 X 线检查肠壁积气或门静脉积气,或两者同时存在。X 线检查其他征象可有肠袢固定扩张、肠梗阻、肠壁穿孔有膈下游离气体等。

2. 该病常需与以下疾病鉴别

(1)中毒性肠麻痹:原发病为腹泻或败血症时,易将坏死性小肠结肠炎误诊为中毒性肠麻痹,但后者无便血,X线片显示无肠壁积气等。

(2)机械性肠梗阻:腹部X线片显示气液平面的跨度较大,肠壁较薄,无肠壁间隙增宽模糊,无肠壁积气,结合临床不难区别。

(3)肠扭转:机械性肠梗阻症状重,呕吐频繁,腹部X线片示十二指肠梗阻影像,腹部阴影密度均匀增深,并存在不规则多形气体影,无明显充气扩张的肠曲。

(4)先天性巨结肠:有腹胀,X线片上有小肠、结肠充气影,需与早期坏死性小肠结肠炎鉴别。前者有便秘史,无血便,X线片动态观察无肠壁积气征。

(5)自发性胃穿孔:多由于先天性胃壁肌层缺损引起,常见于胃大弯近贲门处。患儿生后3~5天突然出现进行性腹胀,伴呕吐、呼吸困难和发绀,X线片示腹部仅见气腹,无肠壁积气或肠管胀气。

(二) NEC 的分期

不同严重程度的 NEC 患儿临床经过及预后存在很大差异,因此 Bell 根据全身性表现、肠道表现和 X 线表现的严重性进行了分期。

(1)Ⅰ期或疑诊期 NEC,以非特异性全身征象为特征,如体温不稳定、呼吸暂停和嗜睡。腹部征象包括胃残渣增加、腹部膨隆、呕吐及大便血红素阳性。腹部 X 线片可能正常,或显示符合轻度肠梗阻的肠管扩张。Ⅰ期病例根据有无肉眼可见的血便可进一步分期(没有则为ⅠA期,有则为ⅠB期),但治疗无差异。

(2)Ⅱ期或确诊期 NEC,包含Ⅰ期的征象,再加上肠鸣音消失,伴或不伴腹部压痛。存在腹部压痛,部分婴儿有腹壁蜂窝织炎或右下腹肿块。ⅡA期婴儿的疾病为轻度,无明显代谢性酸中毒和血小板减少,腹部 X 线表现为肠管扩张、肠梗阻、肠壁积气;而ⅡB期婴儿的疾病则为中度,同时伴有轻度代谢性酸中毒和血小板减少,腹部 X 线摄片的表现包括肠管扩张、肠梗阻、肠壁积气、门静脉积气、伴或不伴腹水。

(3)Ⅲ期或进展期 NEC 是最为严重的 NEC。在ⅢA期 NEC 中,肠道完整;而ⅢB期的特征则是肠穿孔,在腹部 X 线摄片上表现为气腹。进展期 NEC 婴儿的病情危重。除了有Ⅰ期和Ⅱ期的征象外,Ⅲ期还常出现低血压、心动过缓、严重呼吸暂停和腹膜炎征象(如腹部膨隆和明显压痛)。实验室征象包括呼吸性酸中毒合并代谢性酸中毒、中性粒细胞减少和弥散性血管内凝血。

三、治疗思维

1. 禁食 怀疑本病时即开始禁食,Ⅰ期 72 小时,Ⅱ期 7~10 天,Ⅲ期 14 天或根据病情而定,腹胀明显者同时行胃肠减压。待临床情况好转,大便潜血转阴,X 线片异常征象消失后可逐渐恢复经口喂养。

2. 抗感染 抗生素疗程视病情轻重而异,一般需 7~10 天,重症 14 天或更长。

3. 支持治疗 维持呼吸功能,必要时机械通气;胃肠外营养,足量热量和液体;有凝血功能障碍,可输新鲜冰冻血浆,严重血小板减少可输血小板;出现休克时给予抗休克治疗。

4. 外科治疗 气腹或经内科保守治疗后临床表现为持续恶化、出现腹壁红肿、酸中毒、低血压等是外科治疗的指征。包括腹腔引流术、手术切除坏死肠段后肠吻合或肠造瘘术等。

四、病例思辨

病例

【一般情况】患儿,男,26 天。

【主诉】腹胀 3 天。

【现病史】患儿 3 天前因"早产"在当地医院住院期间发现腹胀,伴呕吐,呕吐物为墨绿色液体及潴留物,予以禁食、胃肠减压,患儿腹胀仍进行性加重,伴反应差、频繁呼吸暂停,无血便,无腹泻,无发热,无咳嗽,无气促,无抽搐,查腹部 X 线示肠管扩张,予以"气管插管呼吸机辅助呼吸治疗,美罗培南联合万古霉素静脉滴注抗感染,静脉营养支持治疗",患儿仍有腹胀,复查腹部 X 线示"气腹",为求进一步诊治由"120"急救中心转至笔者医院,拟"新生儿坏死性小肠结肠炎"收住入院。

患儿生后因"①极低出生体重儿;②新生儿呼吸窘迫综合征;③早产儿;④双胎中的第一胎;⑤新生儿高胆红素血症;⑥新生儿败血症;⑦新生儿坏死性小肠结肠炎"于出生医院的新生儿科住院治疗,予以"肺表面活性物质应用,先后 CPAP 辅助通气、空氧混合鼻导管吸氧,阿莫西林克拉维酸抗感染",生后第 3 天开奶,母乳喂养,逐渐增加奶量,于生后 3 周加至 18ml q.3h. 鼻饲喂养,并予以静脉营养等对症支持治疗。

发病来,患儿反应差,禁食中,生后第 1 天解胎便,近 3 天大便未解,小便未见明显异常,体重较出生增长 640g。

【出生史】患儿系 G_2P_1,胎龄 28^+ 周因"前置胎盘"剖宫产出生,双胎中的第一胎,出生体重 1 200g,羊水血性,胎盘、脐带未见明显异常,Apgar 评分 1、5 分钟为 9、9 分,否认生后窒息抢救史。母亲否认分娩前激素及其他药物应用史。

【喂养史】生后第 3 天开奶,母乳喂养,逐渐增加奶量,于生后 3 周加至 18ml q.3h. 鼻饲喂养。

【家族史】患儿父母亲身体均健康。否认家族遗传性疾病史。患儿有一双胎弟弟,目前因"早产儿、极低出生体重儿"住院治疗中。

【体格检查】T 35.3℃,P 162 次 /min,R 40 次 /min,BP 65/29mmHg。早产儿貌,前囟平软,皮肤轻度黄染,反应差,双侧瞳孔对光反射存在;气管插管中,自主呼吸存在,两肺呼吸音粗,未闻及啰音;心律齐,心音有力,未及杂音;腹胀,腹壁紧张,腹壁静脉显露,肠鸣音未及,肝脾肋下未及;四肢活动少,四肢肌张力低,生理反射消失,全身皮肤可见花斑,双下肢及会阴部皮肤水肿,四肢末梢凉,毛细血管充盈时间3秒。

思考题1:患儿的体格检查结果说明什么问题?

参考答案:该患儿反应差,全身皮肤可见花斑,四肢末梢凉,四肢肌张力低,生理反射消失,提示严重感染;腹胀,腹壁紧张,腹壁静脉显露,肠鸣音未闻及,提示麻痹性肠梗阻或腹部感染可能。

【辅助检查】

血常规:WBC 7.89×10^9/L,N 67.4%,HB 103g/L,PLT 215×10^9/L,CRP 148.5mg/L。

降钙素原:7.34ng/ml。

腹部X线(正位片):上腹部可见大片状透亮影,肠道散在充气,部分肠管扩张、形态僵硬,右侧中部可见点状肠壁积气,肠间隙增宽(图2-14)。

腹部X线(水平侧位片):腹壁下见大量游离气影,腹部肠管形态僵硬,局部肠间隙偏宽,气腹(图2-15)。

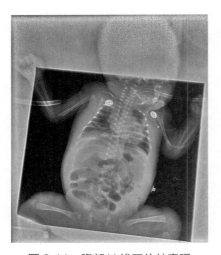

图2-14 腹部X线正位片表现

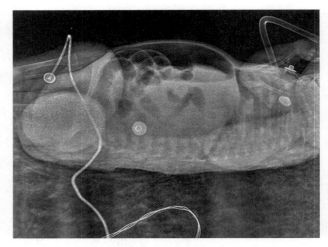

图2-15 腹部X线水平侧位片表现

思考题2:患儿目前的辅助检查提示什么问题?

参考答案:患儿超敏CRP及降钙素原明显升高,提示严重感染;腹部X线提示NEC改变,气腹提示已经肠穿孔。

【入院诊断】

思考题3:该患儿病史特点如何总结?结合以上病史、体格检查及辅助检查,如何进行诊断和鉴别诊断?

参考答案:

病史特点:

(1)患儿,男,26天,28$^+$周早产儿,双胎中的第一胎。

(2)因"腹胀3天"入院。伴呕吐,反应差、频繁呼吸暂停。

(3)体格检查:反应差,全身皮肤可见花斑,四肢末梢凉,四肢肌张力低,生理反射消失,腹胀,腹壁紧张,腹壁静脉显露,肠鸣音消失。

(4)辅助检查:超敏 CRP 及降钙素原明显升高;腹部 X 线提示 NEC 改变,气腹。

(5)患儿系极低出生体重儿,生后第 3 天开奶,母乳喂养,逐渐增加奶量,于生后 3 周加至 18ml q.3h. 鼻饲喂养。

诊断及诊断依据: 新生儿坏死性小肠结肠炎(ⅢB 期),早产儿,极低出生体重儿,双胎儿。**诊断依据:** 患儿系 28+ 周早产儿,出生体重 1 200g,双胎中的第一胎。生后喂养至 3 周余,出现腹胀、呕吐、腹壁紧张、腹壁静脉显露、肠鸣音消失等典型腹部症状和体征伴反应差、频发呼吸暂停等全身症状,结合腹部 X 线肠管扩张、僵硬、肠间隙增厚、肠壁积气以及肠穿孔等表现,血常规提示严重感染。

鉴别诊断:

(1)败血症伴中毒性肠麻痹:有原发败血症的表现,如体温不稳定、少吃少动、反应差等,可出现腹胀,肠鸣音减弱,但一般无肠穿孔,无腹膜炎体征,X 线检查无肠壁积气,随感染的恢复而好转。

(2)肠扭转:机械性肠梗阻症状重,呕吐频繁,腹部 X 线片示肠梗阻影像,表现为多个气液平面,并存在不规则的多行气体影,无明显充气扩张的肠曲。

(3)先天性巨结肠伴感染:生后早期有排便延迟病史,喂养困难,常腹泻与便秘交替,有反复腹胀,X 线检查有结肠扩张,但无肠壁积气表现,常由于不全肠梗阻而并发 NEC,是 NEC 的高危因素。

【诊疗计划】

(1)完善相关检查:肝肾功能、血气分析、电解质;血常规、大便常规、尿常规;血培养、凝血功能;动态复查腹部 X 线检查及超声检查。

(2)治疗方案

1)禁食、胃肠减压。

2)抗感染:选择覆盖 G- 和 G+ 菌的抗生素。

3)支持治疗:呼吸机辅助通气、静脉营养,监测有无休克情况,必要时抗休克治疗。

4)急诊外科治疗:肠穿孔符合外科手术指征。

【诊治经过】

入院后复查腹部 X 线检查提示 NEC,气腹。血常规:WBC 18.89×10^9/L,N 73.4%,HB 98g/L,PLT 66×10^9/L,CRP 160mg/L。

入院当天完善术前准备后行"剖腹探查＋肠粘连松解＋坏死肠管切除＋阑尾切除＋小肠单管造瘘＋腹腔冲洗引流术"。术中发现右下腹局部肠管粘连包裹,回盲部及升结肠炎症坏死穿孔,切除坏死升结肠 5cm,以及回盲部、阑尾及末端回肠 5cm,近端约 90cm 小肠于右下腹行单管造瘘。

术后禁食、胃肠外营养,8 天后开始鼻饲母乳喂养,并逐渐增加奶量;机械通气 2 天后撤机;美罗培南联合万古霉素抗感染治疗 10 天;并给予输血、血浆等支持治疗。该患儿经治疗后好转,于住院 44 天出院,出院时纠正胎龄 38 周,出院体重 2.75kg。

【出院诊断】

1. 新生儿坏死性小肠结肠炎;

2. 早产儿;

3. 极低出生体重儿;

4. 双胎儿。

【出院医嘱】

(1)加强营养支持。

(2)注意喂养,若出现喂养不耐受,如大便次数或量增多、呕吐、便血等及时就诊;定期外科随访。

(3)注意生长发育的监测。早产儿门诊随访。

新生儿疾病的诊治要点详见课件 2。

课件 2　新生儿疾病的诊治要点

（袁天明　马晓路　潘佳容　沈　盈　王陈红）

参考文献 ···

1. 中华医学会小儿外科分会新生儿外科学组. 新生儿坏死性小肠结肠炎外科手术治疗专家共识 [J]. 中华小儿外科杂志, 2016, 37 (10): 724-728.

2. 周文浩, 杜立中. 新生儿疾病诊疗规范 [M]. 2 版. 北京: 人民卫生出版社, 2023.

第 三 章

呼吸系统疾病

第一节　急性上呼吸道感染

急性上呼吸道感染（acute upper respiratory infection，AURI）系由各种原因引起的喉部以上呼吸道（鼻和咽部）的急性感染，俗称"感冒"，是小儿最常见的病。该病主要侵犯鼻、鼻咽和咽部，根据主要感染部位的不同可诊断为急性鼻炎、急性咽炎、急性扁桃体炎等。

急性呼吸道感染在儿科疾病中是最为常见的一种疾病，约占儿科门诊的 60% 以上。因此，加强对本病的诊治十分重要，对每一例上呼吸道感染病例均应尽快找出原因，及时处理。

一、诊断线索

（一）病史采集

1. 发病的诱因　受凉、疲劳、接触感冒人群、旅游出行、流行病的接触史等。

2. 症状特点　局部症状有无鼻塞、流涕、喷嚏、咽部不适、咽痛、流涎、眼部刺痛、咳嗽等。全身症状有无发热（体温变化、热型）、畏寒、寒战、烦躁不安、头痛、食欲下降、全身不适、乏力、肌肉酸痛、呕吐、腹泻、腹痛（部位、持续时间）等，高热时有无伴随抽搐。

3. 既往史　有无营养不良、维生素 D 缺乏性佝偻病、锌缺乏、铁缺乏、先天性心脏病、支气管肺发育不良、免疫缺陷病等病史。

4. 个人史　是否有早产等病史。

5. 家族史　是否有结核、过敏性疾病、遗传性疾病等病史。

（二）体格检查

1. 一般情况及生命体征　体温、心率、呼吸、血压、意识、精神状态等。

2. 头颈部及皮肤黏膜　面色红润还是苍白，结膜有无充血，巩膜有无黄染，咽部有无充血及分泌物，扁桃体有无肿大及分泌物渗出，分泌物是否易于剥离，口腔黏膜有无疱疹或溃疡（颜色、大小），牙龈有无红肿，颌下、颏下、颈部、耳后有无淋巴结肿大，全身有无皮疹及皮疹的形态、颜色等。

3. 其他系统体征   肺部听诊呼吸音是否对称、有无啰音,心脏听诊有无杂音、心音是否低钝、心律是否齐,有无腹胀,有无肝脾大,神经系统查体有无阳性体征等。

(三) 实验室检查

1. 非特异性检查

(1)外周血检查:注意白细胞总数及中性粒细胞是否升高或降低,嗜酸性粒细胞有无增加,有无异常淋巴细胞等。

(2)C反应蛋白:有无C反应蛋白的升高及其动态变化的情况。

(3)前降钙素:有无前降钙素的升高及其动态变化的情况。

2. 病原学检查   可采集鼻咽拭子、咽拭子、血、粪便等标本进行病原菌检测。

(1)病毒学检查:呼吸道分泌物或粪便病毒特异性抗原检测,简单快速,可以协助诊断。血特异性抗体测定,IgM升高有早期诊断价值。亦可行病毒特异性基因进行核酸检测。呼吸道分泌物病毒分离培养和急性期与恢复期(间隔2~4周)双份血清特异性IgG 4倍以上升高有确诊价值,但费时太长临床实际应用困难。

(2)细菌学检查:进行细菌培养和鉴定,同时进行药物敏感试验对明确细菌性病原和指导治疗有意义。可行涂片染色镜检进行初筛试验。亦可行血清学和核酸检测。

(3)其他病原学检查:结合病史和临床特征,应用PCR、特异性抗体、宏基因组测序等方法进行相应的肺炎支原体、衣原体、军团菌、真菌、寄生虫等的检测。

二、诊断思维

(一) 急性上呼吸道感染的诊断

根据发热、鼻塞、流涕、咳嗽等症状和查体咽部充血、扁桃体肿大等体征一般不难诊断急性上呼吸道感染。急性上呼吸道感染有两种特殊的类型:疱疹性咽峡炎和咽结膜热。

1. 疱疹性咽峡炎   好发于夏秋季,起病急骤,临床表现为高热、咽痛、流涎、厌食、呕吐等。体格检查可见咽部充血,咽腭弓、软腭、腭垂的黏膜上可见多个2~4mm大小的灰白色的疱疹,周围有红晕,1~2日后破溃形成小溃疡,疱疹也可发生于口腔的其他部位。病程为1周左右。

2. 咽结膜热   好发于春夏季,散发或发生小流行,以发热、咽炎、结膜炎为特征。临床表现为高热、咽痛、眼部刺痛,有时伴有消化道症状。体格检查可见咽部充血,可见白色块状分泌物,周边无红晕,易于剥离;一侧或两侧滤泡性眼结膜炎,可伴球结膜充血;颈部及耳后淋巴结肿大。病程1~2周。

(二) 急性上呼吸道感染的鉴别诊断

1. 流行性感冒   由流感病毒引起。有明显的流行病史,局部症状较轻,全身症状较重,常有高热、头痛、四肢肌肉酸痛等,病程较长。

2. 急性传染病早期   急性上呼吸道感染常为各种传染病的前驱症状,如麻疹、流行性脑脊髓膜炎、百日咳、猩红热等,应结合流行病史、临床表现及实验室资料等综合分析,并观察病情演变加以鉴别。

3. **急性阑尾炎**　伴腹痛者应注意与急性阑尾炎鉴别。本病腹痛常先于发热,腹痛部位以右下腹为主,呈持续性,有固定压痛点、反跳痛及腹肌紧张,腰大肌试验阳性等体征,外周血检查提示白细胞及中性粒细胞增高。

4. **过敏性鼻炎**　某些学龄前或学龄儿童"感冒"症状,如流涕、打喷嚏持续超过 2 周或反复发作,而全身症状较轻,则应考虑过敏性鼻炎的可能,鼻拭子涂片嗜酸性细胞增多有助于诊断。

(三) 并发症

绝大多数急性上呼吸道感染预后良好,但临床上要警惕出现并发症。年幼儿童,病变若向邻近器官组织蔓延可引起中耳炎、鼻窦炎、咽后壁脓肿、扁桃体周围脓肿、颈淋巴结炎、喉炎、支气管炎及肺炎等。年长儿若患 A 组 β 型溶血性链球菌感染所致的急性上呼吸道感染,有可能引起急性肾小球肾炎和风湿热。

三、治疗思维

原则为对症支持治疗,防止和治疗并发症。

(一) 一般措施

注意休息,室内空气要流通,保证营养,多饮水。

(二) 对症治疗

1. 高热可予以布洛芬或对乙酰氨基酚,亦可以采用物理降温,如冷敷或温水浴。

2. 发生热性惊厥者可予以镇静、止惊等处理。

3. 鼻塞者可酌情予以减充血剂,咽痛可以予以咽喉含片。

四、病例思辨

病例 1

【一般情况】患儿,男,3 岁。

【主诉】发热 3 天,流涎 1 天。

【现病史】3 天前患儿在无明显诱因下出现发热,体温最高 39.6℃,热型不规则,热峰每天 3 次,伴有咽痛。1 天前出现流涎,拒食,呕吐 2 次,为胃内容物,无咖啡色液体及血丝,无畏寒寒战,无抽搐,无鼻塞流涕,无喷嚏,无咳嗽,无气喘,无气促,无呕吐,无腹泻,无腹痛,无肢体抖动,无头痛、乏力、四肢酸痛,至外院就诊,考虑"急性咽炎",予以"布洛芬"口服 3 天,仍有反复发热、流涎。

起病以来,患儿精神可,睡眠可,大小便未见明显异常,体重无明显增减,否认结核接触史。

【既往史】既往体健;否认药物、食物过敏,否认湿疹史,否认手术、外伤、输血史。

【出生史】G_2P_1,足月顺产,出生体重 3.6kg,否认窒息抢救史。

【预防接种史】疫苗均按时接种。

【家族史】否认家族过敏性疾病、遗传病等病史。

【体格检查】T 38.8℃,P 114 次 /min,R 30 次 /min,BP 98/62mmHg。神志清,精神可,面色红润,呼吸平稳,无三凹征;结膜无充血及分泌物,咽充血,咽腭弓、软腭、腭垂可见多颗灰白色疱疹,周围有红晕;双扁桃体无肿大,颌下、颏下、颈部、耳后无淋巴结肿大;双肺呼吸音清,未闻及明显干湿啰音;心律齐,心音强,未闻及病理性杂音;腹软,肝脾肋下未及;神经系统查体未见病理性体征,颜面部、躯干、四肢、手足、臀部均未见皮疹。

【辅助检查】

血常规:WBC 8.4×10^9/L,L 64.3%,N 32.5%,Hb 125g/L,PLT 212×10^9/L,CRP 3mg/L。

【初步诊断】

思考题 1:该患儿病史特点如何总结?结合以上病史、体格检查及辅助检查,如何进行诊断和鉴别诊断?

参考答案:

病史特点:

(1)患儿,男,3 岁,幼儿。

(2)急性起病,因"发热 3 天,流涎 1 天"就诊,体温最高 39.6℃,伴有流涎、拒食。

(3)查体:生命体征平稳,咽充血,咽腭弓、软腭、腭垂可及多颗灰白色疱疹,周围有红晕,双扁桃体无肿大。

(4)辅助检查:血常规提示白细胞计数正常,以淋巴细胞为主,CRP 正常。

诊断及诊断依据:疱疹性咽峡炎。诊断依据:患儿为幼儿,急性起病,以发热,咽痛,流涎为主要临床表现。查体:咽充血,咽腭弓、软腭、腭垂可见多颗灰白色疱疹,周围有红晕,双扁桃体无肿大,血常规提示白细胞计数正常、以淋巴细胞为主,CRP 正常。

鉴别诊断:

(1)手足口病:患儿为幼儿,急性起病,以发热,咽痛,流涎为主要表现,查体咽腭弓、软腭、腭垂可见多颗灰白色疱疹,周围有红晕,需警惕是手足口病的早期表现。但患儿掌心、足底、臀部及膝部无疱疹,目前不支持该病,需密切关注病情变化。

(2)麻疹:患儿为幼儿,急性起病,以发热,咽痛,流涎为主要表现,查体咽腭弓、软腭、腭垂可见多颗灰白色疱疹,周围有红晕,需警惕。但患儿无流涕、无流泪等卡他症状,口腔黏膜无科氏(Köplik)斑,全身无皮疹,且患儿已接种麻疹疫苗,没有麻疹患者接触史,目前不支持,必要时可行麻疹抗体进一步协助诊断。

(3)水痘:患儿急性起病,主要症状为发热、咽痛、流涎,查体咽腭弓、软腭、腭垂可见多颗灰白色疱疹,周围有红晕,需警惕该病。但患儿全身其他部位无皮疹,无水痘或带状疱疹患者接触史,目前不支持。

(4)流行性感冒:患儿急性起病,有反复高热病史,伴有咽痛、流涎、呕吐,血常规提示白细胞计数正常,以淋巴细胞为主,CRP 正常,考虑病毒感染的可能性大,需警惕流感病毒感染的可能。但患儿无头痛、乏力、四肢酸痛等全身症状,且查体提示咽腭弓、软腭、腭垂可见多颗灰白色疱疹,周围有红晕,目前不支持该病,必要时可予以流感病毒检测协助诊断。

思考题 2:根据初步辅助检查结果,给出病原学的大致判断。

参考答案:患儿为幼儿,以发热、咽痛、流涎为主要临床表现,查体咽腭弓、软腭、腭垂可见多颗灰白色疱疹,周围有红晕,血常规提示白细胞计数正常,以淋巴细胞为主,CRP 正常,首先考虑柯萨奇病毒感染。

【诊疗计划】

(1)完善相关检查

1)病原学检查:采集患儿临床标本(咽拭子、粪便、血液)行肠道病毒特异性核酸测定,肠道病毒分离,肠道病毒中和抗体及 IgM 抗体。

2)其他血液检查:血气、电解质、血生化、前降钙素、血常规、CRP(复查)等。

3)心电图。

(2)治疗方案

1)一般治疗及护理:注意隔离,避免交叉感染,注意休息,空气流通,合理饮食,维持水电解质平衡等,做好口腔护理,饭后淡盐水或生理盐水漱口,低龄患儿可以用生理盐水擦拭口腔。

2)对症治疗:高热可予以对乙酰氨基酚或布洛芬口服,也可予以物理降温。

3)抗病原菌治疗:尚无特效抗肠道病毒药物。

4)密切关注病情变化,若出现并发症及时处理。

【诊治经过】

完善相关检查,咽拭子和粪便肠道病毒特异性核酸测定提示柯萨奇病毒 A16 型阳性,心电图正常,血气、电解质、血生化基本正常。予以布洛芬降温、补液支持治疗,治疗第 3 天体温降至正常,咽痛、流涎、食欲逐渐好转。

【最后诊断】

疱疹性咽峡炎(柯萨奇病毒)。

思考题 3:患儿诊断疱疹性咽峡炎,目前体温正常,临床症状好转,能否上幼儿园?

参考答案:注意隔离,建议居家隔离 2 周。

【医嘱】

避免交叉感染,继续做好呼吸道隔离,继续隔离 8 天。

思考题 4:患儿诊断疱疹性咽峡炎,普通病例一般门诊治疗,出现哪些情况需要住院治疗?

参考答案:出现以下并发症时需住院治疗:脑干脑炎、急性迟缓性麻痹、无菌性脑膜炎、心肌炎。可有以下神经系统受累表现:精神差、嗜睡、吸吮无力、易惊、烦躁、肢体抖动、肌无力、颈项强直等神经系统症状。

病例 2

【一般情况】患儿,女,6 岁。

【主诉】发热、咽痛 4 天。

【现病史】4 天前患儿游泳后出现发热,体温最高 40℃,热型不规则,热峰每天 4 次,伴有咽痛,眼部刺痛,流泪;无鼻塞流涕,无咳嗽,无气促,无呕吐,无腹泻,无腹痛,无肢体抖动,无头痛,无乏力,无四肢酸痛,至外院就诊,考虑"急性咽炎",予以"布洛芬"口服 3 天,上述症状没有缓解,仍有反复发热。

起病以来,患儿精神食欲欠佳,睡眠可,大小便未见明显异常,体重无明显增减,否认结核接触史。

【既往史】既往体健;否认药物、食物过敏,否认湿疹史,否认手术、外伤、输血史。

【出生史】G_1P_1,足月顺产,出生体重 3.2kg,否认窒息抢救史。

【预防接种史】疫苗按时接种。

【家族史】否认家族过敏性疾病、遗传病等病史。

【体格检查】T 39.3℃,P 112 次/min,R 30 次/min,BP 108/64mmHg。神志清,精神可,面色红润,呼吸平稳,无三凹征;双侧结膜充血明显,咽充血,双扁桃体 Ⅰ 度肿大,可见白色点块状分泌物,易剥离;颈部可触及数枚黄豆大小的淋巴结,活动度好,无红肿,无局部皮肤温度增高,无触痛;双肺呼吸音清,未闻及明显干湿啰音;心律齐,心音强,未闻及病理性杂音;腹软,肝脾肋下未及;神经系统查体未见病理性体征,全身无皮疹。

【辅助检查】

血常规:WBC 3.4×10^9/L,L 64.3%,N 32.5%,Hb 135g/L,PLT 188×10^9/L,CRP 5mg/L。

【初步诊断】

思考题 1:该患儿病史特点如何总结? 结合以上病史、体格检查及辅助检查,如何进行诊断和鉴别诊断?

参考答案:

病史特点:

(1)患儿,女,6 岁,学龄期儿童。

(2)急性起病,游泳后出现发热、咽痛、眼部刺痛,体温最高 40℃。

(3)查体:生命体征平稳,双侧结膜充血明显,咽充血,双扁桃体 Ⅰ 度肿大,可见白色点块状分泌物,易剥离,颈部可触及数枚黄豆大小的淋巴结,活动度好,无红肿,无局部皮肤温度增高,无触痛。

(4)辅助检查:血常规提示白细胞计数偏低,以淋巴细胞为主,CRP 正常。

诊断及诊断依据:咽结膜热。诊断依据:学龄儿童,急性起病,以发热,咽痛,眼部刺痛为主要临床表现。查体:生命体征平稳,双侧结膜充血明显,咽充血,双扁桃体 Ⅰ 度肿大,可见白色点块状分泌物,易剥离;颈部可触及数枚黄豆大小的淋巴结,活动度好,无红肿,无局部皮肤温度增高,无触痛。血常规提示白细胞计数偏低,以淋巴细胞为主,CRP 正常。

鉴别诊断:

(1)急性化脓性扁桃体炎:患儿为学龄儿童,有发热、咽痛,查体:咽充血,双扁桃体Ⅰ度肿大,可见白色点块状分泌物,易剥离,需警惕该病。但患儿血常规提示白细胞计数偏低,以淋巴细胞为主,CRP正常,不支持细菌感染,目前不支持。

(2)流行性感冒:患儿为学龄儿童,有发热、咽痛,血常规提示白细胞计数偏低,以淋巴细胞为主,CRP正常,考虑病毒感染的可能性大,需警惕流感病毒感染的可能,但患儿无头痛、乏力、四肢酸痛等全身症状,双侧结膜充血明显,双扁桃体Ⅰ度肿大,可见白色点块状分泌物,易剥离,目前不支持该病,必要时可予以流感病毒检测协助诊断。

(3)麻疹:患儿为学龄儿童,急性起病,以发热,咽痛,眼部刺痛为主要表现,需警惕该病可能。但患儿无流涕流泪等卡他症状,口腔黏膜没有科氏斑,全身无皮疹,且患儿已接种麻疹疫苗,没有麻疹患者接触史,目前不支持,必要时可行麻疹抗体进一步协助诊断。

思考题2:根据初步辅助检查结果,给出病原学的大致判断。

参考答案:患儿为学龄儿童,急性起病,以发热,咽痛,眼部刺痛为主要临床表现;双侧结膜充血明显,咽充血,双扁桃体Ⅰ度肿大,可见白色点块状分泌物,易剥离;颈部可及数枚黄豆大小的淋巴结。血常规提示白细胞计数偏低,以淋巴细胞为主,CRP正常。首先考虑腺病毒3型或7型感染可能。

【诊疗计划】

(1)完善相关检查

1)病原学检查:采集患儿临床标本(咽拭子、血液)行呼吸道道病毒特异性核酸测定,免疫荧光测定,呼吸道病毒分离,呼吸道病毒中和抗体及IgM抗体。

2)其他血液检查:血气、电解质、血生化、前降钙素、血常规、CRP(复查)等。

3)心电图。

(2)治疗方案

1)一般治疗及护理:注意隔离,避免交叉感染,注意休息,空气流通,合理饮食,维持水电解质平衡等,做好眼部护理。

2)对症治疗:高热可予以对乙酰氨基酚或布洛芬口服,也可予以物理降温。

3)抗病原菌治疗:尚无特效抗病毒药物。

4)密切关注病情变化,若出现并发症及时处理。

【诊治经过】

完善相关检查,咽拭子呼吸道病毒测定提示腺病毒阳性,心电图正常,血气、电解质、血生化基本正常。予以布洛芬降温、补液支持治疗,治疗第2天体温降至正常,结膜充血逐渐好转,双扁桃体分泌物逐渐消失。

【最后诊断】

咽结膜热(腺病毒)。

【医嘱】

加强体育锻炼,避免交叉感染,避免去人多拥挤、通风不畅的公共场所。

参考文献 ··

中华医学会儿科学分会感染学组, 国家感染性疾病医疗质量控制中心. 疱疹性咽峡炎诊断及治疗专家共识 (2019 年版)[J]. 中华儿科杂志, 2019, 57 (3): 177-180.

第二节　肺　炎

肺炎 (pneumonia) 是指不同病原体或其他因素 (如吸入羊水、油类或过敏反应等) 所引起的肺部炎症。主要临床表现为发热、咳嗽、气促、呼吸困难和肺部固定细湿啰音。重症患儿可累及神经、消化等系统而出现相应的临床症状, 如缺氧中毒性脑病及缺氧中毒性肠麻痹等。影像学是确诊肺炎的主要依据。

肺炎是婴儿时期最重要的常见病, 是我国住院儿童死亡的第一位原因, 严重威胁儿童的身体健康, 被国家卫生健康委员会列为儿童四病防治之一, 故加强对本病的诊治十分重要。

一、诊断线索

(一) 病史采集

1. 发病的诱因　受凉、疲劳或有呼吸道感染患者接触史。

2. 症状特点　初期有无鼻塞、流涕、喷嚏, 咽痛等; 有无咳嗽、气促、呼吸困难、发绀等, 咳嗽的性质与强度, 加重或缓解的因素; 有无全身症状或中毒症状, 如发热 (体温变化、热型)、畏寒、寒战、精神萎靡、抽搐、少吃、少哭、少动、呕吐、腹泻等。

3. 既往史　有无营养不良、先天性心脏病、支气管肺发育不良、先天性气道结构异常、维生素 D 缺乏性佝偻病、结核病、贫血、免疫缺陷病等病史; 是否有反复呼吸道感染病史。

4. 个人史　是否有早产等病史。

5. 家族史　是否有结核、过敏性疾病、遗传性疾病等病史。

(二) 体格检查

1. 一般状况与生命体征　体温、心率、血压、意识、精神状态、面容等。

2. 呼吸系统体征　呼吸运动类型、频率、节律、深度; 有无鼻翼扇动、三凹征、发绀等缺氧表现; 双肺活动度是否对称; 肺部听诊有无粗湿啰音、细湿啰音、哮鸣音、胸膜摩擦音等; 肺部叩诊有无鼓音、浊音、实音等; 肺部触诊胸廓扩张度如何、有无触觉语颤和胸膜摩擦感等。

3. 其他系统体征　心脏听诊有无杂音、心音是否低钝、心律是否齐, 有无腹胀, 有无肝脾大, 全身有无皮疹, 神经系统查体有无阳性体征等。

（三）实验室检查

1. 非特异性检查

（1）外周血检查：注意白细胞总数及中性粒细胞是否增加或降低，有无中毒颗粒、核左移，嗜酸性粒细胞有无增加，有无异常淋巴细胞等。

（2）C反应蛋白：有无C反应蛋白的升高及其动态变化的情况。

（3）前降钙素：有无前降钙素的升高及其动态变化的情况。

2. 病原学检查　可采集鼻咽拭子、痰液、咽拭子、肺泡灌洗液、胸腔积液、脓液和血等标本进行病原菌检测。

（1）病毒学检查：呼吸道分泌物病毒分离培养和急性期与恢复期（间隔2~4周）双份血清特异性IgG 4倍以上升高有确诊价值，但费时太长临床实际应用困难。呼吸道分泌物病毒特异性抗原检测，简单快速，可以协助诊断。血特异性抗体测定，IgM升高有早期诊断价值。亦可行病毒特异性基因进行核酸检测。

（2）细菌学检查：进行细菌培养和鉴定，同时进行药物敏感试验对明确细菌性病原和指导治疗有意义。可行涂片染色镜检进行初筛试验。亦可行血清学和核酸检测。

（3）支原体检查：呼吸道分泌物支原体分离培养和急性期与恢复期（间隔2~4周）双份血清特异性IgG 4倍以上升高有确诊价值，但费时太长临床实际应用困难。呼吸道分泌物支原体特异性抗原检测，简单快速，可以协助诊断。血特异性抗体测定，IgM升高有早期诊断价值。亦可行支原体特异性基因进行核酸检测。

（4）其他病原学检查：结合病史和临床特征，应用PCR、特异性抗体、宏基因组测序、G试验/GM试验等方法进行相应的衣原体、军团菌、真菌、寄生虫等的检测。

3. 病情与并发症判断

（1）血气分析：有无低氧血症和高碳酸血症，有无代谢性酸中毒、呼吸性酸中毒等。

（2）电解质检测：有无低钾血症、低钠血症等电解质紊乱。

（3）其他脏器功能检测：进行大小便常规、肝肾功能、心电图等检测；对于反复感染的患儿，可行免疫功能等检测。

（四）影像学检查

1. 胸片检查　是确诊肺炎的主要依据，是首选的影像学检查。早期表现为肺纹理增多、模糊，透亮度降低；中后期两肺下野、中内带出现大小不等的点状或小斑片状影，或融合成大片状阴影，甚至波及节段。可有肺气肿、肺不张、脓胸、脓气胸和肺大疱等表现。

2. 胸部CT　胸部X线未能显示肺炎征象而临床又高度怀疑肺炎、难以明确炎症部位、需同时了解有无纵隔内病变等，可行胸部CT检查。

3. 其他　若有胸腔积液可行胸部B超检查以明确积液程度，以及为行胸腔穿刺定位。可行腹部B超以明确腹腔脏器是否受到累及。

二、诊断思维

（一）肺炎的诊断与鉴别诊断

首先根据发热、咳嗽等呼吸道症状和肺部体征判断是上呼吸道感染还是下呼吸道感染。然后结合发热、咳嗽、呼吸急促的症状，肺部听诊闻及固定的中、细湿啰音和 / 或胸部影像学有肺炎的改变确诊肺炎。

儿童肺炎常与以下疾病进行鉴别：

1. 急性支气管炎　一般不发热或仅有低热，全身状况好，以咳嗽为主要症状，肺部可闻及干湿啰音，多不固定，随咳嗽而改变。X 线示肺纹理增多、排列紊乱。

2. 支气管异物　有异物吸入或呛咳史，双肺听诊呼吸音常不对称，可有局限性肺不张或肺气肿，必要时可行胸部 CT+ 气道重建或纤维支气管镜以明确。

3. 支气管哮喘　部分哮喘患儿可无明显喘息症状，仅表现持续性咳嗽，胸部 X 线示肺纹理增多和肺气肿。该类患儿大多具有过敏体质，有反复发作的特点，肺功能检查及激发和舒张试验有助于鉴别。

4. 肺结核　一般有结核接触史，部分患儿未接种卡介苗，典型患儿可有低热、盗汗、乏力等感染中毒症状，结核菌素试验阳性，X 线示肺部有结核病灶。粟粒型肺结核患儿可有气促和发绀，但肺部啰音不明显。

（二）病原学诊断

确诊肺炎后，根据患儿年龄、发病季节、临床特征、外周血常规和 CRP、胸部影像学等初步判断是细菌性、病毒性、支原体或其他病原体所致的肺炎。

几种常见病原体所致肺炎的临床特征如下：

1. 呼吸道合胞病毒肺炎　是最常见的病毒性肺炎。本病多见于婴幼儿，尤多见于 1 岁以内婴幼儿。临床上轻症患儿发热、呼吸困难等症状不重；中、重症者有较明显的呼吸困难、喘憋、口唇发绀、鼻翼扇动及三凹征，发热多为低热。肺部听诊多有中、细湿啰音和哮鸣音，伴有呼气延长。X 线表现为两肺可见小点片状、斑片状阴影，部分患儿有不同程度的肺气肿。外周血白细胞总数大多正常。

2. 腺病毒肺炎　是我国儿童患病率和死亡率较高的病毒性肺炎。本病多见于 6 个月 ~2 岁儿童，冬春季节多发。临床特点为起病急骤、高热持续时间长、中毒症状重、啰音出现较晚、X 线改变较肺部体征出现早。常伴融合病灶，易合并心肌炎、神经系统症状和多器官功能障碍。部分腺病毒肺炎可发展为闭塞性细支气管炎（bronchiolitis obliterans，BO），导致反复喘息。

3. 金黄色葡萄球菌肺炎　多见于新生儿、婴幼儿。临床特点为起病急、病情严重、进展快、全身中毒症状明显。发热多呈弛张热型，但早产儿和体弱儿有时可无发热或仅有低热。患儿面色苍白、烦躁不安、咳嗽、呻吟、呼吸浅快和发绀，重症者可发生休克。消化系统症状有呕吐、腹泻和腹胀。肺部体征出现较早，两肺有散在中、细湿啰音，发生脓胸、脓气胸和皮下气肿时则有相应体征。发生纵隔气肿时呼吸困难加重。可有各种类型的皮疹，如荨麻疹或猩红热样皮疹等。胸部 X 线可有小片状影,病变发展迅速,甚至数小时内可出现小脓肿、肺大疱或胸腔积液。病变吸收较一般细菌性肺炎缓慢,重症病例在 2 个月时可能还未完全消失。外周血白细胞多数明显增高,中性粒细胞增高伴核左移并有中毒颗粒。

4. **肺炎链球菌肺炎** 是 5 岁以下儿童最常见的细菌性肺炎。临床起病多急骤,可有寒战、高热,体温可达 40℃。呼吸急促、呼气呻吟、鼻翼扇动、发绀,可有胸痛。最初数日多咳嗽不重,无痰,后可有痰呈铁锈色。轻症者意识清醒,重症者可有烦躁、嗜睡、惊厥、谵妄,甚至昏迷等缺氧中毒性脑病表现。亦可伴发休克、急性呼吸窘迫综合征等。胸部体征早期只有轻度叩诊浊音或呼吸音减弱,肺实变后可有典型叩诊浊音、语颤增强及管状呼吸音等。消散期可闻及湿啰音。胸部 X 线检查:早期可见肺纹理增强或局限于一个节段的浅薄阴影,以后有大片阴影均匀致密,占全肺叶或一个节段,经治疗后逐渐消散。少数患儿出现肺大疱或胸腔积液。支气管肺炎则呈斑片状阴影。外周血白细胞总数及中性粒细胞均升高,ERS、CRP、PCT 增加。

5. **肺炎支原体肺炎** 是学龄儿童及青年常见的一种肺炎,婴幼儿亦不少见。病初有全身不适、乏力、头痛。2~3 天后出现发热,体温常达 39℃左右,持续 1~3 周,可伴有咽痛和肌肉酸痛。咳嗽为本病突出的症状,初为干咳,后转为顽固性剧咳,常有黏稠痰液,偶带血丝,少数病例可类似百日咳样阵咳,可持续 1~4 周。肺部体征多不明显,甚至全无。体征与剧咳及发热等临床症状不一致,为本病特点之一。部分患儿可有皮疹、血管栓塞、溶血性贫血、脑膜炎、心肌炎、肾炎、吉兰 - 巴雷综合征等肺外表现。X 线检查特点为:①支气管肺炎;②间质性肺炎;③均匀一致的片状阴影似大叶性肺炎改变;④肺门阴影增浓。可有胸腔积液。体征轻而 X 线改变明显是肺炎支原体肺炎的又一特点。

6. **沙眼衣原体肺炎** 主要见于婴儿,多为 1~3 个月婴儿。临床上多不发热,一般状态良好。1/2 的患儿有结膜炎。呼吸系统主要表现为呼吸增快和具有特征性的阵发性不连贯咳嗽。肺部偶闻及干、湿啰音,甚至捻发音和哮鸣音。X 线可显示双侧间质性改变。

(三)严重程度与并发症

根据患儿一般情况、有无拒食或脱水征、有无意识障碍、呼吸频率、有无发绀、有无呼吸困难、肺部浸润范围、有无胸腔积液、脉搏血氧饱和度、有无肺外并发症判断肺炎的严重程度。此外,还要注意有无肺不张、肺实变、胸腔积液、脓胸、脓气胸等肺内并发症,皮疹、肝功能损害、溶血性贫血、脑膜炎、心肌炎、肾炎等肺外并发症。

(四)基础疾病评估

针对反复发作或病情变化快、病情重的患儿,还应进行基础疾病的评估,如有无原发性或继发性免疫缺陷病、呼吸道局部畸形或结构异常、支气管异物、先天性心脏病、营养不良、佝偻病、贫血、早产等。

三、治疗思维

原则为改善通气、控制炎症、对症治疗、防止和治疗并发症。

(一) 一般措施

室内空气要流通,保证营养,经常变换体位,以减少肺部淤血,促进炎症吸收;注意水和电解质的补充,纠正酸中毒和电解质紊乱。

(二) 病原学治疗

1. 抗菌药物治疗 明确为细菌感染或病毒感染继发细菌感染者应使用抗菌药物。

(1) 原则:①有效和安全是选择抗菌药物的首要原则。②在使用抗菌药物前应采集合适的呼吸道分泌物或血标本进行细菌培养和药物敏感试验,以指导治疗;在未获培养结果前,可根据经验选择敏感药物。③选用的药物在肺组织中应有较高的浓度。④轻症患儿口服抗菌药物有效且安全,对重症肺炎或因呕吐等致口服难以吸收者,可考虑胃肠道外抗菌药物治疗。⑤适宜剂量、合适疗程。⑥重症患儿宜静脉联合用药。

(2) 根据不同病原选择抗菌药物:①肺炎链球菌:青霉素敏感者首选青霉素或阿莫西林,耐药者首选头孢曲松、头孢噻肟、万古霉素,青霉素过敏者选用大环内酯类抗生素;②金黄色葡萄球菌:甲氧西林敏感者首选苯唑西林或氯唑西林,耐药者选用万古霉素;③肺炎支原体和沙眼衣原体:首选大环内酯类抗生素,如阿奇霉素、红霉素等。

(3) 用药时间:一般用至热退且平稳、全身症状明显改善、呼吸道症状部分改善后 3~5 天。病原微生物不同、病情轻重不等、存在菌血症与否等因素均影响肺炎疗程。一般肺炎链球菌肺炎疗程为 7~10 天,肺炎支原体肺炎、肺炎衣原体肺炎疗程平均为 10~14 天,个别严重者可适当延长。金黄色葡萄球菌肺炎在体温正常后 2~3 周可停药,一般总疗程 ≥ 6 周。

2. 抗病毒治疗 若为流感病毒感染,可用磷酸奥司他韦口服。其他抗病毒药物的有效性目前尚缺乏有效的循证医学证据。

(三) 对症治疗

1. 氧疗 有缺氧表现者,根据程度给予鼻导管或面罩吸氧。严重病例可予以机械通气。

2. 气道管理 湿化气道、吸痰、及时清除呼吸道分泌物,保持呼吸道通畅,改善通气功能。可予以雾化吸入解除支气管痉挛和水肿。

3. 其他 高热者给予药物降温。若伴烦躁不安,可给予水合氯醛或苯巴比妥。

(四) 并发症的治疗

1. 肺炎合并心力衰竭 左向右分流型先天性心脏病患儿易发生心力衰竭,肺炎时合并心力衰竭的治疗包括吸氧、镇静、强心、利尿、扩血管。

2. 肺炎合并缺氧中毒性脑病 脱水疗法、改善通气、扩血管、止痉、糖皮质激素、促进脑细胞恢复。

3. 肺炎合并抗利尿激素分泌失调综合征(syn-drome of inappropriate secretion of antidiuretic hormone,SIADH) 原则为限制水入量,补充高渗盐水。

4. 脓胸和脓气胸 应及时进行穿刺引流;若脓液黏稠,经反复穿刺抽脓不畅或发生张力性气胸时,宜行胸腔闭式引流。

（五）其他

1. 激素　可减少炎症渗出，解除支气管痉挛，改善血管通透性和微循环，降低颅内压。使用指征：①严重喘憋或呼吸衰竭；②全身中毒症状明显；③合并感染中毒性休克；④出现脑水肿；⑤胸腔短期有较大量渗出。

2. 生物制剂　重症患儿可酌情给予血浆和静脉注射用免疫球蛋白。

四、病例思辨

病例 1

【一般情况】患儿，女，7 岁 3 个月。

【主诉】发热、咳嗽 6 天。

【现病史】6 天前患儿在"接触感冒的同学"后出现发热，体温最高 39.3℃，每天 3~4 个热峰。口服退热药后体温能降至正常，无畏寒寒战，无抽搐，同时有咳嗽，初始不剧烈，逐渐加重，呈阵发性连声咳，无明显咳痰，无气喘气促，无发绀，无犬吠样咳嗽，无咳末鸡鸣样回声，于当地就诊，考虑"急性支气管炎"，予以"头孢克肟"口服 5 天，发热、咳嗽未见好转。

起病以来，患儿神志清，精神尚可，睡眠可，食欲欠佳，大小便未见明显异常，体重无明显增减，否认异物呛咳史和结核接触史。

【既往史】既往体健；否认食物药物过敏，否认湿疹和反复喘息史，否认手术、外伤、输血史。

【出生史】G_1P_1，足月顺产，出生体重 3.3kg，否认窒息抢救史。

【预防接种史】卡介苗已接种；其他疫苗均按时接种。

【家族史】否认家族过敏性疾病、遗传病、传染病等病史。

【体格检查】T 38.9℃，P 122 次 /min，R 32 次 /min，BP 106/69mmHg，SpO_2 96%。神志清，精神可，气平，无三凹征，咽红；双肺呼吸音粗，左肺呼吸音减低，未闻及明显干湿啰音；心律齐，心音中等，未闻及病理性杂音；腹软，肝脾肋下未及；神经系统检查阴性，全身未见皮疹。

思考题 1：患儿左肺呼吸音减低，需如何考虑？

参考答案：肺泡呼吸音减低或消失，与肺泡内的空气流量减少或进入肺内空气流速减慢及呼吸音传导障碍有关，可在局部、单侧或双侧出现。结合患儿病史，患儿存在支气管阻塞，需警惕左侧肺炎，要进一步行肺部影像学检查以明确。该体征产生还可见于呼吸肌疾病（重症肌无力）、胸廓活动受限（胸痛、肋软骨骨化）、压迫性肺膨胀不全（胸腔积液、气胸）、腹部疾病（大量腹水、腹部巨大肿瘤）、支气管异物等。

【辅助检查】

（1）血常规、CRP：WBC 10.8×10^9/L，L 19.8%，N 76.7%，Hb 132g/L，PLT 412×10^9/L，CRP 18mg/L；

（2）胸片：两肺纹理增多，左下肺可见斑片状密度增高影，边缘模糊，心影未见明显增大，双侧膈面光整(图 3-1)。

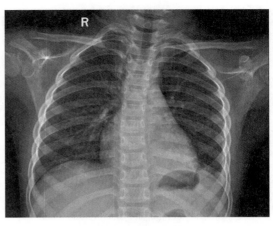

图 3-1　胸部 X 线

【入院诊断】

思考题 2：该患儿病史特点如何总结？结合以上病史、体格检查及辅助检查，如何进行诊断和鉴别诊断？

参考答案：

病史特点：

(1)患儿，女，7 岁 3 个月，学龄期儿童。

(2)急性起病，因"发热、咳嗽 6 天"入院，体温最高 39.3℃，咳嗽为阵发性干咳，外院应用头孢类抗菌药物 5 天效果欠佳。

(3)查体：生命体征平稳，咽红，双肺呼吸音粗，左肺呼吸音减低，未闻及明显干湿啰音。

(4)辅助检查：血常规正常、CRP 略升高，胸片可见左下肺炎。

诊断及诊断依据：急性左下肺炎。诊断依据：学龄期女孩，急性起病，发热、咳嗽 6 天，外院应用头孢类抗菌药物效果欠佳。查体：左肺呼吸音减低，未闻及明显干湿啰音，血常规正常、CRP 略升高，胸片可见左下肺炎。

鉴别诊断：

(1)肺结核：患儿为学龄期女孩，急性起病，以发热、咳嗽为主要表现，发热时间偏长，需警惕；但患儿有卡介苗接种史，否认结核接触史，无盗汗、乏力、体重减轻等症状，胸片未见明显肺结核征象，目前不支持。可行结核菌素试验检查及结核感染 T 细胞斑点(T-SPOT)试验检查进一步协助诊断。

(2)左侧支气管内异物：患儿急性起病，病变部位局限于左下肺野，肺部听诊左肺呼吸音减低，需警惕。但患儿否认异物呛咳史，胸片无局限性肺气肿或肺不张，暂不支持。必要时行软式支气管镜检查以明确。

(3)病原学方面的鉴别：①肺炎链球菌是引起儿童肺炎的最常见病原菌之一，患儿有发热、咳嗽，但血常规中白细胞未见明显升高，头孢类抗菌药物效果欠佳，不考虑，可行病原菌检测以明确；②病毒：患儿为学龄期儿童，最常见的病毒为流感病毒感染，可有发热、咳嗽、头孢类抗菌药物效果欠佳的表现，但一般多有流行病史、血常规及 CRP 基本正常，目前不支持，可行病原菌检测以明确；③肺炎支原体：患儿为学龄期儿童，是肺炎支原体感染的高发年龄，外院应用头孢类抗菌药物效果欠佳，血常规正常、CRP 略升高，胸片可见左下肺炎，首先考虑，可行病原菌检测以确诊。

思考题 3：根据初步辅助检查结果，给出病原学的大致判断。

参考答案：患儿为学龄期儿童，以发热、咳嗽为主要临床表现，咳嗽为刺激性干咳，头孢类抗菌药物治疗效果欠佳，血常规正常、CRP 略升高，胸片可见左下肺炎，首先考虑肺炎支原体感染。

【诊疗计划】

1. 完善相关检查

(1)病原学检查：肺炎支原体核酸检测、肺炎支原体 IgM 检测等；咽拭子涂片染色、咽拭子培养 + 药敏试验、血培养；呼吸道病毒免疫荧光检测、呼吸道病毒抗体检测等；结核菌素试验。

(2)其他血液检查：血气、电解质、前降钙素、血生化、血常规、CRP（复查）等。

(3)影像学检查：心电图、胸部 B 超、胸部 CT（必要时）等。

2. 治疗方案

(1)一般治疗及护理：空气流通，休息，合理饮食，维持水电解质平衡等。

(2)抗病原菌治疗：早期经验性治疗，需要覆盖常见的呼吸病原，如阿奇霉素 10mg/(kg·d)静脉滴注；有病原学依据后，根据具体菌株分离培养结果选用敏感抗菌药物治疗。

(3)对症治疗。

(4)密切关注病情变化，及时处理。

【诊治经过】

入院后完善相关检查，咽拭子培养 + 药敏试验、血培养、咽拭子呼吸道病毒荧光检测、结核菌素试验均阴性；血气、电解质、前降钙素、血生化、心电图基本正常；鼻咽分泌物肺炎支原体 RNA 检测阳性，肺炎支原体 MP-IgG ≥ 1：320，MP-IgM 为 2.41。入院后予以"阿奇霉素"静脉滴注抗感染治疗，入院第 3 天体温降至正常，咳嗽渐减少，入院第 7 天带药出院。

【出院诊断】

急性左下肺炎（肺炎支原体）。

【出院医嘱】

1. 阿奇霉素干混悬剂 0.25g，每日 1 次，口服（静脉滴注停药 4 天后，再口服 3 天）。

2. 出院 1 周呼吸科门诊复诊，复查胸部影像学。

病例 2

【一般情况】患儿，男，1 岁 4 个月。

【主诉】咳嗽 6 天，加重伴气促、发热 4 天。

【现病史】6 天前患儿无明显诱因下在家中出现咳嗽。初始不剧烈，偶咳 1~2 声，干咳为主，伴清涕。无发热，无喘息气促，无发绀，无犬吠样咳嗽，无咳末鸡鸣样回声，无声嘶，无呕吐及腹泻。自行口服"沐舒坦"治疗，未见好转。4 天前患儿咳嗽加重，为频繁连声咳，有痰不易咳出，伴气促，无喘息，同时出现发热，体温最高达 39.8℃，热峰 3~4 次 /d，无畏寒及寒战，无抽搐，于当地医院就诊，胸片示"肺炎、右侧胸腔积液"，予以"头孢曲松"静脉滴注治疗 4 天，病情进行性加重。遂转至笔者医院急诊，拟"重症肺炎，胸腔积液"收住入院。

起病以来，患儿精神不佳，反应差，食欲欠佳，睡眠欠佳，大小便未见明显异常，体重无明显增减，否认异物呛咳及结核接触史。

【既往史】既往体健；否认药物、食物过敏，否认湿疹史，否认手术、外伤、输血史。

【出生史】G_1P_1,足月顺产,出生体重 3.9kg,否认窒息抢救史。

【预防接种史】卡介苗已接种;其他疫苗按时接种。

【家族史】否认家族过敏性疾病、遗传病等病史。

【体格检查】T 38.4℃,P 146 次/min,R 52 次/min,BP 120/79mmHg。神志清,精神不佳,反应差,颈软,咽红;气促,胸壁可见吸气性凹陷,右肺呼吸音减低,叩诊呈浊音,可闻及少许湿啰音;心音中等,律齐,未闻及病理性杂音;腹软,肝脾肋下未及;神经系统查体未见病理性体征,全身未见皮疹。

【辅助检查】

血常规:WBC 31.4×10^9/L,L 9.3%,N 88.7%,Hb 125g/L,PLT 412×10^9/L,CRP>160mg/L;前降钙素 53ng/ml。胸片(图 3-2):肺炎及右侧胸腔积液。

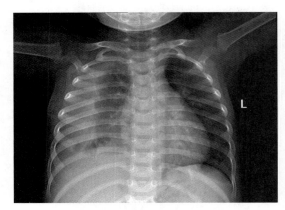

图 3-2　胸部 X 线

【入院诊断】

思考题 1:该患儿病史特点如何总结?结合以上病史、体格检查及辅助检查,如何进行诊断和鉴别诊断?

参考答案:

病史特点:

(1)患儿,男,1 岁 4 个月,幼儿。

(2)急性起病,因"咳嗽 6 天,加重伴气促、发热 4 天"入院,外院应用"头孢曲松"4 天效果欠佳。

(3)查体:精神不佳,气促,胸壁可见吸气性凹陷,右肺呼吸音减低,叩诊浊音,可闻及少许湿啰音。

(4)辅助检查:血常规、CRP、前降钙素明显升高,胸片可见肺炎及右侧胸腔积液。

诊断及诊断依据:急性重症肺炎,右侧胸腔积液。诊断依据:1 岁 4 个月龄幼儿,急性起病,咳嗽 6 天,加重伴气促、发热 4 天,外院应用"头孢曲松"治疗 4 天效果欠佳;查体:精神不佳,气促,胸壁可见吸气性凹陷,右肺呼吸音减低,叩诊浊音,可闻及少许湿啰音;血常规、CRP、前降钙素明显升高,胸片可见肺炎及右侧胸腔积液。

鉴别诊断:

(1)肺结核:患儿为 1 岁 4 个月幼儿,急性起病,以发热、咳嗽、气促为主要表现,应用"头孢曲松"效果欠佳,需警惕。但患儿有卡介苗接种史,否认结核接触史,无盗汗、体重减轻等症状,胸片未见明显肺结核征象,目前不支持。可行结核菌素试验及 T-SPOT 检查进一步协助诊断。

(2)右侧支气管内异物:患儿为支气管内异物好发年龄,急性起病,右肺呼吸音减低,病变部位局限于右肺,需警惕。但患儿否认异物呛咳史,胸片无局限性肺气肿或肺不张,不支持。必要时行软式支气管镜检查以明确。

（3）病原学方面的鉴别：①肺炎链球菌是引起儿童肺炎的最常见病原菌之一，患儿有发热、咳嗽，伴气促，血常规、CRP、前降钙素明显升高，需警惕，可行病原菌检测以明确。②金黄色葡萄球菌：可发生在儿童，特别是年幼儿童，病情进展迅速，可很快出现气胸、液气胸等改变，中毒症状明显，甚至危及生命。本患儿有急性肺部感染表现，且进展迅速，需考虑，故需行病原学检查以证实。③腺病毒：患儿有发热、咳嗽、气促表现，肺部病变明显，头孢类抗菌药物效果欠佳，但少见单纯病毒性肺炎造成血常规、CRP、前降钙素明显升高，暂不考虑，可行病原学检查排除合并感染可能。

思考题 2：根据初步辅助检查结果，给出病原学的大致判断。

参考答案： 患儿为 1 岁 4 个月幼儿，急性起病，以发热、咳嗽、气促为主要临床表现，"头孢曲松"治疗效果欠佳；查体：精神不佳，气促，胸壁可见吸气性凹陷，右肺呼吸音减低，叩诊浊音；血常规、CRP、前降钙素明显升高，胸片可见肺炎及右侧胸腔积液，需考虑金黄色葡萄球菌或耐药肺炎链球菌的感染。

【诊疗计划】

（1）完善相关检查

1）病原学检查：痰培养＋药敏、血培养；肺炎支原体核酸检测、肺炎支原体 IgM 检测等；呼吸道病毒免疫荧光检测、呼吸道病毒抗体检测、流感病毒检测；结核菌素试验、T-SPOT 试验等。

2）其他血液检查：血气＋电解质、血生化、前降钙素（复查）、血常规、CRP（复查）等。

3）胸腔积液病原学检查：胸腔积液常规＋生化，涂片找细菌，培养＋药敏，找抗酸杆菌，肺炎支原体核酸检测和病毒学检查等。

4）影像学检查：心电图、心脏超声、腹部 B 超、胸部 B 超、胸部 CT 等。

（2）治疗方案

1）一般治疗及护理：空气流通，休息，合理饮食，维持水电解质平衡等。

2）抗病原菌治疗：早期经验性治疗，需要覆盖常见的呼吸道病原；有病原学依据后，根据具体菌株分离培养结果选用敏感抗菌药物治疗。

3）对症治疗：吸氧维持正常血氧饱和度，湿化气道、保持气道通畅。

4）密切关注病情变化，及时处理并发症：患儿存在一定程度的胸腔积液，且细菌感染可能性大，故需及早进行胸腔闭式引流；若病情需要可行外科胸腔镜介入治疗。

【诊治经过】

入院后完善相关检查，血气＋电解质（吸氧下）、痰培养、痰肺炎支原体 RNA 检测、痰呼吸道病毒荧光检测、血肺炎支原体检测、血培养、结核菌素试验、T-SPOT 试验均阴性。血生化、心电图、心脏超声、腹部 B 超基本正常。胸腔积液常规检查：颜色黄色，透明度稠厚，李凡他试验（+），有核细胞数 $120.0 \times 10^6/L$，单个核细胞 18.0%，多核细胞 82.0%。胸腔积液生化：总蛋白 51.4g/L，腺苷脱氨酶 35.4U/L，乳酸脱氢酶 1 230U/L，葡萄糖 2.72mmol/L。胸腔积液培养：金黄色葡萄球菌，耐甲氧西林金黄色葡萄球菌（+），喹奴普汀/达福普汀敏感，替加环素敏感，克林霉素耐药，莫西沙星敏感，利奈唑胺敏感，环丙沙星敏感，红霉素耐药，呋喃妥因敏感,庆大霉素敏感,左氧氟沙星敏感,苯唑西林耐药,青霉素 G 耐药,利福平敏感,复方磺胺甲噁唑敏感,四环素敏感,万古霉素敏感,诱导克林霉素耐药(+),革兰氏阳性球菌(G^+C)。胸腔积液 B 超:右侧胸腔探及 8.3cm×6.6cm 无回声暗区,透声差,内见大量网格样回声。胸部 CT(图 3-3):纵隔影稍左偏,右侧胸腔被巨大的液性密度物质填充,内见多量气体影,伴有宽大液平,其内侧见明显萎陷未含气的肺组织,右侧主支气管、上叶支气管、中间支气管尚可见;左肺野尚清,未见明显实质性病灶;心影形态如常,纵隔内未见明显肿大淋巴结影。

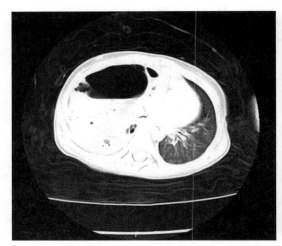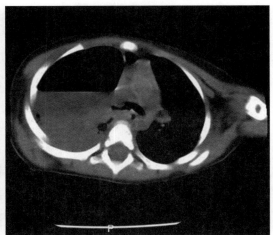

图 3-3　胸部 CT

思考题 3:如何进行渗出液和漏出液的鉴别?

参考答案:渗出液和漏出液的鉴别见表 3-1。

表 3-1　渗出液和漏出液的鉴别

类别	漏出液	渗出液
原因	非炎症所致	炎症、肿瘤或物理、化学刺激
外观	透明或微浊,淡黄、浆液性,	多混浊,可血色、脓性或乳糜性
比重	<1.018	>1.018
凝固性	不易凝固	易凝固
李凡他试验（黏蛋白定性）	阴性	阳性
蛋白定量	<25g/L	>30g/L
糖定量	近似血糖量	多低于血糖量
细胞总数	小于 100×10^6/L	大于 500×10^6/L
细胞分类	淋巴、间皮细胞为主	急性感染以中性粒细胞为主;慢性以淋巴细胞为主
细菌学检查	阴性	可找到病原菌

入院后告知病危,予以鼻导管吸氧、胸腔闭式引流;予以美罗培南及万古霉素治疗 3 天,体温未退;胸腔穿刺液培养示耐甲氧西林金黄色葡萄球菌(+),遂改为利奈唑胺及头孢曲松钠抗感染治疗。入院 5 天拔除引流管,入院第 7 天停吸氧,入院第 13 天体温恢复正常,咳嗽渐好转。入院第 27 天复查胸片(图 3-4):右下肺野外带可见一囊腔影透亮区,其外侧可见窄带样高密度影,其周围可见散在淡薄小片影,两侧膈面尚光,心影及纵隔居中,心影略丰满,右肋膈角消失。入院第 30 天出院。

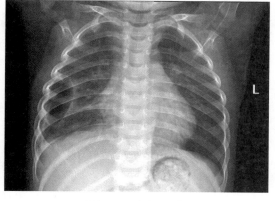

图 3-4　胸部 X 线

【出院诊断】

1. 急性重症肺炎(金黄色葡萄球菌);

2. 右侧脓气胸;

3. 右侧肺不张。

【出院医嘱】

(1)利奈唑胺片 0.15g,每 8 小时 1 次,口服。

(2)出院 2 周呼吸科门诊复诊,复查胸部影像学。

思考题 4:针对该患儿抗菌药物的治疗原则是什么?

参考答案:抗菌药物应用原则:①有效和安全;②根据病原菌选择,如万古霉素;③选择在肺组织中浓度高的药物;④轻症口服,重症早期静脉给药、联合用药;⑤适宜剂量和疗程:葡萄球菌肺炎在体温正常后 2~3 周可停药,一般总疗程 ≥ 6 周。

病例 3

【一般情况】患儿,男,1 岁 10 个月。

【主诉】发热、咳嗽 10 天。

【现病史】10 天前患儿在无明显诱因下出现发热,体温最高 40.2℃,热峰每天 4~5 次,伴有畏寒,无抽搐,同时有咳嗽,初始不剧烈,逐渐加重,呈阵发性连咳,每次 5~6 声,有痰不易咳出,咳嗽剧烈时伴呕吐胃内容物。无气喘,无发绀,无犬吠样咳嗽和鸡鸣样回声,无腹胀及腹泻,无皮疹,于当地住院治疗,诊断"急性支气管肺炎",先后予以阿奇霉素、哌拉西林 - 他唑巴坦、头孢哌酮舒巴坦、甲泼尼龙等药物治疗 6 天,抗流感药物(奥司他韦)治疗 5 天,未见好转,复查胸片示"两肺肺炎"。为进一步诊治,遂来笔者医院,门诊拟"重症肺炎"收治入院。

起病以来,患儿神志清,精神不佳,食欲欠佳,睡眠可,大小便未见明显异常,体重无明显增减,否认异物呛咳史和结核接触史。

【既往史】既往体健;否认药物、食物过敏,否认湿疹史,否认手术、外伤、输血史。

【出生史】G_2P_1,足月剖宫产(社会因素),出生体重 3.5kg,否认窒息抢救史。

【预防接种史】卡介苗已接种；其他疫苗按时接种。

【家族史】否认家族过敏性疾病、遗传病等病史。

【体格检查】T 38.8℃，P 150 次 /min，R 46 次 /min，BP 101/64mmHg，SpO_2 88%。神志清，精神软，反应差，颈抵抗阳性，气促明显，可见三凹征，咽红；双肺呼吸音粗，可闻及湿啰音和少许痰鸣音；心律齐，心音中等，未闻及病理性杂音；腹稍胀，肝脾肋下未及；右侧巴宾斯基征阳性，全身未见皮疹。

思考题 1：患儿体征中存在颈抵抗，需如何考虑？

参考答案：颈抵抗阳性即为颈强直，与克尼格氏（Kernig）征、布氏（Brudzinski）征一起均属于脑膜刺激征，是脑膜受激惹的体征，见于脑膜炎、蛛网膜下腔出血和颅内压增高等情况。

【辅助检查】

(1)血常规：WBC 5.9×10^9/L，L 47%，N 47%，Hb 105g/L，PLT 412×10^9/L，CRP 5mg/L。

(2)外院胸片口头报告：支气管肺炎；外院胸片口头报告：右肺上野及左肺下野为主，两肺肺炎。

【入院诊断】

思考题 2：该患儿病史特点如何总结？结合以上病史、体格检查及辅助检查，如何进行诊断和鉴别诊断？

参考答案：

病史特点：

(1)患儿，男，1 岁 10 个月，幼儿。

(2)急性起病，因"发热、咳嗽 10 天"入院，体温最高 40.2℃，热峰 4~5 次 /d，伴有畏寒，同时有阵发性连咳，外院应用青霉素、头孢类、大环内酯类抗菌药物治疗 6 天，抗流感药物治疗 5 天效果欠佳。

(3)查体：SpO_2 88%，精神不佳，反应差，颈抵抗；气促明显，可见三凹征，双肺呼吸音粗，可闻及湿啰音和少许痰鸣音；右侧巴宾斯基征阳性。

(4)辅助检查：血常规、CRP 正常，胸片短期进展迅速，可见两肺肺炎。

诊断及诊断依据：

(1)急性重症肺炎：患儿为幼儿，急性起病，发热、咳嗽 10 天；查体：SpO_2 88%，精神不佳，反应差，气促明显，可见三凹征，双肺呼吸音粗，可闻及湿啰音和少许痰鸣音；血常规、CRP 正常，胸片短期进展迅速、可见两肺肺炎。

(2)颅内感染？中毒性脑病？患儿为幼儿，急性起病，发热、咳嗽 10 天；查体：精神不佳，反应差，颈抵抗，右侧巴宾斯基征阳性。

鉴别诊断：

(1)肺结核：患儿为幼儿，急性起病，以发热，咳嗽为主要表现，外院应用青霉素、头孢类、大环内酯类、抗流感病毒药物效果欠佳，需警惕。但患儿有卡介苗接种史，否认结核接触史，无盗汗、体重减轻等症状，胸片未见明显肺结核征象，目前不支持。可行结核菌素试验及T-SPOT 试验进一步协助诊断。

（2）颅内感染：患儿为幼儿，体温持续不退，有精神不佳、反应差表现，查体示颈抵抗、右侧巴宾斯基征阳性，需警惕。可行脑脊液常规、血生化、培养等检查以协助诊断。

（3）病原学方面的鉴别：①金黄色葡萄球菌：患儿，1 岁 10 个月，有发热、咳嗽、气促，体温持续高热，伴有感染中毒貌，应用青霉素、三代头孢和阿奇霉素等抗菌药物效果欠佳，需警惕。但患儿血常规、CRP 未见升高，暂不支持，可行血培养、痰培养检测以明确。②流感病毒：患儿，1 岁 10 个月，有发热、咳嗽表现，应用青霉素、三代头孢和阿奇霉素等抗菌药物效果欠佳，血常规、CRP 正常，需警惕。但外院应用 5 天奥司他韦未见好转，暂不支持，可行流感病毒检测以明确。

思考题 3：根据初步辅助检查结果，给出病原学的大致判断。

参考答案：患儿为 1 岁 10 个月龄幼儿，以发热、咳嗽为主要临床表现，体温持续高热 10 天，伴有精神不佳，反应差，青霉素、头孢、大环内酯类抗菌药物及抗流感药物治疗效果欠佳，血常规、CRP 正常，胸片短期进展为两侧肺炎，首先考虑腺病毒感染。

【诊疗计划】

（1）完善相关检查

1）病原学检查：呼吸道病毒免疫荧光检测、呼吸道病毒抗体检测；痰培养 + 药敏、血培养；肺炎支原体核酸检测、肺炎支原体 IgM 检测；甲乙型流感病毒、禽流感病毒 H7N9 等；结核菌素试验、T-SPOT 试验。

2）其他血液检查：血气、电解质、前降钙素、血生化、血常规、CRP（复查）等。

3）脑脊液检查：常规、血生化、培养 + 药敏、病原体 DNA（G^+/G^-、单纯疱疹病毒）等。

4）影像学检查：心电图、心脏超声、腹部 B 超、头颅 MRI、胸部 CT 等。

（2）治疗方案

1）一般治疗及护理：保持室内空气流通，休息，合理饮食，维持水电解质平衡等。

2）抗病原菌治疗：目前临床上没有推荐使用的抗腺病毒药物。因腺病毒感染易继发细菌感染，所以治疗腺病毒肺炎时应充分考虑合并感染的可能，选择合理的抗菌药物，如头孢哌酮舒巴坦（结合前期用药需警惕继发耐药菌感染）；有病原学依据后，根据具体菌株分离培养结果选用敏感抗菌药物治疗。

3）对症治疗：如心电监护，鼻导管吸氧；保持气道通畅；高热行退热处理等。

4）密切关注病情变化，及时处理并发症。

5）其他：①糖皮质激素；②静脉用丙种球蛋白。

【诊治经过】

入院后完善相关检查，痰培养、血培养、肺炎支原体 RNA 检测、肺炎支原体 IgM 检测、流感病毒检测、结核菌素试验、T-SPOT 试验均阴性。脑脊液检查、血生化、心电图、心脏超声、腹部 B 超、头颅 MRI 基本正常；前降钙素 2.27ng/ml。鼻咽分泌物呼吸道病毒免疫荧光检测：腺病毒阳性。动脉血气分析：pH 值 7.362，PaO_2 48.0mmHg，$PaCO_2$ 48.0mmHg，Na^+ 137mmol/L，K^+ 3.7mmol/L，HCO_3^- 20mmol/L。胸部 CT（图 3-5）：肺窗示两肺透亮度对称，肺纹理增多，可见大片状密度增高影，边缘模糊，密度不均，其内见充气支气管影，右肺上叶局部透亮度增高,气管及支气管通畅;纵隔窗示纵隔内未见明显淋巴结肿大和软组织包块,心膈正常,胸腔未见积液。

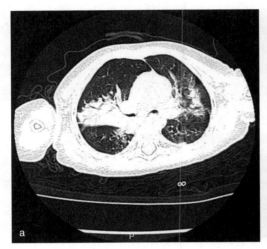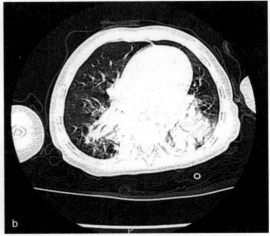

图 3-5　胸部 CT

入院后告知病危,给予心电监护,鼻导管吸氧,予以"头孢哌酮舒巴坦、万古霉素"静脉滴注抗感染,甲泼尼龙、静脉注射人免疫球蛋白抗炎、甘露醇降颅内压及对症支持治疗。入院第 6 天起体温恢复正常,咳嗽好转,入院第 8 天停吸氧,入院第 13 天患儿好转出院。

【出院诊断】

1. 急性重症肺炎(腺病毒);

2. Ⅰ型呼吸衰竭;

3. 缺氧中毒性脑病。

【出院医嘱】

(1)出院 1 周呼吸科门诊复诊,复查胸部影像学。

(2)预防感染,注意休息,避免剧烈运动,如有发热、咳嗽、气喘等不适随时就诊。

(3)6 个月内避免接种疫苗。

思考题 4:诊断缺氧中毒性脑病的标准是什么?

参考答案:在确诊肺炎后出现下列症状与体征,可考虑为缺氧中毒性脑病:①烦躁、嗜睡,眼球上窜、凝视;②球结膜水肿,前囟隆起;③昏睡、昏迷、惊厥;④瞳孔改变:对光反射迟钝或消失;⑤呼吸节律不整,呼吸心搏解离(有心搏,无呼吸);⑥有脑膜刺激征,脑脊液检查除压力增高外,其他均正常。在肺炎的基础上,除外热性惊厥、低血糖、低血钙及中枢神经系统感染,如有第①第②条则提示脑水肿,伴其他一项以上者可确诊。

病例 4

【一般情况】患儿,男,2 个月 11 天。

【主诉】咳嗽 20 余天,加重 10 天。

【现病史】20 余天前患儿在无明显诱因下出现咳嗽,初始不剧烈,呈单声干咳,伴少许鼻塞,无发热,无气喘,无气促和发绀,无犬吠样咳嗽和鸡鸣样回声,无呕吐,家长未引起重视。10 天前咳嗽加重,呈阵发性不连贯咳嗽,无明显咳痰,夜间和哭闹时为主,咳剧时伴面色涨红和口周发绀,拍背后缓解,偶有咳剧时吐奶,至当地就诊,诊断考虑"急性支气管肺炎",予以头孢曲松静脉滴注治疗 5 天,未见好转。遂来笔者医院,急诊诊断"急性支气管肺炎",予以红霉素静脉滴注治疗 3 天,有所好转,为进一步治疗收入院。

起病以来,患儿精神、食欲尚可,睡眠欠安,大小便未见明显异常,体重无明显增减,否认呛奶史和百日咳、结核接触史。

思考题 1:犬吠样咳嗽和鸡鸣样回声应与哪些疾病相鉴别?

参考答案:犬吠样咳嗽是一种共鸣的、金属般的、刺耳的咳嗽声音,多见于会厌、喉头疾患或气管受压,如急性会厌炎、急性喉炎。鸡鸣样回声是百日咳 / 百日咳综合征患儿的特征性咳嗽,主要表现为咳嗽末伴有特殊的吸气吼声即鸡鸣声。

【既往史】既往体健;否认药物、食物过敏,否认湿疹史,否认手术、外伤、输血史。

【出生史】G_1P_1 足月顺产,出生体重 3.0kg,否认窒息抢救史。

【预防接种史】卡介苗已接种;乙肝疫苗接种 2 针。

【家族史】否认家族过敏性疾病、遗传病等病史。

【体格检查】体重 5.2kg,T 37℃,R 52 次 /min,P 152 次 /min,SpO_2 90%。意识清,精神可,双眼可见少许黄色分泌物,浅表淋巴结未及肿大;有轻度气促,可见轻度三凹征,咽红;两肺呼吸音粗,可闻及少许细湿啰音;心律齐,心音中等,未及明显病理性杂音;腹软,肝肋下 1.5cm,质软,脾未及;神经系统检查阴性。

思考题 2:如何来判断患儿有无呼吸急促?

参考答案:呼吸困难的第一征象是呼吸频率增快,年龄越小越明显。呼吸急促是指:婴幼儿<2 月龄,呼吸 ≥60 次 /min;2~12 月龄,呼吸 ≥50 次 /min;1~5 岁,呼吸 ≥40 次 /min。

【辅助检查】

血常规:WBC 11.5×10^9/L,N 19.8%,L 78%,Hb 94g/L,PLT 338×10^9/L,CRP<1mg/L。胸片(图 3-6):两肺透亮度欠均匀,左下肺野透亮度偏高;两肺纹理增多、模糊,可见散在斑片状密度增高影;心影未见明显增大,双侧膈面光整。

【入院诊断】

思考题 3:该患儿病史特点如何总结?结合以上病史、体格检查及辅助检查,如何进行诊断和鉴别诊断?

参考答案:

病史特点:

(1)患儿,男,足月顺产儿,2 个月 11 天

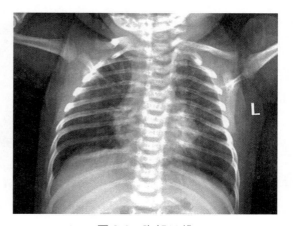

图 3-6　胸部 X 线

婴儿。

(2)因"咳嗽20余天,加重10天"入院,咳嗽为阵发性不连贯咳,无明显咳痰,咳剧时伴面色涨红和口周发绀,无发热,外院静脉滴注头孢类抗菌药物5天效果欠佳,静脉滴注大环内酯类抗菌药物3天有所好转。

(3)查体:SpO₂ 90%,呼吸偏快,可见轻度三凹征,双眼可见少许黄色分泌物,两肺呼吸音粗,可闻及少许细湿啰音。

(4)辅助检查:血常规、CRP正常,胸片示肺炎、两肺透亮度欠均匀。

诊断及诊断依据: 急性支气管肺炎(重症)。诊断依据:足月顺产,2个月11天男婴,咳嗽20余天,加重10天,无发热,外院静脉滴注头孢类抗菌药物5天效果欠佳,静脉滴注红霉素3天有所好转。查体:SpO₂ 90%,呼吸偏快,可见轻度三凹征,双眼可见少许黄色分泌物,两肺呼吸音粗,可闻及少许细湿啰音;血常规、CRP正常,胸片示肺炎、两肺透亮度欠均匀。

鉴别诊断:

(1)肺结核:患儿为2月龄男婴,咳嗽20余天,加重10天,病程较久,需警惕。但患儿已接种卡介苗,否认结核接触史,无低热、盗汗、体重减轻等症状,胸片未见明显肺结核征象,目前不支持,必要时可行结核菌素试验检查及T-SPOT试验检查进一步协助诊断。

(2)吸入性肺炎:患儿为小婴儿,病程较久,胸片示肺炎、两肺透亮度欠均匀,需警惕;但家长否认奶汁呛咳史,病史中没有突然出现刺激性咳嗽、咳痰、呼吸困难等症状,暂不考虑,必要时行胸部CT以协助诊断。

(3)病原学方面的鉴别:①百日咳杆菌:患儿咳嗽病程较久,呈阵发性不连贯咳嗽,咳剧时伴面色涨红和口周发绀,需警惕。但患儿无咳末鸡鸣样回声,无百日咳接触史,血常规未见淋巴细胞总数明显升高,不首先考虑,可行病原菌检测以明确。②病毒:患儿为小婴儿,最常见的病毒为呼吸道合胞病毒,可有发热咳嗽、头孢类抗菌药物效果欠佳的表现。但一般以呼吸困难、喘憋为主要临床表现,目前不支持,可行病原菌检测以明确。

思考题4:根据初步辅助检查结果,给出病原学的大致判断。

参考答案: 患儿为婴儿,足月顺产,无热性肺炎,咳嗽呈不连贯性咳嗽,头孢类抗菌药物治疗效果欠佳,红霉素治疗有好转,查体可见结膜炎表现,呼吸急促,两肺可闻及少许细湿啰音,血常规、CRP正常,胸片示肺炎、两肺透亮度欠均匀,首先考虑沙眼衣原体感染。

【诊疗计划】

(1)完善相关检查

1)病原学检查:沙眼衣原体/肺炎支原体核酸检测、肺炎支原体IgM检测等;百日咳杆菌培养、痰培养+药敏、血培养;呼吸道病毒检测等。

2)其他血液检查:血气、电解质、前降钙素、血生化、血常规、CRP(复查)等。

3)影像学检查:心电图、胸部CT(必要时)等。

(2)治疗方案

1)一般治疗及护理:空气流通,合理喂养,避免呛奶,维持水电解质平衡等。

2)抗病原菌治疗:早期经验性治疗,需要覆盖常见的呼吸道病原,如红霉素20~30mg/

（kg·d）静脉滴注；有病原学依据后，根据具体菌株分离培养结果选用敏感抗菌药物治疗。

3）对症治疗：如监测血氧饱和度，鼻导管吸氧；及时吸痰，保持气道通畅等。

4）密切关注病情变化，及时处理。

【诊治经过】

入院后完善相关检查，痰培养＋药敏、百日咳杆菌培养、血培养、血呼吸道病毒抗体检测、痰肺炎支原体 RNA 检测、肺炎支原体抗体测定均阴性；前降钙素、血生化、心电图基本正常；动脉血气分析：pH 值 7.312，PaO_2 45.0mmHg，$PaCO_2$ 58.0mmHg，Na^+ 135mmol/L，K^+ 3.0mmol/L，HCO_3^- 29mmol/L；痰沙眼衣原体 DNA 检测阳性。

思考题 5：如何来解读该患儿的血气分析？

参考答案： 根据患儿的血气结果考虑存在失代偿性呼吸性酸中毒、Ⅱ型呼吸衰竭、低钾血症。患儿 pH 值<7.35，二氧化碳分压明显升高，碳酸氢根离子基本正常，所以考虑存在失代偿性呼吸性酸中毒；患儿 PaO_2<60mmHg，同时 $PaCO_2$>50mmHg，所以考虑存在Ⅱ型呼吸衰竭；患儿 K^+<3.5mmol/L，所以考虑存在低钾血症。

入院后监测血氧饱和度，予以鼻导管吸氧、红霉素静脉滴注抗感染、吸痰等治疗。入院第 3 天起病情好转，停吸氧，入院第 7 天好转出院。

【出院诊断】

1. 急性支气管肺炎（沙眼衣原体）（重症）；

2. Ⅱ型呼吸衰竭；

3. 失代偿性呼吸性酸中毒；

4. 低钾血症。

【出院医嘱】

（1）阿奇霉素干混悬剂 0.05g，每日 1 次，口服 3 天。

（2）出院 1 周呼吸科门诊复诊。

病例 5

【一般情况】患儿，男，5 个月 11 天。

【主诉】发热、咳嗽 2 天，加重伴气促半天。

【现病史】2 天前患儿在无明显诱因下出现发热，体温最高 39.2℃，无寒战，无抽搐，同时有咳嗽，每次咳 3~5 声，有痰不易咳出，无气喘气促，无发绀，无犬吠样咳嗽，无咳末鸡鸣样回声，无呕吐腹泻，当地胸片示"支气管肺炎"，予以静脉滴注红霉素治疗 2 天，未见好转。半天前患儿咳嗽加重，为频繁连声咳，伴气促，为进一步诊治转至笔者医院，急诊拟"急性支气管肺炎"收住入院。

起病以来，患儿神志清，精神偏软，食欲欠佳，睡眠尚可，大小便未见明显异常，体重无明显增减，否认奶汁吸入及结核接触史。

【既往史】既往有 2 次肺炎病史；否认药物、食物过敏，否认湿疹史，否认手术、外伤、输血史。

【出生史】G_1P_1足月顺产,出生体重 2.7kg,否认窒息抢救史。

【预防接种史】卡介苗已接种;接种乙肝疫苗 2 针、脊髓灰质炎疫苗 2 次。

【家族史】否认家族过敏性疾病、遗传病等病史。

【体格检查】体重 6kg,T 38.7℃,P 156 次/min,R 56 次/min,BP 98/71mmHg,SpO_2 90%。神志清,精神不佳,颈软,咽红,气促,可见明显三凹征;双肺呼吸音粗,可闻及明显细湿啰音;心音中等,律齐,心前区可及Ⅳ/6 收缩期杂音;腹软,肝肋下 2cm,脾肋下未及;神经系统查体未见病理性体征,全身未见皮疹。

【辅助检查】

急诊血常规:WBC 18.4×10^9/L,L 12.4%,N 83.7%,Hb 105g/L,Plt 382×10^9/L,CRP 107mg/L;

胸片(图 3-7):两肺纹理增多、模糊,可见散在斑片影,心影增大,形态丰满,位置未见明显异常,心胸比率约 0.58,双侧膈面光整,肋膈角锐利。

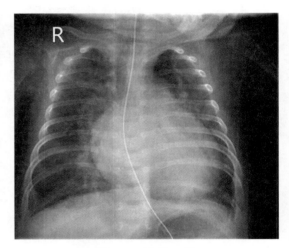

图 3-7　胸部 X 线

【入院诊断】

思考题 1:该患儿病史特点如何总结?结合以上病史、体格检查及辅助检查,如何进行诊断和鉴别诊断?

参考答案:

病史特点:

(1)患儿,男,5 个月 11 天,婴儿,既往有 2 次肺炎病史。

(2)急性起病,因"发热、咳嗽 2 天,加重伴气促半天"入院,外院应用"红霉素"2 天效果欠佳。

(3)查体:SpO_2 90%,精神不佳,气促,可见明显三凹征,双肺呼吸音粗,可闻及明显细湿啰音,心前区可及Ⅳ/6 收缩期杂音。

(4)辅助检查:血常规、CRP 明显升高,胸片示支气管肺炎、心影增大。

诊断及诊断依据:

(1)急性重症肺炎:5 个月 11 天婴儿,急性起病,发热、咳嗽 2 天,加重伴气促半天,外院应用红霉素治疗 2 天效果欠佳;查体:SpO_2 90%,精神不佳,气促,可见明显三凹征;双肺呼吸音粗,可闻及明显细湿啰音;血常规、CRP 明显升高;胸片示支气管肺炎。

(2)先天性心脏病:室间隔缺损? 5 个月 11 天婴儿,既往有 2 次肺炎病史;查体:心前区可及Ⅳ/6 收缩期杂音,胸片示心影增大。

鉴别诊断:

(1)吸入性肺炎:患儿为小婴儿,有发热、咳嗽、气促表现,胸片示肺炎,需警惕。但家长否认奶汁呛咳史,病史中没有突然出现刺激性咳嗽、咳痰、呼吸困难等症状,暂不考虑,必要时行胸部 CT 以协助诊断。

（2）病原学方面的鉴别：①肺炎链球菌是引起儿童肺炎的最常见病原菌之一，患儿有发热、咳嗽，伴气促，血常规、CRP明显升高，需考虑，可行病原菌检测以明确；②金黄色葡萄球菌：多见于婴幼儿，病情进展迅速，此患儿有急性肺部感染表现，且进展迅速，需警惕，可行病原学检测以证实；③呼吸道合胞病毒：患儿为小婴儿，最常见的病毒为呼吸道合胞病毒，可有发热、咳嗽表现，但一般以呼吸困难、喘憋为主要临床表现，血常规、CRP基本正常，目前不支持，可行病原菌检测以明确。

思考题2：根据初步辅助检查结果，给出病原学的大致判断。

参考答案：患儿为5个月11天婴儿，急性起病，发热、咳嗽2天，加重伴气促半天，外院应用红霉素治疗2天效果欠佳；查体：SpO_2 90%，精神不佳，气促，可见明显三凹征；双肺呼吸音粗，可闻及明显细湿啰音；血常规、CRP明显升高；胸片示支气管肺炎；考虑细菌性肺炎，其中肺炎链球菌最为常见。

【诊疗计划】

（1）完善相关检查

1）病原学检查：痰培养+药敏、血培养；肺炎支原体/衣原体核酸检测等；呼吸道病毒免疫荧光检测、流感病毒检测、结核菌素试验等。

2）其他血液检查：血气、电解质、血生化、前降钙素、血常规、CRP（复查）等。

3）影像学检查：心电图、心脏超声、腹部B超、胸部CT（必要时）等。

（2）治疗方案

1）一般治疗及护理：空气流通，合理喂养、避免呛奶，维持水电解质平衡等。

2）抗病原菌治疗：早期经验性治疗，需要覆盖常见的呼吸道病原，如头孢曲松80mg/（kg·d）静脉滴注；有病原学依据后，根据具体菌株分离培养结果选用敏感抗菌药物治疗。

3）对症治疗：吸氧维持正常血氧饱和度，及时吸痰、保持气道通畅等。

4）密切关注病情变化，及时处理并发症。

【诊治经过】

入院后完善相关检查，血气（吸氧下）、电解质、痰肺炎支原体及衣原体核酸检测、痰呼吸道病毒荧光检测、血培养、结核菌素试验均阴性；血生化、心电图、腹部B超基本正常；痰培养：肺炎链球菌（+++）；心脏超声：先天性心脏病，室间隔缺损（膜周部：直径8mm）。

入院后告知病危，给予心电监护，予以鼻导管吸氧，头孢曲松0.48g静脉滴注抗感染，吸痰、补液等对症支持治疗。入院第2天凌晨患儿气促较前明显，同时出现烦躁不安、口周发绀，尿量较前明显减少。查体：鼻导管吸氧下SpO_2 89%，呼吸62次/min，精神不佳，反应佳，面色苍白，三凹征明显；双肺呼吸音粗，双肺密布细湿啰音；心率190次/min，心音低钝，心前区Ⅳ/6级收缩期杂音；腹软，肝肋下4cm，质软，脾肋下未及；神经系统检查阴性。

思考题3：患儿病情变化需考虑什么疾病？应给予怎样的治疗？

参考答案：患儿病情变化考虑出现心力衰竭，诊断依据为：①患儿安静状态下心率加快>180次/min；②呼吸加快>60次/min；③突然烦躁不安、口周发绀，面色苍白；④心音低钝；⑤肝脏迅速增大；⑥尿少。立即给予对症处理：①水合氯醛镇静，面罩吸氧，继续头孢曲松抗感染;②关键性的给予西地兰强心、呋塞米利尿、卡托普利扩血管治疗。

治疗后患儿心率减慢、气促好转,尿量增多。入院第 5 天病情好转,停吸氧,入院第 7 天咳嗽减少,带药出院。

【出院诊断】

1. 急性支气管肺炎(重症)(肺炎链球菌);

2. 先天性心脏病:室间隔缺损,心力衰竭。

【出院医嘱】

(1)头孢地尼片 25mg,每日 3 次,口服 3 天;螺内酯片 5mg,每 12 小时 1 次,口服;氢氯噻嗪片 5mg,每 12 小时 1 次,口服。

(2)出院 1 周呼吸科、心内科门诊复诊。

(3)心外科随诊,择期手术。

参考文献 ·········

1. 中华医学会儿科学分会呼吸学组. 儿童社区获得性肺炎管理指南 (2013 修订)(上)[J]. 中华儿科杂志, 2013, 51 (10): 745-753.

2. 中华医学会儿科学分会呼吸学组. 儿童社区获得性肺炎管理指南 (2013 修订)(下)[J]. 中华儿科杂志, 2013, 51 (11): 856-862.

3. BRADLEY J S, BYINGTON C L, SHAH S S, et al. The management of community-acquired pneumonia in infants and children older than 3months of age: clinical practice guidelines by the Pediatric Infectious Diseases Society and the Infectious Diseases Society of America [J]. Clin Infect Dis, 2011, 53 (7): e25-76.

第三节 毛细支气管炎

毛细支气管炎(bronchiolitis)即急性感染性细支气管炎。主要临床表现为咳嗽、喘息、气促、三凹征、听诊呼吸相延长,可闻及哮鸣音及细湿啰音。该病主要发生于 2 岁以下的婴幼儿,峰值发病年龄为 2~6 月龄,呼吸道合胞病毒(respiratory syncy-tial virus,RSV)是本病最常见的病原体,本病常为婴儿感染性喘息的首次发作,且具有自限性。

一、诊断线索

(一)病史采集

1. 发病的诱因 受凉、疲劳或有上呼吸道感染者接触史。

2. 症状特点 初期有无鼻塞、流涕、喷嚏等；有无咳嗽、喘息、气促、呼吸困难、发绀等，咳嗽及喘息的性质与强度、加重或缓解的因素、持续的时间；有无全身症状或中毒症状，如发热（体温变化、热型）、畏寒、寒战、精神萎靡、抽搐、少吃、少哭、少动、呕吐、腹泻等。

3. 一般情况 有无结核病接触史，有无异物吸入史，家庭中家属有无吸烟。

4. 既往史 有无反复咳喘病史、湿疹、食物过敏、营养不良、先天性心脏病、支气管肺发育不良、慢性肺部疾病、先天性气道畸形、咽喉功能不协调、免疫缺陷病、神经肌肉疾病、染色体异常、维生素 D 缺乏性佝偻病、结核病、贫血等病史。

5. 个人史 是否有早产等病史。

6. 家族史 是否有过敏性疾病、支气管哮喘、变应性鼻炎、结核、遗传性疾病等病史。

（二）体格检查

1. 一般状况与生命体征 体温、心率、血压、血氧饱和度、意识、精神状态、面容等。

2. 呼吸系统体征 呼吸运动类型、频率、节律、深度，有无鼻翼扇动、三凹征、发绀等缺氧表现。双肺活动度是否对称，肺部听诊有无呼气性延长，有无哮鸣音、呼气相哮鸣音还是吸气相哮鸣音，有无细湿啰音、粗湿啰音，胸膜摩擦音等。肺部叩诊有无过清音、鼓音、浊音、实音等；肺部触诊胸廓扩张度如何、有无触觉语颤和胸膜摩擦感等。

3. 其他系统体征 心脏听诊有无杂音、心音是否低钝、心律是否齐，有无腹胀，有无肝脾大，全身有无皮疹，神经系统查体有无阳性体征等。

（三）辅助检查

1. 非特异性检查

（1）外周血检查：白细胞总数及中性粒细胞是否正常或降低，嗜酸性粒细胞有无增加等。

（2）C 反应蛋白：有无 C 反应蛋白的升高及其动态变化的情况。

（3）前降钙素：有无前降钙素的升高及其动态变化的情况。

2. 病原学检查 可采集鼻咽拭子、痰液、咽拭子、血等标本进行病原菌检测。

（1）病毒学检查：呼吸道分泌物可行抗原检测［免疫荧光法、酶联免疫吸附试验（enzyme-linked immunosorbent assay，ELISA）和金标法］，PCR、RT-PCR 等方法行病毒病原检测。

（2）其他病原学检查：结合病史和临床特征，应用 PCR、特异性抗体等方法进行相应的肺炎支原体、肺炎衣原体、沙眼衣原体等检测。

3. 胸片检查 可见不同程度的肺充气过度或肺不张，也可以见到支气管周围炎及肺纹理增粗。

4. 患儿出现以下情况时，需做进一步检查

（1）有脱水征象时需要检测血清电解质，有无低钾血症、低钠血症等电解质紊乱。

（2）当体温>38.5℃，或有感染中毒症状时需做血培养。

（3）重症尤其具有机械通气指征时需及时进行动脉血气分析，有无低氧血症和高碳酸血症，有无代谢性酸中毒、呼吸性酸中毒等。

5. 其他脏器功能检测 进行大小便常规、肝肾功能、心肌酶谱、心电图等检测。

二、诊断思维

(一) 毛细支气管炎的诊断与鉴别诊断

根据发病的年龄,典型的喘息、气促、三凹征、肺部听诊呼气相延长、闻及呼气相哮鸣音,结合胸部影像学的特点一般诊断不难,但需与以下疾病进行鉴别:

1. 支气管哮喘　婴儿的第一次感染性喘息发作多为毛细支气管炎。如有反复喘息发作,亲属有哮喘及变应性疾病史则有哮喘的可能。

2. 原发性肺结核　粟粒型肺结核有时呈发作性喘息,但一般听不到啰音,支气管淋巴结结核患儿肿大的淋巴结压迫气道,可出现喘息。需根据结核接触史、结核中毒症状、结核菌素试验和胸部 X 线改变予以鉴别。

3. 其他疾病　如纵隔占位、心源性喘息、异物吸入及先天性气管支气管畸形均可发生喘息,应结合病史和体征及相应的检查作出鉴别。

(二) 严重程度

根据患儿一般精神情况,有无烦躁不安、易激惹、嗜睡、昏迷,有无喂养量下降或拒食,有无呼吸频率增快,有无三凹征,有无鼻翼扇动或呻吟,以及血氧饱和度来判断毛细支气管炎的严重程度(表 3-2)。

(三) 发生严重毛细支气管炎的危险因素

发生严重毛细支气管炎的危险因素:早产(孕周<37 周)、低出生体重、年龄小于 12 周龄,有慢性肺疾病、囊性纤维化、先天性气道畸形、咽喉功能不协调、左向右分流型先天性心脏病、神经肌肉疾病、免疫功能缺陷、唐氏综合征等。

表 3-2　毛细支气管炎病情严重度分级

项目	轻度	中度	重度
喂养量	正常	下降至正常一半	下降至正常一半以上或拒食
呼吸频率	正常或稍增快	>60 次/min	>70 次/min
胸壁吸气性三凹征	轻度(无)	中度(肋间隙凹陷较明显)	重度(肋间隙凹陷极明显)
鼻翼扇动或呻吟	无	无	有
血氧饱和度	>92%	88%~92%	<88%
精神状况	正常	轻微或间断烦躁、易激惹	极度烦躁不安、嗜睡、昏迷

注:中-重度毛细支气管判断标准为存在其中任何 1 项即可判定。

三、治疗思维

治疗主要为氧疗、控制喘息、病原治疗。

（一）氧疗

保持呼吸道通畅，海平面、呼吸空气条件下，睡眠时血氧饱和度持续低于 88%，或清醒时血氧饱和度低于 90% 者吸氧，可采用不同的方式吸氧，如鼻前庭吸氧、面罩或头罩吸氧等。给氧前宜先吸痰清理气道、摆正体位，以保证气道通畅。对有慢性心肺基础疾病者需积极给氧。

（二）控制喘息

1. 支气管舒张剂　可以选用雾化吸入受体激动剂或联合应用 M 受体拮抗剂，尤其是当有过敏性疾病，如哮喘、过敏性鼻炎等疾病家族史。

2. 糖皮质激素　可选用雾化吸入糖皮质激素，不推荐常规使用全身糖皮质激素，对于喘憋严重者，应用甲泼尼松龙 1~2mg/（kg·d）。

（三）病原治疗

1. 病毒感染　不推荐常规使用利巴韦林。

2. 支原体感染　大环内酯类抗生素。

3. 继发细菌感染　应用抗菌药物。

（四）保证足够碳水化合物供应

患儿若能正常进食母乳，鼓励继续母乳喂养，若患儿呼吸频率大于 60 次 /min，且呼吸道分泌物多，发生吐奶、呛奶导致误吸时可考虑鼻胃管营养摄入，必要时予以静脉营养。

（五）其他治疗

保持呼吸道通畅，保证液体摄入量、纠正酸中毒、及时发现和处理呼吸衰竭及其他生命体征危象。

（六）毛细支气管炎

基于病情严重程度的毛细支气管炎处理流程可参考图 3-8。

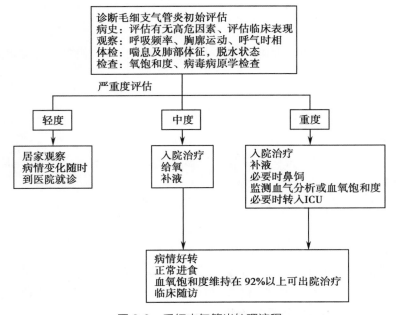

图 3-8　毛细支气管炎处理流程

四、病例思辨

【一般情况】患儿,男,3个月15天。

【主诉】咳嗽4天,加重伴喘息2天。

【现病史】4天前患儿在无明显诱因下在家中出现咳嗽,初始不剧烈,为单声轻咳,同时有鼻塞流涕,家长未予以重视。2天前患儿咳嗽加重,呈阵发性连声咳,每次2~5声不等,同时伴有明显喘息,哭闹和吃奶后明显。病程中患儿无发热,无呕吐及腹泻,无犬吠样咳嗽,无咳末鸡鸣样回声,无发绀,家长自行口服肺热咳喘口服液1天,未见好转后遂来笔者医院,门诊拟"急性支气管炎"收治入院。

起病以来,患儿意识清,精神可,吃奶可,睡眠可,大小便未见明显异常,体重无明显增减,否认奶汁吸入史和结核病患者接触史。

【既往史】既往体健;否认药物、食物过敏,否认湿疹史,否认手术、外伤、输血史。

【出生史】G_1P_1足月顺产,出生体重3.5kg,否认窒息抢救史。

【预防接种史】生后接种卡介苗;接种乙肝疫苗1针。

【家族史】否认家族遗传性及过敏性疾病史。

【体格检查】体重6kg,T 36.8℃,RR 58次/min,P 160次/min,SpO_2 90%。意识清,精神可,气促,可见轻度三凹征,咽红;两肺呼吸音粗,呼气相延长,可闻及广泛的哮鸣音;心律齐,心音中等,未闻及明显病理性杂音;腹软,肝肋下1.5cm,质软,脾未及肿大;神经系统检查阴性,全身未见皮疹。

【辅助检查】

血常规:WBC 5.5×10^9/L,N 20.6%,L 77.2%,Hb 101g/L,PLT 238×10^9/L,CRP<1mg/L。

【入院诊断】

思考题1:该患儿病史特点如何总结?结合以上病史、体格检查及辅助检查,如何进行诊断和鉴别诊断?

参考答案:

病史特点:

(1)患儿,男,婴儿。

(2)急性起病,咳嗽4天,加重伴喘息2天,病初有单声咳、流涕,后咳嗽加剧呈阵发性连咳,同时伴有喘息,以哭闹和吃奶后明显。

(3)查体:SpO_2 90%,意识清,精神可,气促,可见轻度三凹征,两肺呼吸音粗,呼气相延长,可闻及广泛的哮鸣音。

(4)辅助检查:血常规、CRP基本正常。

诊断及诊断依据:毛细支气管炎。诊断依据:3月龄婴儿;急性起病,咳嗽4天,加重伴喘息2天;查体:SpO_2 90%,意识清,精神可,气促,可见轻度三凹征,两肺闻及广泛的哮鸣音,呼气相延长;血常规、CRP基本正常。

鉴别诊断：

(1)支气管哮喘：患儿有咳嗽气喘，双肺呼气相延长，闻及广泛哮鸣音，需警惕，但患儿为3月龄婴儿，既往无反复咳喘史，无湿疹史等过敏体质表现、无过敏性疾病家族史，目前不考虑，但需密切随诊有无咳喘反复发作。

(2)原发综合征：本病常伴有喘息，可闻及哮鸣音，但该患儿已接种卡介苗，否认结核病患者接触史，无低热、盗汗、体重减轻等感染中毒症状，目前不考虑，必要时可行结核菌素试验、T-SPOT试验检查以协助诊断。

(3)其他疾病：如纵隔占位、先天性气管支气管畸形、肺部血管畸形、胃食管反流等疾病均可发生喘息，但患儿咳喘病程较短，无上述疾病相关病史和体征，目前不考虑，必要时可行胸部CT、上消化道造影等检查以协助诊断。

思考题2：对于毛细支气管炎的患儿，病史询问需要注意哪些？

参考答案：需要详细询问患儿既往史和出生史，以了解有无发生严重毛细支气管炎的危险因素，包括早产(孕周<37周)、低出生体重、年龄小于12周龄、慢性肺疾病、囊性纤维化、先天性气道畸形、咽喉功能不协调、左向右分流型先天性心脏病、神经肌肉疾病、免疫功能缺陷、唐氏综合征等。

思考题3：毛细支气管炎患儿的住院指征有哪些？

参考答案：根据患儿病情(包括喂养量、呼吸频率、胸壁吸气性三凹征、鼻翼扇动或呻吟、血氧饱和度、精神状况等)进行严重度程度评估(如表3-2所示)，中重度患儿需住院治疗。若有发生严重毛细支气管炎的危险因素患儿需放宽住院指征。目前该患儿有吸气性三凹征，病情判断属中度，故需住院治疗。

【诊疗计划】

(1)完善相关实验室检查

1)病原学检查：呼吸道病毒免疫荧光检测、痰培养＋药敏、沙眼衣原体核酸检测、肺炎支原体核酸检测等。

2)其他检查：血气、电解质、血生化、前降钙素、血常规、超敏C反应蛋白(必要时复查)、大小便常规等。

3)影像学检查：心电图、胸片(必要时)等。

(2)治疗方案

1)监测生命体征；保证足够碳水化合物供应，维持水电解质酸碱平衡。

2)保持呼吸道通畅，维持正常的血氧饱和度。

3)病因治疗：不推荐常规应用抗病毒药物；暂不应用抗菌药物，仅在不排除细菌感染时选择合理的抗菌药物。

4)控制喘息：选用雾化吸入糖皮质激素治疗，可试用支气管舒张剂雾化吸入治疗，尤其是当有过敏性疾病，如哮喘、过敏性鼻炎等疾病家族史时。

5)密切关注病情变化，及时处理并发症。

【诊治经过】

入院后完善相关检查,呼吸道病毒免疫荧光检测:呼吸道合胞病毒阳性;痰培养、沙眼衣原体核酸检测、肺炎支原体核酸检测均阴性;大小便常规、血生化、前降钙素、心电图基本正常;动脉血气分析:pH 值 7.352,PaO_2 47.0mmHg,$PaCO_2$ 40.0mmHg,K^+ 3.7mmol/L,Na^+ 142mmol/L,HCO_3^- 21.8mmol/L;血常规及 CRP(复查):WBC 5.8×10^9/L,N 21.4%,L 75.2%,Hb 99g/L,PLT 258×10^9/L,CRP<1mg/L。

入院后监测血氧饱和度,予以鼻导管吸氧,"布地奈德"雾化吸入,吸痰、补液等对症支持治疗。入院第 2 天患儿病情好转,停鼻导管吸氧;入院第 4 天患儿偶有咳嗽,无明显气喘,予以出院。

【出院诊断】

1. 毛细支气管炎(呼吸道合胞病毒);

2. Ⅰ型呼吸衰竭。

【出院医嘱】

(1)合理饮食,提倡母乳喂养。

(2)应避免暴露于拥挤的人群或被动吸烟的环境中,避免再次感染。

参考文献 ....

1. 中华医学会儿科学分会呼吸学组. 毛细支气管炎诊断、治疗与预防专家共识 (2014 年版) [J]. 中华儿科杂志, 2015, 53 (3): 168-171.
2. RALSTON S L, LIEBERTHAL A S, MEISSNER H C, et al. Clinical practice guideline: the diagnosis, management, and prevention of bronchiolitis [J]. Pediatrics, 2014, 134 (5): e1474-e1502.

第四节　支气管哮喘

支气管哮喘(以下简称哮喘)是儿童时期最常见的慢性呼吸系统疾病之一,是一种以慢性气道炎症和气道高反应性为特征的异质性疾病,以反复发作的喘息、咳嗽、气促、胸闷为主要临床表现,常在夜间和 / 或清晨发作或加剧。呼吸道症状的具体表现形式和严重程度具有随时间而变化的特点,并常伴有可变的呼气气流受限。二十余年来我国儿童哮喘的患病率呈明显上升趋势。2010 年我国城区哮喘患儿累积患病率为 0.5%~7.6%,较十年前约增长 50%。哮喘具有反复发作的特点,严重影响患儿的生活质量,同时其对患儿肺功能的损害可持续至成人期,并增加发生慢性阻塞性肺疾病的危险,给家庭和社会造成了沉重的经济负担。

一、诊断线索

(一) 病史采集

1. 发病诱因　接触变应原、冷空气、物理、化学性刺激、呼吸道感染以及运动。

2. 症状特点　喘息发作的时相、昼夜节律、加重或缓解的因素、治疗的有效性及是否反复发作,有无发热、咳嗽、咳痰、呕吐、鼻塞流涕等伴随症状,有无异物吸入或呛咳病史。

3. 既往史　有无湿疹等过敏史,有无重症肺炎、先天性心脏病、支气管肺发育不良、先天性气道结构异常、结核病、免疫缺陷病等病史;是否有反复呼吸道感染病史。

4. 个人史　是否有早产等病史。

5. 家族史　是否有鼻炎、哮喘等过敏性疾病,是否有结核、遗传性疾病等病史。

(二) 体格检查

1. 一般状况与生命体征　体温、心率、血压、意识、精神状态、面容等。

2. 呼吸系统体征　咽部情况,有无咽后壁滤泡增生或分泌物附着,有无鼻翼扇动、三凹征、发绀等缺氧表现,双肺听诊有无湿啰音、哮鸣音等。

3. 其他系统体征　心脏听诊有无杂音,有无肝脾大,全身有无皮炎,有无杵状指/趾等。

(三) 辅助检查

1. 肺通气功能检测　主要用于5岁以上儿童,是诊断哮喘的重要手段,也是评估哮喘病情严重程度和控制水平的重要依据。哮喘患儿主要表现为阻塞性通气功能障碍,且为可逆性。对疑诊哮喘儿童,如出现肺通气功能降低,可考虑进行支气管舒张试验,评估气流受限的可逆性;如果肺通气功能未见异常,则可考虑进行支气管激发试验,评估其气道反应性;或建议患儿使用峰流量仪每日2次测定峰流量,连续监测2周。如患儿支气管舒张试验阳性、支气管激发试验阳性,或呼气流量峰值(peak expiratory flow,PEF)日间变异率 ≥ 13% 均有助于确诊。

2. 过敏状态检测　主要是变应原皮肤点刺试验或血清变应原特异性IgE测定,可以了解患儿的过敏状态,协助哮喘诊断。也有利于了解导致哮喘发生和加重的个体危险因素,有助于制订环境干预措施和确定变应原特异性免疫治疗方案。但必须强调过敏状态检测阴性不能作为排除哮喘诊断的依据。外周血嗜酸性粒细胞分类计数对过敏状态的评估有一定价值。

3. 气道炎症指标检测　嗜酸性气道炎症可通过诱导痰嗜酸性粒细胞分类计数和呼出气一氧化氮(fractional exhaled nitric oxide,FeNO)水平等无创检查进行评估。虽然目前上述检测在儿童哮喘诊断中尚无确切价值,但这些指标的连续监测有助于评估哮喘的控制水平和指导优化哮喘治疗方案的制订。

4. 胸部影像学检查　哮喘诊断评估时,不建议进行常规胸部影像学检查。反复喘息或咳嗽儿童,怀疑哮喘以外其他疾病,如气道异物、结构性异常(如血管环、先天性气道狭窄等)、慢性感染(如结核),以及其他有影像学检查指征的疾病时,依据临床线索所提示的疾病选择进行胸部 X 线片或 CT 检查。

5. 支气管镜检查 反复喘息或咳嗽儿童,怀疑哮喘以外其他疾病,如气道异物、气道局灶性病变(如气道内膜结核、气道内肿物等)和先天性结构异常(如先天性气道狭窄、食管 - 气管瘘)等具有纤维支气管镜检查指征的疾病时,应予以纤维支气管镜检查以进一步明确诊断。对于诊断为哮喘并按哮喘治疗效果欠佳的患儿,尤其是喘息、痰鸣等临床表现较明显的婴幼儿,可考虑进行纤维支气管镜检查,了解气道局部病变情况,对气道内黏稠分泌物予以局部冲洗处理。同时可进行支气管肺泡灌洗液病原学、细胞学及其他相关检查,以协助进一步明确诊断。

二、诊断思维

儿童处于生长发育过程,各年龄段哮喘儿童由于呼吸系统解剖、生理、免疫、病理特点不同,哮喘的临床表型不同,哮喘的检测方法和诊断思路也有所不同。

(一)儿童哮喘的诊断

哮喘的诊断主要依据呼吸道症状和体征特征,以及肺功能检查证实存在可变的呼气气流受限,并排除可引起相关症状的其他疾病。

1. 反复发作喘息、咳嗽、气促、胸闷,多与接触变应原、冷空气、物理、化学性刺激、呼吸道感染、运动及过度通气(如大笑和哭闹)等有关,常在夜间和 / 或清晨发作或加剧。

2. 发作时在双肺可闻及散在或弥漫性、以呼气相为主的哮鸣音,呼气相延长。

3. 上述症状和体征经抗哮喘治疗有效或自行缓解。

4. 除外其他疾病所引起的喘息、咳嗽、气促和胸闷。

5. 临床表现不典型者(如无明显喘息或哮鸣音),应至少具备以下 1 项:

(1)证实存在可逆性气流受限:①支气管舒张试验阳性:吸入速效 β_2 受体激动剂(如沙丁胺醇压力定量气雾剂 200~400μg)后 15 分钟第 1 秒用力呼气量(forced expiratory volume in first second,FEV_1)增加 ≥ 12%;②抗炎治疗后肺通气功能改善:给予吸入糖皮质激素和 / 或抗白三烯治疗 4 周,FEV_1 增加 ≥ 12%。

(2)支气管激发试验阳性。

(3)最大呼气峰流量(PEF)日间变异率(连续监测 2 周)≥ 13%。

符合上述 1~4 条或 4、5 条者,可以诊断为哮喘。

(二)5 岁及以下儿童哮喘的诊断评估

由于年幼儿童喘息表型多样、肺功能检查实施困难等原因,目前尚无特异性的检测方法和指标。临床上主要是依据症状发作的频度、严重程度及是否存在哮喘发生的危险因素,评估患儿发展为持续性哮喘的可能性,从而判断是否需要启动长期控制治疗,并依据治疗反应进一步支持或排除哮喘的诊断。喘息儿童如具有以下临床症状特点时高度提示哮喘的**诊断**:①多于每月 1 次的频繁发作性喘息;②活动诱发的咳嗽或喘息;③非病毒感染导致的间歇性夜间咳嗽;④喘息症状持续至 3 岁以后;⑤抗哮喘治疗有效,但停药后又复发。

(三)咳嗽变异性哮喘的诊断

咳嗽变异性哮喘(cough variant asthma,CVA)是儿童慢性咳嗽最常见原因之一,以咳嗽为唯一或主要表现。

诊断依据:

1. 咳嗽持续>4周,常在运动、夜间和/或清晨发作或加重,以干咳为主,不伴有喘息。

2. 临床上无感染征象,或经较长时间抗生素治疗无效。

3. 抗哮喘药物诊断性治疗有效。

4. 排除其他原因引起的慢性咳嗽。

5. 支气管激发试验阳性和/或 PEF 日间变异率(连续监测 2 周)≥13%。

6. 个人或一、二级亲属特应性疾病史,或变应原检测阳性。

符合以上 1~4 项为诊断基本条件。

(四)鉴别诊断

在作出儿童哮喘的诊断之前,须排除其他可引起反复咳嗽和/或喘息的疾病,鉴别诊断见表 3-3。

表 3-3　常见儿童反复咳嗽和喘息相关疾病的鉴别诊断

疾病	临床特征
反复病毒性呼吸道感染	反复咳嗽;流鼻涕(通常<10 天);感染时伴轻微喘息;两次感染之间无症状
胃食管反流病	进食时或餐后咳嗽;反复肺部感染;特别是在大量进食后容易呕吐
异物吸入	在进食或玩耍期间剧烈咳嗽和/或喘鸣;反复肺部感染和咳嗽;局部肺部体征
迁延性细菌性支气管炎	持续湿性咳嗽,抗菌药物治疗可有效,抗哮喘药物治疗无效
气管软化	哭吵、进食时或上呼吸道感染期间有单音调哮鸣音,可伴有双相喘鸣;剧烈咳嗽;自出生后经常出现症状
闭塞性细支气管炎	急性感染或肺损伤后出现慢性咳嗽、喘息和呼吸困难,运动不耐受
肺结核	咳嗽伴低热、食欲下降、消瘦、盗汗;对常用抗菌药物治疗无反应;淋巴结肿大;有肺结核患者接触史
先天性心脏病	心脏杂音;哭吵、运动和进食时可有发绀;生长发育异常;声音嘶哑;心动过速;呼吸急促或肝大;可有吸气性喘鸣
囊性纤维化	出生后不久就开始咳嗽;反复肺部感染;生长发育异常(吸收不良);可见杵状指/趾,以及大量松散油腻的粪便
原发性纤毛运动障碍	咳嗽;反复肺部轻度感染;耳部慢性感染和脓性鼻涕;对哮喘治疗药物反应差;50% 的儿童有内脏转位
血管环	往往存在持续性呼吸音异常或单音调哮鸣音,或吸气性喘鸣;症状严重者可以出现喂养困难和呼吸困难
支气管肺发育不良	主要见于早产婴儿;出生体重低;出生时呼吸困难;需要长时间机械通气或吸氧
免疫缺陷病	反复发热和感染(包括非呼吸系统疾病);生长发育异常

三、治疗思维

(一)防治原则

哮喘控制治疗应尽早开始。要坚持长期、持续、规范、个体化治疗原则。治疗包括:①急性发作期:快速缓解症状,如平喘、抗炎治疗;②慢性持续期和临床缓解期:防止症状加重和预防复发,如避免触发因素、抗炎、降低气道高反应性、防止气道重塑,并做好自我管理。

(二)急性发作期的处理

哮喘急性发作需在第一时间内予以及时恰当的治疗,以迅速缓解气道阻塞症状。

1. 氧疗 有低氧血症者,采用鼻导管或面罩吸氧,以维持血氧饱和度>0.94。

2. 吸入速效 β_2 受体激动剂 是治疗儿童哮喘急性发作的一线药物。沙丁胺醇或特布他林,体重 ≤20kg,每次 2.5mg;体重>20kg,每次 5mg;第 1 小时可每 20 分钟 1 次,以后根据治疗反应逐渐延长给药间隔,根据病情每 1~4 小时重复吸入治疗。如不具备雾化吸入条件时,可使用压力型定量吸入气雾剂(pressurized metered dose inhaler,pMDI)经储雾罐吸药,每次单剂喷药,连用 4~10 喷(5 岁及以下 2~6 喷),用药间隔与雾化吸入方法相同。快速起效的长效 β_2 受体激动剂(long-acting beta2-agonist,LABA)(如福莫特罗)也可在 6 岁及以上哮喘儿童作为缓解药物使用,但需要和吸入性糖皮质激素(inhaled corticosteroid,ICS)联合使用。

3. 糖皮质激素 全身应用糖皮质激素是治疗儿童哮喘重度发作的一线药物,可根据病情选择口服或静脉途径给药。

(1)口服:泼尼松龙 1~2mg/(kg·d),疗程 3~5 天。

(2)静脉:注射琥珀酸氢化可的松 5~10mg/(kg·次),或甲基泼尼松龙 1~2mg/(kg·次),根据病情可间隔 4~8 小时重复使用。若疗程不超过 1 周,可无需减量直接停药。

(3)吸入:雾化吸入布地奈德混悬液 1mg/ 次,或丙酸倍氯米松混悬液 0.8mg/ 次,每 6~8 小时 1 次。

4. 抗胆碱能药物 短效抗胆碱能药物(short-acting muscarinic antagonist,SAMA)是儿童哮喘中 - 重度发作联合治疗的组成部分,尤其是对 β_2 受体激动剂治疗反应不佳的重症者应尽早联合使用。体重 ≤20kg,异丙托溴铵每次 250μg;体重>20kg,异丙托溴铵每次 500μg,加入 β_2 受体激动剂溶液作雾化吸入,间隔时间同吸入 β_2 受体激动剂。

5. 硫酸镁 有助于危重哮喘症状的缓解。硫酸镁 25~40mg/(kg·d)(≤2g/d),分 1~2 次,加入 10% 葡萄糖溶液 20ml 缓慢静脉滴注(20 分钟以上),酌情使用 1~3 天。不良反应包括一过性面色潮红、恶心等,如过量可静脉注射 10% 葡萄糖酸钙拮抗。

6. 茶碱 一般不推荐,若哮喘发作经上述药物治疗后仍不能有效控制时,可酌情考虑使用,但治疗时需密切观察,并监测心电图、血药浓度。氨茶碱负荷量 4~6mg/kg(≤250mg),缓慢静脉滴注 20~30 分钟,后以 0.7~1mg/(kg·h)维持;已用口服氨茶碱者,可直接使用维持剂量持续静脉滴注。亦可每 6~8 小时缓慢静脉滴注 4~6mg/kg。

7. 经合理联合治疗,但症状持续加重,出现呼吸衰竭征象时,应及时给予辅助机械通气治疗。在应用辅助机械通气治疗前禁用镇静剂。

（三）长期治疗方案

强调基于症状控制的哮喘管理模式,治疗过程中遵循"监测 - 评估 - 调整治疗"的管理循环,直至停药观察(图 3-9)。注重药物治疗和非药物治疗相结合,不可忽视非药物治疗如哮喘防治教育、变应原回避、患儿心理问题的处理、生命质量的提高、药物经济学等诸方面在哮喘长期管理中的作用。

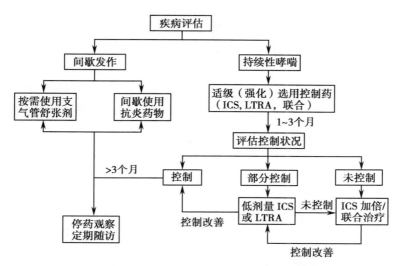

图 3-9　基于控制的儿童哮喘管理流程图

根据年龄分为 6 岁及以上儿童哮喘的长期治疗方案和 5 岁及以下儿童哮喘的长期治疗方案,分别分为 5 级和 4 级,从第 2 级开始的治疗方案中都有不同的哮喘控制药物可供选择。对以往未经规范治疗的初诊哮喘患儿根据病情严重程度分级(6 岁及以上参考图 3-10,5 岁及以下参考图 3-11),选择第 2 级、第 3 级或第 4 级治疗方案。在各级治疗中,每 1~3 个月审核 1 次治疗方案,根据病情控制情况适当调整治疗方案。如哮喘控制,并维持至少 3 个月,治疗方案可考虑降级,直至确定维持哮喘控制的最小剂量。如部分控制,可考虑升级或越级治疗直至达到控制。但升级治疗之前首先要检查患儿吸药技术、遵循用药方案的情况、变应原回避和其他触发因素等情况。还应该考虑是否诊断有误,是否存在鼻窦炎、变应性鼻炎、儿童睡眠呼吸暂停综合征、胃食管反流和肥胖等导致哮喘控制不佳的共存疾病。

（四）临床缓解期的处理

1. 鼓励患儿坚持每日定时测量 PEF、监测病情变化、记录哮喘日记。

2. 注意有无哮喘发作先兆,如咳嗽、气促、胸闷等,一旦出现应及时使用应急药物以减轻哮喘发作症状。

图 3-10   6 岁及以上儿童哮喘的长期治疗方案

干预措施		第1级	第2级	第3级	第4级	第5级
非药物干预		哮喘防治教育、环境控制				
缓解药物		按需使用速效 β₂受体激动剂				
控制药物	优选方案	一般不需要	低剂量ICS	低剂量 ICS/LABA	中高剂量 ICS/LABA	中高剂量 ICS/LABA+LTRA 和/或缓释茶碱+口服最小剂量糖皮质激素
	其他方案		• LTRA • 间歇（高）剂量 ICS	• 低剂量 ICS+ LTRA • 中高剂量ICS • 低剂量 ICS+缓释茶碱	• 中高剂量 ICS+ LTRA 或缓释茶碱 • 中高剂量 ICS/LABA+ LTRA 或缓释茶碱	• 中高剂量 ICS/LABA+LTRA 和/或缓释茶碱+口服最小剂量的糖皮质激素 • 中高剂量 ICS/LABA+LTRA 和/或缓释茶碱+抗IgE 治疗*

*抗IgE治疗适用于≥6 岁儿童。

图 3-11   5 岁及以下儿童哮喘的长期治疗方案

干预措施		第1级	第2级	第3级	第4级
非药物干预		哮喘防治教育、环境控制			
缓解药物		按需使用速效 β₂受体激动剂			
控制药物	优选方案	一般不需要	低剂量 ICS	中剂量 ICS	中高剂量 ICS+LTRA
	其他方案		• LTRA • 间歇（高）剂量ICS	• 低剂量 ICS+LTRA	• 中高剂量 ICS+缓释茶碱 • 中高剂量 ICS/LABA • 中高剂量 ICS+LTRA (或LABA）与口服最小剂量糖皮质激素

图 3-11   5 岁及以下儿童哮喘的长期治疗方案

3. 病情缓解后应继续长期使用药物控制,如使用最低有效维持量的 ICS 等。

4. 控制治疗的剂量调整和疗程   单用中高剂量 ICS 者,尝试在达到并维持哮喘控制 3 个月后剂量减少 25%~50%。单用低剂量 ICS 能达到控制时,可改用每天 1 次给药。联合使用 ICS 和 LABA 者,先减少 ICS 约 50%,直至达到低剂量 ICS 才考虑停用 LABA。如使用最低剂量患儿的哮喘能维持控制,并且 1 年内无症状反复,可考虑停药。5 岁及以下儿童哮喘每年至少要进行 2 次评估以决定是否需要继续治疗,经过 3~6 个月的控制治疗后病情稳定,可以考虑停药观察,但是要重视停药后的管理和随访。如果出现哮喘症状复发,应根据症状发作的强度和频度确定进一步的治疗方案。如仅为偶尔出现轻微喘息症状,可以继续停药观察;非频发的一般性喘息发作,恢复至停药前的治疗方案;当出现严重和/或频繁发作,应在停药前方案的基础上升级或越级治疗。应选择合适的时机调整控制药物的剂量和疗程,避免在气候变化、呼吸道感染、旅行等情况下进行。

5. 根据患儿具体情况,包括了解诱因和以往发作规律,与患儿及家长共同研究,提出并采取一切必要的切实可行的预防措施,包括避免接触变应原、防止哮喘发作、保持病情长期控制和稳定。

6. 并存疾病治疗　70%~80% 哮喘儿童同时患有过敏性鼻炎,有的患儿并存鼻窦炎、儿童睡眠呼吸暂停综合征、胃食管反流和肥胖等因素等。这些共存疾病和因素可影响哮喘的控制,需同时进行相应的治疗。对于肥胖的哮喘儿童,建议适当增加体育锻炼,减轻体重。

(五)变应原特异性免疫治疗

变应原特异性免疫治疗(allergen specific immunotherapy,AIT)是通过逐渐增加剂量的变应原提取物对过敏患儿进行反复接触,提高患儿对此类变应原的耐受性,从而控制或减轻过敏症状的一种治疗方法。AIT 适用于症状持续、采取变应原避免措施和控制药物治疗不能完全消除症状的轻、中度哮喘或哮喘合并变应性鼻炎患儿。

四、病例思辨

病例 1

【一般情况】患儿,女,9 岁 7 个月。

【主诉】反复咳喘 2 年,再发 3 天,加重伴发热 1 天。

【现病史】患儿 2 年前因患"感冒后"出现咳喘发作,表现为阵发性干咳,夜间为主,伴有气喘,运动后加重,每年发作 3~4 次,均予以"布地奈德 + 异丙托溴铵 + 沙丁胺醇"雾化及静脉滴注治疗(具体不详)3~5 天后好转,好转后未长期规范用药。平时剧烈运动后常有咳嗽。3 天前无明显诱因下在家中出现咳嗽,初始不剧烈,逐渐加重,为阵发性干咳,夜间为主,运动后加剧,同时有气喘,无发热,无犬吠样咳嗽,无咳末鸡鸣样回声,无呕吐及腹泻,无低热及盗汗,自行口服"氨溴特罗口服液"治疗,未见好转。1 天前咳喘加重,伴明显气促,同时有发热,体温最高 38℃,无寒战及抽搐,伴流涕,无发绀,遂来院急诊科,监测氧饱和度90%,予以鼻导管吸氧、"布地奈德 1mg+ 沙丁胺醇 5mg+ 异丙托溴铵 500μg"雾化吸入治疗,略有好转,为进一步诊治,拟"支气管哮喘急性发作"收治入院。

起病来,患儿意识清,精神稍差,食欲尚可,睡眠一般,大小便正常,体重无明显下降,否认异物呛咳史及结核病患者接触史。

【既往史】既往体健;否认药物、食物过敏,有湿疹史,否认手术、外伤、输血史。

【出生史】G_1P_1 足月剖宫产(社会因素),出生体重 3.2kg,否认窒息抢救史。

【预防接种史】卡介苗已接种;其他疫苗按时接种。

【家族史】父亲体健,母亲有过敏性鼻炎病史。否认家族中传染病病史及遗传病病史。

【入院查体】体重30kg,T 36.4℃,P 124次/min,R 40次/min,BP 104/67mmHg,SpO_2 90%。神志清,精神不佳,呼吸促,可见明显三凹征,咽红;两肺呼吸音粗,可闻及明显哮鸣音,呼气相延长;心律齐,未闻及明显病理性杂音;腹软,肝脾肋下未及肿大;神经系统检查阴性。

【辅助检查】

血常规+超敏CRP:WBC 8.0×10^9/L,L 28.6%,N 62.8%,E 6.8%,Hb 144g/L,PLT 220×10^9/L,CRP<1mg/L;急诊血气+电解质(吸氧下):酸碱度pH值7.402,PCO_2 40.9mmHg,PO_2 85.0mmHg,K^+ 4.1mmol/L,Na^+ 135mmol/L,HCO_3^- 24.9mmol/L,ABE 0.6mmol/L;胸片(图3-12):两肺纹理增多。

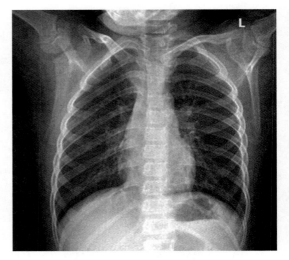

图3-12 胸部X线

【入院诊断】

思考题1:该患儿病史特点如何总结?结合以上病史、体格检查及辅助检查,如何进行诊断和鉴别诊断?

参考答案:

病史特点:

(1)患儿,女,9岁7个月,学龄期儿童。

(2)因"反复咳喘2年,再发3天,加重伴发热1天"入院。近2年患儿"感冒后"有咳喘,呈阵发性干咳,夜间为主,伴有气喘,运动后加重,每年发作3~4次,"布地奈德+异丙托溴铵+沙丁胺醇"雾化吸入治疗好转。平时剧烈运动后常有咳嗽。

(3)查体:SpO_2 90%,精神不佳,呼吸促,可见明显三凹征,两肺呼吸音粗,可闻及明显哮鸣音,呼气相延长。

(4)既往有湿疹史,母亲有过敏性鼻炎病史。

(5)辅助检查:血常规、CRP正常,E 6.8%(升高),胸片示两肺纹理增多。

诊断及诊断依据:

(1)支气管哮喘:学龄期女孩,反复咳喘2年,均于"感冒后"出现,咳嗽为阵发性干咳,夜间为主,伴有气喘,运动后加重,每年发作3~4次,"布地奈德+异丙托溴铵+沙丁胺醇"雾化吸入治疗好转。平时剧烈运动后常有咳嗽;发作时查体两肺呼吸音粗,可闻及明显哮鸣音,呼气相延长;既往有湿疹史,母亲有过敏性鼻炎病史,E 6.8%(升高)。

(2)哮喘急性重度发作:学龄期女孩,咳喘再发3天,加重1天,有明显气促,查体SpO_2 90%,可见明显三凹征,两肺呼吸音粗,可闻及明显哮鸣音,呼气相延长。

(3)急性支气管炎:学龄期女孩,近3天有咳喘,近1天咳喘加重,伴发热和清涕,查体

SpO_2 90%,可见明显三凹征,两肺呼吸音粗,可闻及明显哮鸣音,血常规、CRP正常,胸片示两肺纹理增多。

鉴别诊断:

(1)肺结核:患儿,学龄期女孩,反复咳喘2年,需警惕。但患儿有卡介苗接种史,否认结核病患者接触史,无低热、盗汗、乏力、体重减轻等症状,胸片未见明显肺结核征象,目前不支持,必要时可行结核菌素试验等检查。

(2)支气管异物:患儿病程较久,反复咳喘2年,需排除。但患儿否认异物呛咳史,胸片无局限性肺气肿或肺不张,目前不支持,必要时胸部CT+气道重建或软式支气管镜检查以明确。

(3)闭塞性细支气管炎:患儿病程较久,反复咳喘,需警惕。但患儿既往无重症肺炎(如腺病毒、麻疹肺炎)病史,每次咳喘发作予以雾化治疗均能明显好转,目前不支持,必要时可行高分辨率CT以协助诊断。

【诊疗计划】

(1)完善相关检查

1)病原学检查:咽拭子培养+药敏、咽拭子肺炎支原体核酸检测、咽拭子呼吸道免疫荧光检测等。

2)其他血液检查:过敏原+免疫球蛋白检测、血生化、前降钙素等。

3)心电图、肺功能检查(待气喘好转后)等。

(2)治疗方案

1)氧疗:持续低流量鼻导管吸氧,维持血氧饱和度>94%,必要时机械通气。

2)卧床休息,心电监护,纠正水电解质紊乱及酸碱失衡。

3)给予"甲泼尼龙40mg 每8小时1次"静脉滴注、"布地奈德1mg+沙丁胺醇5mg+异丙托溴铵500μg,每8小时1次"雾化吸入治疗。

4)病原治疗:该患儿考虑病毒感染可能性大,故不使用抗生素。

5)密切关注患儿呼吸、咳嗽、气喘、肺部喘鸣音等情况,根据病情变化及时调整治疗方案。

思考题2:治疗哮喘急性发作的药物有哪些?

参考答案:哮喘急性发作需应用缓解药物,用于快速缓解支气管收缩及其他伴随的急性症状,包括:①吸入型速效 $β_2$ 受体激动剂;②全身型糖皮质激素;③抗胆碱能药物;④口服短效 $β_2$ 受体激动剂;⑤短效茶碱等。

【诊疗经过】

入院后完善相关检查,咽拭子培养+药敏、咽拭子肺炎支原体核酸检测、咽拭子呼吸道免疫荧光检测、前降钙素、血生化、心电图基本正常。过敏原测定+免疫球蛋白测定:屋尘螨/粉尘螨56.81IU/L,IgG 11.84g/L,IgA 1.11g/L,IgM 1.31g/L,IgE 216IU/ml;肺功能(图3-13和图3-14):轻度阻塞性通气功能障碍,支气管舒张试验阳性。

入院后给予鼻导管吸氧,"甲泼尼龙40mg 每8小时1次×1天、甲泼尼龙40mg 每12

小时 1 次 ×2 天、甲泼尼龙 40mg 每日 1 次 ×3 天" 静脉滴注，"布地奈德 1mg+ 沙丁胺醇 5mg+ 异丙托溴铵 500μg，每 8 小时 1 次 ×2 天、每 12 小时 1 次 ×3 天、每日 1 次 ×2 天" 雾化吸入等治疗。患儿入院第 3 天起咳喘渐好转，停吸氧；入院第 7 天好转出院。

【出院诊断】

1. 哮喘急性重度发作；

2. 支气管哮喘；

3. 急性支气管炎。

【出院医嘱】

(1) 沙美特罗替卡松粉吸入剂 50μg/100μg，每次 1 吸，每日 2 次。

(2) 出院 1 个月呼吸科门诊复诊，复查肺功能。

日期 时间		预计值	实测值	占百分比
VT	[L]	0.35	0.83	239.4
BF	[L/min]		17.78	
MV	[L/min]	7.12	14.73	206.8
IC	[L]	1.36	1.45	106.9
ERV	[L]	0.61	0.16	26.7
VC MAX	[L]	1.95	1.61	82.6
FVC	[L]	1.88	1.61	86.0
FEV_1	[L]	1.58	1.11	70.1
FEV_1 % VC MAX	[%]	85.26	68.63	80.5
TIN/TEX			0.78	
MIF	[L/s]		0.56	
MEF	[L/s]		0.44	
PEF	[L/s]	3.73	2.37	63.6
FEF 25	[L/s]	3.39	1.54	45.5
FEF 50	[L/s]	2.39	0.82	34.2
FEF 75	[L/s]	1.22	0.37	30.1
FEF 50% FIF50	[%]		40.09	
V backextrapol. % FVC	[%]		1.86	
MVV	[L/min]	31.32	41.16	131.4

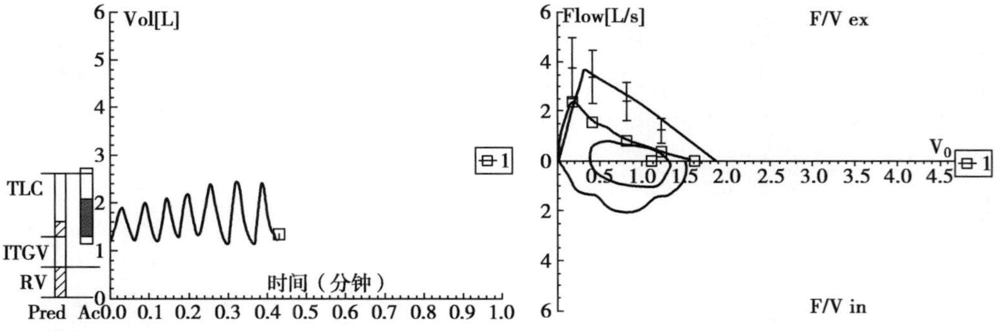

结论：

意见：肺通气功能异常，存在轻度阻塞性通气功能障碍。

图 3-13　肺通气功能

日期 时间		预计值	实测值	占百分比
VT	[L]	0.35	0.49	141.6
BF	[L/min]		24.49	
MV	[L/min]	7.12	12.00	168.5
IC	[L]	1.36	1.41	103.9
ERV	[L]	0.61	0.29	47.0
VC MAX	[L]	1.95	1.70	86.9
FVC	[L]	1.88	1.68	89.5
FEV_1	[L]	1.58	1.32	83.7
FEV_1 % VC MAX	[%]	85.26	77.89	91.4
TIN/TEX			0.87	
MIF	[L/s]		0.43	
MEF	[L/s]		0.37	
PEF	[L/s]	3.73	3.06	82.1
FEF 25	[L/s]	3.39	2.09	61.6
FEF 50	[L/s]	2.39	1.25	52.3
FEF 75	[L/s]	1.22	0.54	44.3
FEF 50% FIF50	[%]		52.52	
V backextrapol. % FVC	[%]		1.79	
MVV	[L/min]	31.32		

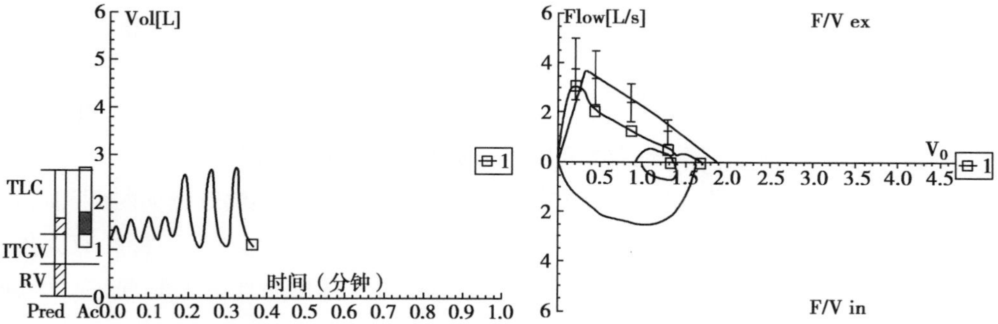

结论：
吸入支气管舒张剂后：
{[FEV_1（后）1.32–FEV_1（前）1.11]/FEV_1（前）1.11}×100%=18.9%
意见：支气管舒张试验阳性。

图 3-14　支气管舒张试验

（3）患儿有尘螨过敏,建议清洗暴晒被褥,清洁家具、空调、沙发、床垫等,必要时行变应原特异性免疫治疗（AIT）。

思考题 3：儿童哮喘的治疗原则是什么？

参考答案： 治疗原则为长期、持续、规范、个体化治疗。急性发作期：快速缓解症状,如平喘、抗炎治疗；慢性持续期和临床缓解期：防止症状加重和预防复发,如避免触发因素、抗炎、降低气道高反应性、防止气道重塑,并做好自我管理。注重药物治疗和非药物治疗相结合。

病例 2

【一般情况】患儿,男,5 岁 2 个月。

【主诉】反复咳嗽 2 个月余。

【现病史】2 个月余前患儿在无明显诱因下出现阵发性咳嗽,每次 3~5 声,干咳为主,晨起和夜间为主,运动后加重,无反复发热、犬吠样咳嗽,无咳末鸡鸣样回声,无气喘、发绀,无呕吐、腹泻,无低热、盗汗,先后予以"头孢呋辛 2.25g 每日 1 次"静脉滴注 5 天、"阿奇霉素 0.25 每日 1 次"口服 3 天、"头孢克肟 50mg 每日 2 次"口服 5 天等治疗,咳嗽好转不明显,遂来院就诊。

起病以来,患儿神志清,精神可,食欲、睡眠可,大小便未见明显异常,体重无明显增减。否认异物呛咳史,否认结核病患者接触史。

【既往史】既往体健;否认药物、食物过敏,有湿疹史,否认手术、外伤、输血史。

【出生史】G_2P_1 足月顺产,出生体重 3.5kg,否认窒息抢救史。

【预防接种史】卡介苗已接种;其他疫苗按时接种。

【家族史】父亲有过敏性鼻炎病史,母亲和 16 岁姐姐均体健。否认家族中传染病病史及遗传病病史。

【体格检查】T 36.5℃,HR 90 次/min,RR 22 次/min。神志清,精神可,气平,无三凹征。咽无充血,咽后壁未见明显滤泡增生和黏液附着;双肺呼吸音稍粗,未闻及明显干湿啰音;心音中等,律齐,未闻及杂音;腹软,肝脾未及肿大;神经系统检查阴性,肢端温。

【辅助检查】

血常规:WBC 6.2×10^9/L,N 65%,L 25.5%,E 6.5%,Hb 130g/L,PLT 350×10^9/L,CRP<1mg/L。

思考题 1:临床上碰到慢性咳嗽的患儿询问病史要注意哪些方面?

参考答案:询问病史要包括以下内容:患儿基本情况、咳嗽性质、咳嗽的时间和形式、伴随症状(打鼾、喘息);有无触发因素、有无缓解因素、是否药物治疗及治疗效果;有无异物或可疑异物吸入史;服用药物史尤其是较长时间服用血管紧张素转换酶抑制剂;有无呼吸道疾病、过敏性疾病和感染性疾病家族史;有无被动吸烟史等。

【初步诊断】

思考题 2:该患儿病史特点如何总结?结合以上病史、体格检查及辅助检查,如何进行诊断和鉴别诊断?

参考答案:

病史特点:

(1)患儿,男,5 岁 2 个月,学龄前期儿童。

(2)反复咳嗽 2 个月余,呈阵发性干咳,晨起和夜间为主,运动后加重,应用较长时间的抗菌药物效果欠佳。

(3)查体:未见明显阳性体征。

(4)既往有湿疹史,父亲有过敏性鼻炎病史。

(5)辅助检查:E 6.5%(升高)。

诊断及诊断依据:咳嗽变异性哮喘?诊断依据:学龄前期男孩,反复咳嗽 2 个月余,咳嗽呈阵发性干咳,晨起和夜间为主,运动后加重,应用较长时间的抗菌药物效果欠佳,既往有湿疹史,父亲有过敏性鼻炎病史,E 6.5%（升高）。

鉴别诊断:

(1)上气道咳嗽综合征:是引起儿童慢性咳嗽最常见的原因之一,可持续咳嗽>4周,为有痰的咳嗽,以晨起或体位变化时明显,可伴有鼻塞、流涕、反复清嗓等症状,查体可见咽后壁滤泡增生或黏液附着,可行鼻咽喉镜检查或鼻窦 CT 等以协助诊断。

(2)感染后咳嗽:该病患儿病程>4周,咳嗽呈刺激性干咳或伴有少许白色黏痰,近期有明显的呼吸道感染病史,胸部 X 线片检查无异常或仅显示双肺纹理增多;肺通气功能正常,或呈现一过性气道高反应;但咳嗽一般为自限性,病程不超过 8 周,诊断是要注意除外其他原因引起的慢性咳嗽。

(3)胃食管反流性咳嗽:也是引起儿童慢性咳嗽的病因之一,但阵发性咳嗽好发于夜间,可在进食后加剧;24 小时食管下端 pH 值监测呈阳性;诊断时也需除外其他原因引起的慢性咳嗽。

【诊疗计划】

(1)完善相关检查:过敏原检测、肺功能、胸部 X 线。

(2)治疗方案:①盐酸丙卡特罗 25μg 每 12 小时 1 次口服;②治疗 1 周呼吸门诊复诊;③密切关注患儿咳嗽情况,根据病情变化及时调整治疗方案。

【诊疗经过】

门诊完善相关检查,过敏原:尘螨 13.5KU/L（正常<0.35KU/L）,IgE 208IU/ml。胸部 X 线:心、肺、膈未见明显异常;肺功能:轻度阻塞性通气功能障碍,FEV_1 前后变异率 15.1%,支气管舒张试验阳性。

治疗 1 周后患儿复诊,咳嗽较前明显减少,剧烈运动后偶有咳嗽。咳嗽变异性哮喘诊断明确。

思考题 3:若患儿经过治疗,病情未见好转,还可以进行哪些检查?

参考答案:必要时根据治疗反应及随访情况酌情进行免疫功能测定、上消化道造影、24 小时食管 pH 值测定、胸部 CT+ 气道重建、鼻咽喉镜检查、鼻窦 CT、纤维支气管镜、诱导痰或支气管肺泡灌洗液细胞学检查和病原微生物分离培养、纤毛结构及运动功能检测、基因型检测等。

【最后诊断】

咳嗽变异性哮喘。

【随访医嘱】

(1)丙酸氟替卡松 100μg+pMDI 吸入,每日 2 次。

(2)定期呼吸科门诊随诊,复查肺功能。

(3)患儿有尘螨过敏,建议清洗暴晒被褥,清洁家具、空调、沙发、床垫等,必要时行变应原特异性免疫治疗（AIT）。

思考题 4:儿童咳嗽变异性哮喘的诊断标准是什么?

参考答案:

(1)咳嗽持续>4周,常在夜间和 / 或清晨发作或加重,以干咳为主。

（2）临床上无感染征象，或经较长时间抗生素治疗无效。

（3）抗哮喘药物诊断性治疗有效。

（4）排除其他原因引起的慢性咳嗽。

（5）气管激发试验阳性和／或 PEF 每日变异率（连续监测 2 周）≥13%。

（6）个人或一、二级亲属特应性疾病史，或变应原检测阳性。

符合以上 1~4 项为诊断基本条件。

呼吸系统疾病的诊治要点详见课件 3。

课件 3　呼吸系统疾病的诊治要点

（陈志敏　张园园　周云连　求伟玲）

参考文献

1. 中华医学会儿科分学会呼吸学组. 儿童支气管哮喘诊断与防治指南 [J]. 中华儿科杂志, 2016, 54 (3): 167-181.
2. 中华医学会儿科分学会呼吸学组. 儿童支气管哮喘规范化诊治建议 (2020 年)[J]. 中华儿科杂志, 2020, 58 (9): 708-717.

第 四 章

消化系统疾病

第一节 先天性肥厚性幽门狭窄

先天性肥厚性幽门狭窄是新生儿及婴儿期常见的上消化道畸形。由于幽门环形肌肥厚,导致幽门狭窄,出现幽门不完全梗阻的症状。以见到胃蠕动波、扪及幽门肿块和喷射性呕吐 3 项为典型的临床表现。先天性肥厚性幽门狭窄的发病率国内报道为 0.3‰~1‰,男性多于女性,约为(4~5):1,50%~60% 为第一胎,少数病例有家族史。典型病例是在出生后 2~3 周出现进行性、喷射性、非胆汁性呕吐。如未及时得到诊治,长期频繁呕吐,出现脱水、电解质紊乱、酸碱平衡失调和营养不良,并可继发肺部感染而导致死亡。应及早作出诊断,及时处理。

一、诊断线索

(一) 病史采集

1. 发病诱因　有无喂养不当、合并呼吸道感染等。

2. 症状特点　呕吐与年龄的关系,呕吐与进食关系,呕吐物的性质(奶汁、奶凝块、咖啡色样物、胆汁样物),呕吐的程度(有无进行性加剧),食欲有无减退,有无脱水、营养不良,有无呼吸道症状。

3. 个人史

(1)出生史:母亲有无胎膜早破、羊水、胎盘异常、脐带延迟结扎等,分娩方式、母亲产前治疗情况,是否使用催产素、镇静剂或麻醉剂等。出生前胎儿情况变化、胎次、产次、出生时间、出生时体重、胎龄、出生时 Apgar 评分;有无难产;有无复苏抢救等情况;是否早产 / 过期产。

(2)喂养史:喂养方式、数量、乳品种类。

4. 家族史　家族成员的遗传病病史、先天性疾病史等;父母种族、祖籍、健康状况;母亲各胎次情况及原因,如流产、死胎、生后死亡等;母亲输血史。

（二）体格检查

1. 一般状况与生命体征　意识、表情、对周围事物的反应,有无精神萎靡。生命体征:体温、脉搏、呼吸频率、血压。

2. 皮肤、黏膜　色泽、弹性,有无皮疹,有无水肿,毛细血管充盈时间。

3. 呼吸系统　呼吸运动节律、频率,有无三凹征,听诊有无干湿啰音。

4. 心血管系统　心率、心律、心音强度,有无杂音,杂音的性质。

5. 腹部　观察有无胃肠型或蠕动波,脐周有无红肿、有无脐部分泌物,有无脐疝。叩诊有无移动性浊音。触诊腹部,有无压痛、反跳痛及腹肌紧张。有无腹部包块,肝脏、脾脏大小、形状、质地、边缘,表面有无肿块。

6. 神经系统　生理反射、肌张力、脑膜刺激征。

7. 其他系统　头面部:前囟大小及紧张度、有无凹陷或隆起;颅缝是否分离;有无头颅血肿;有无特殊面容。

（三）实验室检查

1. X 线立位腹部片　显示有无胃扩张,肠道气体情况;卧位可在充气的胃壁上见到胃蠕动波的凹陷。稀释钡剂或泛影葡胺进行上消化道造影检查可确诊。造影主要表现为:胃不同程度扩张,蠕动增强,可有胃食管反流,造影剂至幽门部停滞,少量进入十二指肠。幽门管细长狭窄,呈"线样征",幽门肥厚的环形肌压迫胃窦,显示"肩征"。压迫十二指肠球基底部,使十二指肠球部似蘑菇状改变,称"蕈征"。幽门管不充钡,而仅幽门入口充钡,似鸟嘴状,称"鸟嘴征"。水肿的黏膜夹在幽门管中央,两侧有平行的钡剂充盈,称"双轨征"。

2. 腹部超声检查　肥厚的幽门环行肌显示低密度回声,相应的黏膜层为高密度回声,幽门肌长径 ≥16mm,厚度 ≥4mm,直径 ≥15mm,确诊率81%~93%。

3. 内镜检查　可见幽门管呈菜花样狭窄,镜头不能通过幽门管,有胃潴留,确诊率为97%。

二、诊断思维

起病年龄,常在新生儿期发病,多见于出生后 2~3 周。特征性表现为进行性加重的喷射性呕吐,呕吐物为奶汁、奶块,不含胆汁。患儿一般情况可,呕吐后活动如常。结合体格检查,腹部发现橄榄样肿物,蠕动波,腹部 B 超可探及"宫颈征"回声。

三、治疗思维

1. 一般治疗　禁食,胃肠减压,维持血糖稳定,纠正酸中毒,补液等。

2. 外科治疗　诊断明确,早期可行腹腔镜下幽门环肌切开术。

四、病例思辨

【一般情况】患儿,女,24天。

【主诉】间断吐奶10余天,加重1天。

【现病史】10余天前患儿吃奶后无明显诱因下出现吐奶,非喷射样,每日约3次,呕吐物为少许奶液,未见咖啡色样液体或黄绿色液体。昨日开始逐渐加重,呕吐4次/d,多为餐后呕吐,呕吐物为不消化奶块等胃内容物,未见黄绿色液体,量较多,呕吐后食欲良好。无发热,无呛咳,无腹泻,无腹胀等不适,未给予特殊处理。今来笔者医院就诊,门诊查腹部B超有异常发现,现为求进一步诊治,门诊遂拟"先天性肥厚性幽门狭窄?"收住入院。

起病以来患儿意识清,精神可,反应尚可,食欲可,睡眠安,今日小便量偏少,体重无增长。

【既往史】未见明显异常。

【出生史】G_1P_1,出生体重3 350g,无胎膜早破,否认窒息、抢救史。

【预防接种史】接种乙肝疫苗1针、卡介苗1针。

【家族史】否认有家中类似疾病,否认家族遗传性疾病史,父母健康。

【体格检查】T 37.0℃,P 130次/min,R 42次/min,BP 69/40mmHg。自主体位,反应正常,体重3.5kg,皮肤黏膜色泽正常,弹性减退,无水肿,无皮疹,皮肤温暖,毛细血管充盈时间1秒。心肺听诊未见明显异常,腹部外形平坦,可见蠕动波,腹软,无压痛、反跳痛,未及包块,神经系统检查阴性。

【辅助检查】

腹部B超:幽门部可探及"宫颈征",回声大小为1.7cm×1.4cm,边界清,回声均匀,肌层厚0.7cm,内可见幽门管腔。

思考题1:结合病史和患儿目前的辅助检查提示什么问题?

参考答案:先天性肥厚性幽门狭窄。

【入院诊断】先天性肥厚性幽门狭窄。

思考题2:该患儿病史特点如何总结? 结合以上病史、体格检查及辅助检查,如何进行诊断和鉴别诊断?

参考答案:

病史特点:

(1)患儿,女,24天。

(2)因"间断吐奶10余天,加重1天"入院。初始吐奶次数不多,但逐渐加重。呕吐物为奶汁和不消化奶块,不含胆汁及绿色物。吐奶后新生儿食欲良好。体重无增长。

(3)体格检查:生命体征稳定,皮肤弹性减退,腹部可见蠕动波。

(4)辅助检查:腹部B超提示幽门部可探及"宫颈征"回声,大小1.7cm×1.4cm,边界清,回声均匀,肌层厚0.7cm,内可见幽门管腔。

诊断及诊断依据: 先天性肥厚性幽门狭窄。诊断依据:24 天女性新生儿,因"间断吐奶 10 余天,加重 1 天"入院。患儿出生 2 周出现呕吐,初始呕吐不剧烈,逐渐加重,呕吐物为奶汁和不消化奶块,无胆汁及绿色物,吐奶后食欲良好,体重无增长。体格检查皮肤弹性减退,腹部可见蠕动波。辅助检查腹部 B 超:幽门部可探及"宫颈征"回声,大小为 1.7cm × 1.4cm,边界清,回声均匀,肌层厚 0.7cm。

鉴别诊断:

本病以呕吐为主要症状,需与以下疾病鉴别:

(1)幽门痉挛:发病较早,多在生后几天即出现呕吐,呈间歇性、非进行性、非喷射性。呕吐量不大,不影响小儿营养状态。查体也可发现胃蠕动波,但不能触及肿物。腹部 B 超无肥厚性幽门狭窄的征象。

(2)新生儿胃扭转:发病可早可晚,多在喂奶后,尤其是移动体位后出现非喷射性呕吐,呕吐物为奶汁,不含胆汁。腹部无阳性体征。钡餐造影可见双泡征,双液平、胃大弯位于小弯之上,幽门窦高于十二指肠等征象。体位治疗可缓解症状。

(3)贲门松弛和食管裂孔疝:生后几天即出现呕吐,非喷射性,呕吐量不大,呕吐与体位有关,直立位不吐。腹部无阳性体征,钡餐造影有助于诊断。

(4)新生儿胃食管反流:呕吐发生可早可晚,呕吐物有时可含胆汁。腹部无阳性体征,钡餐造影及 24 小时食管 pH 值 - 阻抗联合监测有助于诊断。

(5)幽门前瓣膜:是一种极少见的先天性消化道畸形,在幽门部或胃窦部有由黏膜或黏膜下组织构成的瓣膜,将胃和十二指肠隔开,瓣膜有的中央有小孔,有的完全闭锁。临床症状与先天性幽门肥厚狭窄相似,但幽门肌层无明显增厚。

(6)十二指肠梗阻:超声检查或 X 线可见十二指肠第一段扩张,与胃扩张形成典型的"双泡征"。呕吐物含有胆汁。

(7)食管闭锁:患儿出生后常吐泡沫、流涎,喂奶后即吐。出生时羊水常偏多,胃管难以插入可帮助诊断。

(8)喂养不当:腹部无阳性体征,调整喂养后好转。

本病呕吐物的一个显著特点是不含胆汁,应除外各种原因引起的高位不全梗阻,如肠狭窄、肠旋转不良、肠重复畸形等。

【诊疗计划】

(1)完善相关检查:血、尿、大便常规,凝血功能,肝肾功能,血气、电解质,乙型肝炎表面抗原、丙型肝炎抗体测定、梅毒螺旋体抗体、人类免疫缺陷病毒抗体,胸部 X 线,心电图等。

(2)治疗方案

1)一般治疗:禁食、胃肠减压、补液等对症支持治疗。

2)择期手术治疗。

【诊治经过】

患儿入院后完善相关检查,包括血、尿、大便常规,凝血功能,肝肾功能,血气、电解质,乙型肝炎病毒表面抗原、丙型肝炎病毒抗体、人类免疫缺陷病毒抗体、梅毒螺旋体特异性抗体,胸部 X 线,心电图。并给予禁食,胃肠减压,补液等对症支持治疗,积极完善术前准备。入院第二日在全麻下行"腹腔镜幽门环肌切开术",手术过程顺利,术后患儿一般情况尚稳定,进食良好,无呕吐,于术后第一天出院。

【出院诊断】先天性肥厚性幽门狭窄。

【出院医嘱】

不适随诊,复查 B 超(患儿在 3 个月 7 天时,复查腹部 B 超提示幽门区未探及明显"宫颈征"团块回声,肌层厚约 0.2cm)。

参考文献 ···

王天有, 申昆玲, 沈颖. 诸福棠实用儿科学 [M]. 9 版. 北京: 人民卫生出版社, 2022.

第二节　先天性巨结肠

先天性巨结肠(congenital megacolon) 又 称 肠 无 神 经 节 细 胞 症(aganglionosis),因 Hirschsprun 先对本病做详尽的描述,故也称为希尔施普龙病(Hirschsprung disease,HD),是一种常见的肠神经元发育异常性疾病,临床表现以便秘为主。病理学改变主要是狭窄段肌间神经丛和黏膜下神经丛内神经节细胞缺如,但无髓鞘的副交感神经纤维增粗、数目增多。一般认为肠壁肌间神经丛中神经节细胞缺如是由于外胚层神经嵴细胞迁移发育过程停滞造成的。该病发病率为 1/5 000,男性发生率约是女性的 4 倍,居先天性消化道畸形第 2 位,病因复杂,手术后并发症多,越来越引起重视。

临床上对顽固性便秘的患儿需要仔细询问病史并进行全面查体,结合辅助检查作出正确诊断,及时给予治疗。

一、诊断线索

(一) 病史采集

1. 便秘特点　发病年龄、大便次数、粪便性状,有无排便困难、便血、大便失禁等。

2. 伴随症状　有无呕吐、腹胀、发热、腹泻,呕吐物性质,有无全身中毒症状,食欲情况及与排便的关联,有无呼吸道症状,有无贫血等。

3. 个人史

(1)出生史:出生时体重、胎龄、需要重点询问出生后胎便情况,是否有不排胎便或胎便排出延迟史。

（2）喂养史：喂养方式、数量、乳品种类，添加辅食时间及种类。

4. 家族史 家族成员的遗传病病史、先天性疾病史等。

(二) 体格检查

1. 一般状况与生命体征 体温、心率、血压、意识、精神状态、面容等。

2. 腹部 重点是腹部体征，观察腹胀程度，有无腹壁静脉曲张、肠型或肠蠕动波。触诊：肝脾大小，有无包块；叩诊：有无移动性浊音。进一步观察肛门外观形态，直肠肛门指检对于诊断先天性巨结肠至关重要，不但可以查出有无直肠肛门畸形，同时可了解肛门括约肌的紧张度、壶腹部空虚程度及狭窄直肠的部位和长度，当拔出手指后，由于手指的扩张及刺激，常有大量粪便、气体呈"爆炸样"排出，腹胀可立即好转，如有上述情况应首先考虑先天性巨结肠的可能。

3. 其他系统体征 心脏听诊有无杂音、心音是否低钝、心律是否齐；肺部有无啰音，有无鼻翼扇动、三凹征、发绀等缺氧表现；全身有无皮疹，神经系统查体有无阳性体征等。

(三) 实验室检查

1. 血常规、C 反应蛋白、前降钙素 注意白细胞总数及中性粒细胞是否增加或降低等，动态监测指标变化，协助判断感染情况。

2. 甲状腺功能测定 排除甲状腺功能异常。

3. 血生化、血气、电解质等。

(四) 影像学检查

X 线检查包括腹部平片和钡剂灌肠。

1. 直立前后位平片 X 线平片是简单易行的初步检查方式。X 线平片上可以看到低位肠梗阻，扩张的结肠及气液平，远端结肠无充气。新生儿先天性巨结肠主要表现为肠管的广泛胀气。如果发现膈下游离气体需要警惕肠穿孔。合并坏死性小肠结肠炎时可见肠壁积气甚至气腹。

2. 钡剂灌肠 是最常用的筛查方法之一。对于典型的先天性巨结肠在新生儿时期钡灌肠即可见狭窄段、移行段及扩张段。对部分新生儿先天性巨结肠，结肠被动性扩张尚不明显，与狭窄段对比差异不大，可能会对诊断有影响。24 小时后复查，钡剂潴留的情况可反映结肠的蠕动功能，先天性巨结肠患儿钡剂排空的功能较差，这对诊断来说也有重要意义。注意在行钡剂灌肠检查前，如进行过灌肠治疗，会影响检查结果的判断。

(五) 其他检查

1. 直肠肛管测压 正常儿童直肠内受到压力刺激后产生充盈感，通过反馈机制引起直肠内括约肌松弛、外括约肌和盆底肌收缩，这种现象为直肠肛管抑制反射。而先天性巨结肠患儿在直肠壁充盈、扩张时，不能引出内括约肌松弛，无此反射，所以直肠肛管测压是先天性巨结肠的有效筛查方法。其不足之处在于检查过程中需要患儿保持绝对镇静，否则容易产生不准确结果，而这在低龄婴幼儿中较难实现。

2. 直肠黏膜吸引活检及免疫组织化学检查 乙酰胆碱酯酶（acetylcholinesterase, AchE）染色在正常结肠黏膜内呈现阴性，而在无神经节肠段黏膜固有层中出现 AchE 染色阳性的神经纤维及肥厚的神经干。2009 年世界胃肠病大会的国际工作组推荐利用苏木精-伊红（hematoxylin-eosin staining，HE）染色联合 AchE 染色诊断先天性巨结肠。

3. 直肠壁组织学检查　诊断可靠，尤其是对一些诊断困难的病例仍是一种十分有效的诊断方法。一般取材点为直肠后壁齿状线上 1cm、3cm、5cm 三点，主要观察黏膜下及肌间神经丛中有无神经节细胞及发育程度如何。病变肠段神经节细胞缺如是病理组织学诊断的重要标准。

二、诊断思维

首先根据患儿有胎粪排出延迟史、顽固性便秘、腹胀，或经指检、灌肠才排出胎粪，腹部立位片提示不全性低位肠梗阻应怀疑为先天性巨结肠可能。完善钡灌肠、直肠肛管测压及组织学检查及免疫组织化学染色等进一步明确。

1. 新生儿时期先天性巨结肠需要鉴别的疾病

（1）先天性肛门直肠畸形：该症为最常见的低位肠梗阻原因，肛门闭锁或仅有瘘孔时，经仔细望诊就可辨认这类异常肛门，但肛门正常的直肠狭窄或闭锁，还需经直肠肛门指检及腹部 X 线检查证实。

（2）先天性肠闭锁或者狭窄：表现为典型的肠梗阻，直肠指检和生理盐水灌肠后均无胎粪排出，钡灌肠检查提示胎儿型结肠。

（3）坏死性小肠结肠炎：多见于早产儿，出生后曾有窒息、缺氧、休克等病史，且有便血，X 线片肠壁有气囊肿，在巨结肠则罕见。

（4）单纯性胎粪便秘：症状和先天性巨结肠类似，胎粪排出延迟，便秘、腹胀，但经直肠指检，开塞露刺激或生理盐水灌肠后则可排出多量胎粪，且便秘症状不再发生。患儿直肠壁神经节细胞正常存在。

（5）新生儿腹膜炎：临床上与新生儿巨结肠合并小肠结肠炎相似，需鉴别是否有胎粪排出延迟，是否有感染发生情况，须结合辅助检查方可鉴别。

2. 婴幼儿和儿童期先天性巨结肠需要鉴别的疾病

（1）继发性巨结肠：先天性直肠肛管疾病，如直肠舟状窝、肛门狭窄和先天性无肛术后等引起的排便不畅均可继发巨结肠。这些患儿神经节细胞存在，病史中有肛门直肠畸形及手术史，结合其他检查诊断并不困难。而直肠肛门畸形合并先天性巨结肠也会偶尔发生。

（2）特发性巨结肠：与排便训练不当有关，无新生儿期便秘史，2~3 岁时发病或出现明显症状，慢性便秘常伴肛门污粪。

（3）巨结肠类缘病：临床上可见到部分患儿表现类似先天性巨结肠，直肠活检却发现有神经节细胞，但是神经节细胞的数量或质量异常。巨结肠类缘病的发病年龄普遍较先天性巨结肠患儿晚，但在新生儿期出现症状的患儿也逐渐增多，对新生儿胎便排出时间延迟、腹胀、呕吐等的患儿要考虑到巨结肠类缘病可能。巨结肠类缘病可以单独发生，也可以同先天性巨结肠同时存在。

(4)先天性乙状结肠冗长:因乙状结肠过长而大量储存粪便导致慢性便秘。

(5)神经系统疾病引起的便秘:患有先天愚型、大脑发育不全、小脑畸形和腰骶部脊髓病变者常合并排便障碍、便秘。患儿都有典型的症状和体征,必要时可以做黏膜免疫组织化学检查及肛管直肠测压和拍摄腰骶脊椎 X 线片鉴别。

(6)内分泌紊乱引起的便秘:甲状腺功能减退患儿异常安静,少哭吵,生理性黄疸消退延迟。甲状腺功能亢进患儿也可以有便秘症状。但两类疾病患儿除便秘外,常有其他全身症状如食欲缺乏、生长发育不良等。行甲状腺功能测定可鉴别。

(7)饮食性便秘:饮食结构异常导致的便秘,经调整饮食或者服用药物后可改善。

三、治疗思维

一旦被确诊先天性巨结肠,则需要行手术治疗。

1. 术前准备　先天性巨结肠患儿由于长期便秘、营养摄入不足,常会导致营养不良、低蛋白血症、免疫力下降,因此术前的营养支持对于加快机体恢复和降低并发症发生率有重要意义。

肠梗阻或并发小肠结肠炎的患儿需要留置胃管胃肠减压,并接受肠外营养支持及广谱抗生素治疗。同时需要评估患儿可能存在的先天性畸形如心血管或呼吸系统疾病,并制订完整的治疗方案。待患儿病情稳定后,手术可以立即执行或推迟一段时间。在等待手术过程中,需要定期扩肛或灌肠以保持排便通畅。

2. 手术分期　近年来,绝大多数小儿外科医生均接受一期拖出术治疗先天性巨结肠,并避免造瘘。如果患儿合并严重的小肠结肠炎、肠穿孔、营养不良,特别是巨大粪石,或近端肠管高度扩张合并肠管范围无法确定时,仍需要首先接受肠造瘘术,同时行术中肠活检组织学检查明确诊断。

3. 手术方式　先天性巨结肠的手术原则在于切除无神经节细胞肠管等病变肠段并且重建肠道功能。先天性巨结肠的手术治疗已经从传统的肠造瘘及开腹手术逐渐转向单纯经肛门拖出术和腹腔镜辅助手术等微创方式。

4. 术后并发症　近年来先天性巨结肠术后并发症有明显的改善,但仍不少见。

(1)小肠结肠炎:可发生于手术后任何时期。

(2)术后早期并发症:吻合口瘘、狭窄、伤口感染裂开。输尿管损伤及尿潴留。

(3)术后晚期并发症:主要有排便功能的异常,如污粪、大便失禁及便秘复发。

5. 出院标准

(1)一般情况良好。

(2)便秘症状消失。

(3)伤口愈合良好,无出血、感染、吻合口瘘等。

(4)无其他需要住院处理的并发症。

6. 术后随访　虽然手术是治疗先天性巨结肠的主要方法,但仍有必要在先天性巨结肠根治术后进行不同程度的康复训练,以减少术后并发症的发生。先天性巨结肠术后 1 个月、3 个月、6 个月、1 年、2 年应作为常规随访节点,定期评估患儿的排便及控便能力,同时预防小肠结肠炎的发生。

四、病例思辨

【一般情况】患儿,男,9 月龄。

【主诉】反复排便困难 2 个月余。

【现病史】2 个月余前患儿在无明显诱因下出现便秘,排便困难,最长间隔 7 天,开塞露纳肛刺激后可排便,无恶心、呕吐,曾多次内科就诊,考虑"消化不良",给予"益生菌、乳果糖"等药物调整及饮食调整,便秘仍反复,伴有腹胀。遂至笔者医院普外科就诊,行腹部立位片提示"低位肠梗阻,扩大的结肠及气液平,远端少量气体,钡剂灌肠示乙状结肠远端狭窄,近端结肠扩张"。为进一步诊治拟"便秘"收住入院。

起病以来患儿意识清,精神可,反应尚可,食欲可,睡眠欠安,尿量可,排便困难,体重无增长。

【既往史】既往体健;否认药物、食物过敏,有湿疹史,否认手术、外伤、输血史。

【出生史】G_1P_1,足月自然分娩,出生体重 3 550g。患儿生后约 72 小时后开始自主解胎便。生后新生儿疾病筛查(先天性甲状腺功能减退、苯丙酮尿症、葡萄糖 -6- 磷酸脱氢酶缺乏症、先天性肾上腺皮质增生症)均阴性。

【预防接种史】疫苗按时接种。

【家族史】否认有家中类似疾病,否认家族遗传性疾病史,父母健康。

【体格检查】T 36.5℃,P 124 次 /min,R 36 次 /min,BP 90/60mmHg。意识清楚,精神可,心肺未闻及异常;腹膨隆,腹壁紧张,腹壁可见静脉曲张,右下腹似可触及粪石,肠鸣音弱;肝脾未及肿大;直肠肛门指检:肛门外观形态正常,无肛门狭窄,可触及粪块,拔指后有"爆破样"气体排出。

思考题 1:患儿的体格检查说明什么问题?

参考答案:患儿体格检查提示腹胀,直肠肛门指检可触及粪块,拔指后"爆破样"气体排出,需要考虑先天性巨结肠可能。

【辅助检查】

腹部 X 线片提示不完全性低位肠梗阻。钡剂灌肠 24 小时复查腹部立位片提示阑尾及结肠肠管内见较多造影剂。

思考题 2:患儿目前的辅助检查提示什么问题?

参考答案:结合患儿钡灌肠及 24 小时复查腹部立位片提示结肠动力异常。

【入院诊断】

思考题 3:该患儿病史特点如何总结? 结合以上病史、体格检查及辅助检查,如何进行诊断和鉴别诊断?

参考答案：

病史特点：

(1)患儿,男,9月龄。

(2)有胎便排出延迟史,反复排便困难2个月余,需要开塞露纳肛后解出。

(3)查体有腹胀,腹肌紧张。直肠肛门检查示肛门无狭窄,有积粪,拔指后有"爆破样"气体排出。

(4)腹部立位片提示存在低位肠梗阻,钡剂灌肠示乙状结肠远端狭窄,近端结肠扩张,24小时复查示阑尾及结肠肠管内见较多造影剂。

诊断及诊断依据： 便秘待查：先天性巨结肠？诊断依据：患儿有典型的临床表现：顽固性便秘、腹胀、胎便排出延迟史。腹部立位片提示不完全性低位肠梗阻。直肠肛门指检提示肛门无狭窄,可触及积粪,拔指后有"爆破样"气体排出,结合钡剂灌肠提示乙状结肠远端狭窄,近端结肠扩张,24小时仍有大量钡剂残留,需要考虑先天性巨结肠。

鉴别诊断：

(1)肛门狭窄：肛门狭窄可表现为排便困难及腹胀,直肠肛门指检可提示肛门偏窄,患儿直肠肛门指检未见肛门狭窄可排除。

(2)内分泌紊乱引起的便秘：甲状腺功能减退或亢进均可以有便秘症状,但除便秘外,常有其他全身症状比如食欲缺乏、生长发育不良等。该患儿既往新生儿疾病筛查未提示甲状腺功能异常,因此不支持。

(3)消化不良：可表现为腹胀、便秘,经饮食调整后多可好转,钡灌肠无明显器质性病变,患儿反复多次内科就诊,经药物及饮食调整便秘仍反复,且钡灌肠造影存在异常,故可排除。

【诊疗计划】

(1)完善各项检查：血常规、血生化、凝血酶、肝炎系列、心电图、胸片等。

(2)做好术前准备,择期行直肠黏膜活检手术。

(3)有关病情、检查及治疗等情况告知家长。

【诊疗经过】

入院后予以抗感染治疗,排除手术禁忌后,行"直肠黏膜活检术",术中取直肠齿状线上3.0cm直肠后壁切取一小块黏膜组织,约0.3cm×0.3cm大小。直肠黏膜活检病理提示黏膜慢性炎,黏膜下层可见神经丛增生,未见明显神经元。予以巨结肠灌肠对症治疗后,排除手术禁忌证,在全麻下行"腹腔镜下巨结肠根治术",术后恢复顺利。患儿一般情况良好,无发热、腹泻,便秘症状消失,手术切口愈合良好,无出血、感染、瘘等,血常规、超敏C反应蛋白、血电解质结果正常,办理出院。

【出院诊断】

先天性巨结肠。

【术后随访】

术后2周需要专科门诊就诊,了解排便及术后恢复情况。术后出现发热(>38℃)、腹胀、呕吐、腹泻、排恶臭便,灌肠治疗无效者需要紧急就医。

参考文献 ···

1. 王天有, 申昆玲, 沈颖. 诸福棠实用儿科学 [M]. 9 版. 北京: 人民卫生出版社, 2022.
2. 中华医学会小儿外科学分会肛肠学组, 新生儿学组. 先天性巨结肠的诊断及治疗专家共识 [J]. 中华小儿外科杂志, 2017, 38 (11): 805-815.
3. 中华医学会小儿外科学分会肛肠学组. 先天性巨结肠症围手术期管理专家共识 [J]. 中华小儿外科杂志, 2018, 39 (6): 404-410.
4. 孙宁, 郑珊, 夏慧敏. 小儿外科学 [M]. 2 版. 北京: 人民卫生出版社, 2022.

第三节　婴儿腹泻病

　　婴儿腹泻病（infantile diarrhea）是一组由多病原、多因素引起的,以大便次数增多和大便性状改变为主要表现的消化道综合征,又称腹泻病（diarrhea disease）,是我国婴幼儿最常见的疾病之一。6 个月 ~2 岁的婴幼儿发病率高,1 岁以内患儿约占半数,是造成儿童营养不良、生长发育障碍的常见原因之一。病程在 2 周以内为急性腹泻,病程 2 周 ~2 个月为迁延性腹泻,病程在 2 个月以上为慢性腹泻。

一、诊断线索

（一）病史采集

1. 起病情况　急性起病还是慢性起病,初始症状,病程长短,发病年龄。
2. 流行病学资料　包括腹泻病原接触史、不洁饮食史、食物过敏史、外出旅游和气候变化史等。
3. 主要临床表现　大便次数、大便性状、粪便颜色,每次大便量、气味,有无血便,有无里急后重。
4. 伴随症状　有无呕吐,呕吐次数,呕吐物性质,有无发热,有无口渴,尿量及排尿次数,有无胃肠道外症状,有无全身中毒症状,有无营养不良、抽搐昏迷等。
5. 既往史　有无腹泻史,系何种病原,有无消化系统其他疾病史。
6. 个人史　近期用药史,有无长期服用可致肠道功能紊乱、菌群失调的药物,如广谱抗生素。
7. 家族史　是否有家族性遗传性疾病病史。

（二）体格检查

1. 一般状况与生命体征　意识、表情、对周围事物的反应,有无精神萎靡或淡漠,甚至昏迷。生命体征:体温、脉搏、呼吸频率、血压。

2. 皮肤、黏膜　色泽,弹性,有无皮疹,毛细血管充盈时间,四肢末梢是否温暖,口唇、口腔黏膜是否干燥。

3. 眼眶、前囟　前囟大小及紧张度、有无凹陷,眼眶有无凹陷,哭时有无眼泪。

4. 呼吸系统　呼吸运动节律、频率,有无三凹征,听诊有无干湿啰音。

5. 心血管系统　心率、心律,心音强度,有无杂音,杂音的性质。

6. 腹部　有无膨隆,脐周有无红肿、有无脐部分泌物,有无脐疝。肠鸣音有无亢进或减弱。叩诊有无移动性浊音。触诊腹部,有无压痛、反跳痛及腹肌紧张。有无腹部包块,肝脏、脾脏大小、形状、质地、边缘。

7. 神经系统　生理反射、肌张力、脑膜刺激征。

8. 其他系统　有无特殊面容。

(三) 实验室检查

1. 血常规　细菌性腹泻时白细胞计数和中性粒细胞比例升高。

2. 大便常规　注意有无白细胞、红细胞及相应的细胞数。

3. 尿常规　注意酮体的出现。

4. 大便培养　坚持首诊送检培养制度,标本要新鲜,最好挑含血丝的大便(阳性率高)。

5. 病情及并发症判断

(1)血气电解质分析测定:有无代谢性酸中毒、电解质紊乱等。

(2)肝肾功能检查。

(3)血培养、肥达反应。

(4)粪还原糖测定。

(5)腹部 X 线摄片,尤其是腹胀、"赤豆汤"样大便者。

(6)病原学检测:肠道细菌培养及药敏试验、病毒检测。

二、诊断思维

(一) 诊断与鉴别诊断

依据发病季节、病史、临床表现、大便性状和实验室检查结果作出诊断,但肠道内感染的病原学诊断比较困难,即使经过较系统的检查,仍有相当数量患儿的病原不明。

1. 急性腹泻病　常与以下疾病进行鉴别。

(1)细菌性痢疾:常有不洁饮食史,有呕吐、腹痛、发热,伴里急后重感,大便呈黏冻血样,中毒型有休克表现。

(2)急性坏死性肠炎:中毒症状严重,腹痛、腹胀、频繁呕吐和高热,大便呈"赤豆汤"样,有腥臭味,重者常出现休克。

2. 迁延性和慢性腹泻　需要与生理性腹泻、食物过敏等相鉴别。

(1)生理性腹泻:多见于 6 个月以内婴儿,生后不久即出现腹泻,除大便次数增多外,无其他症状,食欲好,不影响生长发育,添加辅食后大便即逐渐转为正常。

（2）食物过敏：如牛奶蛋白过敏、大豆蛋白过敏、小麦蛋白过敏等，均可导致继发性吸收不良，出现长时间腹泻。

（二）临床分类

1. 按病程分类

（1）急性腹泻：病程在 2 周以内。

（2）迁延性腹泻：病程在 2 周~2 个月。

（3）慢性腹泻：病程在 2 个月以上。

2. 按病因分类

（1）感染性腹泻：病毒、细菌、原虫、真菌及其他感染性腹泻。

（2）非感染性腹泻：饮食性腹泻、症状性腹泻、过敏性腹泻及其他腹泻。

3. 按病情分类

（1）轻型腹泻：无脱水和中毒症状。多为饮食因素及肠道外感染所致。起病可急可缓，以胃肠道症状为主，主要表现为食欲缺乏，偶有溢乳或呕吐，大便次数略为增多，每次大便量不多，稀薄，呈黄色或黄绿色，有酸味，常见白色或黄白色奶瓣和泡沫。大便镜检可见脂肪滴。多在数天内痊愈。

（2）重型腹泻：脱水明显、中毒症状重。重型腹泻多数由肠道内感染引起。常急性起病，也可由轻型逐渐加重发展而来。主要表现严重的胃肠道症状，伴有因呕吐、腹泻造成明显的脱水、电解质紊乱和全身感染中毒症状。患儿全身情况较差，高热或体温不升，常有烦躁不安，进而精神萎靡、嗜睡、面色苍白、意识模糊，甚至休克、昏迷。

4. 脱水程度的评估　见表 4-1。

表 4-1　脱水程度评估表

脱水程度	轻度	中度	重度
丢失体液（占体重 %）	≤5%	>5%~10%	>10%
心率增快	无	有	有
脉搏	可触及	可触及（减弱）	明显减弱
血压	正常	体位性低血压	低血压
皮肤灌注	正常	正常	减少，出现花纹
皮肤弹性	正常	轻度降低	降低
前囟、眼窝	正常	轻度凹陷	凹陷
黏膜	湿润	干燥	非常干燥
眼泪	有	有或无	无
呼吸	正常	深，也可快	深和快
尿量	正常	少尿	无尿或严重少尿

（三）病因分析

1. 肠道内感染

（1）细菌：如志贺菌属、沙门菌属、肠出血性大肠埃希菌、弯曲菌属等，细菌主要通过直接入侵结肠黏膜引起炎性和溃疡病变。非侵入性细菌主要有弧菌属、产肠毒性大肠埃希菌等，腹泻由细菌所产生的各种毒素所致，肠壁无明显病变。①侵袭性大肠埃希菌肠炎：潜伏期13~24小时。起病急，高热，腹泻频繁，大便黏冻样含脓血。常伴有恶心、呕吐、腹痛和里急后重。可出现严重的全身中毒症状甚至休克。需做大便细菌培养与细菌性痢疾鉴别。②出血性大肠埃希菌肠炎：大便次数增多，开始为黄色水样便，后转为血水便，有特殊臭味。伴腹痛，个别病例可伴发溶血尿毒症综合征和血小板减少性紫癜。大便显微镜检查有大量红细胞，常无白细胞。③产毒性大肠埃希菌肠炎：潜伏期1~2天，轻症仅大便次数稍增多，性状轻微改变，排几次稀便后即痊愈。常伴呕吐，但多无发热及全身症状。病情较重者则腹泻频繁，量多，呈水样或蛋花汤样大便，可发生脱水、电解质紊乱和酸中毒。粪便显微镜检查可有少量白细胞。一般病程3~7天，亦可较长。④鼠伤寒沙门菌小肠结肠炎：小儿沙门菌感染中最常见者。全年发病，以6~9月发病率最高，年龄多在2岁以下，易在新生儿室流行。常由污染的水、牛奶和其他食物经口感染。潜伏期为8~48小时，以胃肠炎型和/或败血症型（包括感染休克型）多见。起病急，主要症状为发热、腹泻。病情轻重不等，年龄越小，病情越重，并发症越多。大便次数多为每天6~10次，重者10~20次；大便性质多变，可为黄绿色稀便、水样便、黏液便或脓血便。大便显微镜检查为多量白细胞及数量不等的红细胞。⑤空肠弯曲菌肠炎：6个月~2岁婴幼儿发病率最高，多见于夏季，经口感染，可由动物或人直接感染人，或通过污染的水、食物传播。临床症状与痢疾相似，患儿可有发热、全身不适、恶心、呕吐、头痛和肢体疼痛等症状，大便次数增多，一般每天少于10次，初为水样，迅速转变为黏液性或脓血便，有恶臭味。腹痛剧烈或伴血便者，易误诊为阑尾炎或肠套叠。大便显微镜检查可见大量白细胞和数量不等的红细胞。病程约为数天至一周。⑥耶尔森菌小肠结肠炎：多发生于冬季和早春，动物是重要的感染原，以粪-口途径感染为主，由动物或人直接传染，或通过污染的水、食物传播。不同年龄的患儿症状有所不同，5岁以下患儿以肠炎的症状多见。主要表现为腹泻和/或腹痛，大便为水样、黏液样或脓血便，多伴有发热、头痛、全身不适、呕吐和腹痛。大便显微镜检查有大量白细胞及数量不等的红细胞。病程1~3周，少数患儿可延续数月。

（2）病毒：如轮状病毒、诺如病毒等，腹泻乃因病毒侵入肠道后，在小肠绒毛顶端的柱状上皮细胞上复制，使细胞发生空泡变性和坏死，从而导致小肠黏膜重吸收水分和电解质能力受损。①轮状病毒肠炎：轮状病毒为小儿秋、冬季腹泻最常见的病原，多发生在6~24个月婴幼儿，4岁以上者少见。呈散发或小流行，经粪-口途径传播，也可通过气溶胶形式经呼吸道感染而致病。潜伏期1~3天，起病急，常伴发热和上呼吸道感染症状，一般无明显中毒症状。病初1~2天常先发生呕吐，随后出现腹泻。大便次数多，每天多在10次以内，少数达10余次，黄色或淡黄色，粪便含水分多，呈水样或蛋花样，无腥臭味。常并发脱水、酸中毒及电解质紊乱。本病为自限性疾病，数天后呕吐渐停，腹泻减轻，自然病程约3~8天，少数较长。近年有研究报道,轮状病毒感染亦可侵犯多个脏器,可产生神经系统症状,如惊厥等;50% 左右患儿出现血清心肌酶谱异常,提示心肌受累;可引起肺部炎症和肝胆损害等。大便显微镜检查偶有少量白细胞,轮状病毒感染后 1~3 天即有大量病毒自大便中排出,最长可达 6 天,所以在 3 天内进行病毒检测阳性率较高。②诺如病毒肠炎:全年散发,暴发易见于寒冷季节(11 月至次年 2 月)。该病毒是集体急性暴发性胃肠炎的首要致病原,发病年龄为 1~10 岁,多见于年长儿。多为粪 - 口传播,或人 - 人之间传播。潜伏期 1~2 天,急性起病。首发症状为阵发性腹痛、恶心、呕吐和腹泻,全身症状有畏寒、发热、乏力、头痛和肌肉痛等,可有呼吸道症状。大便量中等,为稀便或水样便。吐泻频繁者可发生脱水及酸中毒。本病为自限性疾病,症状持续 1~3 天。病初 1~2 天经大便排出的病毒最多,发病后 3 天则不易检出病毒。粪便及周围血常规检查一般无特殊发现。

(3)原虫:如隐孢子虫、阿米巴等,多呈顽固性腹泻和肠吸收不良。阿米巴痢疾:急性发热,果酱样大便,腥臭,大便显微镜检查有大量红细胞,新鲜粪便涂片找到滋养体(急性)或包囊(慢性)。无明显全身中毒症状。

(4)真菌:白假丝酵母菌最常见,多因滥用广谱抗生素后发生,大便泡沫多或呈豆腐渣样。2 岁以下婴儿多见。主要症状为腹泻,大便次数增多,黄色稀便,泡沫较多带黏液,有时可见豆腐渣样斑块(菌落)。病程迁延,常伴鹅口疮。大便显微镜检查有真菌孢子和菌丝,真菌培养阳性可确诊。

2. 肠道外感染 上呼吸道感染、肺炎等,因发热和毒素的影响,肠内消化酶减少、肠蠕动增快引起腹泻。

3. 非感染因素

(1)饮食因素:多见于饮食不当或对某些食物成分过敏引起 I 型变态反应,或双糖酶缺乏引起腹泻。

(2)气候因素:过冷使肠蠕动增加,过热使胃酸和消化酶分泌减少引起腹泻。

三、治疗思维

治疗原则为:预防和纠正脱水,继续喂养,锌的补充和合理用药,加强护理,预防并发症。不同时期的腹泻病治疗重点各有侧重,急性腹泻多注意维持水、电解质平衡;迁延性及慢性腹泻则应注意肠道菌群失调及饮食疗法。

(一)急性腹泻的治疗

1. 预防脱水和纠正水、电解质紊乱及酸碱失衡

(1)预防脱水:从患儿腹泻开始,就给予口服足够的液体以预防脱水。母乳喂养儿应继续母乳喂养,并且增加喂养的频次及延长单次喂养的时间;混合喂养的婴儿或人工喂养儿,增加口服补液盐(oral rehydration salt,ORS)。

(2)轻至中度脱水治疗:口服补液及时纠正脱水,少量多次喂服口服补液盐,轻度脱水约 50ml/kg,中度脱水 100ml/kg,一般 4 小时内服完;密切观察患儿病情,并辅导家长给患儿服

用口服补液盐。以下情况提示口服补液可能失败：①持续、频繁、大量腹泻；②口服补液盐服用量不足；③频繁、严重呕吐。如果近 4 小时患儿仍有脱水表现，要调整补液方案。4 小时后重新评估患儿的脱水状况，然后选择适当的补液方案。

（3）重度脱水治疗：①静脉输液：采用静脉用的糖盐混合溶液（须在医院进行）：首先以 2∶1 等张液 20ml/kg，于 30~60 分钟内静脉推注或快速滴注以迅速增加血容量，改善循环和肾脏功能；在扩容后根据脱水性质（等渗性脱水选用 2∶3∶1 液，低渗性脱水选用 4∶3∶2 液）按 80~100ml/kg 继续静脉滴注，常在 8~12 小时内完成；在补液过程中，每 1~2 小时评估患儿脱水情况，如无改善，则加快补液速度；婴儿在补液后 6 小时，儿童在补液后 3 小时重新评估脱水情况，选择适当补液的方案继续治疗；一旦患儿可以口服（通常婴儿在静脉补液后 3~4 小时，儿童在静脉补液后 1~2 小时，即给予口服补液盐）。②鼻饲管补液：重度脱水时如无静脉输液条件，立即转运到就近医院进行静脉补液，转运途中可以鼻饲点滴方法进行补液。采用口服补液盐，以 20ml/（kg·h）的速度补充，如患儿反复呕吐或腹胀，应放慢鼻饲点滴速度，总量不超过 120ml/kg。每 1~2 小时 1 次评估患儿脱水情况。

（4）纠正低血钾：有尿或来院前 6 小时内有尿即应及时补钾；浓度不应超过 0.3%；每天静脉补钾时间，不应少于 8 小时；切忌将钾盐静脉推注，否则导致高钾血症，危及生命。细胞内的钾浓度恢复正常要有一个过程，因此纠正低钾血症需要有一定时间，一般静脉补钾要持续 4~6 天。能口服时可改为口服补充。

（5）纠正低血钙及低镁血症：出现低血钙症状时可用 10% 葡萄糖酸钙（每次 1~2ml/kg，最大量 ≤10ml）加葡萄糖稀释后静脉滴注。低镁者用 25% 硫酸镁按每次 0.1mg/kg 深部肌内注射，每 6 小时 1 次，每天 3~4 次，症状缓解后停用。

（6）第 2 天及以后的补液：经第 1 天补液后，脱水和电解质紊乱已基本纠正，第 2 天及以后主要是补充继续损失量（防止发生新的累积损失）和生理需要量，继续补钾，供给热量。一般可改为口服补液。若腹泻仍频繁或口服量不足者，仍需静脉补液。补液量需根据吐泻和进食情况估算，并供给足够的生理需要量，用 1/3~1/5 张含钠液补充。继续损失量是按"丢多少补多少""随时丢随时补"的原则，用 1/2~1/3 张含钠溶液补充。仍要注意继续补钾和纠正酸中毒的问题。

2. 继续喂养　强调继续饮食，满足生理需要，补充疾病消耗，以缩短腹泻后的康复时间，要根据疾病的特殊病理生理状况、个体消化吸收功能和平时的饮食习惯进行合理调整。有严重呕吐者可暂时禁食 4~6 小时（不禁水），待好转后继续喂养。

（1）调整饮食：母乳喂养儿继续母乳喂养，小于 6 个月的人工喂养患儿可继续喂配方乳，大于 6 个月的患儿可继续食用已经习惯的日常食物。避免给患儿喂食含粗纤维的蔬菜和水果及高糖、高脂食物。

（2）营养治疗：①糖源性腹泻：以乳糖不耐受最多见。治疗宜采用去双糖饮食，可采用去（或低）乳糖配方奶或豆基蛋白配方奶。时间 1~2 周，腹泻好转后转为原有喂养方式。②过敏性腹泻：以牛奶过敏较常见。不限制已经耐受的食物，避免食入过敏食物。婴儿通常能耐受深度水解蛋白配方奶，如仍不耐受，可采用氨基酸为基础的配方奶或全要素饮食。③要素饮食:适用于慢性腹泻、肠黏膜损伤、吸收不良综合征者。④静脉营养:用于少数重症病例,不能耐受口服营养物质、伴有重度营养不良及低蛋白血症者。

3. **补锌治疗** 急性腹泻病患儿能进食后即予以补锌治疗,可以加快肠黏膜修复,缩短病程,减轻症状,减少未来 3 个月内腹泻发生的机会。世界卫生组织和联合国儿童基金会建议,对于急性腹泻患儿如年龄大于 6 个月,每天补充元素锌 20mg;年龄小于 6 个月,每天补充元素锌 10mg,共 10~14 天。元素锌 20mg 相当于硫酸锌 100mg,葡萄糖酸锌 140mg。

4. **合理使用抗生素** 腹泻患儿需行粪便常规检查和 pH 值试纸检测。急性水样便腹泻在排除霍乱后,多为病毒性或产肠毒素性细菌感染,常规不使用抗生素类药;黏液脓血便多为侵袭性细菌感染,需应用抗生素,药物可根据本地药敏情况经验性选用;用药后 48 小时,病情未见好转,可考虑更换抗生素;用药的第 3 天需进行随访;强调抗生素疗程要足够;应用抗生素前应首先行粪便标本的细菌培养和病原体检测,以便依据分离出的病原体及药物敏感试验结果选用和调整抗菌药物。金黄色葡萄球菌肠炎、假膜性肠炎、真菌性肠炎应立即停用原使用的抗生素,根据病原可选用万古霉素、新青霉素、利福平、甲硝唑或抗真菌药物治疗。

5. **其他治疗方法** 有助于改善腹泻病情、缩短病程。

(1)应用肠黏膜保护剂:能吸附病原体和毒素,维持肠细胞的吸收和分泌功能,与肠道黏液糖蛋白相互作用可增强其屏障功能,阻止病原微生物的攻击,如蒙脱石散。

(2)应用微生态疗法:有助于恢复肠道正常菌群的生态平衡,抑制病原菌定植和侵袭,控制腹泻。给予益生菌如布拉氏酵母菌、鼠李糖乳酸杆菌、双歧杆菌、嗜酸乳杆菌、粪链球菌等。

(3)应用抗分泌药物:脑啡肽酶抑制剂消旋卡多曲,通过加强内源性脑啡肽来抑制肠道水电解质的分泌,治疗分泌性腹泻,如肠毒素性腹泻。

(4)避免用止泻剂:如洛哌丁胺醇,因为它抑制胃肠动力的作用,增加细菌繁殖和毒素的吸收,对于感染性腹泻有时是很危险的。

(5)中医治疗:采用辨证方药、针灸、穴位注射及推拿等方法。

(二)迁延性和慢性腹泻的治疗

因迁延性、慢性腹泻常伴有营养不良和其他并发症,病情较为复杂,必须采取综合治疗措施。

1. 积极寻找引起病程迁延的原因,针对病因进行治疗,切忌滥用抗生素,避免顽固的肠道菌群失调。

2. 预防和治疗脱水,纠正电解质及酸碱平衡紊乱。

3. 营养治疗。此类患儿多有营养障碍,继续喂养对促进疾病恢复、肠黏膜损伤的修复是有益的。

(1)继续母乳喂养,人工喂养儿应调整饮食。

(2)双糖不耐受患儿,食用含双糖(包括蔗糖、乳糖、麦芽糖)的饮食可使腹泻加重,其中以乳糖不耐受最多见,治疗宜采用去双糖饮食,如去乳糖配方奶粉。

（3）过敏性腹泻：患儿在应用无双糖饮食后腹泻仍不改善时，需考虑蛋白质过敏（如对牛奶或大豆蛋白过敏）的可能性，应回避过敏食物或改用深度水解蛋白配方奶、氨基酸配方奶。

（4）要素饮食：是肠黏膜受损伤患儿最理想的食物，系由氨基酸、葡萄糖、中链甘油三酯、多种维生素和微量元素组合而成。

（5）静脉营养：少数严重患儿不能耐受口服营养物质者，可采用静脉高能营养。推荐方案为：脂肪乳剂每天 2~3g/kg，复方氨基酸每天 2~3g/kg，葡萄糖每天 12~15g/kg，电解质及多种微量元素适量，液体每天 120~150ml/kg，热量每天 50~90kcal/kg。好转后改为口服。

4. 药物治疗

（1）抗生素：仅用于分离出特异病原的感染患儿，并根据药物敏感试验结果选用。

（2）补充微量元素和维生素：如锌、铁、烟酸、维生素 A、C 和 B 族维生素等，有助于肠黏膜的修复。

（3）应用微生态调节剂和肠黏膜保护剂。

5. 中医辨证论治有良好的疗效，并可配合中药、推拿、捏脊、针灸和磁疗等。

四、病例思辨

病例 1

【一般情况】患儿，女，4 个月。

【主诉】呕吐 2 天，发热、腹泻 1 天。

【现病史】入院前 2 天患儿出现呕吐，呈非喷射性，为胃内容物，每天 2~3 次，无嗜睡、抽搐、腹胀等症状，未予以诊治。1 天前患儿出现发热，体温最高达 38.6℃，自服"百服宁"0.6ml，一过性退热后体温很快再次复升至 38.9℃，同时出现腹泻，大便为绿色稀水样便，不含黏液、脓血，10 次 /d 以上，无腥臭味。患儿精神差，食欲缺乏，轻咳，尿少，为进一步诊治转来笔者医院，门诊以"腹泻病"收入院。

起病以来患儿意识清，精神欠佳，反应尚可，食欲欠佳，睡眠欠安，大小便如上所述，体重减少约 0.5kg。

【既往史】既往体健；否认药物、食物过敏，否认湿疹史，否认手术、外伤、输血史。

【出生史】G_2P_1 足月顺产，出生体重 3.5kg，否认窒息抢救史。

【预防接种史】疫苗按时接种。

【家族史】否认有家中类似疾病，否认家族遗传性疾病史，父母健康。

【体格检查】T 38.6℃，P 156 次 /min，R 32 次 /min，BP 80/45mmHg，体重 7kg。身长 65cm，头围 40cm。意识清，精神可，呼吸平稳，哭时泪少，口唇干，前囟及眼窝凹陷，皮肤弹性稍差，咽充血；双肺呼吸音粗，偶闻及痰鸣音；心音有力，律齐，各瓣膜未闻及杂音；腹软，肝脾肋下未及，肠鸣音 10~15 次 /min；神经系统查体无异常。

【辅助检查】血常规及 C 反应蛋白示：WBC 5.7×10^9/L，Hb 115g/L，N 45%，L 55%，CRP<8mg/L。大便常规未见异常。血气分析：pH 值 7.37，PaO_2 96mmHg，$PaCO_2$ 22.2mmHg，

HCO_3^- 14.3mmol/L，BE –11.5mmol/L。急 诊 血 生 化：K^+ 4.1mmol/L，Na^+ 137mmol/L，Cl^-、GS、BUN、Cr、TP、ALB 均在正常范围。

思考题 1：患儿有无脱水？如何判别？

参考答案：患儿有脱水，脱水程度的评估标准根据：精神状态、眼窝前囟、眼泪、皮肤弹性、尿量等。脱水性质的评估根据血钠水平。

思考题 2：如果患儿不能住院，在门诊治疗的重点是什么？怎样确定治疗方案？

参考答案：患儿治疗的重点是纠正脱水。脱水的治疗方案包括定量、定性、定速及必要时纠正酸中毒、补钾等，并要从累积损失、继续丢失和生理需要三个方面考虑。结合患儿临床表现及血钠测定结果，确定患儿为中度等渗性脱水。治疗方案参考中度脱水情况下累积损失、继续丢失及生理需要的补充。

思考题 3：如何进行该患儿病例特点的总结？结合以上病史、体格检查及辅助检查，如何进行诊断和鉴别诊断？

参考答案：

病史特点：

(1)患儿，女，4 个月婴儿，急性起病，冬季发病。

(2)呕吐 2 天，发热、腹泻 1 天。呕吐呈非喷射性，为胃内容物，每天 2~3 次，体温最高达 38.6℃，大便为绿色稀水样便，不含黏液、脓血，10 次 /d 以上，无腥臭味。尿少。

(3)查体：哭时泪少，口唇干，前囟及眼窝凹陷，皮肤弹性稍差，肠鸣音活跃。

(4) 血 气 分 析：pH 值 7.37，PaO_2 96mmHg，$PaCO_2$ 22.2mmHg，HCO_3^- 14.3mmol/L，BE –11.5mmol/L；急诊血生化：K^+ 4.1mmol/L，Na^+ 137mmol/L。大便常规未见异常。

诊断及诊断依据：

(1)急性肠炎（轮状病毒？）：婴儿，急性起病，呕吐、腹泻、发热，大便为绿色稀水样便，不含黏液、脓血，10 次 /d 以上，无腥臭味。冬季发病，先吐后泻，伴发热，水样便无腥臭，大便常规未见异常，首先考虑轮状病毒感染可能。

(2)中度等渗性脱水：患儿腹泻量多，稀水样便，尿少，查体可见哭时泪少，前囟、眼窝凹陷，口唇干，皮肤弹性稍差，血压正常，Na^+ 137mmol/L。

(3)代偿性呼吸性碱中毒合并代谢性酸中毒：患儿有腹泻原发病，并出现脱水表现，血气分析示 pH 值正常，HCO_3^- 14.3mmol/L，BE –11.5mmol/L。

鉴别诊断：

(1)产毒性细菌引起的肠炎：各种产生肠毒素的细菌可引起分泌性腹泻，如产毒性大肠埃希菌等，大便亦呈水样或蛋花汤样稀便，粪便镜检无白细胞，常伴呕吐、发热，易发生脱水、电解质紊乱和酸中毒。以夏季发病最多。自限性疾病，自然病程 3~7 天。该患儿大便为绿色水样便，粪便镜检未见异常，呕吐、发热，有脱水表现，应警惕本病，但发病季节不符合，可完善大便培养以明确。

(2)诺如病毒肠炎：寒冷季节（11 月至次年 2 月）多发，发病年龄 1~10 岁，以年长儿和成人多见，潜伏期 1~2 天，起病急缓不一，可有发热和呼吸道症状，腹泻和呕吐轻重不等，大便量中等,为稀便或水样便,伴有腹痛,病重者表现高热,伴乏力、头痛、肌肉痛,大便常规和周围血常规一般无特殊表现,病原学检查可以确诊。该患儿呕吐明显,伴有发热、腹泻,有脱水表现,血常规及粪便常规无异常,应警惕本病,可完善诺如病毒 RNA 检测以明确。

【诊疗计划】

(1)完善相关检查:轮状病毒抗原、大便培养、血气分析、电解质、肝肾功能、心肌酶谱、心电图等。

(2)治疗方案

1)纠正水、电解质紊乱及酸碱失衡。患儿 7kg,累积损失量约 350~700ml,选择 1/2 张液(如 2∶3∶1 含钠液)+10%KCl 静脉滴注,8~12 小时内补完,注意掌握先快后慢的原则。剩余液量为继续丢失和生理需要量所需,可选择 1/4 或 1/5 张(如 1∶4 含钠液)液补充生理需要量、1/2 张含钠液补充继续丢失量,于 12~16 小时内均匀输入。若患儿呕吐明显减轻,剩余液量可改为 ORS 口服。补液过程中,应根据血生化和血气结果调整钾和碱性液的供给。

2)继续母乳喂养等。

3)调整肠道菌群,双歧杆菌三联活菌 0.5 袋,每日 2 次。

4)补锌治疗:每天补充元素锌 10mg,共 10~14 天。

5)密切观察病情变化,及时调整治疗。

思考题 4:急性病毒性肠炎的治疗原则是什么?

参考答案:

(1)纠正水、电解质紊乱及酸碱失衡。

轻至中度脱水,少量多次喂服口服补液盐,轻度脱水约 50ml/kg,中度脱水 100ml/kg,在 4 小时内喂入。

中度以上脱水和吐泻重或腹胀患儿应选择静脉输液:

1)恢复血容量及组织灌注:有明显血容量及组织灌注不足症状、体征的患儿,如面色苍白、四肢凉、脉细弱、尿显著减少等,应立即静脉输入等张含钠液,如 2∶1 等张液或生理盐水 20ml/kg,在 0.5~1 小时内快速输入,必要时可重复一次。

2)累积损失量的补充:即脱水的纠正,需根据患儿的脱水程度、性质、有无酸碱失衡及低钾等情况,有计划地进行。①补液量:主要根据患儿脱水程度,轻度 30~50ml/kg;中度 50~90ml/kg;重度 100~120ml/kg。②补充液体的种类及速度:低渗性脱水按 2/3 张含钠液补充,等渗脱水按 1/2~2/3 张含钠液补充,高渗性脱水按 1/3~1/2 张液补充。累积损失量宜在 8~12 小时内补足,输液速度相当于每小时 8~10ml/kg。③酸碱失衡的纠正:补充累积损失量的过程中,应同时纠正酸碱失衡,临床上以代谢性酸中毒最常见。多数患儿酸中毒可在输入含 HCO_3^- 及 NaCl 溶液(如 2∶1 液及其稀释液)的过程中被纠正。④钾的补充:静脉输入氯化钾,溶液浓度不宜超过 0.3%,必须待患儿有尿后缓慢滴入。一般可在患儿有尿后,用加钾的 1/2~2/3 含钠液继续补充累积损失量。也可口服 10% 氯化钾溶液,每日 3mmol/kg,适用于不严重的病例。

3)密切观察、记录病情:输液过程中应密切观察患儿恢复情况,包括每天测体重,随时记录出入量,观察各项症状、体征恢复情况及有无合并症发生等,必要时测尿比重,血钾、钠、氯及尿素氮、肌酐等。每数小时应观察分析 1 次病情,以便必要时随时调整输液计划。

4)预防脱水:给患儿口服足够的液体以预防脱水,如口服补液盐、米汤加盐溶液和糖盐水。

(2)饮食疗法:继续母乳喂养;给予易消化的平常饮食,如粥、面片等。

(3)合理用药

1)抗感染:一般不用抗生素。

2)微生态疗法:如双歧杆菌、嗜酸乳杆菌、粪链球菌等制剂。

3)肠黏膜保护剂:如蒙脱石散。

4)补锌治疗:对于急性腹泻患儿如年龄大于 6 个月,每天补充元素锌 20mg;年龄小于 6 个月,每天补充元素锌 10mg,共 10~14 天。

【诊治经过】

入院后完善相关检查,轮状病毒抗原阳性;大便培养阴性;肝肾功能正常;血气分析: pH 值 7.37,PaO$_2$ 87mmHg,PaCO$_2$ 32mmHg,BE −6.7mmol/L,HCO$_3^-$ 16.9mmol/L; 电 解 质: K$^+$ 3.24mmol/L,Na$^+$ 135.6mmol/L,Cl$^-$ 106.1mmol/L,CO$_2$CP 17.2mmol/L,AG 18.1mmol/L, Ca^{2+} 2.57mmol/L,P 1.6mmol/L;心肌酶谱:CK-MB 59IU/L,CK 412.0IU/L,AST 87IU/L,LDH 362.0IU/L,HBDH 256IU/L;心电图示:窦性心动过速,T 波改变。

入院后予以补液纠正酸中毒、补钾,蒙脱石散保护胃肠黏膜,双歧杆菌三联活菌调整肠道菌群,维生素 C、二磷酸果糖保护心肌等治疗。入院第 2 天起尿量增多,大便次数渐减少,入院第 3 天起复查血气＋电解质恢复正常,入院第 5 天带药出院。

【出院诊断】

1. 急性轮状病毒肠炎;

2. 中度等渗性脱水;

3. 代偿性代谢性酸中毒;

4. 低钾血症;

5. 心肌损害。

【出院医嘱】

(1)双歧杆菌三联活菌 0.5 袋,每日 2 次。

(2)葡萄糖酸锌颗粒,每次 35mg,每日 2 次(35mg 葡萄糖酸锌颗粒含元素锌 5mg)。

(3)果糖二磷酸钠,每次 5ml,每日 2 次。

(4)1 周后门诊复诊,复查心电图。

病例2

【一般情况】患儿,男,11 个月。

【主诉】腹泻 2 个月余。

【现病史】2 个月余前患儿因上呼吸道感染口服头孢克肟干混悬剂后出现腹泻,稀水便,10~20 次 /d,无脓血便,无腥臭味,偶见粪便带蛋花汤样物,无呕吐,时有腹痛。于当地医院就诊,诊断为"肠炎",予以口服蒙脱石散剂、庆大霉素颗粒、头孢克肟干混悬剂,静脉滴注氨苄西林等治疗,好转不明显。

起病以来患儿意识清,精神可,反应尚可,母乳喂养,睡眠安,大便如上所述,尿量可,体重减轻 1.5kg。

【既往史】患儿从出生后起时常消化不良,时有腹泻。否认药物、食物过敏,有湿疹史,否认手术、外伤、输血史。

【出生史】G_2P_1 足月顺产,出生体重 3.5kg,否认窒息抢救史。

【预防接种史】卡介苗已接种;其他疫苗按时接种。

【家族史】否认有家中类似疾病,否认家族遗传性疾病史,父母健康。

【体格检查】T 36.7℃,P 100 次 /min,R 28 次 /min,BP 86/52mmHg,体重 7.5kg。意识清,精神可,呼吸平稳,无深大呼吸,无口唇樱桃红色,皮肤黏膜略苍白,无明显脱水貌;双肺呼吸音粗,无干湿性啰音;心音有力,律齐,各瓣膜未闻及杂音;腹软,肝于右肋下 2cm 可及,质软,脾肋下未及,腹部无包块,无触痛,腹壁皮下脂肪 4mm,肠鸣音 6 次 /min。四肢温暖,大腿内侧皮肤松弛,无足背水肿,脉搏有力。

【辅助检查】血常规及 C 反应蛋白示:WBC 9.6×10^9/L,Hb 78g/L,N 40%,L 56%,RBC 4.28×10^{12}/L,CRP<8mg/L。大便常规示:WBC 0~1 个 /HP,RBC 0~1 个 /HP,涂片示球菌为主。血气 + 电解质分析:pH 值 7.33,PaO_2 95mmHg,$PaCO_2$ 28mmHg,K^+ 3.2mmol/L,Na^+ 132mmol/L,HCO_3^- 14.3mmol/L,BE −5.8mmol/L,Cl^- 102.2mmol/L。急诊血生化:GS、BUN、Cr、TP、ALB 均在正常范围。

思考题 1:该患儿病史特点如何总结?结合以上病史、体格检查及辅助检查,如何进行诊断和鉴别诊断?

参考答案:

病史特点:

(1)患儿,男,11 月龄,婴儿。

(2)反复腹泻 2 个月余,病程较长。大便稀水样,10~20 次 /d,无脓血,无腥臭味,院外长期使用多种抗生素。

(3)查体:消瘦,皮肤黏膜略苍白,无明显脱水貌,腹壁皮下脂肪变薄,大腿内侧皮肤松弛。

(4)辅助检查:血常规示 Hb 78g/L;血气 + 电解质分析:pH 值 7.33,PaO_2 95mmHg,$PaCO_2$ 28mmHg,K^+ 3.2mmol/L,Na^+ 132mmol/L,HCO_3^- 14.3mmol/L,BE −5.8mmol/L,Cl^- 102.2mmol/L。

诊断及诊断依据:

(1)慢性腹泻:11 月龄婴儿,反复腹泻 2 个月余,大便稀水样,10~20 次 /d,无脓血,无腥臭味。

(2)肠道菌群失调:院外长期使用多种抗生素。大便常规示:WBC 0~1 个 /HP,RBC 0~1

个/HP,涂片示球菌为主。

（3）营养不良（中度）：11月龄男婴,病程中体重减轻1.5kg。查体示体重7.5kg,消瘦,腹壁皮下脂肪变薄,大腿内侧皮肤松弛。

（4）营养性贫血（中度）：查体见皮肤黏膜略苍白,血常规示Hb 78g/L。

（5）低钾血症：血气+电解质分析示K^+ 3.2mmol/L。

（6）失代偿性代谢性酸中毒：血气、电解质分析示pH值7.33,HCO_3^- 14.3mmol/L。

鉴别诊断：

（1）乳糖不耐受：由于各种先天及后天性疾病导致小肠黏膜损伤,导致乳糖酶缺乏或活性降低,出现乳糖吸收不良,未吸收的乳糖停留在肠腔,并分解为乳酸,引起渗透性腹泻及其他消化道症状。黄色人种发生先天性乳糖酶缺乏症较其他种族高,且发生率随年龄增大而增加。肠道病毒感染后,可引起小肠黏膜微绒毛破坏,继发性乳糖酶缺乏,导致患儿对乳糖不耐受。该患儿腹泻时间长,不能除外本病,可进一步完善粪便酸碱度等检测以明确。

（2）抗生素相关性腹泻：指在临床上一些患儿长期应用广谱抗生素,或不适当选用抗生素后继发腹泻,为较常见的药物不良反应,其发生率视不同抗生素而异,约为5%~39%,是由于抗生素破坏了肠内菌群的自然生态平衡,造成肠道菌群失调,使肠道内耐药的金黄色葡萄球菌、铜绿假单胞菌、变形杆菌、某些梭状芽孢杆菌和白假丝酵母菌大量繁殖而引起肠炎。营养不良、免疫功能低下,长期应用肾上腺皮质激素者更易发病。该患儿病史长,有长期应用抗生素的相关病史,应警惕本病,可完善粪便培养以明确。

（3）肢端皮炎性肠病：又称肠病性肢端皮炎,系常染色体隐性遗传性疾病,其先天缺陷位于肠道,肠道对锌的吸收障碍而致病,是婴幼儿期的少见病。其特征是具有原发于口腔周围和四肢的特殊皮损、脱毛、顽固性腹泻和营养不良等症状,一般状况欠佳,发育迟缓,症状呈间歇性或进行性加剧,免疫功能低下。血锌极低,如不治疗或治疗过晚均可导致死亡。该患儿存在慢性腹泻,但没有明显皮肤改变,应进一步测定血清锌含量以明确。

【诊疗计划】

（1）完善相关检查：大便培养、血气分析、电解质、肝肾功能、心肌酶谱、心电图、肠道菌群分析、轮状病毒抗原、诺如病毒RNA检测、血清微量元素、血免疫球蛋白、补体及T淋巴细胞亚群。

（2）治疗方案

1）调整饮食：停用母乳,加去乳糖配方奶粉,继续食用清淡、软烂辅食,必要时加用胃蛋白酶合剂助消化。症状明显改善2周后,可在食物中逐渐添加乳糖,以能耐受为度。食用乳类时,避免一次食用过多,与其他食物同食可减轻或避免出现症状。

2）避免使用抗菌药物,原则是：①没有明确细菌感染时,不用抗菌药物；②治疗小婴儿肠道外细菌感染如败血症,需用广谱抗生素或需要较长时间应用抗生素时,应同时加用较大剂量的肠道微生态制剂,避免难以纠正的肠道菌群失调。

3）治疗真菌感染：停用抗生素,此种情况下用大剂量微生态制剂治疗,扶持肠道正常菌群。如双歧杆菌、酪酸杆菌等。若病情持续、大便培养示真菌,可酌情考虑抗真菌药物,如氟康唑、伏立康唑等,但抗真菌药物在抑制真菌生长的同时亦有恶心、呕吐等消化道不良反应,用于婴幼儿时应慎重。

4)维持肠道黏膜屏障功能,仍是长期腹泻治疗的组成部分。口服黏膜保护剂可以:①吸附病原体;②提高肠道黏液的质和量;③维持肠细胞正常吸收和分泌功能。

5)长期腹泻与营养不良常常互为因果,形成恶性循环。故治疗关键是止泻。此类患儿常有吸收功能障碍所致的低蛋白血症,较顽固的电解质紊乱,如低钾血症。治疗中应注意调整营养紊乱问题,必要时可输入白蛋白、脂肪乳、氨基酸改善营养状态。

【诊治经过】

入院后完善相关检查,粪便酸碱度 pH 值为 6;粪便细菌培养阴性;粪便真菌培养示白假丝酵母菌生长;肠道菌群分析示菌群重度失调;血清锌含量 13.5μmol/L,余微量元素指标均在正常范围;肝肾功能、心肌酶谱均未见异常;心电图示大致正常心电图;轮状病毒抗原、诺如病毒 RNA 检测均阴性;血免疫球蛋白、补体及 T 淋巴细胞亚群均在正常范围。

予以去乳糖奶粉喂养、蒙脱石散保护肠黏膜、双歧杆菌三联活菌调整肠道菌群、氯化钾口服溶液补钾等治疗。入院第 2 天起大便次数渐减少,入院第 3 天起复查血气＋电解质恢复正常,入院第 5 天带药出院。

思考题 2. 如何根据辅助检查进行鉴别诊断?

参考答案:

(1) 为除外乳糖不耐受等吸收不良性疾病,可测定粪便酸碱度,如果 pH 值<6,尤其在 4~5.5 之间,考虑本病,但为非特异性检查。此患儿测定粪便 pH 值为 6,如果有条件还可以做下列检查:①乳糖耐量试验;②氢呼气试验;③粪便和尿乳糖检测;④乳糖酶活性检测。

(2) 考虑该患儿不能除外抗生素相关性腹泻,做粪便细菌培养结果为阴性。粪便真菌培养示白假丝酵母菌生长。肠道菌群分析示菌群重度失调。

(3) 测定血清锌含量 13.5μmol/L(正常值为 10.4~16.8μmol/L),结合患儿没有明显的皮肤改变,可排除肠病性肢端皮炎。

【出院诊断】

1. 慢性腹泻;

2. 肠道菌群失调;

3. 营养不良(中度);

4. 营养性贫血(中度);

5. 低钾血症;

6. 失代偿性代谢性酸中毒。

【出院医嘱】

(1)继续去乳糖喂养。

(2)蒙脱石散剂 3g×10 包,每次 1g,每日 3 次。

（3）双歧杆菌三联活菌 1g×10 袋，每次 0.5 袋，每日 2 次。

（4）右旋糖酐铁片 25mg×15 片，每次 12.5mg，每日 3 次。

（5）维生素 C 片 0.1g×10 片，每次 30mg，每日 3 次。

（6）1 周后消化营养门诊复诊，血液科门诊治疗贫血。

参考文献

1. 王天有, 申昆玲, 沈颖. 诸福棠实用儿科学 [M]. 9 版. 北京: 人民卫生出版社, 2022.
2. 王卫平, 孙锟, 常立文. 儿科学 [M]. 9 版. 北京: 人民卫生出版社, 2018.

第四节　胃食管反流病

胃食管反流是指胃内容物反流入食管甚至口咽部，是一种生理现象，但是当反流频率和持续时间增加到一定程度，可引起一系列食管内、外症状和并发症，给机体带来不适甚至影响正常生长发育时称为胃食管反流病（gastroesophageal reflux disease，GERD）。婴幼儿期胃食管反流病的发病率很高，可影响儿童生长发育甚至引起猝死综合征等不良结局，因此需要儿科医生充分地认识该疾病，并采取合理的干预治疗措施。

一、诊断线索

（一）病史采集

1. **发病诱因**　有无不洁饮食，患儿是否经常进食巧克力等。

2. **症状特点**

（1）症状随年龄不同而有所变化，婴儿期可表现为频繁溢奶、呕吐，需关注呕吐的次数，呕吐物的性质、量、颜色，呕吐与体位的关系，是否伴有拒奶、喂养困难、易激惹、夜间哭闹，体重增长是否正常，是否伴有反复咳嗽，儿童期还需询问是否有胃灼热、反酸、胸痛等症状。

（2）询问有无其他伴随症状：牛奶蛋白过敏往往伴有便血、湿疹，血丝便为主；急性胃炎可能伴有发热；遗传代谢性疾病可伴有黄疸、特殊面容、发育迟缓；肠套叠可能在腹部查体触及包块，坏死性小肠结肠炎可伴有明显腹胀、便血、腹壁静脉显露等。

3. **既往史**　是否患有中枢神经系统疾病，如脑发育落后、癫痫等；是否患有先天性心脏疾病；是否反复呼吸道感染或者肺炎；是否曾行食管手术治疗，如食管气管瘘、食管闭锁手术等。

4. **个人史**　是否早产儿，出生孕周，顺产还是剖宫产，有无复苏抢救史，是否曾行呼吸机治疗等。喂养方式是母乳还是配方奶粉,奶粉是普通配方还是特殊医学配方,每次奶量、每日喂奶次数、总奶量等。

5. 家族史   是否有消化道疾病病史,如胃食管反流病、巴雷特(Barrett)食管、食管腺癌等。

(二)体格检查

1. 一般状况和生命体征   精神状态、面容、体温、脉搏、呼吸、血压等,测量身高、体重,皮肤是否有湿疹。

2. 呼吸系统   呼吸节律、频率、呼吸形式、肺部听诊有无湿啰音等。

3. 循环系统   心音、心率、心脏节律、有无杂音等。

4. 腹部体征   腹部平软还是膨隆,是否触及包块,有无肌紧张,肝脾大小、质地。

5. 中枢神经系统   有无颈强直,巴宾斯基征、克尼格征阴性还是阳性,肌力及肌张力是否正常。

(三)辅助检查

1. 非特异性检查

(1)血常规、超敏 CRP:注意白细胞、CRP 是否偏高,嗜酸性粒细胞是否偏高。

(2)前降钙素:感染情况下前降钙素往往升高,尤其是细菌感染。

(3)血气、电解质:评估体内酸碱平衡和电解质平衡情况。

(4)遗传代谢谱、尿有机酸:对于频繁呕吐,且营养状态欠佳的患儿,需行遗传代谢谱、尿有机酸等检查排除遗传代谢病。

2. 特异性检查

(1)24 小时食管 pH 值监测:主要用于检测食管酸反流,反流指数(reflux index,RI),即食管酸反流的时间占总监测时间的百分比)是其中最重要的监测指标,RI>7% 被认为是异常的酸反流。

(2)食管多通道腔内阻抗检查:主要用于监测食管非酸反流,食管远端至少 2 个连续通道阻抗值较基线下降>50% 可定义为液体反流事件发生,结合 pH 值同步监测结果可分为酸反流(pH 值<4),弱酸反流(pH 值 4~7)或弱碱反流(pH 值>7)。

(3)电子胃镜检查:内镜表现结合黏膜活检和组织学检查是诊断食管黏膜损伤的较客观方法,如糜烂、渗出、溃疡、狭窄等,并可判别食管裂孔疝情况等。

(4)食管测压:可测定下食管括约肌(LES)压力低下,频发短暂下食管括约肌松弛(transient lower esophageal sphincter relaxation,TLESR)及食管蠕动收缩情况,可评估食管动力功能。

(四)影像学检查

上消化道钡餐造影:虽然可显示反流的情况,但是灵敏度和特异度不高,可以发现上消化道的形态学异常,常用于排除上消化道解剖结构异常,如食管裂孔疝、贲门失弛缓症、胃扭转等疾病。

二、诊断思路

儿童胃食管反流病的临床表现多种多样,且有一定的年龄相关性,单凭临床症状难以诊断,需结合食管 pH 值、阻抗测定、食管内镜和活检等检查进行综合判断。

1. **胃食管反流病需要与消化系统疾病相鉴别**

(1)嗜酸性粒细胞性食管炎:是一种食管慢性免疫性炎症疾病,以食管嗜酸性粒细胞浸润为主要特征,可表现为反复呕吐、吞咽困难、食团嵌顿、生长发育落后等,组织病理学检查嗜酸性粒细胞计数 ≥15 个 /HP 有重大的诊断价值。

(2)贲门失弛缓症:是一种食管动力障碍性疾病,特征是吞咽时下食管括约肌松弛障碍,平滑肌段食管缺乏蠕动性收缩,导致食管功能性梗阻,可表现为频繁呕吐、吞咽困难、生长发育迟缓,可行上消化道造影检查协助诊断。

(3)牛奶蛋白过敏:牛奶蛋白过敏是由于接触牛奶蛋白后诱导机体异常的免疫反应,包括速发型 IgE 介导、迟发型非 IgE 介导及混合介导等,临床表现多种多样,可累及呼吸系统、消化系统、皮肤。累及消化系统时症状与胃食管反流病重叠,难以区分,必要时予以牛奶蛋白激发试验可协助诊断。

(4)食管异物:对于婴幼儿反复呕吐、拒食的患儿,需警惕因其认知不足导致误吞异物引起的食管梗阻,可完善胃镜、颈胸部正侧位片协助诊断。

2. **胃食管反流病需要与消化系统以外的疾病相鉴别**

(1)中枢神经系统占位:患儿可表现为反复呕吐,体重增长不佳,但是查体可发现前囟隆起、肌力或肌张力异常、巴宾斯基征阳性等神经系统阳性体征,应高度警惕,头颅 CT 或 MRI 检查可发现占位病灶。

(2)有机酸代谢病:遗传代谢病尤其有机酸代谢病患儿,体内脂肪酸代谢产物异常堆积,导致患儿在生命早期出现频繁的呕吐、喂养困难、生长发育落后、肌张力低下等表现。此类患儿往往血气中乳酸明显升高,遗传代谢谱指标异常,可行血尿有机酸检测、基因检测辅助诊断。

(3)线粒体病:线粒体病是因遗传性氧化磷酸化功能缺陷使 ATP 合成障碍而导致的一组疾病,可累及胃肠道、中枢神经系统、周围神经。部分患儿首发症状为消化道症状,表现为反复呕吐、生长受限,应高度警惕,可完善线粒体基因检测,以免误诊导致不良后果。

三、治疗思路

治疗目的为缓解临床症状,改善患儿生活质量,防治并发症(营养不良、贫血和食管狭窄等)。

1. **一般治疗** 建议婴幼儿餐后左侧卧位,可有效减少反流。对于小婴儿睡眠时主张仰卧位,可尝试抬高床头 15°~30°。因俯卧位可增加婴儿猝死的风险,尽量避免,尤其是没有家长看护时不可采取俯卧位。对于年长儿,左侧卧位可减少反流的发生。

2. 饮食治疗 稠厚的婴儿饮食、少量多餐、避免过饱和睡前进食,同时回避能降低 LES 压力和增加胃酸分泌的食物(咖啡、酒类、高糖、高脂饮料和辛辣食品等),均能降低反流的发生。

3. 药物治疗 对于体位和饮食治疗无效的患儿,可应用抑酸药、胃肠动力药、黏膜保护剂等。抑酸药首选质子泵抑制剂,奥美拉唑 0.5~1mg/(kg·d),早餐前 30 分钟顿服,疗程 8~12 周。促动力药可选用多潘立酮,可增加胃排空,剂量为每次 0.3mg/kg,每日 3 次,饭前 15~30 分钟顿服。黏膜保护剂可保护黏膜免受胃酸、胆盐和胰蛋白酶的侵蚀,黏膜愈合率低于抑酸药,可作为抑酸药的辅助治疗,可选用硫糖铝、铝碳酸镁、L- 谷氨酰胺呱仑酸钠等。

4. 外科治疗 胃食管反流病仍以内科治疗为主,对于保守治疗欠佳的可考虑手术治疗,如食管炎伴严重的食管裂孔疝;严重并发症如难治性溃疡、反复出血、穿孔、食管瘢痕狭窄;伴有严重的食管外并发症;疑有恶变倾向的 Barrett 食管。

四、病例思辨

【一般情况】患儿,女,5 月龄。

【主诉】呕吐 4 个月余,食欲缺乏 2 个月。

【现病史】患儿 4 个月余前(生后数天)开始出现呕吐,5~6 次 /d,为奶汁,无咖啡色及胆汁样呕吐物,非喷射性,无发热,无咳嗽、咳痰,无皮疹,无少吃、少动,无便血等症状,未予以重视且未就诊。近 2 个月患儿呕吐次数减少,2~3 次 /d,但奶量减少,体重较前下降 2kg,为求进一步诊治遂来笔者医院。

【既往史】未见明显异常。

【出生史】G_2P_2,足月顺产,出生体重 2.85kg,生后母乳奶粉混合喂养。

【预防接种史】疫苗按时接种。

【家族史】父母体健,哥哥 5 岁体健,均否认消化道疾病病史。

【体格检查】T 36.6℃,R 36 次 /min,P 138 次 /min,BP 75/50mmHg。身高 61cm,体重 4.5kg,头围 37cm,胸围 34cm,年龄别身高的 Z 值为 –1.39,年龄别体重的 Z 值为 –3.48;反应可,前囟平,心律齐,心音有力,未闻及病理性杂音。两肺呼吸音粗,未闻及干湿性啰音;腹平软,肝脾肋下未及,腹壁皮下脂肪 0.2cm;神经系统检查阴性。

思考题 1:患儿的体格检查说明了什么问题?

参考答案:患儿年龄别体重的 Z 值为 –3.48,存在重度营养不良,提示患儿呕吐症状为病理性,而非生理性反流,需尽快查明原因,并进行营养干预支持治疗,避免进展至重度营养不良。

【辅助检查】

血常规:白细胞 7.7×10^9/L,中性粒细胞 36.2%,嗜酸性粒细胞 1.2%,血小板 554×10^9/L,血红蛋白 107g/L。

遗传代谢谱结果未见明显异常。

上消化道造影提示胃食管反流；胃镜提示食管炎，食管下段前壁可见一纵向糜烂；胃镜病理示食管嗜酸性粒细胞计数 6~8 个 /HP。24 小时食管 pH 值监测示 pH 值<4 的反流次数为 106 次，最大反流持续时间 28 分钟，反流>5 分钟的次数为 8 次，酸性反流指数为 23%。

思考题 2：该患儿病史特点如何总结？结合以上病史、体格检查和辅助检查，如何进行诊断和鉴别诊断？

参考答案：

病史特点：

（1）患儿，女，5 月龄，出生史无异常。

（2）生后数天开始反复呕吐，伴有食欲下降，起初体重增加尚可，曾达到 6.5kg，后逐渐下降。

（3）查体：营养不良貌，心肺及神经系统查体未见明显异常。

（4）辅助检查：上消化道造影提示胃食管反流；胃镜提示食管炎，食管下段前壁可见一纵向糜烂；24 小时食管 pH 值监测示明显酸反流。

诊断及诊断依据： 胃食管反流病，重度营养不良。依据为患儿系小婴儿，生后开始频繁呕吐，病史较长，后逐渐出现体重下降的表现，年龄别身高的 Z 值为 −1.39，年龄别体重的 Z 值为 −3.48，腹壁皮下脂肪 0.2cm，上消化道造影提示胃食管反流；胃镜提示食管炎，食管下段前壁可见一纵向糜烂；24 小时食管 pH 值监测示明显酸反流。

鉴别诊断：

（1）甲基丙二酸血症：患儿可表现为反复呕吐、嗜睡、肌张力低下、生长缓慢等症状，需警惕。但是本例患儿肌张力正常，遗传代谢谱未见明显异常，未见明显丙酰肉碱、C3/C2 升高，不支持。

（2）牛奶蛋白过敏：患儿可表现为反复呕吐、湿疹、生长发育迟滞等表现，与胃食管反流病的症状重叠。从病因角度牛奶蛋白过敏可导致胃食管反流病，需通过牛奶蛋白激发试验进行鉴别。

（3）嗜酸性粒细胞食管炎：患儿可表现为反复呕吐，伴体重不增。但是本例患儿外周血嗜酸性粒细胞计数不高，食管黏膜病理示 EOS 计数未超过 15 个 /HP，不支持。

（4）贲门失弛缓症：患儿可表现为反复呕吐，随梗阻的加重，可能出现食欲下降，甚至进食困难 . 但是本例患儿上消化道造影未见鸟嘴征，胃镜检查贲门口通过顺利，不支持。

【诊疗计划】

（1）完善相关检查：尿常规、大便常规、EB 病毒、巨细胞病毒、头颅 CT、胸片等。

（2）治疗方案

1）一般治疗：餐后左侧卧位，抬高头位睡眠，每日记录奶量及体重增长情况。

2）饮食治疗：少量多餐、适当添加米粉等稠厚食物。

3）药物治疗：可应用抑酸药、胃肠动力药、黏膜保护剂等。抑酸药首选质子泵抑制剂，奥美拉唑 0.5~1mg/(kg·d)，早餐前 30 分钟顿服，疗程 8~12 周。促动力药可选用多潘立酮，剂量为每次 0.3mg/kg,每日 3 次,饭前 15~30 分钟顿服。

【诊疗经过】

入院后完善相关检查,尿常规、大便常规、EB 病毒、巨细胞病毒、血遗传代谢谱、头颅 CT、胸片基本正常。

入院后予以"奥美拉唑 4mg、1 次 /d 口服,多潘立酮 1.25mg、3 次 /d"口服,奶粉按照少量多餐喂养,逐步增加奶量,监测患儿体重增长情况。

【出院诊断】

1. 胃食管反流病;

2. 重度营养不良。

【出院医嘱】

(1)院外继续口服奥美拉唑(每次 4mg,每天晨起空腹顿服)维持治疗。

(2)合理喂养。

(3)1 周后消化营养门诊复诊。

消化系统疾病的诊治要点详见课件 4。

课件 4   消化系统疾病的诊治要点

(江米足   郑   伟)

参考文献 ••

1. 王天有, 申昆玲, 沈颖. 诸福棠实用儿科学 [M]. 9 版. 北京: 人民卫生出版社, 2022.

2. 王卫平, 孙锟, 常立文. 儿科学 [M]. 9 版. 北京: 人民卫生出版社, 2018.

第五章

血液系统疾病

贫血是小儿时期常见的一种临床表现,系外周血中单位体积内的红细胞数、血红蛋白量或血细胞比容低于正常值。婴儿和儿童的红细胞数和血红蛋白量随年龄不同而有差异,因此儿童贫血的诊断标准随年龄变化而有所不同。贫血并非一种独立的疾病,很多时候是疾病的一种临床表现,因此诊断贫血后,还需要通过病史、体格检查及必要时实验室检查明确贫血的病因,然后根据病因采用不同的治疗方案。

一、诊断线索

(一) 病史采集

1. 发病年龄 可为明确贫血的病因提供诊断线索。如生后快速出现贫血者,需考虑失血或溶血;6个月~2岁发病者多考虑营养性贫血;儿童期贫血则需要考虑长期慢性失血或血液系统疾病。

2. 病程经过和伴随症状 起病快、病程短者,提示急性溶血或急性失血,临床容易诊断;但慢性失血或溶血性贫血通常过程隐匿,诊断后需要完善病史和检查以明确病因。贫血伴黄疸和/或酱油色或茶色尿提示溶血;伴有腹痛、呕血或便血需警惕消化道出血。

3. 喂养史 了解婴幼儿的喂养方法、添加辅食情况及饮食质量对分析病因,尤其营养性贫血的诊断有重要意义。单纯乳类喂养未及时添加辅食的婴儿,易患营养性缺铁性贫血或巨幼细胞贫血;单纯素食喂养容易出现维生素 B_{12} 缺乏。

4. 过去史 营养性贫血、先天性贫血通常为慢性贫血,常有既往贫血病史;还需要询问其他有无可能引起贫血的相关病因,如有无寄生虫病、消化系统疾病、慢性肾病等;此外,还要询问特殊用药史。

5. 家族史 与遗传有关的贫血,如地中海贫血、遗传性球形红细胞增多症等通常有家族史,必要时可让家长检查血常规。

(二) 体格检查

1. 生长发育和营养状况 营养不良可引起贫血,慢性贫血可导致生长发育障碍。部分慢性重型贫血可出现特殊面容。如重型 β 地中海贫血可表现出颧颞突出、眼距宽、鼻梁低、下颌骨较大。

2. 皮肤、黏膜 皮肤和黏膜苍白的程度一般与贫血程度成正比,可注意观察甲床、结膜及唇黏膜的颜色是否苍白。如贫血伴有皮肤、黏膜出血点或瘀斑,要注意排除白血病、再生障碍性贫血和伊文氏(Evans)综合征。伴有黄疸时提示溶血性贫血可能性大。

3. 肝脾和淋巴结 婴幼儿贫血出现肝脾轻度肿大多提示髓外造血;如脾脏明显肿大需考虑遗传性溶血性贫血。儿童期贫血伴肝脾大者,需考虑白血病、淋巴瘤、噬血细胞综合征等。

4. 其他系统的评估 除观察一般情况及肝脾淋巴结外,还应注意贫血对各其他各系统的影响,如心脏大小和杂音,神经系统症状,以及其他可能与贫血相关的脏器损伤。

(三)实验室检查

1. 外周血常规 根据红细胞和血红蛋白量可判断有无贫血、贫血程度,并根据红细胞大小分布初步分析病因。如小细胞性贫血多为缺铁性贫血或地中海贫血。网织红细胞计数可反映骨髓造红细胞的功能,增多提示骨髓造血功能活跃,多见于溶血性贫血;减少提示造血功能低下,造血代偿不足。

2. 外周血涂片 观察血涂片中红细胞的大小、形态及染色情况有助于判断贫血病因。如红细胞偏小且大小不等、中央淡染色区扩大,多提示缺铁性贫血。红细胞呈球形、染色深,提示遗传性球形红细胞增多症。红细胞染色浅并有异形、靶形和碎片者,多提示地中海贫血。

3. 骨髓检查 骨髓涂片检查可直接了解骨髓造血细胞情况,对某些贫血的诊断具有决定性意义(如急性白血病、单纯红细胞再生障碍性贫血、巨幼细胞性贫血)。

4. 特殊检查 抗人球蛋白试验可诊断自身免疫性溶血;红细胞脆性试验辅助诊断红细胞膜缺陷及地中海贫血;红细胞酶活力测定对红细胞酶缺陷所致的溶血性贫血有诊断意义;基因诊断对遗传性溶血性贫血有重要的诊断价值。

二、诊断思维

(一)根据外周血常规确定有无贫血

外周血中单位体积内的红细胞数、血红蛋白量或血细胞比容低于正常值均可诊断贫血(表5-1),但根据血红蛋白水平判断是临床上最常用的。

表5-1 不同年龄段儿童贫血诊断标准

项目	年龄段	血红蛋白/$(g·L^{-1})$
正常儿童低限(WHO标准)	6月龄~6岁	<110
	>6岁	<120
6个月以下婴儿(我国标准)	新生儿期	<145
	1~4月龄	<90
	>4~6月龄	<100

（二）初步判断骨髓造红细胞情况

网织红细胞计数可反映骨髓造红细胞的功能，增多提示骨髓造血功能活跃，多见于溶血性贫血；减少提示造血功能低下，见于造血原料缺乏、造血干细胞损伤或造血空间不足等情况。但在外周血红细胞计数下降时网织红细胞的百分比难以真正反映骨髓造红细胞的能力，可以通过网织红细胞生成指数（reticulocyte production index，RPI）予以校正。RPI =（网织红细胞 % × 100/ 患者网织红细胞成熟时间）×（患者血细胞比容 / 正常血细胞比容（45%）），网织红细胞成熟时间多以 2 代替。正常人的 RPI 在 1 左右。增生性贫血，RPI 大于 2，一般多见于溶血或急性失血。而非增生性贫血；RPI 小于 2，则提示骨髓造红细胞能力低下或贫血状态性代偿不足，可能与骨髓造血功能障碍、造血物质缺乏或 EPO 生成不足有关。

（三）进一步明确贫血的病因

根据平均红细胞体积（mean corpuscular volume，MCV）、平均红细胞血红蛋白含量（mean corpuscular hemoglobin，MCH）和平均红细胞血红蛋白浓度（mean corpuscular hemoglobin concentration，MCHC），可以将贫血分为正细胞性、大细胞性、单纯小细胞性和小细胞低色素性贫血。正细胞性贫血可见于白血病、纯红细胞再生障碍、失血或溶血早期和生理性贫血等；大细胞性贫血见于巨幼细胞贫血、再生障碍性贫血和骨髓增生异常综合征等；小细胞性贫血常见于缺铁性贫血和地中海贫血。

（四）结合病史、体格检查及相关检查明确诊断

在将贫血的病因限定在部分疾病后，从病史采集、体格检查寻求相关线索以辅助诊断，必要时行相关的辅助检查加以明确。比如，针对小细胞低色素性贫血，需要通过了解患儿的出生史、喂养史及家族史等鉴别是缺铁性贫血还是地中海贫血，必要时可查血清铁蛋白等铁代谢指标。小儿贫血的诊断流程图见图 5-1。

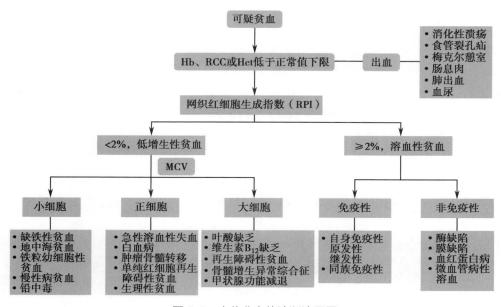

图 5-1　小儿贫血的诊断流程图

三、治疗思维

1. **病因治疗**　贫血诊治的关键就是寻找病因,对因治疗。多数贫血在病因去除或得到纠正后很快可以治愈。

2. **一般治疗**　加强护理,重度贫血者可给予低流量吸氧;积极预防感染,合理饮食。

3. **药物治疗**　针对贫血的不同病因,选择有效的药物治疗,如缺铁性贫血给予铁剂治疗;巨幼细胞贫血给予维生素 B_{12} 和叶酸治疗;自身免疫性溶血性贫血给予肾上腺皮质激素和丙种球蛋白治疗;再生障碍性贫血需要环孢素治疗,必要时行联合免疫抑制治疗或造血干细胞移植。

4. **输血治疗**　长期慢性贫血者,若代偿功能良好,可不必输红细胞;但在合并感染或引发心功能不全时,需要输血。急性失血或溶血,患儿耐受性相对较差,当血红蛋白低于 60g/L 时需要输血。输红细胞时应注意量和速度,严重贫血或合并肺炎、心功能不全等并发症时,一次输注量尽量少且速度宜慢。

5. **并发症治疗**　婴幼儿贫血易合并急慢性感染、营养不良、消化功能紊乱等,应予以积极治疗。还应该考虑到发生并发症时患儿的体质状况及耐受性,在输液时加以注意。

四、病例思辨

病例1

【一般情况】患儿,男,5 个月。

【主诉】面色苍白 4 个月。

【现病史】出生 1 个月后面色逐渐苍白,无发热,智力发育及体格发育良好,奶粉喂养,未添加辅食。平时大便次数较多,每日 3~5 次糊便,常为墨绿色,或大便表面偶见暗红色血丝。喂奶后时有呕吐,阵发性哭吵。

【既往史】既往体健;有湿疹史。

【出生史】G_2P_1,孕 32 周早产,出生体重 2.1kg,否认窒息抢救史。

【预防接种史】卡介苗已接种;其他疫苗按时接种。

【家族史】否认家族过敏性疾病、遗传病等病史。

【体格检查】神志清,精神可,体重 7kg。心肺听诊未见明显异常,腹稍胀,肝肋下 1cm,质软,脾肋下未及,肝脾边缘触诊清,无压痛,皮肤偏苍白,巩膜无黄染,无皮疹,无瘀斑、瘀点,颈软,克尼格征、布鲁津斯基征阴性,双侧巴宾斯基征阳性。

【辅助检查】血常规:白细胞计数 9.0×10^9/L,淋巴细胞比例 56.1%,中性粒细胞比例 38.3%,单核细胞比例 2.5%,淋巴细胞绝对值 5.04×10^9/L,中性粒细胞绝对值 3.42×10^9/L,红细胞计数 4.39×10^{12}/L,血红蛋白 81g/L,血细胞比容 28.5%,平均红细胞体积 76.5fl,平均血红蛋白量 25.5pg,平均红细胞血红蛋白浓度 300g/L,红细胞分布宽度 17.1%,血小板计数

245×10^9/L,平均血小板体积 7.9fl,网织红细胞 1.2%。

思考题 1:根据该患儿的病史,考虑该患儿存在哪些症状?

参考答案:该患儿平时大便次数较多,大便为糊便,墨绿色或见暗红色血丝,提示消化道出血。喂奶后时有呕吐,阵发性哭吵,提示肠绞痛可能。根据上述病史,患儿牛奶蛋白过敏可能性较大。

思考题 2:该患儿病史特点如何总结?结合以上病史、体格检查及辅助检查,如何进行诊断和鉴别诊断?

参考答案:

病史特点:

(1)患儿,男,5 个月,婴儿。

(2)慢性起病,因"面色苍白 4 个月"入院,平时奶粉喂养,未添加辅食,大便次数多,有出血表现,常有呕吐、哭吵,有湿疹史。

(3)查体:体重 7kg,皮肤苍白,肝脏肋下 1cm。

(4)辅助检查:血常规提示贫血,呈小细胞低色素。

诊断及诊断依据:中度贫血:5 月龄婴儿,慢性起病,面色苍白 4 个月,血常规提示血红蛋白 81g/L。

鉴别诊断:

(1)失血性贫血:患儿为 5 月龄婴儿,1 月龄起病,大便次数多,有出血表现,需警惕消化道出血引起的失血性贫血,查粪便隐血试验协助诊断。

(2)生理性贫血:患儿为 5 月龄婴儿,体重增长快,需考虑。但生理性贫血多为正细胞性贫血,目前不支持,待排除其他原因贫血后,可考虑生理性贫血。

(3)缺铁性贫血:患儿为 5 月龄婴儿,有面色苍白,血常规提示小细胞低色素性贫血,需考虑。但患儿生后 1 个月即起病,而营养性贫血多见于 6 个月以上儿童。结合患儿既往有湿疹史,大便次数多,有出血表现,常有呕吐、哭吵,提示患儿可能存在牛奶蛋白过敏导致消化道慢性出血引起的缺铁性贫血,需查铁代谢、粪便常规、血清特异性 IgE 等协助诊断,如有必要可行食物激发试验。

(4)地中海贫血:患儿为 5 月龄婴儿,起病早,血常规提示小细胞低色素性贫血,需警惕,但患儿无特殊面容,无肝脾进行性肿大,无家族史,可查父母血常规、血清铁蛋白、血红蛋白电泳和地中海贫血基因协助诊断。

【诊疗计划】

完善相关检查:

1)实验室检查:大便常规+隐血试验、血常规、网织红细胞、外周血涂片、铁代谢、过敏原、免疫球蛋白、血生化、血气、电解质、血红蛋白电泳等。

2)影像学检查:心电图、心脏超声、肝脾 B 超等。

3)有创检查:骨髓穿刺查骨髓常规、铁染色等(必要时)。

思考题 3：骨髓穿刺在诊断缺铁性贫血中的意义，是否必做项目？

参考答案：典型缺铁性贫血的骨髓表现为骨髓可染铁显著减少甚至消失，骨髓细胞外铁明显减少（0~+）（正常值 +~++++），铁粒幼细胞比例＜15%，骨髓表现仍被认为是诊断缺铁性贫血的金标准；但该病通过病史、血常规、铁代谢指标可诊断。由于骨髓穿刺为侵入性检查，一般情况下不需要进行该项检查。对于诊断困难，或诊断后铁剂治疗效果不理想的患儿，有条件的单位可以考虑进行，以明确或排除诊断。

治疗方案：

1）一般治疗及护理：加强护理，避免感染，合理喂养，注意休息。

2）对症治疗：口服铁剂，按照铁元素计算，4~6mg/（kg·d），分 2~3 次服用，同时服用维生素 C 可促进铁吸收。

3）病因治疗：建议深度水解蛋白配方奶或氨基酸配方奶喂养，症状较重者可短期应用激素等抗过敏药物。

【诊治经过】

（1）入院后完善相关检查：大便常规隐血试验阳性，外周血涂片显示红细胞体积变小，中央淡染区扩大（文末彩图 5-2）。

铁代谢四项：铁 4.3μmol/L，铁蛋白 5.4μg/L，不饱和铁结合力 62.3μmol/L，总铁结合力 90.6μmol/L，转铁蛋白饱和度 12%（参考范围：铁 12.8~31.3μmol/L，铁蛋白 18~91μg/L，总铁结合力＞62.7μmol/L 有意义，转铁蛋白饱和度＜15% 有诊断意义）。

过敏原及免疫球蛋白：牛奶 10IU/L（参考范围＜0.35IU/L），总免疫球蛋白 E 500IU/L（参考范围 0~100IU/L）。其余血生化、血气、血红蛋白电泳、心电图、心脏超声、肝脾 B 超基本正常。

（2）更换奶粉为深度水解奶粉，患儿大便次数减少，未再有血便，复查大便常规隐血试验阴性。

（3）蛋白琥珀酸铁口服液 5ml/ 次，口服，2 次 /d，补铁 5 天后复查网织红细胞 5.5%，予以带药出院。

思考题 4：该患儿消化道出血引起贫血，需要输红细胞吗？

参考答案：该患儿系牛奶蛋白过敏引起慢性消化道出血，进而导致中度贫血，正因为该患儿系慢性过程，目前无感染等明显增加氧耗的状态，代偿功能良好，可不必输红细胞；但若患儿为重度贫血，合并感染或引发心功能不全时，需要输血。贫血越严重，每次输红细胞的量越少，速度越慢。若为急性失血或溶血，患儿耐受性相对较差，当血红蛋白低于 60g/L 时需要输血。

【出院诊断】

1. 中度缺铁性贫血；

2. 牛奶蛋白过敏；

3. 慢性消化道出血。

【出院医嘱】

（1）继续喂养深度水解奶粉，带药：蛋白琥珀酸铁口服液 15ml/ 支 ×10 支；5ml/ 次，口服,2 次 /d。

(2)定期监测血常规。

(3)出院 2~3 周血液科门诊随诊。

病例 2

【一般情况】患儿,男,8 个月 27 天。

【主诉】面色苍黄 3 个月余。

【现病史】患儿 3 个月前出现面色苍黄,进行性加重,无食欲下降,无乏力,无活动后气促,无发热,家长未予以重视。患儿今日因"上呼吸道感染"就诊于社区卫生院,查血常规提示:血红蛋白 58g/L,诊断为"贫血",未予以特殊处理。

患儿自发病以来饮食、精神可,出生后母乳喂养至今,未添加辅食,目前体重 10kg,身长67cm。

【既往史】既往体健;否认过敏史。

【出生史】G_1P_1,孕 35 周早产,双胎之大,出生体重 2.5kg,否认窒息抢救史。

【预防接种史】卡介苗已接种;其他疫苗按时接种。

【家族史】否认家族过敏性疾病、遗传病等病史。

【体格检查】体重 10kg,T 36.6℃,P 106 次 /min,R 22 次 /min,BP 90/55mmHg。神志清,精神可,面色苍白,呼吸平,颈部淋巴结未及肿大,咽无充血;双肺呼吸音清,未闻及明显干湿啰音;腹软,肝肋下 2cm,脾肋下 1cm,质软,边缘清,无压痛;神经系统检查阴性,全身未见皮疹。

【辅助检查】血常规:白细胞计数 12.11×10^9/L,淋巴细胞比例 65.8%,中性粒细胞比例 25.7%,单核细胞比例 3.5%,淋巴细胞绝对值 7.97×10^9/L,中性粒细胞绝对值 3.11×10^9/L,红细胞计数 4.86×10^{12}/L,血红蛋白 58g/L,血细胞比容 25.5%,平均红细胞体积 52.5fl,平均血红蛋白量 11.9pg,平均红细胞血红蛋白浓度 227g/L,红细胞分布宽度 24.4%,血小板计数 598×10^9/L,平均血小板体积 7.9fl,网织红细胞 2.32%。

思考题 1:该患儿的血常规有什么特点?

参考答案: 血常规提示患儿存在重度贫血,同时血小板增高。红细胞 CMV、MCH 和MCHC 均下降,提示小细胞低色素性贫血,红细胞分布宽度增高,红细胞大小不等明显,提示缺铁性贫血或地中海贫血可能性大。缺铁性贫血患儿 1/3 可合并血小板水平增高。

【入院诊断】

思考题 2:该患儿病史特点如何总结? 结合以上病史、体格检查及辅助检查,如何进行诊断和鉴别诊断?

参考答案:

病史特点:

(1)婴儿,8 月龄。

(2)早产儿,双胎之大,慢性起病,因"面色苍白 3 个月余"入院,平时母乳喂养,未添加辅食。

(3)查体：体重10kg,面色苍白。

(4)辅助检查：血常规提示小细胞低色素性贫血。

诊断及诊断依据：营养性缺铁性贫血：8个月婴儿,早产儿双胎之大,慢性起病,面色苍白3个月余,出生后母乳喂养至今,未添加辅食。查体：面色苍白,血常规提示小细胞低色素性贫血。

鉴别诊断：

(1)地中海贫血：患儿婴儿,起病早,血常规提示小细胞低色素性贫血,需警惕。但患儿无特殊面容,无肝脾进行性肿大,无家族史,可查父母血常规、血清铁蛋白、血红蛋白电泳和地中海贫血基因协助诊断。

(2)铁粒幼细胞贫血：患儿为小细胞低色素性贫血,起病早,需考虑该病。可查血清铁代谢,骨髓穿刺查骨髓常规和铁染色,必要时基因检测协助诊断。

(3)遗传性球形红细胞增多症：患儿有贫血表现,需警惕。但血常规未提示正细胞性贫血,且患儿无相关家族史,镜下查外周血涂片可协助诊断。

(4)慢性感染：患儿慢性起病,血常规提示小细胞低色素性贫血,需警惕。但无反复发热等感染表现,暂不支持,可查血培养等协助诊断。

【诊疗计划】

(1)完善相关检查

1)实验室检查：血、尿、大便常规,外周血涂片,铁代谢,血生化,血气,电解质,血红蛋白电泳等。

2)影像学检查：心电图、心脏超声、肝脾B超等。

3)有创检查：骨髓穿刺术查骨髓常规、铁染色(必要时)。

思考题3：如何诊断缺铁性贫血？

参考答案：缺铁性贫血(iron deficiency anemia,IDA)诊断标准主要包括以下7项。

1)Hb降低,符合WHO儿童贫血诊断标准。

2)外周血红细胞呈小细胞低色素改变。

3)具有明确的缺铁原因。

4)铁剂治疗有效。

5)铁代谢检查指标符合IDA诊断标准(下述4项中至少满足2项,但应注意血清铁和转铁蛋白饱和度易受感染和进食等因素影响,并存在一定程度的昼夜变化)。①血清铁蛋白降低($<15\mu g/L$),建议最好同时检测血清CRP,尽可能排除感染对血清铁蛋白水平的影响；②血清铁$<10.7\mu mol/L$；③总铁结合力$>62.7\mu mol/L$；④转铁蛋白饱和度$<15\%$。

6)骨髓穿刺涂片和铁染色：典型的IDA的骨髓表现为骨髓可染铁显著减少甚至消失,骨髓细胞外铁明显减少(0~+)(正常值+~++++),铁粒幼细胞比例$<15\%$,骨髓表现仍被认为是诊断IDA金标准,但由于其为侵入性检查,一般情况下不需要进行该项检查。对于诊断困难,或诊断后铁剂治疗效果不理想的患儿,有条件的单位可以考虑进行,以明确或排除

诊断。

7)排除其他小细胞低色素性贫血。

凡符合上述标准的第 1 和第 2 项,可拟诊 IDA。如铁代谢检查指标同时符合 IDA,可确诊 IDA。基层单位如无相关实验室检查条件可直接开始诊断性治疗,铁剂治疗有效可诊断为 IDA。

(2)治疗方案

1)一般治疗及护理:加强护理,避免感染,合理喂养,注意休息。

2)对症治疗:口服铁剂,按照铁元素计算,4~6mg/(kg·d),分 2~3 次服用,同时服用维生素 C 可促进铁吸收。

3)病因治疗:纠正不合理的饮食及喂养习惯;慢性失血者予以积极治疗。

【诊治经过】

(1)入院后完善相关检查:外周血涂片显示红细胞体积变小,中央淡染区扩大。铁代谢四项:铁 7.0μmol/L,铁蛋白 5.1μg/L,不饱和铁结合力 72.3μmol/L,总铁结合力 65.6μmol/L,转铁蛋白饱和度 8%(参考范围:铁 12.8~31.3μmol/L,铁蛋白 18~91μg/L,总铁结合力 >62.7μmol/L 有意义,转铁蛋白饱和度 <15% 有诊断意义)。其余血生化、血气、血红蛋白电泳、心电图、心脏超声、肝脾 B 超基本正常。

(2)骨髓常规涂片及巨核细胞计数提示:取材、涂片、染色良好,有核细胞增生明显活跃;粒系细胞增生减低(32.5%),以晚幼粒细胞及杆状粒细胞为主,形态未见明显异常;红系增生明显活跃(40.5%),以中、晚幼红为主,成熟红细胞大小明显不等,部分中央苍白区扩大;淋系增生活跃(27.0%),以成熟淋巴细胞为主,幼淋巴细胞偶见,巨核细胞量偏多,散在及成堆血小板可见,未见其他异常细胞。铁染色:细胞内铁 3%,细胞外铁(-)。

(3)蛋白琥珀酸铁口服液 7.5ml/次,口服,2 次/d,补铁 3~4 天后复查网织红细胞 3.1%,补铁 1 周后复查网织红细胞 6.5%,予以带药出院。

思考题 4:患儿补铁过程中应如何监测指标? 有哪些注意事项?

参考答案:补铁 2~3 天后网织红细胞开始升高,5~7 天达高峰,2~3 周后降至正常。补铁 1~2 周后血红蛋白量开始上升,通常于治疗 3~4 周达到正常。补铁后如未出现预期的治疗效果,应考虑诊断是否正确,患儿是否按医嘱服药,是否存在影响铁吸收或导致铁继续丢失的原因,应进一步检查或转专科诊治。

【出院诊断】

营养性缺铁性贫血。

【出院医嘱】

(1)嘱及时添加辅食,适当增加含铁丰富的食物。

(2)继续蛋白琥珀酸铁口服液 7.5ml/次,口服,2 次/d。

(3)嘱出院后 2~3 周血液科门诊复查。

病例 3

【一般情况】患儿，男，10 个月。

【主诉】面色苍黄 3 个月余。

【现病史】患儿 3 个月前无明显诱因下出现皮肤苍黄，逐渐加重，无其他不适，到当地医院查血常规：WBC 10.2×10^9/L，L 80.8%，N 15.0%，Hb 76g/L，MCV 110fl，PLT 102×10^9/L，微量元素铁 5.68ng/ml。查头颅 MRI 显示两侧颞顶部蛛网膜下腔增宽。诊断为"贫血"，给予补铁、补锌处理，嘱门诊随访。今日来笔者医院门诊，查血常规：WBC 4.71×10^9/L，L 84.0%，N 13.5%，Hb 51g/L，MCV 108.9fl，PLT 89×10^9/L，Ret 1.2%。为进一步治疗，拟"血三系减少待查"收住入院。

【既往史】既往体健；否认过敏史。

【出生史】G_3P_2，孕 38^{+2} 周剖宫产，出生体重 3.0kg，否认窒息抢救史。

【喂养史】生后母乳喂养至今，6 月龄开始添加辅食，但仅添加米粉。

【生长发育史】3 个月抬头，现仍不能独坐，偶可翻身。

【预防接种史】卡介苗已接种；其他疫苗按时接种。

【家族史】否认家族过敏性疾病、遗传病等病史。

【体格检查】神志清，精神好，体重 6kg。心肺听诊未见明显异常，腹稍胀，肝脾肋下未及。皮肤苍黄，巩膜无黄染。无皮疹，全身无瘀斑、瘀点，神经系统查体阴性。

【辅助检查】血常规：白细胞计数 4.71×10^9/L，淋巴细胞比例 84.0%，中性粒细胞比例 13.5%，单核细胞比例 1.6%，淋巴细胞绝对值 3.96×10^9/L，中性粒细胞绝对值 0.63×10^9/L，红细胞计数 1.34×10^{12}/L，血红蛋白 51g/L，血细胞比容 14.6%，平均红细胞体积 108.9fl，平均血红蛋白量 38.3pg，平均红细胞血红蛋白浓度 351g/L，红细胞分布宽度 22.1%，血小板计数 89×10^9/L，平均血小板体积 10.4fl，网织红细胞 1.2%。

思考题 1：根据该患儿的血常规检测结果，可以排除哪些贫血？

参考答案：该血常规提示患儿存在血三系下降（粒细胞、红细胞和血小板均下降），贫血为大细胞性贫血。根据血三系减少、大细胞性贫血，可基本排除缺铁性贫血、地中海贫血、铁粒幼细胞贫血、生理性贫血等。

【入院诊断】

思考题 2：该患儿病史特点如何总结？结合以上病史、体格检查及辅助检查，如何进行诊断和鉴别诊断？

参考答案：

病史特点：

(1) 患儿，男，10 个月，婴儿。

(2) 慢性起病，因"面色苍黄 3 个月余"入院，生长发育落后，生后母乳喂养至今，6 月龄开始添加辅食，但仅添加米粉。

(3) 查体：体重 6kg，皮肤苍黄。

(4) 辅助检查：血常规提示贫血，呈大细胞性。

诊断及诊断依据： 巨幼细胞贫血：10 月龄婴儿，慢性起病，面色苍黄 3 个月余，生长发育落后，查体面色苍黄，血常规提示大细胞性贫血。

鉴别诊断：

(1)生理性贫血：患儿为婴儿，慢性起病，需考虑此病。但患儿 10 月龄，血常规提示血三系降低，且为大细胞性贫血，有明显神经系统症状和喂养不当病史，暂不支持。

(2)再生障碍性贫血：患儿血常规提示血三系降低，需警惕。但患儿为婴儿期起病，网织红细胞正常，查骨髓常规、骨髓活检可协助诊断。

(3)骨髓增生异常综合征：患儿血三系异常，需警惕。但患儿为婴儿期起病，有神经系统症状和明显喂养不当病史，如有必要可行骨髓活检及基因检测。

(4)溶血性贫血：患儿面色苍黄，血红蛋白下降明显，需警惕。但患儿网织红细胞不高，无巩膜黄染，有神经系统症状，待查血生化、尿常规可协助诊断。

【诊疗计划】

(1)完善相关检查

1)实验室检查：血、尿、大便常规，血生化，血清叶酸，血清维生素 B_{12}，血气，电解质等。

2)影像学检查：心电图、心脏超声、肝脾 B 超等。

3)有创检查：骨髓穿刺查骨髓常规（必要时）。

思考题 3：叶酸缺乏和维生素 B_{12} 缺乏导致的贫血临床表现有哪些不同？

参考答案： 叶酸和维生素 B_{12} 缺乏都会导致巨幼细胞贫血，但维生素 B_{12} 缺乏会导致神经系统症状，表现为生长发育落后、震颤、共济失调等。

(2)治疗方案

1)一般治疗及护理：保证睡眠，避免感染；合理饮食等。

2)对症治疗：叶酸、维生素 B_{12} 治疗，输血治疗。

3)病因治疗：纠正不合理的饮食及喂养习惯。

【诊治经过】

(1) 入院后完善相关检查：血清叶酸水平 11.9μg/L（参考值 5~6μg/L）；血清维生素 B_{12}<100ng/L（参考值 200~800ng/L）。其余血生化、血气、心电图、心脏超声、肝脾 B 超基本正常。骨髓常规（文末彩图 5-3）：增生活跃，体积普遍增大；幼红细胞形态：核浆发育不平衡（核落后于浆）；粒细胞形态：普遍增大，分叶过多；巨核细胞 / 血小板：正常或下降，核分叶过多。

(2)输红细胞悬液 0.3U 改善贫血症状。

(3)维生素 B_{12} 100μg/ 次，肌内注射，每周 2~3 次，连用数周，直至临床症状好转，血常规恢复正常。

思考题 4：典型的维生素 B_{12} 治疗反应过程是怎么样的？

参考答案： 治疗 6 小时后，骨髓内巨幼红细胞转为正常红细胞；2~4 天，一般症状好转，网织红细胞开始上升，5~7 天达高峰，2 周后正常。

【出院诊断】

巨幼细胞贫血。

【出院医嘱】

(1)纠正不合理饮食习惯,添加富含维生素 B_{12} 丰富的食物,如瘦肉,蛋黄等。

(2)定期血液科门诊随诊。

儿童贫血的诊治要点详见课件 5。

课件 5　儿童贫血的诊治要点

(徐晓军)

参考文献 ··

1.《中华儿科杂志》编辑委员会, 中华医学会儿科学分会血液学组, 中华医学会儿科学分会保健学组. 儿童缺铁和缺铁性贫血防治建议 [J]. 中华儿科杂志, 2008, 46 (7): 502-504.

2. 王天有, 申昆玲, 沈颖. 诸福棠实用儿科学 [M]. 9 版. 北京: 人民卫生出版社, 2022.

第 六 章

神经系统疾病

第一节　热 性 惊 厥

热性惊厥（febrile seizures，FS）是儿童惊厥最常见的原因。具有年龄依赖性，多见于6月龄~5岁，患病率为3%~5%。根据2011年美国儿科学会（AAP）标准，FS为一次热程中（肛温≥38.5℃，腋温≥38℃）出现的惊厥发作，无中枢神经系统感染证据及导致惊厥的其他原因，既往也没有热性惊厥史。FS通常发生于发热24小时内，如发热≥3天才出现惊厥发作，应注意寻找其他导致惊厥发作的原因。

一、诊断线索

（一）病史采集

1. 询问患儿基本信息　如姓名、病历号、住址等，特别需注意患儿年龄。

2. 发病诱因　引起发热的常见病因包括急性上呼吸道感染、鼻炎、中耳炎、肺炎、急性胃肠炎、幼儿急疹、尿路感染，以及个别非感染性的疾病等，病毒感染是主要原因。

3. 症状特点

（1）惊厥的特点：惊厥的发作形式，是全面性发作还是局灶性发作，发作持续时间，发作后的意识精神状态，以及惊厥发作的次数。

（2）询问发热与惊厥之间的关系：发热是什么热型，是先发热还是先惊厥；发热到出现惊厥间隔多长时间，惊厥当时的体温如何。

（3）询问有无其他伴随症状：如有鼻塞、咳嗽等呼吸道感染症状；呕吐、腹泻等消化道症状；尿频、尿急、尿痛等尿路感染症状；耳痛、外耳道流脓流液；皮疹等其他症状。

4. 过去史　重点询问既往是否存在抽搐病史，是发热抽搐还是无热抽搐。

5. 个人史

（1）出生史：胎产次，孕期情况，出生体重，是否存在早产、难产、缺氧窒息病史，是否存在新生儿低血糖病史，出生时是否行遗传代谢筛查等。

(2)喂养史：喂养方式、数量、乳品种类。添加辅食的时间、顺序等。

6. 家族史   家族成员的遗传疾病史、先天性疾病史等；家族中是否存在 FS 病史、癫痫病史及其他神经系统疾病史。

（二）体格检查

1. 一般情况及生命体征

(1)意识及精神状态：清醒、嗜睡、意识模糊、昏迷，有无性格改变和行为异常。

(2)哭声：大小、有无力弱、嘶哑、痛觉刺激后引起啼哭的时间。

(3)气味：是否存在鼠尿臭味、枫糖尿味等。

(4)皮肤及毛发：皮肤颜色，毛发颜色、毛发是否稀少、蜷曲，是否存在牛奶咖啡斑、色素脱失斑、血管瘤等。

(5)面容：是否存在特殊面容，如唐氏综合征等。

(6)头颅及脊柱：观察头颅及脊柱外观，测量头围。

(7)生命体征：体温、脉搏、呼吸频率、血压。

2. 神经系统

(1)脑神经检查：12 对脑神经的检查。

(2)运动系统检查：姿势、步态、肌力、肌张力、肌容积、共济运动。

(3)感觉系统检查：浅感觉、深感觉、复合感觉。

(4)反射：浅反射、深反射、暂时性反射。

(5)脑膜刺激征：颈强直、布鲁津斯基征、克尼格征。

(6)自主神经检查：泌汗情况，皮肤颜色是否潮红、苍白等。

3. 呼吸系统   呼吸运动节律，频率，有无三凹征，听诊有无干湿啰音。

4. 心血管系统   心率、心律、心音强度、有无杂音，杂音的性质。

5. 腹部   观察有无肠型或肠蠕动波，叩诊有无移动性浊音。触诊腹部，肝脏、脾脏大小、形状、质地、边缘，表面有无肿块。

（三）实验室检查

1. 常规实验室检查   根据病情可选择性检查血常规、血生化、血气电解质、尿及大便常规，根据发热疾病诊治需要选择相应检查，如血培养、呼吸道病毒、EB 病毒、单纯疱疹病毒等病原学检查，夏秋季突发频繁惊厥者应检查大便常规，以鉴别中毒性细菌性痢疾。

2. 脑脊液检查的指征

(1)有原因未明的嗜睡、呕吐、脑膜刺激征和 / 或病理征阳性。

(2)对于 6~12 个月患儿，如果没有接种流感嗜血杆菌或肺炎链球菌疫苗，或不能确定是否接种过疫苗时，推荐腰椎穿刺检查。

(3)已经应用过抗生素治疗，特别是<18 月龄者，因这个年龄段患儿脑膜炎 / 脑炎症状和体征不典型，且抗生素治疗可能掩盖脑膜炎 / 脑炎症状。

(4)对于复杂性 FS 患儿应密切观察，必要时进行脑脊液检查，以除外中枢神经系统感染。

（四）影像学检查

1. 头颅 CT 或 MRI 检查可早期检出颅脑结构性病灶，如脑发育不良、脑脓肿或脑肿瘤。

2. 目前各国指南均不推荐为常规检查。

3. 但对于复杂性 FS，尤其是出现局灶性神经系统异常、发育异常、神经皮肤病灶或头围异常等情况时，应行影像学检查，如有条件，推荐 MRI 检查更佳。

4. 对于单纯性 FS 病例一般不需要头颅影像学检查。

（五）脑电图检查

1. 以下特征均为继发性癫痫的危险因素，推荐进行脑电图检查与随访：局灶性发作、神经系统发育异常、一级亲属有特发性癫痫病史、复杂性 FS、惊厥发作次数多。

2. 鉴于发热及惊厥发作后均可影响脑电图背景电活动，并可能出现非特异性慢波或异常放电，推荐在热退至少 1 周后检查。

二、诊断思维

（一）排除性诊断

应与中枢神经系统感染、癫痫、中毒性脑病、代谢紊乱、急性中毒或遗传代谢病等其他病因所致的惊厥发作相鉴别。

（二）根据临床特征

分为单纯性 FS 和复杂性 FS。①单纯性 FS 满足以下所有特征：发作表现为全面性发作，持续时间<15 分钟，一次热性病程中发作 1 次，无异常神经系统体征；②复杂性 FS 具有以下特征之一：局灶性发作，发作持续时间 ≥15 分钟或一次热程中发作 ≥2 次，发作后可有神经系统异常表现，如托德（Todd）瘫痪等。FS 持续状态是指 FS 发作时间 ≥30 分钟或反复发作、发作间期意识未恢复达 30 分钟及以上。

（三）辅助检查为明确发热的病因

排除引起惊厥的其他疾病，同时评估复发及继发癫痫的可能性，为进一步治疗提供依据。包括常规实验室检查、脑脊液检查、脑电图和神经影像学检查。

三、治疗思维

（一）急性发作期的治疗

1. 大多数 FS 呈短暂发作，持续时间 1~3 分钟，不必急于止惊药物治疗。应保持呼吸道通畅，防止跌落或受伤；勿刺激患儿，切忌掐人中、撬开牙关、按压或摇晃患儿导致其进一步伤害；抽搐期间分泌物较多，可让患儿平卧，头偏向一侧或侧卧位，及时清理口鼻腔分泌物，避免窒息；同时监测生命体征、保证正常心肺功能，必要时吸氧，建立静脉通路。

2. 若惊厥发作持续>5 分钟，则需要使用药物止惊。

（1）首选静脉缓慢注射地西泮 0.3~0.5mg/kg（≤10mg/次），速度 1~2mg/min，如推注过程中发作终止即停止推注。若 5 分钟后发作仍未控制或控制后复发,可重复一剂;如仍不能控制,按惊厥持续状态处理。

（2）如尚未建立静脉通路,可予以咪达唑仑 0.3mg/kg（≤10mg/次）肌内注射或 10% 水合氯醛溶液 0.5ml/kg 灌肠。

3. 对于 FS 持续状态的患儿,需要静脉用药积极止惊,并密切监护发作后表现,积极退热,寻找并处理发热和惊厥的原因。处理流程如图 6-1 所示。

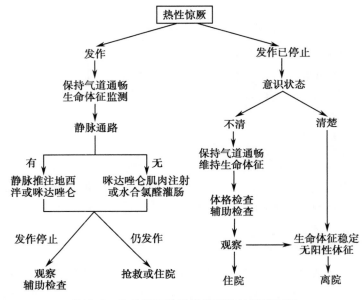

图 6-1　热性惊厥急性发作期的处理流程图

（二）预防治疗

1. 间歇性预防治疗　指征:①短时间内频繁惊厥发作（6 个月内≥3 次或 1 年内≥4 次）;②发生惊厥持续状态,需止惊药物治疗才能终止发作者。在发热开始即给予地西泮口服,每 8 小时口服 0.3mg/kg,≤3 次,大多可有效防止惊厥发生。

2. 长期预防治疗　单纯性 FS 远期预后良好,不推荐长期抗癫痫药物治疗。FS 持续状态、复杂性 FS 等具有复发或存在继发癫痫高风险的患儿,建议到儿科神经专科进一步评估。

四、病例思辨

病例 1

【一般情况】患儿,男,2 岁 1 个月。

【主诉】发热 2 天,抽搐 2 次。

【现病史】2 天前患儿无明显诱因下出现发热,体温最高 39.5℃,伴鼻塞、流涕,有少许咳嗽,无声音嘶哑,无气促,无恶心、呕吐,无腹泻,无皮疹。发热约 3 小时后突然出现抽搐,表现为意识不清,双眼凝视,四肢抽搐,持续约 1 分钟后缓解。测体温 39.3℃,家长自行给予布洛芬混悬液口服退热治疗,患儿热退后,精神好。间隔 6 小时后患儿又出现发热,体温达 39.0℃,再次出现抽搐,表现同前,持续约 1~2 分钟后自行缓解,家长再次给予布洛芬混悬液口服后到笔者医院就诊。起病以来,患儿精神可,食欲欠佳,睡眠可,大小便未见明显异常,体重无明显增减。

【过去史】患儿自 8 个月开始有多次发热、抽搐(具体不详),近半年有发热、抽搐 3 次,每次在热程的第 1 天发生,1 次热程抽搐 1 次,无无热抽搐史。

【出生史】G_2P_1 足月顺产,出生体重 3.6kg,否认窒息抢救史。

【生长发育史】同正常同年龄儿童,2 月龄能抬头,4 月龄能翻身,6 月龄能独坐,8 月龄能爬,13 月龄能独走,能叫爸爸、妈妈。

【预防接种史】卡介苗已接种;其他疫苗按时接种。

【家族史】父亲小时候有多次发热、抽搐史。

【体格检查】T 39.0℃,P 122 次/min,R 32 次/min,BP 86/54mmHg,体重 10kg,意识清,精神可,脑神经检查未见明显异常,颈软,咽充血,未见疱疹,心、肺、腹查体未见明显异常,全身无皮疹,克尼格征阴性,布鲁津斯基征阴性,双侧巴宾斯基征阴性。

【辅助检查】血常规:白细胞 8.55×10^9/L,中性粒细胞 31.4%,淋巴细胞 65.6%,血红蛋白 112g/L,血小板 246×10^9/L,C 反应蛋白 2mg/L。

思考题 1:该患儿病史特点如何总结?

参考答案:

(1)患儿,男,2 岁 1 个月。

(2)因发热 2 天,抽搐 2 次入院,患儿发热 24 小时内出现抽搐 2 次,抽搐时有高热,抽搐表现为全面性发作,每次持续 1~2 分钟自行缓解,抽搐间期一般情况可,无意识行为改变。

(3)既往有多次发热、抽搐史,近半年发热、抽搐 3 次。

(4)父亲小时候有发热、抽搐史。

(5)入院时查体:体温 39.0℃,余生命体征正常,咽充血,心、肺、腹查体未见明显异常,神经系统查体未见明显异常。

(6)辅助检查:血常规、CRP 正常。

思考题 2:目前的辅助检查有什么参考意义?

参考答案:患儿血常规基本正常,说明未提示细菌感染。

思考题 3:结合以上病史、体格检查及辅助检查,如何进行诊断和鉴别诊断?

参考答案:

诊断及诊断依据:

(1)复杂性 FS:患儿,2 岁 1 个月,因发热 2 天,抽搐 2 次入院。患儿发热 24 小时内出现 2 次抽搐,抽搐时有高热,抽搐间期精神好,抽搐后无神经系统阳性体征,既往有多次发热、抽搐,但没有无热抽搐史,生长发育正常,患儿父亲小时候有发热、抽搐史,可诊断。

(2)急性上呼吸道感染:患儿有发热,少许咳嗽,鼻塞、流涕,查体咽充血,心、肺、腹查体未见明显异常,外周血常规无明显异常。

鉴别诊断：

（1）病毒性脑炎：患儿，2岁1个月，因发热2天，抽搐2次入院，血常规基本正常，需警惕病毒性脑炎可能，但患儿抽搐间期精神好，无意识行为改变，抽搐后神经系统查体无明显阳性体征，不支持。可行脑脊液检查，头颅MRI检查进一步排除。

（2）中毒性脑病：患儿，2岁1个月，因发热2天，抽搐2次入院，需警惕中毒性脑病可能。但患儿精神好，无全身感染中毒貌，无意识行为改变等脑病表现，神经系统查体阴性，血常规基本正常，不支持。

（3）癫痫：患儿有多次抽搐史，需鉴别此病。但患儿每次抽搐均伴有发热，既往无无热抽搐史，生长发育良好，目前不支持癫痫诊断。

【诊疗计划】

（1）完善相关检查：血培养、血气、电解质、前降钙素、血生化、呼吸道病毒免疫荧光检测（咽拭子）、大小便常规、胸片、心电图；腰椎穿刺脑脊液常规、生化、培养；头颅MRI平扫检查。

（2）治疗方案

1）患儿就诊时抽搐已停止，一般情况好，暂观察病情变化，如发热等给予对症治疗。

2）预防治疗：出院后间歇性短期预防，予以地西泮片2.5mg，发热24小时内，每8小时口服1次，≤3次。

【诊治经过】

患儿入院后完善相关检查：血培养＋药敏、血气、电解质、血生化、前降钙素、二便常规、咽拭子呼吸道免疫荧光检测、胸片、心电图、脑脊液常规、生化、培养，头颅磁共振均未见明显异常。入院后无抽搐再发，入院第3天热退出院。

【出院诊断】

1. 复杂性热性惊厥；

2. 急性上呼吸道感染。

【出院医嘱】

（1）注意天气变化，及时增减衣物，疾病流行期间少去人多的场所，避免感染。

（2）若有抽搐发作，家长保持镇定，让患儿侧卧位或平卧位，头偏向一侧，松开衣领，不要给孩子喂水、喂药，有口腔分泌物、呕吐物时及时清理，避免外伤。如抽搐短期内不能自行缓解，就近医院止惊治疗。

（3）适量休息，合理喂养，增强抵抗力。

（4）腋温大于38℃时予以地西泮片口服，短期预防。地西泮2.5mg，发热24小时内，每8小时口服1次，≤3次。

（5）如有抽搐、发热、呕吐、头痛等不适，及时就诊。

病例2

【一般情况】患儿，男，1岁8个月，体重11kg。

【主诉】发热 1 天,抽搐 1 次。

【现病史】患儿 1 天前出现发热,伴鼻塞、流涕,有少许咳嗽;无声音嘶哑,无气促,无恶心、呕吐,无腹泻,无皮疹;精神好,食欲佳。至社区医院检查血常规提示:白细胞 9.2×10^9/L,淋巴细胞 55.2%,血红蛋白 120g/L,血小板 212×10^9/L,CRP 2mg/L,予以退热药口服。患儿仍有反复发热,遂到笔者医院门诊就诊,等待中突然出现抽搐,表现为意识不清,双眼凝视,牙关紧闭,口唇发绀,四肢抽搐,即送急诊。

【过去史】既往体健,无抽搐病史。

【出生史】患儿系 G_1P_1 孕 39 周顺产,出生体重 3.3kg,否认窒息抢救史。

【家族史】父亲小时候有发热、抽搐史。

【体格检查】查体:T 39.6℃,P 132 次/min,R 36 次/min,BP 86/54mmHg。意识不清,双眼向上凝视,口唇发绀,牙关紧闭,四肢抽搐,两肺呼吸音粗,心律齐,心音有力,全身无皮疹,四肢温。

思考题 1:作为急诊医生,首先要做的是什么?

参考答案:保持患儿安全体位,侧身防止呕吐物窒息,监测生命体征,包括体温、心率、呼吸、血压、氧饱和度等;给予鼻导管吸氧,密切观察患儿情况,开通静脉通路。2 分钟后患儿抽搐自止,意识转清,抽搐缓解后精神好。查体:神志清,精神可,脑神经检查未见明显异常,颈软,咽充血,心、肺未见明显异常,腹软,四肢肌张力正常、肌力 Ⅴ 级,腱反射引出,布鲁津斯基征、克尼格征阴性,双侧巴宾斯基征阴性。测量生命体征 T 39.8℃,P 120 次/min,R 26 次/min,BP 96/56mmHg,SpO_2 99%。

思考题 2:若患儿抽搐超过 5 分钟仍不能自止,作为急诊医生,你该如何处理?

参考答案:予以地西泮 0.3~0.5mg/kg 静脉推注,如推注过程中发作终止即停止推注。评估患儿病情,完善问诊和体格检查,特别是神经系统体格检查。完善血常规、血生化、血气电解质、血糖等检查;予以退热对症治疗。

思考题 3:该患儿病史特点如何总结?结合病史、体格检查及辅助检查,如何进行诊断和鉴别诊断?

参考答案:

病史特点:

(1)患儿,男,1 岁 8 个月的幼儿。

(2)急性起病,因发热 1 天,抽搐 1 次入院。1 天前发热,伴鼻塞、流涕,有少许咳嗽,当地医院予以退热对症治疗,仍有反复发热。今来笔者医院,在等待就诊中突然出现抽搐,遂转至急诊,患儿仍抽搐中,2 分钟后抽搐自止。

(3)查体:生命体征平稳,咽充血,心、肺、腹查体未见明显异常;神经系统查体未见明显异常。

(4)辅助检查:血常规基本正常。

(5)既往史:既往无抽搐病史。

(6)家族史:父亲小时候有发热、抽搐史。

诊断及诊断依据：

(1)单纯性热性惊厥：患儿，1岁8个月，因发热1天，抽搐1次入院。患儿发热1天，抽搐1次，表现为全面性发作，持续2分钟自止，抽搐时有高热，抽搐缓解后精神好，查体无明显神经系统阳性体征。既往无惊厥史，生长发育正常，患儿父亲小时候有发热、抽搐史。

(2)急性上呼吸道感染：患儿有发热，少许咳嗽，鼻塞、流涕，查体咽充血，心、肺、腹查体未见明显异常，外周血常规无明显异常。

鉴别诊断：

(1)病毒性脑炎：患儿，1岁8个月，发热1天，抽搐1次，血常规基本正常，需警惕病毒性脑炎可能。患儿抽搐前后精神可，无意识行为改变，抽搐后查体无明显神经系统阳性体征，可行脑脊液和头颅MRI检查进一步排除。

(2)电解质紊乱：患儿，1岁8个月，发热1天，抽搐1次，年龄较小，需警惕电解质紊乱如低钠、低钙等导致抽搐可能，但患儿无呕吐、腹泻等病史，不支持，有待查电解质检查进一步排除。

(3)中毒性脑病：患儿，1岁8个月，发热1天，抽搐1次，需警惕中毒性脑病可能。但患儿精神好，无全身感染中毒貌，无意识行为改变等脑病表现，神经系统查体阴性，血常规基本正常，不支持。

【诊疗计划】

(1)完善相关检查：血常规、CRP、血气、电解质、血糖、前降钙素、急诊肝肾功能。

(2)治疗方案

1)患儿就诊时正抽搐中，予以保持安全体位，监测生命体征，密切观察，2分钟后患儿抽搐自止，再次观察、评估患儿病情。

2)布洛芬栓剂塞肛退热治疗。

3)家长宣教：对家长进行健康教育与指导，减轻患儿家长对发作的焦虑、恐惧，避免寻求不必要甚至不恰当的过度医疗。

【诊治经过】

患儿予以急诊完善相关检查：血常规、CRP、血气、电解质、前降钙素、血糖、急诊肝肾功能检查未见明显异常，布洛芬栓剂塞肛退热治疗，患儿抽搐2分钟，缓解后精神好，神经系统查体无阳性体征。观察2小时后患儿热退，精神好，生命体征正常，对家长进行健康教育与指导，予以门诊随访。

【最后诊断】

1. 单纯性热性惊厥；

2. 急性上呼吸道感染。

【随访医嘱】

(1)注意冷暖，及时增减衣物，疾病流行期间少去人多的场所，避免感染。

(2)若有发作，家长保持镇定，让患儿侧卧位或平卧位，头偏向一侧，松开衣领，不要给患儿喂水、喂药，有口腔分泌物、呕吐物时及时清理。

(3)适量休息,合理喂养,增强抵抗力。

(4)如患儿抽搐反复、发热不退、呕吐、精神差等不适,及时就诊。

参考文献 ....

1. 中华医学会儿科学分会神经学组. 热性惊厥诊断治疗与管理专家共识 2017 实用版 [J]. 中华儿科杂志, 2017, 32 (18): 1379-1382.
2. 王卫平, 孙锟, 常立文. 儿科学 [M]. 9 版. 北京: 人民卫生出版社, 2018.

第二节　化脓性脑膜炎

急性细菌性脑膜炎(bacterial meningitis),也称为化脓性脑膜炎(purulent meningitis)临床上简称"化脑",是各种化脓性细菌引起的脑膜炎症,部分患儿病变累及脑实质。本病是儿科,尤其是婴幼儿时期常见的中枢神经系统感染性疾病。临床上以急性发热、惊厥、意识障碍、颅内压增高和脑膜刺激征及脑脊液脓性改变为特征。随着脑膜炎球菌及流感嗜血杆菌疫苗、肺炎链球菌疫苗的接种和对本病诊断治疗水平不断提高,本病发病率和病死率明显下降。

一、诊断线索

(一) 病史采集

1. 发病年龄　社区获得性细菌性脑膜炎,常见病原菌随年龄而异。

2. 发病诱因

(1)有无前驱感染,如呼吸道感染、肠道感染、泌尿系统感染的临床症状。

(2)有无邻近组织器官感染的临床表现和体征,如中耳炎、乳突炎等。

(3)有无颅腔存在直接通道的病史和表现,如颅骨骨折、神经外科手术、皮肤窦道和脑脊膜膨出等。

3. 是否存在以下典型的临床表现

(1)是否有感染中毒及急性脑功能障碍症状:是否有发热、烦躁不安;是否有进行性加重的意识障碍,从精神萎靡、嗜睡、昏睡、昏迷到深度昏迷;有无惊厥发作;是否有局灶性神经系统症状;有无皮疹,如皮肤瘀点、瘀斑;有无休克表现。

(2)是否有颅内压增高表现:有无头痛、头晕、呕吐,婴儿有无前囟饱满与张力增高、头围增大等;是否有脑疝表现,如呼吸不规则、突然意识障碍加重。

4. 临床表现　年龄小于 3 个月的婴儿和新生儿化脓性脑膜炎表现多不典型,需注意询问有无以下临床表现。

(1)有无少吃、少哭、少动、拒奶、尖叫。

(2)有无前囟隆起、颅缝分离。

(3)有无发热或体温不升。

(4)有无呼吸不规则、呼吸暂停。

(5)有无不典型的惊厥症状,如面部肢体轻微抽搐、发作性眨眼、发作性四肢舞动等。

5. 既往健康状况　有无营养不良、先天性皮毛窦、先天性脑膜膨出、中耳炎、皮肤窦道、脐炎、结核病、外伤手术史、免疫缺陷病等病史;是否有反复鼻窦炎病史。

6. 个人史　是否有早产、生长发育迟缓等病史。

7. 家族史　是否有结核、过敏性疾病、遗传性疾病等病史。

8. 疫苗接种情况　特别是脑膜炎球菌及流感嗜血杆菌疫苗、肺炎链球菌疫苗接种情况。

(二) 体格检查

1. 一般状况与生命体征　体温、心率、血压、意识、精神状态、面容等。

2. 神经系统体征　意识状态,有无精神萎靡、嗜睡、昏睡、昏迷或深度昏迷,脑神经检查有无阳性体征,颈部有无抵抗,四肢肌力、肌张力是否正常,脑膜刺激征:克尼格征和布鲁津斯基征是否阳性,巴宾斯基征是否阳性等。小婴儿注意有无前囟隆起、颅缝分离。

3. 其他系统体征　呼吸运动类型、节律、深度,肺部听诊有无杂音;心脏听诊有无杂音,心音是否低钝,心律是否齐;有无腹胀,有无肝脾大;全身有无皮疹、瘀斑;有无先天性窦道;双耳有无流脓;皮肤组织有无感染。

(三) 实验室检查

1. 一般检查

(1)外周血检查:注意白细胞总数及中性粒细胞是否增加或降低,有无中毒颗粒、核左移等。

(2)C反应蛋白:有无C反应蛋白的升高及其动态变化的情况。

(3)前降钙素:有无前降钙素的升高及其动态变化的情况。

(4)血培养:抗生素应用前,必须血培养检查。

(5)尿常规和尿培养:注意有无白细胞、红细胞等尿路感染表现。

(6)大便常规:注意有无白脓细胞。

(7)皮肤瘀点、瘀斑涂片:是发现脑膜炎双球菌重要而简便的方法。

(8)皮肤或周围组织有感染者,可行分泌物涂片和培养。

(9)肝肾功能、电解质、心肌酶谱、血凝试验、血糖,有反复感染者,可行免疫功能等检查。

(10)胸片:注意有无肺部感染表现。

2. 腰椎穿刺脑脊液检查　常规、生化、细菌培养、抗酸染色、墨汁染色、涂片等;根据病情可考虑核酸检测,脑脊液免疫学检查等。脑脊液检查是确诊本病的重要依据,有疑似严重颅内压增高表现的患儿,在未有效降低颅内压之前,腰椎穿刺有诱发脑疝的危险,应特别谨慎。如患儿有意识改变、新发惊厥、局灶性神经系统症状、已用抗生素或严重免疫抑制状态下需先行头颅影像学检查评估后,排除腰椎穿刺禁忌证,再行腰椎穿刺检查。

3. 头颅影像学检查　病初有反复发热、明显意识改变、抽搐或局灶性神经系统症状者,应先行头颅影像学检查。治疗过程中,患儿病情反复或进行性加重,如反复发热、意识障碍加重、反复抽搐、出现局灶性神经系统症状也要行头颅影像学检查。注意有无脑膜增厚,有无脑实质损害,有无脑脓肿,有无硬膜下积液、脑室管膜炎等表现。注意附件组织有无脓肿和炎症,如鼻窦炎、中耳炎、乳突炎。头颅 MRI 较 CT 更能清晰地反映脑实质病变,在病程中重复检查能发现并发症指导干预措施的实施。增强显影虽非常规检查,但能显示脑膜强化等炎症改变。

二、诊断思维

(一)急性细菌性脑膜炎诊断和鉴别诊断

除急性细菌性脑膜炎外,结核分枝杆菌、病毒、真菌等都可引起脑膜炎,并出现与化脓性脑膜炎相似的临床表现而需注意鉴别。脑脊液检查,尤其是病原学检查是鉴别诊断的关键(表 6-1)。

表 6-1　颅内常见感染性疾病的脑脊液改变特点

项目	压力 / kPa	外观	潘氏试验	白细胞数 / $(10^6 \cdot L^{-1})$	蛋白 / $(g \cdot L^{-1})$	糖 / $(mmol \cdot L^{-1})$	氯化物 / $(mmol \cdot L^{-1})$	查找病原
正常	0.69~1.96	清亮透明	—	0~10	0.2~0.4	2.8~4.5	117~127	
化脓性脑膜炎	增高	米汤样混浊	+~+++	数百~数千,多核为主	增高或明显增高	明显降低	多数降低	涂片或培养可发现致病菌
结核性脑膜炎	增高	微浑,毛玻璃样	+~+++	数十~数百,淋巴为主	增高或明显增高	明显降低	降低	涂片或培养可发现抗酸杆菌
病毒性脑膜脑炎	正常或轻度增高	大多清亮	—~+	正常~数百,淋巴为主	正常或轻度增高	正常	正常	特异性抗体阳性,病毒分离可阳性
隐球菌性脑膜炎	增高或明显增高	微浑,毛玻璃样	+~+++	数十~数百,淋巴为主	增高或明显增高	明显降低	多数降低	涂片墨汁染色可发现隐球菌

注．正常新生儿脑脊液压力 0.29~0.78kPa;蛋白质 0.2~1.2g/L;婴儿脑脊液细胞数(0~20)×10^6/L,糖 3.9~5.0mmol/L。

1. 结核性脑膜炎　需与不规则治疗的化脓性脑膜炎鉴别。结核性脑膜炎呈亚急性起病,不规则发热 1~2 周后才出现脑膜刺激征、惊厥或意识障碍等表现,或于昏迷前先有脑神经或肢体麻痹。有结核病接触史、结核菌素试验皮试阳性或肺部等其他部位结核病灶者支持结核性脑膜炎的诊断。脑脊液外观呈毛玻璃样,白细胞数多<500×10⁶/L,分类以淋巴细胞为主,薄膜涂片抗酸染色和结核分枝杆菌培养可帮助确立诊断。

2. 病毒性脑膜炎 临床表现与化脓性脑膜炎相似,感染中毒及神经系统症状均较化脓性脑膜炎轻,病程自限,大多不超过 2 周。脑脊液较清亮,白细胞数为 0 至数百 ×10⁶/L,分类以淋巴细胞为主,糖含量正常。脑脊液中特异性抗体和病毒核酸检查可协助诊断。

3. 隐球菌性脑膜炎 临床和脑脊液改变与结核性脑膜炎相似但病情进展可能更缓慢,头痛等颅内压增高表现更持续和严重。诊断有赖于脑脊液涂片墨汁染色和培养找到致病真菌。

4. 脑脓肿 患儿可表现为发热或不发热,脑膜刺激征可不明显,但一般有脑实质损害表现,可有局灶性神经系统症状和体征,头颅影像学检查可协助诊断。

5. 热性惊厥 一般出现在 6 个月~6 岁的患儿,首次发病年龄多在 6 个月~3 岁,可表现为发热、抽搐,但抽搐一般发生在热程的第 1 天,发作前后一般情况好,无头痛、呕吐,无意识改变,查体无神经系统阳性体征,脑脊液检查正常。

6. 中毒性脑病 患儿有原发感染表现,有意识、行为改变的脑病表现,但脑脊液检查正常可鉴别。

(二)严重程度与并发症

1. 根据患儿的情况,首先注意生命体征是否稳定,有无休克和脑疝等危及生命的表现。

(1)休克:有无意识障碍、四肢冰凉,末梢循环不良,血压低,尿量少等脓毒症休克表现。

(2)脑疝:有无突然出现的意识障碍、瞳孔不等大、血压升高、心动过缓和呼吸困难等。

(3)对于小婴儿,有免疫缺陷的患儿,或既往有应用免疫抑制药的患儿,临床症状可不典型,需特别警惕。

2. 除以上危重情况外,需注意有无并发症和后遗症

(1)硬脑膜下积液:凡经化脓性脑膜炎有效治疗 48~72 小时后脑脊液有好转,但体温不退或体温下降后再升高;或一般症状好转后又出现意识障碍、惊厥、前囟隆起或颅内压增高等症状,首先应怀疑本病的可能性。头颅透光检查和 CT 扫描可协助诊断,但最后确诊仍有赖于硬膜下穿刺放出积液,同时也达到治疗目的。积液应送常规和细菌学检查,与硬膜下积脓鉴别。正常婴儿硬脑膜下积液量不超过 2ml,蛋白定量小于 0.4g/L。

(2)脑室管膜炎:主要发生在治疗被延误的患儿。患儿在有效抗生素治疗下发热不退、惊厥、意识障碍不改善、进行性加重的颈项强直甚至角弓反张,脑脊液始终无法正常化,以及 CT 见脑室扩大时,需考虑本症,确诊依赖于侧脑室穿刺,取脑室内脑脊液检查显示异常。

(3)抗利尿激素异常分泌综合征:炎症刺激神经垂体致抗利尿激素过量分泌,引起低钠血症和血浆低渗透压,可能加剧脑水肿,致惊厥和意识障碍加重,或直接因低钠血症引起惊厥发作,查血电解质可协助诊断。

(4)脑积水:患儿出现烦躁不安、嗜睡、呕吐、惊厥发作,头颅进行性增大,颅缝分离,前囟扩大饱满、头颅破壶音和头皮静脉扩张,至疾病晚期,持续的颅内高压使大脑皮质退行性萎

缩,患儿出现进行性智力减退和其他神经功能倒退。

(5)各种神经功能障碍:神经性耳聋、智力障碍、脑性瘫痪、癫痫、视力障碍和行为异常等。

三、治疗思维

1. 抗生素治疗

(1)用药原则:化脓性脑膜炎预后较差,应力求用药 24 小时内杀灭脑脊液中的致病菌,故应选择对病原菌敏感且能较高浓度透过血脑屏障的药物。疑似细菌性脑膜炎时,建议尽早静脉应用足剂量、易透过血脑屏障、具有杀菌作用的抗菌药物。抗生素应用前最好能完成脑脊液检查和血培养。如有任何原因导致腰椎穿刺延迟(包括影像学检查),在行血培养后,对疑似患儿也应立即开始经验性抗菌药物治疗。

(2)抗菌药物的初始经验治疗和调整:病原菌明确前的抗生素选择应根据患儿年龄、细菌入颅途径、颅外感染灶、该患儿所在地区脑膜炎常见细菌谱及耐药情况合理选择抗菌药物。在生后 2~3 周的早期新生儿,推荐氨苄西林加头孢噻肟,对于晚期新生儿,推荐万古霉素加头孢噻肟或头孢他啶;对于生后 1 个月以上的患儿,考虑到我国肺炎链球菌常见,脑膜炎型菌株对青霉素和三代头孢的耐药率高,建议将三代头孢菌素加万古霉素作为初始经验治疗方案。对头孢菌素过敏患儿,经验性治疗阶段需兼顾其他细菌,可选用美罗培南加万古霉素作为初始经验治疗方案。对于存在穿通伤、神经外科手术后或者做完脑脊液分流术等基础疾病因素的细菌性脑膜炎,经验性治疗推荐万古霉素加头孢他啶或头孢吡肟或美罗培南,而对于颅底骨折的患儿推荐万古霉素加头孢曲松或者头孢噻肟。常用抗生素剂量为:氨苄西林 200mg/(kg·d),头孢曲松 100mg/(kg·d),头孢他啶 100~150mg/(kg·d),头孢噻肟 200~300mg/(kg·d),万古霉素 60mg/(kg·d)(分成每 6 小时 1 次),美罗培南 120mg/(kg·d)(分成每 8 小时 1 次)。

(3)病原菌明确后的抗生素选择:一旦得到脑脊液革兰染色或培养结果,应根据病原体药敏结果结合经验治疗效果调整抗生素。

(4)抗生素疗程:对所有细菌性脑膜炎患儿均应坚持足疗程的抗菌药物治疗。对肺炎链球菌和流感嗜血杆菌脑膜炎,其抗生素疗程应是静脉滴注有效抗生素 10~14 天;脑膜炎球菌者 7 天;金黄色葡萄球菌和革兰氏阴性杆菌脑膜炎应 21 天以上。若有并发症或经过不规则治疗的患儿,还应适当延长疗程。当致病菌不明确时,结合临床疗效建议至少治疗 2 周。足疗程治疗后效果不满意者,应分析原因,注意排查其他部位病灶及并发症,视情况决定是否延长抗菌药物疗程或调整治疗方案。

(5)停药指征:目前细菌性脑膜炎没有明确的停药指征,现有的停药建议大多基于临床经验。根据国内外研究现状结合我国实际情况建议,按标准疗程完成治疗并满足以下条件可停用抗菌药物:症状体征消失、体温正常 1 周以上,脑脊液常规、生化正常,培养阴性,没有神经系统并发症。如有并发症患儿,还应适当延长疗程。

2. 肾上腺皮质激素的应用　细菌释放大量内毒素,可能促进细胞因子介导的炎症反应,加重脑水肿和中性粒细胞浸润,使病情加重。早期糖皮质激素的应用可以降低听力减退或丧失的发生率,对 B 型流感嗜血杆菌脑膜炎有肯定疗效,对儿童肺炎链球菌脑膜炎可能有效,但并不能降低细菌性脑膜炎的总体病死率。常用地塞米松 0.2~0.6mg/(kg·d),分 4 次静脉注射,一般连续用 2~3 天,过长使用并无益处。由其他病原菌引起的脑膜炎、抗菌药物治疗后的脑膜炎、耐 β 内酰胺酶类抗菌药物的肺炎链球菌致细菌性脑膜炎及小于 6 周的患儿均不推荐常规使用糖皮质激素治疗。伴有液体复苏失败的脓毒症休克的脑膜炎,推荐使用激素。

3. 并发症的治疗

(1)硬膜下积液:少量积液可以自行吸收无需特殊处理,不建议经前囟穿刺放液或局部给药治疗。如积液量较大引起颅内压增高时,应行硬膜下穿刺放出积液,放液量每次、每侧不超过 15ml。有的患儿需反复多次穿刺,大多数患儿积液逐渐减少而治愈,个别迁延不愈者需外科手术引流。硬膜下积脓、积血改变时往往难以吸收,需神经外科评估是否需要手术干预。

(2)脑室管膜炎:抗菌药物疗程需延长至 6~8 周,必要时侧脑室穿刺引流可用于缓解症状。同时,针对病原菌结合用药安全性,选择适宜抗生素脑室内注入。

(3)脑积水:对于交通性脑积水患儿,可考虑重复腰椎穿刺放液治疗。对于梗阻性脑积水患儿,需外科评估是否需要进行脑室腹腔、脑室心房分流手术或者脑室镜下三脑室底造瘘术。

(4)抗利尿激素分泌异常综合征:建议适当限制液体摄入,出现低钠血症时应酌情补充钠盐,需严密监测血电解质水平、24 小时出入水量、尿比重、尿渗透压改变。

4. 对症和支持治疗

(1)急性期严密监测生命体征,维持水电解质酸碱平衡,防治脓毒症休克、呼吸或循环衰竭。

(2)控制脑水肿和颅内高压:定期观察患儿意识、瞳孔和呼吸节律改变,并及时处理颅内高压,预防脑疝发生。控制脑水肿、高颅压可以显著减少患儿神经系统后遗症发生率和病死率,临床上可酌情采用以下方法:①限制液体入量;②静脉注射脱水剂,如 20% 甘露醇 0.5~1.0g/(kg·次)静脉注射(15 分钟以上),每 4~6 小时重复 1 次,使用时需要监测 24 小时出入水量、电解质、肾功能;可以联合利尿剂治疗。因脑积水导致高颅压时,必要时可以进行连续腰椎穿刺放液或请神经外科会诊进行手术干预。同时正确处理缺氧、水电解质紊乱、高碳酸血症、惊厥和脑疝危象。

(3)控制惊厥发作,并防止再发。可给予止惊剂,如地西泮、苯巴比妥、左乙拉西坦等。

四、病例思辨

【一般情况】患儿,男,6 个月。

【主诉】反复发热 8 天,抽搐 2 次。

【现病史】患儿 8 天前无明显诱因下出现发热,体温最高 39.0℃,热型不规则,无咳嗽、无恶心、呕吐,无腹泻,无抽搐,无皮疹。7 天前至外院就诊,考虑急性上呼吸道感染,予以头孢曲松输液治疗 5 天,5 天前热退。入院后,患儿再次出现发热,伴抽搐 2 次,表现为突然意识不清,双眼向右侧凝视,右侧肢体抽动,持续约 1 分钟后自行缓解,间隔 3 小时后再次出现抽搐,表现同前,抽搐间期意识清楚,精神差。

起病以来,患儿精神、食欲欠佳,睡眠可,大小便未见明显异常,体重无明显增减。

【既往史】既往体健;否认药物及食物过敏史。

【出生史】G_2P_1 足月顺产,出生体重 3.6kg,否认窒息抢救史。

【预防接种史】卡介苗已接种;其他疫苗按时接种。

【家族史】否认家族过敏性疾病、遗传病等病史。

【体格检查】T 37.7℃,P 132 次 /min,R 30 次 /min,BP 90/60mmHg。神志清,精神欠佳,前囟隆起,大小 3cm×3cm;脑神经检查未见明显异常,颈抵抗;双肺呼吸音清,未闻及明显干湿啰音;心律齐,未闻及病理性杂音;腹软,肝肋下 1cm,质软;克尼格征(+),布鲁津斯基征(+),双侧巴宾斯基征(+);全身无皮疹。

【辅助检查】血常规:WBC $16.55×10^9$/L,N 65.4%,L 23.6%,Hb 112g/L,PLT $546×10^9$/L,CRP 88mg/L;脑脊液检查:潘氏蛋白定性(++),白细胞 $620×10^6$/L,多核细胞 73%,腺苷脱氨酶 0.4U/L,乳酸脱氢酶 41U/L,葡萄糖 2.1mmol/L,氯 122.9mmol/L,微量总蛋白 1168.6mg/L,脑脊液涂片抗酸染色和墨汁染色均阴性。头颅 MRI 见图 6-2。

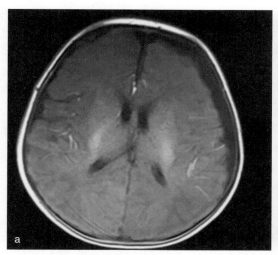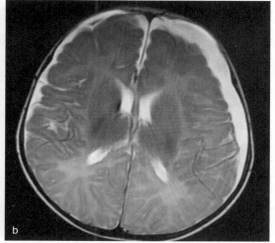

图 6-2　头颅 MRI

思考题 1:患儿神经系统检查有哪些阳性体征? 有什么意义?

参考答案:患儿前囟隆起,提示有颅内高压;有颈抵抗,克尼格征(+),布鲁津斯基征(+),提示有脑膜刺激征。正常 18 个月以下婴儿可呈现双侧巴宾斯基征阳性,患儿现 6 个月,双侧巴宾斯基征阳性,一般不提示锥体束损害。

思考题 2:患儿脑脊液检查有哪些改变? 有何意义?

参考答案:患儿脑脊液检查白细胞明显升高,多核为主,蛋白明显升高,糖明显降低,氯化物正常,与细菌性脑膜炎脑脊液改变特点相符。

思考题 3：患儿头颅磁共振平扫影像学有哪些改变？有何意义？

参考答案： 患儿头颅磁共振平扫可见左侧额前新月形长 T_1、长 T_2 信号，周围脑沟裂变浅，中线稍向右偏，提示左侧硬膜下积液。

思考题 4：该患儿病史特点如何总结？如何进行诊断和鉴别诊断？

病史特点：

(1)患儿，男，6 个月，婴儿。

(2)急性起病，因"反复发热 8 天，抽搐 2 次"入院。8 天前出现发热，当地医院予以头孢曲松输液治疗 5 天，热退 3 天后再次出现发热，伴抽搐 2 次。

(3)查体：生命体征平稳，心、肺、腹查体未见明显异常。神经系统查体：前囟隆起，大小 3cm×3cm，颈抵抗，克尼格征(+)，布鲁津斯基征(+)，双侧巴宾斯基征(+)。

(4)辅助检查：血白细胞明显升高，中性为主，CRP 明显升高；脑脊液检查：细胞数明显升高，多核细胞为主，蛋白明显升高，糖降低；头颅磁共振检查左侧硬膜下积液。

诊断和诊断依据：

诊断： 急性细菌性脑膜炎，硬膜下积液。诊断依据：患儿为 6 个月龄婴儿，急性起病，反复发热 8 天，抽搐 2 次，头孢曲松抗感染治疗热退 3 天后再次发热，并出现抽搐。查体：前囟隆起，大小 3cm×3cm，颈抵抗，克尼格征(+)，布鲁津斯基征(+)，双侧巴宾斯基征(+)。辅助检查：外周血白细胞、CRP 明显升高，脑脊液细胞数明显升高，多核细胞为主，蛋白明显升高，糖降低；头颅 MRI 提示左侧硬膜下积液。

鉴别诊断：

(1)结核性脑膜炎：患儿急性起病，有卡介苗接种史，否认结核病接触史，脑脊液检查不符合结核性脑膜炎的特点，影像学检查也未提示有脑积水等改变，不支持。

(2)病毒性脑膜炎：患儿脑脊液检查白细胞明显升高，多核为主，蛋白明显升高，糖低，外周血白细胞高，中性为主，CRP 明显升高，不支持本病。

(3)隐球菌性脑膜炎：患儿既往体健，无原发或继发免疫缺陷病史，脑脊液墨汁染色未发现隐球菌，头颅影像学检查未见脑实质病变，不支持。

【诊疗计划】

(1)完善相关检查：血培养、脑脊液培养、血气、电解质、前降钙素、血生化、复查血常规、CRP、胸片、心电图。患儿有硬膜下积液，给予硬膜下穿刺检查，治疗后需复查脑脊液和头颅磁共振。

(2)治疗方案

1)严密监测生命体征，维持水电解质酸碱平衡，如有抽搐反复，可给予止惊治疗。

2)抗生素治疗：患儿病原菌未明确，先给予经验性抗感染治疗，患儿为 6 个月小婴儿，社区获得性细菌性脑膜炎，考虑肺炎链球菌、流感嗜血杆菌和脑膜炎奈瑟菌感染的可能性较大。既往应用头孢曲松治疗，症状反复并出现并发症，不排除耐药可能，给予美罗培南 120mg/(kg·d)（每 8 小时 1 次）加万古霉素 60mg/(kg·d)（每 6 小时 1 次）联合静脉用药。

(3)硬膜下穿刺治疗和检查。

思考题 5：该患儿是否需要糖皮质激素治疗？

参考答案：糖皮质激素强调在病程早期，抗生素应用前或应用同时开始使用，短期应用，患儿入院已经是病程的第 8 天，当地已经抗感染治疗多日，故该患儿不适合给予糖皮质激素治疗。

【诊治经过】

患儿血气电解质无明显异常，血常规 WBC 14.6×10^9/L，N 65.6%，L 24.3%，Hb 110g/L，PLT 556×10^9/L，CRP 68mg/L，前降钙素 2.5ng/ml，血生化无明显异常，胸片、心电图未见异常。入院后无抽搐再发，入院第 3 天热退。入院第 1 天和第 4 天分别给予左侧硬膜下穿刺。入院第 7 天脑脊液培养和血培养阴性。入院 14 天后复查脑脊液细胞数正常，糖正常，蛋白轻度升高，头颅磁共振复查左侧少量硬膜下积液。入院 21 天脑脊液培养结果为阴性，准予出院。

【出院诊断】

1. 化脓性脑膜炎；

2. 硬膜下积液。

【出院医嘱】

(1) 注意天气变化，及时增减衣物，疾病流行期间少去人多的场所，避免感染。

(2) 适量休息，合理喂养，增强抵抗力。

(3) 密切观察体温，如有发热、抽搐、呕吐、腹泻等不适，及时就诊。

(4) 出院 2 周神经内科门诊复诊，定期复查头颅磁共振。

参考文献 ······································

1. 中华医学会儿科学分会神经学组. 儿童社区获得性细菌性脑膜炎诊断与治疗专家共识 [J]. 中华儿科杂志, 2019, 57 (8): 584-591.

2. 王卫平, 孙锟, 常立文. 儿科学 [M]. 9 版. 北京: 人民卫生出版社, 2018.

第三节　结核性脑膜炎

结核性脑膜炎 (tuberculous meningitis) 简称 "结脑"，是由于结核分枝杆菌感染脑膜所引起的一种中枢神经系统弥漫性非化脓性疾病，是小儿结核病中最严重的类型。该病好发年龄为 6 个月 ~4 岁，常在结核原发感染后 1 年以内发生，尤其在初染结核 3~6 个月最易发生。儿童结核性脑膜炎若不及时诊断和有效治疗，病死率及后遗症的发生率较高，早期诊断和合理治疗是改善本病预后的关键。

一、诊断线索

(一)病史采集

1. 结核接触史 大多数结核性脑膜炎患儿有结核病患者接触史,特别是与家庭内开放性肺结核患者接触,对小婴儿的诊断尤其有意义。

2. 卡介苗接种史 是否接种卡介苗,上臂有无卡介斑,绝大多数结核性脑膜炎患儿未接种过卡介苗。

3. 既往结核病病史 尤其是1年内发现结核病又未经治疗者。

4. 近期急性传染病病史 如麻疹、百日咳等常为结核病恶化的诱因。

5. 临床表现 有无食欲缺乏、盗汗、消瘦、便秘(婴儿可为腹泻);有无性格改变,如少言、懒动、易倦、烦躁、易怒等;有无发热、头痛、呕吐;小婴儿有无蹙眉皱额、凝视、嗜睡、发育迟滞;有无前囟隆起;有无意识改变,有无定向、运动和/或语言障碍;有无抽搐,有无口角歪斜、眼球活动障碍,有无肢体活动障碍等。

(二)体格检查

1. 一般状况与生命体征 体温、心率、血压、意识、精神状态、面容等。

2. 神经系统体征 意识状态,有无精神萎靡、嗜睡、昏睡、昏迷或深度昏迷,脑神经检查有无阳性体征,颈部有无抵抗,四肢肌力肌张力是否正常,脑膜刺激征克尼格征和布鲁津斯基征是否阳性,巴宾斯基征是否阳性等。小婴儿注意有无前囟隆起、颅缝分离。

3. 其他系统体征 呼吸运动类型、节律、深度,肺部听诊有无啰音,心脏听诊有无杂音、心音是否低钝、心律是否齐,有无腹胀,有无肝脾大,全身有无皮疹,上臂有无卡介斑。

(三)实验室检查

1. 一般检查 血常规、红细胞沉降率、前降钙素、血培养、肝肾功能、电解质、心肌酶谱、血凝试验、血糖,有反复感染者,可行免疫功能等检查。

2. 腰椎穿刺脑脊液检查 常规、生化、结核分枝杆菌培养,涂片抗酸染色找结核分枝杆菌,结核分枝杆菌抗原和抗体检测,脑脊液腺苷脱氨酶测定、PCR等。

3. 结核分枝杆菌相关检查

(1)结核分枝杆菌抗原检测:以ELISA法检测脑脊液结核分枝杆菌抗原,是敏感快速诊断结核性脑膜炎的辅助方法。

(2)抗结核抗体测定:以ELISA法检测结核性脑膜炎患儿脑脊液PPD-IgM抗体和PPD-IgG抗体,其水平常高于血清中的水平。PPD-IgM抗体于病后2~4天开始出现,2周达高峰,至8周时基本降至正常,为早期诊断依据之一;而PPD-IgG抗体于病后2周起逐渐上升,至6周达高峰,约在12周时降至正常。

(3)腺苷脱氨酶(adenosine deaminase,ADA)活性测定:有63%~100%的结核性脑膜炎患儿脑脊液ADA增高(>9U/L),ADA在结核性脑膜炎发病1个月内明显增高,3个月后明显降低,为一简单、可靠的早期诊断方法。

(4)结核菌素试验：阳性对诊断有帮助，但高达 50% 的患儿可呈阴性反应。

(5)脑脊液结核分枝杆菌培养：是诊断结核性脑膜炎可靠的依据。

(6)聚合酶链反应（PCR）：应用 PCR 技术在结核性脑膜炎患儿脑脊液中扩增出结核分枝杆菌所特有的 DNA 片段，能使脑脊液中极微量的结核分枝杆菌菌体 DNA 被准确地检测。

(7)脑脊液 γ- 干扰素释放试验（Interferon-Gamma Release Assay，IGRAs）技术和 Gene Xpert 技术检测。

4. X 线、CT 或磁共振（MRI）　约 85% 的结核性脑膜炎患儿的胸片有结核病改变，胸片证明有血行播散型肺结核对确诊结核性脑膜炎很有意义。头颅 CT 和头颅磁共振在疾病早期可正常，随着病情进展，可出现基底核阴影增强，脑池密度增高模糊、钙化，脑室扩大、脑水肿或早期局灶性梗死症。头颅 MRI 较 CT 更能清晰地反映脑实质病变，增强显影虽非常规检查，但能显示脑膜强化等炎症改变。

二、诊断思维

(一) 诊断和鉴别诊断

结核性脑膜炎应与化脓性脑膜炎、病毒性脑膜炎、隐球菌性脑膜炎、脑肿瘤等进行鉴别（颅内常见感染性疾病的脑脊液改变特点见表 6-1）。

1. 化脓性脑膜炎　起病急，进展快；病变部位以脑膜改变为主，结核菌素试验多为阴性；脑脊液检查：外观混浊，米汤样，细胞数多在 $1\,000 \times 10^6$/L 以上，以多核细胞为主；蛋白升高，糖明显下降，氯下降不明显，腺苷脱氨酶无明显升高。外周血常规中白细胞、中性粒细胞比例和 CRP 明显升高。

2. 病毒性脑膜炎　发病较急，早期脑膜刺激征明显，病程大多为自限性；夏秋季多发；伴有病毒感染症状；脑脊液压力正常或略增高，外观无色透明，细胞数$(50\sim200) \times 10^6$/L，淋巴细胞为主，蛋白质正常或轻度升高，一般不超过 1.0g/L，糖、氯化物正常。

3. 隐球菌性脑膜炎　起病更缓，病程更长；多有长期使用抗生素、免疫抑制剂史。发热不明显，颅内压显著增高，头痛剧烈，与脑膜炎的其他表现不平衡，可有视力障碍。脑脊液：压力增高，白细胞数十至数百，蛋白增高，糖显著降低。墨汁染色可找到厚荚膜圆形发亮的菌体；结核菌素试验阴性，抗结核治疗无效。

4. 脑肿瘤　起病缓慢，无明显发热，有高颅压和局灶性神经系统症状，脑脊液改变不明显，头颅影像学检查可鉴别。

(二) 严重程度与并发症

1. 分期　典型的结核性脑膜炎根据临床表现，病程大致可分为 3 期。

(1)早期（前驱期）：约 1~2 周，主要表现为性格改变和结核中毒症状：如少言、懒动、易倦、烦躁、易怒、发热、食欲缺乏、盗汗、消瘦、呕吐、便秘（婴儿可为腹泻）等。年长儿可自诉轻微和非持续性头痛，婴儿可表现为蹙眉皱额，或凝视、嗜睡，或发育迟滞等。

(2)中期（脑膜刺激期）：约 1~2 周，主要表现为颅内高压、脑膜刺激征、脑神经障碍。因颅内压增高致剧烈头痛、喷射性呕吐、嗜睡或烦躁不安、惊厥等,伴有明显脑膜刺激征,幼小婴儿则表现为前囟膨隆、颅缝裂开。可出现脑神经障碍,最常见为面神经瘫痪,其次为动眼神经和展神经瘫痪。部分患儿出现脑炎症状及体征,如定向运动和/或语言障碍。眼底检查可见视盘水肿、视神经炎或脉络膜粟粒状结核结节。

(3)晚期(昏迷期):约1~3周,患儿意识障碍逐渐加重,频繁的惊厥发作和水、电解质代谢紊乱,最终因颅内压急剧增高导致脑疝,致使呼吸及心血管运动中枢麻痹而死亡。

2. 并发症　最常见的并发症为脑积水、脑实质损害、脑出血及脑神经障碍,其中脑积水、脑实质损害、脑出血常为结核性脑膜炎的死亡原因。

3. 后遗症　严重后遗症为脑积水、肢体瘫痪、智力低下、失明、失语、癫痫及尿崩症等,晚期结核性脑膜炎发生后遗症者约占2/3,而早期结核性脑膜炎后遗症甚少。

三、治疗思维

早期合理有效的治疗是降低结核性脑膜炎的病死率和后遗症的关键。应抓住抗结核治疗和降低高颅压两个重点环节。

1. 一般疗法　应卧床休息,注意营养,选用富含蛋白和维生素的食物。对昏迷患儿可予以鼻饲或胃肠外营养,以保证足够热量,经常变换体位,以防止压疮和坠积性肺炎。做好眼睛、口腔、皮肤的清洁护理。

2. 抗结核治疗　要遵循早期、联合、适量、规律、全程的化疗原则,联合应用易透过血脑屏障的抗结核杀菌药物,分阶段治疗。

(1)强化治疗阶段:联合使用异烟肼(isoniazide,INH)、利福平(rifampin,RFP)、吡嗪酰胺(pyrazinamide,PZA)及乙胺丁醇(ethambutol,EMB),疗程2个月,其中INH每日10~15mg/kg($\leqslant$300mg/d),RFP每日10~20mg/kg($\leqslant$600mg/d),PZA每日30~34mg/kg(<2 000mg/d),EMB每日15~25mg/kg(<1 000mg/d)。

(2)巩固治疗阶段:继续应用INH和RFP,总疗程12个月。

3. 降低高颅压　颅内压升高最早于病程第10天出现,故应及时控制颅内压,措施如下:

(1)脱水剂:常用20%甘露醇,一般剂量为每次0.5~1.0g/kg,于30分钟内快速静脉注入,4~6小时1次。疗效不佳,可考虑静脉输入高渗盐水,以降低颅内压力,增加脑灌注压,不会导致渗透性利尿和血容量过低的并发症,特别适用于合并低血容量、低血压或肾功能损害的患儿。常用剂量为3%高渗盐水2~6ml/kg,以每小时0.1~1ml/kg速度连续静脉输入,在使用时密切观察血钠的变化。

(2)乙酰唑胺:可减少脑脊液的产生而降低颅内压。一般于停用甘露醇前1~2天加用该药,每日20~40mg/kg(<0.75g/d)口服,根据颅内压情况,可服用1~3个月或更长时间,每日服或间歇服(服4日,停3日)。

(3)侧脑室穿刺引流:适用于急性脑积水而其他降颅内压措施无效或疑有脑疝形成时。引流量根据脑积水严重程度而定,一般每日50~200ml,持续引流时间为1~3周,注意观察脑脊液压力,压力过低可出现脑出血。有室管膜炎时可予以侧脑室内注药,特别注意防止继发感染。

(4)腰椎穿刺减压及鞘内注药:适应证:①颅内压较高,应用肾上腺皮质激素及甘露醇效果不明显,且不急需做侧脑室引流或没有做侧脑室引流的条件者;②脑膜炎症控制不好以致颅内压难于控制者;③脑脊液蛋白量>3.0g/L。方法为:根据颅内压情况,适当放出一定量脑脊液以减轻颅内压;3岁以上每次注射INH 20~50mg及地塞米松2mg,3岁以下剂量减半,开始为每日1次,1周后酌情改为隔日1次、1周2次及1周1次,2~4周为1疗程。

(5)分流手术:若由于脑底脑膜粘连发生梗阻性脑积水时,经侧脑室引流等难以奏效,而脑脊液检查已恢复正常,为彻底解决高颅压问题,可考虑做侧脑室小脑延髓池分流术。

4.糖皮质激素应用 能抑制炎症渗出,从而降低颅内压,可减轻中毒症状及脑膜刺激症状,有利于脑脊液循环,并可减少粘连,从而减轻或防止脑积水的发生,是抗结核药物有效的辅助疗法,早期使用效果好。一般使用泼尼松,每日1~2mg/kg(<45mg/d),1个月后逐渐减量,疗程8~12周。

5.对症治疗

(1)惊厥的处理:有惊厥时及时给予抗惊厥药物,如地西泮、苯巴比妥钠等。

(2)水、电解质紊乱的处理:①稀释性低钠血症:由于下丘脑视上核和室旁核受结核炎症渗出物的刺激,使垂体分泌抗利尿激素增多,导致远端肾小管重吸收水增加,造成稀释性低钠血症。如水潴留过多,可致水中毒,出现尿少、头痛、频繁呕吐、反复惊厥甚至昏迷。治疗宜用3%氯化钠液静脉滴注,每次6~12ml/kg,提高血钠5~10mmol/L,同时控制入水量。②脑性失盐综合征:结核性脑膜炎患儿可因间脑或中脑发生损害,调节醛固酮的中枢不起作用,使醛固酮分泌减少;或因促尿钠排泄激素过多,大量Na⁺由肾排出,同时带出大量水分,造成脑性失盐综合征。应监测血钠、尿钠,以便及时发现,可用2:1等张含钠液补充部分失去的体液后酌情补以3%氯化钠液以提高血钠浓度。③低钾血症宜用含0.2%氯化钾的等张溶液静脉滴注,或口服补钾。

四、病例思辨

病例

【一般情况】男,9岁10个月。

【主诉】反复发热12天,头痛伴呕吐5天,抽搐1次。

【现病史】患儿12天前无明显诱因下出现发热,体温最高达38.0℃,当地医院给予头孢类抗菌药(具体不详)静脉滴注7天后仍有低热,逐渐出现精神差、懒动,5天前出现头痛伴呕吐,2天前抽搐1次,表现为意识不清,双眼凝视,四肢抽搐,持续约2分钟自行缓解,抽搐后出现嗜睡。

起病以来,患儿精神稍差,食欲差,睡眠可,大小便未见明显异常,体重较前减轻1kg。

【既往史】既往体健,否认有药物、食物过敏史。

【出生史】G_2P_1 足月顺产,出生体重 3.2kg,否认窒息抢救史。

【预防接种史】疫苗按时接种,卡介苗已接种。

【家族史】否认家族过敏性疾病、遗传病等病史,祖父有长期咳嗽史。

【体格检查】T 38.2℃,P 106 次 /min,R 24 次 /min,BP 106/65mmHg。嗜睡,脑神经检查无明显异常,颈强直;气平,无明显三凹征,双肺呼吸音清,未闻及明显干湿啰音;心脏听诊未见明显异常;腹软,肝脾肋下未触及;全身未见皮疹,四肢肌力、肌张力正常;布鲁津斯基征阳性,克尼格征阳性,双巴宾斯基征阳性。

【辅助检查】血常规:WBC 8.3×10^9/L,N 73%,L 23.6%,CRP 11mg/L;ESR 31mm/h;脑脊液常规:潘氏蛋白定性(+),白细胞 270×10^6/L,单个核细胞 65%;血生化:腺苷脱氨酶 12.8U/L,葡萄糖 1.25mmol/l,氯 107.6mmol/L,微量总蛋白 1 631mg/L。头颅 CT:见图 6-3。

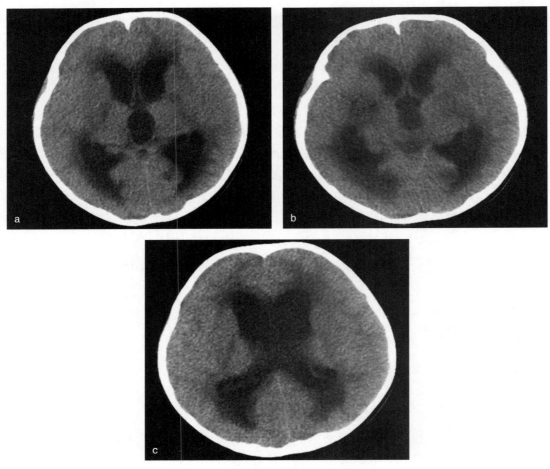

图 6-3   头颅 CT

思考题 1:患儿脑脊液检测有哪些改变? 有何意义?

参考答案:患儿脑脊液检查白细胞中度升高,单个核细胞为主,蛋白明显升高,糖和氯化物降低,腺苷脱氨酶升高,与结核性脑膜炎的脑脊液改变特点相符。

思考题 2:患儿头颅 CT 有哪些异常? 有何意义?

参考答案: 患儿头颅 CT 可见双侧侧脑室、第三脑室扩大,脑室旁白质内见片状低密度影,提示有脑积水改变。

思考题 3:该患儿病史特点如何总结? 如何进行诊断和鉴别诊断?

参考答案:

病史特点:

(1)患儿,男,9 岁 10 个月,学龄期儿童。

(2)急性起病,因"反复发热 12 天,头痛伴呕吐 5 天,抽搐 1 次"入院,体温最高 38.0℃,外院应用头孢类抗生素治疗效果欠佳,精神差、懒动。5 天前出现头痛、呕吐,2 天前出现抽搐 1 次后嗜睡。

(3)起病后体重下降 1kg。

(4)祖父有长期咳嗽史。

(5)查体:嗜睡,颈强直,布鲁津斯基征阳性,克尼格征阳性,双巴宾斯基征阳性。

(6)辅助检查:血常规示白细胞正常,CRP 略升高,红细胞沉降率略升高,头颅 CT 脑积水改变。脑脊液检查:白细胞数中度升高,单个核细胞为主,蛋白明显升高,糖和氯降低,腺苷脱氨酶升高。

诊断和诊断依据:

诊断:结核性脑膜炎。诊断依据:患儿系学龄期男孩;急性起病,因反复发热 12 天,头痛伴呕吐 5 天,抽搐 1 次入院;外院应用头孢类抗生素效果欠佳,逐渐出现意识障碍,体重下降。查体:嗜睡,颈强直,布鲁津斯基征阳性,克尼格征阳性,双巴宾斯基征阳性。辅助检查:血常规示白细胞正常,CRP 略升高,红细胞沉降率略升高,头颅 CT 脑积水改变。脑脊液检查:白细胞数中度升高,单个核为主,蛋白明显升高,糖和氯降低,腺苷脱氨酶升高。

鉴别诊断:

(1)化脓性脑膜炎:该病起病急,进展快,典型的脑脊液检查:外观混浊,米汤样,细胞数多在 $1\,000\times10^6$/L 以上,以中性粒细胞为主;蛋白升高,糖明显下降,氯下降不明显,腺苷脱氨酶无明显升高。外周血白细胞和 CRP 明显升高,与该患儿不符,不支持。

(2)病毒性脑炎:发病较急,早期脑膜刺激征明显,病程大多为自限性;夏秋季多发;伴有病毒感染症状;脑脊液压力正常或略增高,外观无色透明,细胞数$(50\sim200)\times10^6$/L,淋巴细胞为主,蛋白质正常或轻度升高,一般不超过 1.0g/L,糖、氯化物正常。与该患儿病史特点不符,不支持。

(3)隐球菌性脑膜炎:起病更缓,病程更长;多有长期使用抗生素、免疫抑制剂史,发热不明显;颅内压显著增高,头痛剧烈,与脑膜炎的其他表现不平衡;可有视力障碍。脑脊液:压力增高,白细胞数十至数百,蛋白增高,糖显著降低。墨汁染色可找到厚荚膜圆形发亮的菌体;结核菌素试验阴性,抗结核治疗无效,与该患儿病史特点不符。

【诊疗计划】

(1)进一步完善相关检查:结核菌素试验、脑脊液结核分枝杆菌培养、抗结核抗体测定、胸片、血气、电解质、血生化、头颅 MRI 平扫 + 增强等。

(2)治疗方案

1)一般治疗及护理:卧床休息,选用富含蛋白和维生素的食物,如不能主动进食,给予鼻饲。

2)抗结核治疗:给予 INH+RFP+PZA+EMB 联合化疗。

3)降颅内压:20% 甘露醇快速静脉滴注降颅内压治疗,如颅内压持续升高,可考虑侧脑室穿刺引流、腰椎穿刺减压及鞘内注药治疗。

4)糖皮质激素:泼尼松 1~2mg/(kg·d)。

5)对症治疗:控制惊厥,维持水、电解质平衡。

思考题 4:该患儿抗结核治疗的方案和疗程有哪些?

参考答案:分阶段治疗。

(1)强化治疗阶段:INH+RFP+PZA+EMB 联合化疗,疗程 2 个月。

(2)巩固治疗阶段:继续应用 INH 和 RFP,抗结核药物总疗程不少于 12 个月,或待脑脊液恢复正常后继续治疗 6 个月。

思考题 5:该患儿糖皮质激素治疗的方案和疗程有哪些?

参考答案:泼尼松,每日 1~2mg/kg,1 个月后逐渐减量,疗程 8~12 周。

【诊治经过】

入院后复查血常规:WBC 8.67×10^9/L,N 65%,CRP 12mg/L;ESR 36mm/h。结核菌素试验阳性(++),胸片两肺野可见粟粒状阴影,脑脊液结核分枝杆菌培养阴性,血气电解质和血生化未见明显异常。入院诊断:结核性脑膜炎,肺结核。给予 INH+RFP+PZA+EMB 抗结核治疗,甲泼尼龙琥珀酸钠 2mg/(kg·d),静脉滴注,抑制炎症反应。患儿体温逐渐恢复正常,精神好转,无抽搐再发,腰椎穿刺复查,脑脊液常规:潘氏蛋白定性(+),白细胞 86×10^6/L,单个核细胞 78%;血生化:腺苷脱氨酶 6.6U/L,葡萄糖 2.15mmol/l,氯 111.6mmol/l,微量总蛋白 1 231mg/l;头颅磁共振平扫 + 增强可见:脑底池变窄,幕上脑室扩大,增强扫描软脑膜呈不规则增厚,室管膜增厚并明显强化;复查肝肾功能,电解质无明显异常,给予带药出院。

【出院诊断】

1. 结核性脑膜炎;

2. 肺结核。

【出院医嘱】

(1)INH+RFP+PZA+EMB 门诊继续结核治疗。

(2)强的松 2mg/(kg·d)口服,1 周后门诊复查遵医嘱逐渐减量,总疗程 8~12 周。

(3)1 周后门诊复查,后续复诊遵医嘱,如有发热、头痛、呕吐,抽搐、肢体活动障碍等及时复诊。

神经系统疾病的诊治要点详见课件 6。

课件6　神经系统疾病的诊治要点

（江佩芳　姜丽华）

参考文献 ···

王卫平, 孙锟, 常立文. 儿科学 [M]. 9 版. 北京: 人民卫生出版社, 2018.

第七章

内分泌系统疾病

第一节　先天性甲状腺功能减退症

先天性甲状腺功能减退症（congenital hypothyroidism，CH），简称甲减，是由于甲状腺激素产生不足或其受体缺陷所致的先天性疾病，主要临床表现为体格和智能发育障碍。

一、诊断线索

（一）病史采集

1. 症状特点　询问有无黄疸消退延迟，喂养困难，体格发育落后，语言、智力发育落后，出牙延迟，颈部肿大等。

2. 母亲孕期情况　有无甲状腺功能异常，是否服用相关药物等。

3. 出生史　母孕期胎动，是否过期产，出生体重；生理性黄疸时间，以及是否伴有腹胀、便秘、嗜睡、脐疝、反应迟钝、喂养困难、体温不升、哭声低下等。

4. 生长发育史　①体格生长；②神经发育。

5. 个人史　是否生活在缺碘地区，有无其他重大疾病史等。

6. 家族史　询问父母或同胞是否有先天性甲状腺功能减退患儿。

（二）体格检查

1. 新生儿期　反应，哭声，体温，前、后囟门，黄疸，腹胀，脐疝，身长，体重等。

2. 婴儿期、儿童期典型症状　多数 CH 患儿出生半年后出现。

（1）特殊面容和体态：表情呆滞，面部及全身臃肿，颈短，眼距宽，眼睑裂小，鼻梁宽平，发际低，毛发稀疏，皮肤粗糙，面色苍黄，舌大而宽厚，常伸出口外。身材矮小，四肢短而躯干长，上下部量不匀称，囟门闭合及出牙均延迟。

（2）神经系统发育落后：智力发育低下，表情呆板；运动发育迟缓，坐、立、走时间延迟。

（3）生理代谢功能低下：精神差，食欲差，嗜睡，少哭，少动，低体温，脉搏与呼吸缓慢，心音低钝，心脏扩大，腹胀等。

（三）辅助检查

1. 甲状腺功能检查　促甲状腺素（thyroid stimulating hormone，TSH）升高，T_3 和 T_4 正常或下降，提示原发性甲状腺功能减退症；TSH 下降，T_3 和 T_4 正常或下降，提示继发性甲状腺功能减退症。

2. 甲状腺超声检查　部分提示甲状腺偏小或异位。

3. 骨龄检查　骨龄落后。

二、诊断思维

（一）先天性甲状腺功能减退症的病因学诊断及分类

1. 原发性甲状腺功能减退症　原发性甲状腺功能减退症即甲状腺本身的疾病所致。甲状腺先天性发育异常是最常见病因，约占 CH 的 85%~90%，包括甲状腺缺如、甲状腺异位、甲状腺发育不良、单叶甲状腺等，甲状腺完全或部分丧失其功能，绝大部分为散发，部分发现与基因突变有关，例如 *TIF-1*、*TIF-2* 和 *PAX8* 等基因异常。其次为甲状腺激素合成障碍，多见于甲状腺激素合成和分泌过程中酶（碘钠泵、过氧化物酶、耦联酶、脱碘酶及甲状腺球蛋白合成酶等）的缺陷，为常染色体隐性遗传。地方性 CH 多由于孕期母体缺碘，母体和胎儿竞争性摄取有限的碘化物，引起胎儿在胚胎期缺碘。

2. 继发性甲状腺功能减退症　亦称下丘脑 - 垂体性甲状腺功能减退症或中枢性甲状腺功能减退症。垂体分泌 TSH 障碍，常见于特发性垂体功能减退或下丘脑、垂体发育缺陷，其中因甲状腺激素释放激素（thyrotropin-releasing hormone，TRH）不足所致者较多见。分子机制包括 TSH 缺乏（β 亚单位突变）、垂体前叶发育相关的基因（*PROP1*、*PIT-1*、*LHX4*、*HESX1* 等）缺陷、TRH 分泌缺陷（垂体柄中断综合征、下丘脑病变）、TRH 抵抗（TRH 受体突变）等。

3. 外周性甲状腺功能减退症　甲状腺或靶器官反应低下：前者是对 TSH 无反应，甲状腺组织细胞膜上的 GSα 蛋白缺陷，使 cAMP 生成障碍；后者是末梢组织 β- 甲状腺受体缺陷，对 T_3 和 T_4 不反应，均罕见。

4. 暂时性甲状腺功能减退症　CH 按疾病转归又分为持续性甲状腺功能减退症及暂时性甲状腺功能减退症。暂时性甲状腺功能减退症原因：母亲抗甲状腺药物治疗、母源性 TSH 受体阻断抗体（TRB-Ab）、母亲或新生儿的缺碘或碘过量等。

（二）鉴别诊断

1. 21- 三体综合征　又称先天愚型或唐氏（Down）综合征，是由多一条 21 号染色体而导致的疾病。60% 患儿在胎内早期即流产，存活者有明显的智能落后、特殊面容、生长发育障碍和先天性心脏病等多发畸形，染色体检测可协助诊断。

2. 先天性软骨发育不良　临床主要特点为毛发与长骨干骺端软骨发育不良，生后即出现严重的生长发育不足，男女发病无明显差异，智力正常。主要累及干骺端，出生时身长即短于正常，上下部量比例失常，表现为非对称性短肢型侏儒，成年身高常不超过 150cm。长骨缩短，手足短粗，指甲短宽，可伴有韧带松弛，肘部不能完全伸展。可伴有其他异常表现，如肠吸收不良、无神经细胞的巨结肠、慢性中性粒细胞减少或细胞免疫功能异常等。可进一步行基因检测,常见 *FGFR3* 基因变异。

3. 遗传代谢性疾病及其他特殊综合征　患儿可部分合并特殊面容、喂养困难、生长迟缓、运动发育落后、黄疸等问题,需警惕特殊的遗传代谢性疾病及其他特殊综合征,可进一步行血氨、血生化、遗传代谢性疾病筛查、基因检测等予以鉴别。

三、治疗思维

(一)原发性甲状腺功能减退症的筛查及治疗策略

新生儿疾病筛查是目前早期发现先天性甲状腺功能减退症的最好方法,出生 72 小时～7 天的新生儿,经充分哺乳后,采血检测 T_4 或 TSH,我国采用的筛查指标为 TSH。如筛查结果 TSH 大于 20mU/L,立即进行甲状腺功能测定。甲状腺功能检查后结果分析:如 FT_4 正常且 TSH 上升为高 TSH 血症;如 FT_4 降低且 TSH 上升为原发性甲状腺功能减退症;如 FT_4 降低且 TSH 正常或降低为中枢性甲状腺功能减退症。

(1)筛查干血片 TSH ≥ 40mU/L 者,建议血清 TSH 和 FT_4 检测完成后立即开始治疗,不用等复查结果出来。

(2)如果干血片 TSH<40mU/L,可待复查结果后再开始治疗:①如复查血清 FT_4 值低于相应年龄的正常值,不管 TSH 值是否升高,立即开始治疗;②如复查静脉血 TSH 持续升高>20mU/L,此时即使血清 FT_4 值还在正常范围内,也建议开始治疗;③复查静脉血 TSH 在 6~20mU/L 的健康婴儿,如 FT_4 正常,建议行影像学检查以明确诊断;④如 TSH 升高在 6~20mU/L 范围内持续 3~4 周,建议在与患儿家属讨论后选择立即开始服用左甲状腺素($L-T_4$),一段时间后停药,并监测血清 TSH、FT_4,或者不进行治疗,2 周后再次检测血清 TSH、FT_4。

(二)原发性甲状腺功能减退症的治疗策略

原发性甲状腺功能减退症采用 L- 甲状腺素钠($L-T_4$)替代治疗,剂量 10~15μg/(kg·d)。危重病婴幼儿,TT_4 或 FT_4 值很低,给予高起始剂量;轻 - 中度甲状腺功能减退症,给予低起始治疗剂量。通常不选择 T_3 替代,因脑组织内的甲状腺素是依赖 T_4 向 T_3 转化,治疗中需维持 T_4 在 P_{97} 以上,TSH 水平在 0.5~2.0mU/L,并定期随访,观察生长曲线、智商、骨龄及血液检查结果变化等加以调整。治疗开始时,每 2 周随访 1 次;血清 TSH 和 T_4 正常后,6 月龄以下,每 1~2 个月 1 次;6~12 月龄,每 2~3 个月 1 次;1 岁以上,每 3~6 个月 1 次。

四、病例思辨

病例

患儿,男,弃婴,5 月龄。

【主诉】被发现喂养困难伴发育落后 3 天。

【现病史】患儿3天前被发现遗弃路边,除出生时日期外无其他信息。患儿存在喂养困难,每次奶量30~50ml,约3小时喂奶1次,吃奶时易呛咳,哭声略低,皮肤、巩膜略黄染,腹胀,偶有进食后呕吐,无发热,无咳嗽及气喘,无气促及发绀,无腹泻,无抽搐,无皮疹。为进一步诊治,送至笔者医院急诊,拟"喂养困难"收入院。

患儿起病以来,意识清,精神可,饮食情况同上,小便正常,大便近3天未解,体重增减不详。

【既往史】不详。

【个人史】不详。

【家族史】不详。

【入院查体】T 36.5℃,P 107次/min,R 32次/min,BP 83/60mmHg,体重6.1kg,身长61.0cm;呼吸平稳,面容臃肿,眼距宽,眼裂小,鼻根低平,唇厚,舌肥大伸出口外,手指粗短;全身皮肤及巩膜轻度黄染,皮肤粗糙、干燥,口周无发绀;双肺呼吸音粗,未闻及啰音;心律齐,心音有力,心前区未闻及杂音;腹软,脐部膨出包块约3cm×3cm大小,可回纳,肠鸣音正常。肌张力略低,尚不能翻身,对摇铃、图片、音乐等刺激有反应,会笑。

【辅助检查】

血常规:WBC $7.5×10^9$/L,N 39%,Hb 108g/L,PLT $235×10^9$/L,CRP 1mg/L。

尿常规:尿蛋白(-),尿白细胞(-),尿红细胞(-),尿糖(-),尿比重1.011。

思考题1:该患儿病史特点如何总结?患儿系弃婴,情况较特殊,个人史、既往史、家族史均不详,结合以上病史、体格检查,如何进行诊断及鉴别诊断?

参考答案:

病史特点:

(1)患儿5月龄。

(2)慢性起病,因"被发现喂养困难伴发育落后3天"入院。

(3)查体:生命体征平稳,体重6.1kg,身长61.0cm,面容臃肿,眼距宽,眼裂小,鼻根低平,唇厚,舌肥大伸出口外,手指粗短;全身皮肤及巩膜轻度黄染,皮肤粗糙、干燥,腹软,脐部膨出包块约3cm×3cm大小,可回纳,肌张力略低,尚不能翻身。

诊断及诊断依据:先天性甲状腺功能减退症?诊断依据:患儿5月龄,喂养困难,体格及运动发育均落后,甲状腺功能减退症特殊面容,皮肤粗糙、干燥,脐疝,肌张力略低。

鉴别诊断:

(1)21-三体综合征:又称先天愚型或唐氏(Down)综合征,是由多一条21号染色体而导致的疾病。60%患儿在胎内早期即流产,存活者有明显的智能落后、特殊面容、生长发育障碍和先天性心脏病等多发畸形,染色体检测可协助诊断。

(2)先天性软骨发育不良:临床主要特点为毛发与长骨干骺端软骨发育不良,生后即表现严重的生长发育不足,男女发病无明显差异,智力正常。主要累及干骺端,出生时身长即短于正常,上下部量比例失常,表现为非对称性短肢型侏儒,成年身高常不超过150cm。长骨缩短,手足短粗,指甲短宽,可伴有韧带松弛,肘部不能完全伸展。可伴有其他异常表现,如肠吸收不良、无神经细胞的巨结肠、慢性中性粒细胞减少或细胞免疫功能异常等。可进一步行基因检测,常见 *FGFR3* 基因变异。

(3)遗传代谢性疾病及其他特殊综合征:患儿可部分合并特殊面容、喂养困难、生长迟缓、运动发育落后、黄疸等问题,需警惕特殊的遗传代谢性疾病及其他特殊综合征,可进一步行血氨、血生化、遗传代谢性疾病筛查、基因检测等予以鉴别。

【诊疗计划】

(1)完善相关检查,如血常规、尿常规、粪便常规、血气电解质、肝肾功能、血氨、遗传代谢谱筛查、染色体、甲状腺功能,甲状腺 B 超、心脏超声、泌尿系统 B 超、心电图等。

(2)治疗方案

1)L-甲状腺素钠(L-T_4):10~15μg/(kg·d)。危重病婴幼儿,TT_4 或 FT_4 值很低,给予高起始剂量;轻-中度甲状腺功能减退症,给予低起始治疗剂量。治疗开始时,每 2 周随访 1 次。血清 TSH 和 T_4 正常后,6 月龄以下,每 1~2 月 1 次;6~12 月龄,每 2~3 个月 1 次;1 岁以上,每 3~6 个月 1 次。

2)关注临床表现:食欲好转,腹胀消失,排便正常,体格发育、运动语言发育正常。药物过量可出现烦躁、多汗、消瘦、腹痛、腹泻、发热等。

【诊疗经过】

入院后完善相关检查,血气电解质:pH 值 7.383,PCO_2 37.1mmHg,PO_2 97.9mmHg,K^+ 4.1mmol/L,Na^+ 142mmol/L,葡萄糖(电极法)4.7mmol/L,乳酸 1.2mmol/L,HCO_3^- 21.5mmol/L,ABE 2.8mmol/L。血生化:ALT 62U/L,AST 58U/L,尿酸 162μmol/L,甘油三酯 1.49mmol/L,胆固醇 1.99mmol/L,总胆红素 143μmol/L,间接胆红素 125.6μmol/L。甲状腺功能:总 T_4<15nmol/L,总 T_3 0.5nmol/L,FT_4 1.1pmol/L,FT_3 1.1pmol/L,TSH 98.9μIU/ml。遗传代谢谱筛查、血氨未见异常。三大常规、心电图、甲状腺 B 超、心脏超声、泌尿系统 B 超未见明显异常。染色体核型:46,XY。

入院后予以 L-甲状腺素钠 50μg 每天 1 次口服治疗,入院第 3 天带药出院。

【出院诊断】

先天性甲状腺功能减退症。

【出院随访】

(1)注意观察生长发育情况。

(2)定期复查甲状腺功能,用药量根据甲状腺功能及临床表现进行适当调整。

思考题 2:甲状腺功能减退症的新生儿筛查指标有哪些,何种情况下需要干预?

参考答案:甲状腺功能减退症的新生儿筛查指标是 TSH。

(1)筛查干血片 TSH≥40mU/L 者,建议血清 TSH 和 FT_4 检测完成后立即开始治疗,不用等复查结果出来。

(2)如果干血片 TSH<40mU/L,可待复查结果后再开始治疗时间:①如复查血清 FT_4 值低于相应年龄的正常值,不管 TSH 值是否升高,立即开始治疗;②如复查静脉血 TSH 持续升高>20mU/L,此时即使血清 FT_4 值还在正常范围内,也建议开始治疗;③复查静脉血

TSH 在 6~20mU/L 的健康婴儿,如 FT_4 正常,建议行影像学检查以明确诊断;④如 TSH 升高在 6~20mU/L 范围内持续 3~4 周,建议在与患儿家属讨论后选择立即开始服用左甲状腺素(L-T4)一段时间后停药,并监测血清 TSH、FT_4,或者不进行治疗,2 周后再次检测血清 TSH、FT_4。

思考题 3:先天性甲状腺功能减退症的早期筛查价值?

参考答案:先天性甲状腺功能减退症是儿童时期常见的智残性疾病,又称呆小病,此病对儿童智力发育影响很大,可导致身材矮小、智力低下,影响患儿生活质量,并可能对家庭和社会造成一定的经济负担。目前一般认为如果在 2 个月内发现,及时治疗,智力可基本恢复正常水平。大于 10 月龄发现、治疗的,智商只能达到正常的 80%;大于 2 岁发现的,智力严重落后,且不可逆转。先天性甲状腺功能减退症发病率为 1/5 300~1/1 100,我国发病率为 1/2 322,其中原发性甲状腺功能减退症占 90% 以上,经规范治疗后可明显改善预后。因此新生儿筛查是一项简单有效的手段,利于早期发现、早期干预。

思考题 4:患儿接受药物治疗时间需要多久,停药指征有哪些?

参考答案:若患儿存在甲状腺缺如、异位或发育不全,常为永久性甲状腺功能减退症,需终身服药治疗;怀疑暂时性甲状腺功能减退症,一般需正规治疗到 3 岁后,可尝试停药,半个月复查甲状腺功能,如功能正常,则可停药 1 个月、3 个月、6 个月、1 年复查,如发现 TSH 再次升高或 T_4 降低者,需恢复治疗。

参考文献

1. 中华医学会儿科学分会内分泌遗传代谢学组, 中华预防医学会儿童保健分会新生儿疾病筛查学组. 先天性甲状腺功能减退症诊疗共识 [J]. 中华儿科杂志, 2011, 49 (6): 421-424.
2. JACOB H, PETERS C. Screening, diagnosis and management of congenital hypothyroidism: European Society for Paediatric Endocrinology Consensus Guideline [J]. Arch Dis Child Educ Pract Ed, 2015, 100 (5): 260-263.

第二节 单纯性肥胖

肥胖症(obesity)是指长期能量摄入超过人体消耗,使体内脂肪过度堆积、体重超过一定范围的一种营养障碍性疾病。常伴随不同程度糖耐量受损、胰岛素抵抗、糖尿病、高血压、高血脂、非酒精性脂肪肝病、高尿酸血症等广泛代谢障碍,部分患儿可延续至成人,增加心血管事件的风险。

儿童肥胖 95% 属于单纯性肥胖。单纯性肥胖是指排除某些先天遗传性疾病、代谢性疾病及神经内分泌疾病所引起的继发性病理性肥胖,单纯由某种生活行为因素所造成的肥胖。

儿童单纯性肥胖临床表现除体形的均匀性肥胖、体重增加外,还包括多系统的损害。

一、诊断线索

(一) 病史采集

1. 发病的诱因   有无摄入过多和 / 或活动过少,有无使用药物。

2. 症状特点   可发生于任何年龄,最常见于婴儿期、5~6 岁和青春期,出现严重症状者多见于青少年期。食欲常旺盛,高脂、高糖、高胆固醇饮食摄入过多或进食过快。懒动、喜卧或由于各种其他原因造成的活动减少。肥胖儿童常有疲乏感,活动后气短、心悸或腿痛,因而更不愿活动,形成恶性循环。

3. 个人史   是否有出生体重过大或小于胎龄,是否曾有喂养困难,是否有发育异常等病史。

4. 家族史   是否有肥胖家族史。

(二) 体格检查

1. 一般状况与生命体征   意识、精神状态、面容、身高、体重、胸围、腰围、臀围、心率、血压、脂肪堆积情况、皮下脂肪测量及分布特点。

2. 皮肤   皮肤有无出现紫纹或白纹,有无黑棘皮病。

3. 甲状腺   有无肿大。

4. 腹部   肝脾有无肿大。

5. 神经系统   有无发育落后。

6. 外生殖器   有无小阴茎、隐睾等发育异常。

(三) 实验室检查

1. 糖代谢   血糖和胰岛素水平、糖化血红蛋白、糖耐量试验。

2. 血脂,如总胆固醇、甘油三酯、高密度脂蛋白、低密度脂蛋白。

3. 肝功能、血尿酸检查。

4. 严重肥胖还需完善超声心动图及呼吸睡眠监测等。

5. 下丘脑 - 垂体 - 肾上腺轴功能检查   血浆皮质醇测定、皮质醇分泌节律、24 小时尿游离皮质醇。小剂量地塞米松抑制试验鉴别单纯性肥胖与皮质醇增多症。

6. 甲状腺功能检查。

7. 性激素检查。

8. 染色体核型分析、基因检测。

(四) 影像学检查

1. 超声检查   有无脂肪肝、有无肾上腺疾病;性腺检查:有无多囊卵巢、有无性腺发育异常。

2. 垂体磁共振   有无垂体异常。

二、诊断思维

对肥胖症的诊断,需依靠详细的病史、家族史、临床表现、体格检查、常规实验室检查、内分泌功能检测、遗传学分析等明确肥胖的原因及并发症。特别需要警惕代谢综合征的发生。具体可参照以下流程图诊断(图 7-1)。

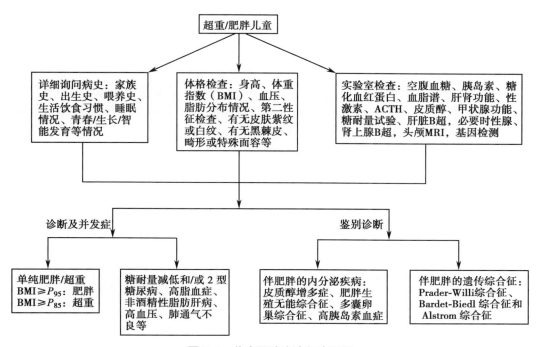

图 7-1 儿童肥胖症诊断流程图

三、治疗思维

1. 饮食疗法

(1)保证生长发育、控制总热量摄入:每日总热量减为生理需要量的 70%~80%,同时要保证蛋白质、维生素、矿物质的充足供应。

(2)改变饮食组分:避免高脂、高糖饮食,控制碳水化合物,限制饱和脂肪酸、反式脂肪酸、胆固醇及富含果糖的果汁和饮料的摄入,增加食物中黏性纤维、植物甾醇(脂)的含量。

(3)饮食规律:早、中、晚三餐按照所提供的能量占全天总能量的比例分别为 30%、40%、30%,蛋白质、脂肪、碳水化合物的供能比例分别为 12%~14%、25%~30%、55%~65%。

2. 运动疗法

(1)运动项目:可选择跳绳、游泳、打球、慢跑、快走、上下楼梯、骑自行车、登山等有氧运动;也可采用力量运动和柔韧性训练,力量训练如哑铃、杠铃、沙袋及机械等,柔韧性训练包括各种伸展性活动。

(2)运动强度和时间:坚持每天不少于 30~60 分钟中等强度的运动,每周至少 5 天。

3. 行为疗法

(1)加强健康教育,通过对肥胖儿童的行为分析找出其肥胖的主要危险因素,制订行为矫正方案。

(2)限制久坐行为:减少静态活动时间,看电视、玩手机和/或电脑时间每周不超过 2 小时。

4. 药物治疗

(1)减肥药物:奥利司他、西布曲明,分别可用于 12 岁及 16 岁以上儿童,但由于药物副作用及缺少儿童用药经验,不常规推荐使用。

(2)并发症治疗:对 10 岁以上肥胖患儿伴 2 型糖尿病,或糖尿病前期经 3 个月生活方式干预仍不能逆转代谢指标者可使用二甲双胍治疗。剂量 500mg/ 次。2~3 次 /d,总量不超过 2 000mg/d。对伴有高血压、高血脂患儿推荐至专业的心血管科治疗。

5. 手术治疗 经生活方式干预及正规药物治疗等未能达到显著减肥目的,年龄在 2~18 岁之间,患儿及家属依从性好,并且 BMI>32.5kg/m² 伴有至少 2 种肥胖相关的器质性合并症,或者 BMI>37.5kg/m² 伴有至少 1 种肥胖相关合并症(如阻塞性睡眠呼吸暂停综合征、2 型糖尿病、进行性非酒精性脂肪性肝炎、高血压病、血脂异常、体重相关性关节病、胃食管反流病和严重心理障碍等)可考虑行减重手术。目前儿童青少年肥胖症手术治疗还在探索阶段,尚无理想术式。

四、病例思辨

【一般情况】患儿,女,8 岁。

【主诉】体重增长过快 5 年,夜间气促伴鼾鸣 1 个月。

【现病史】患儿 5 年来体重增长过快,平素无发热、呕吐、腹痛,无头痛、头晕及视物模糊,无气喘及反复咳嗽,强体力活动后有气促、胸闷感,休息后可缓解,无长期使用糖皮质激素或营养性药物史。近 1 个月来夜间气促伴鼾鸣明显,严重时可伴呼吸暂停,无明显面色发绀,唤醒坐起后可缓解。

发病以来,神志清,精神可,食欲佳,二便正常,体重无明显减轻,5 年来体重增长约 30kg。

思考题 1:为什么现病史要从 5 年前写起而不从本次夜间气促发病写?

参考答案:病历记录时,应考虑患儿本次出现的夜间气促伴鼾鸣症状和 5 年来体重增长过快是否有关联,若考虑为同一临床情况的表现或两者有因果关系,主诉应从 5 年前开始介绍。

【既往史】未见明显异常。

【个人史】G_1P_1 孕 36^{+5} 周自然分娩,出生体重 2.1kg,出生时无窒息抢救史。生后低体重奶粉喂养,体重增长良好,2 月龄时体重 5.5kg,换用普通婴儿奶粉,目前已为幼儿普通饮食,目前食欲佳,喜荤食,喜食零食。

【家族史】两系三代内无传染病及遗传疾病史,无肿瘤史。父母均体健,父亲身高178cm,体重80kg,母亲身高166cm,体重78kg。

【入院查体】T 36.8℃,P 130次/min,R 32次/min,BP 112/70mmHg。一般情况好,无特殊外貌,身高135cm,体重46kg;颈部及腋下皮肤未见明显增厚发黑,呼吸偏促,呼吸费力,心肺听诊未见明显异常;腹部膨隆,肝肋下1cm,质软,脾未触及;神经系统查体未见明显异常,双乳脂肪堆积,似B3期,腹部皮下脂肪4.0cm。

【辅助检查】

血常规:WBC 11.5×10^9/L,N 70%,Hb 130g/L,PLT 287×10^9/L,CRP 7mg/L。

尿常规:尿蛋白(-),尿白细胞(-),尿红细胞(-),尿糖(-),尿比重1.010。

血气电解质:pH值7.383,PCO_2 40.3mmHg,PO_2 98.4mmHg,K^+ 4.4mmol/L,Na^+ 145mmol/L,葡萄糖(电极法)5.0mmol/L,乳酸1.5mmol/L,HCO_3^- 20.6mmol/L,ABE 3.4mmol/L。

糖化血红蛋白:5.7%。

肝功能:ALT 220U/L,AST 131U/L,甘油三酯2.49mmol/L,尿酸562μmol/L。

超声检查:肾上腺未见明显异常;双乳房B超未探及乳腺回声;腹部B超示肝内脂肪沉积。

垂体磁共振:垂体内未见明显占位性病灶。

思考题2:辅助检查说明什么问题? 提示可能存在哪些疾病?

参考答案:该患儿辅助检查提示肝功能异常,脂肪肝。血尿酸高,甘油三酯高,提示存在非酒精性脂肪肝病、高尿酸血症、高甘油三酯血症。

【入院诊断】

思考题3:该患儿病史特点如何总结? 结合以上病史、体格检查及辅助检查,如何进行诊断和鉴别诊断?

参考答案:

病例特点:

(1)女性儿童,慢性病程。

(2)5年来体重增长过快,近1个月来夜间气促伴鼾鸣。

(3)无特殊外貌,身高135cm,体重46kg,颈部及腋下皮肤未见明显增厚发黑;呼吸偏促,呼吸费力;腹部膨隆,肝肋下1cm,质软,脾未触及;双乳脂肪堆积,似B3期,腹部皮下脂肪4.0cm。

(4)辅助检查:ALT 220U/L,AST 131U/L,尿酸562μmol/L,甘油三酯2.49mmol/L。腹部B超示肝内脂肪沉积。

诊断及诊断依据:

(1)肥胖症:患儿8岁女童,身高135cm,体重46kg,BMI 25.24kg/m²。

(2)睡眠呼吸暂停综合征:依据夜间气促伴鼾鸣,可伴呼吸暂停。

(3)高甘油三酯血症:甘油三酯2.49mmol/L。

(4)非酒精性脂肪肝病:ALT 220U/L,AST 131U/L,腹部B超示肝内脂肪沉积。

(5)高尿酸血症:尿酸562μmol/L。

鉴别诊断:

(1)皮质醇增多症:患儿有肥胖表现,应注意该病可能,该病主要见于肾上腺皮质癌、腺瘤、增生,临床表现为向心性肥胖、满月脸、水牛背,可见皮肤紫纹,临床多有高血压及生长迟滞,本患儿无相关表现,不支持,完善皮质醇功能检测协助诊断。

(2)高胰岛素血症:患儿有肥胖表现,需警惕该病,该病多见于胰岛 β 细胞增生、胰岛细胞瘤。临床可见反复发作性的空腹低血糖、肥胖,发作时有饥饿感、乏力、出汗、心悸等。本患儿无低血糖表现,不支持,完善血糖监测、胰腺 B 超、MRI 协助诊断。

(3)普拉德 - 威利(Prader-Willi)综合征:患儿有肥胖表现,应注意。但患儿无肌张力低下,身材矮小,智力低下,性腺功能减退表现,不支持,必要时可完善基因检测协助诊断。

【诊疗计划】

(1)完善相关检查:皮质醇分泌节律结合小剂量地塞米松抑制试验、胰腺 B 超及磁共振、血糖监测、糖耐量试验、性激素及呼吸睡眠监测。

(2)治疗方案

1)一般治疗:严格饮食管理,增加体育锻炼。

2)药物治疗:该患儿已出现非酒精性脂肪肝病,需给予护肝治疗。

3)教育:肥胖的发生发展也与心理因素有关,健康的心理状态支持对维持减重的长远效果有至关重要的作用。

【诊疗经过】

完善相关检查:皮质醇分泌节律异常,小剂量地塞米松试验可以抑制。性激素正常,监测血糖正常,糖耐量试验无异常。胰腺超声未见异常。睡眠呼吸监测提示睡眠中有低通气现象。

入院后予以调整饮食方案及运动方案后,患儿出院门诊定期随诊。

【最终诊断】

1. 肥胖症;

2. 睡眠呼吸暂停综合征;

3. 高甘油三酯血症;

4. 非酒精性脂肪肝病;

5. 高尿酸血症。

【随访医嘱】

(1)注意控制体重。

(2)适宜热量,每日热量 1 200kcal,均衡营养;严格限制脂肪,足量蛋白质,减少碳水化合物;选择体积大、热能低的食物,以粗粮为佳。避免进食大量高嘌呤食物。

(3)避免久坐,加强体育锻炼。

(4)葫芦素片 1 片 / 次,3 次 /d 口服。

(5)定期内分泌科门诊、呼吸睡眠门诊随诊。

参考文献 ....

1. COLLABORATION NCDRF. Worldwide trends in body-mass index, underweight, overweight, and obesity from 1975 to 2016: a pooled analysis of 2416 population-based measurement studies in 128.9 million children, adolescents, and adults [J]. Lancet, 2017, 390 (10113): 2627-2642.
2. 九市儿童体格发育调查协作组, 首都儿科研究所. 2006 年中国九城市七岁以下儿童单纯性肥胖流行病学调查 [J]. 中华儿科杂志, 2008, 3 (46): 174-178.
3. 儿童代谢综合征中国工作组. 中国六城市学龄儿童代谢综合征流行现状研究 [J]. 中华儿科杂志, 2013, 51 (6): 409-413.
4. 中华医学会儿科学分会内分泌遗传代谢学组, 中华医学会儿科学分会心血管学组, 中华医学会儿科学分会儿童保健学组. 中国儿童青少年代谢综合征定义和防治建议 [J]. 中华儿科杂志, 2012, 50 (6): 420-422.
5. 中国医师协会外科医师分会肥胖和糖尿病外科医师委员会. 中国儿童和青少年肥胖症外科治疗指南 (2019 版)[J]. 中华肥胖与代谢病电子杂志, 2019, 5 (1): 3-9.

第三节　儿童性早熟

性早熟（precocious puberty）是指男童在 9 周岁前、女童在 7.5 周岁前出现内外生殖器官快速发育并呈现第二性征的一种常见儿科内分泌疾病。性早熟根据下丘脑 - 垂体 - 性腺轴（hypothalamie-pituitary-gonadal axis, HPGA）是否提前启动，分为中枢性性早熟［促性腺激素释放激素（gonadotropin-releasing hormone, GnRH）依赖性、真性、完全性性早熟］、外周性性早熟（非 GnRH 依赖性、假性性早熟）和不完全性性早熟（部分性性早熟）。

中枢性性早熟（central precocious puberty, CPP）是由于 HPGA 功能提前启动、成熟，内外生殖器发育，第二性征出现，直至生殖系统成熟。CPP 发病率约为 1/5 000~1/10 000，女孩约为男孩的 5~10 倍。其对机体的影响主要表现为：性发育过早，引起女孩早初潮；由于骨骼成熟较快，骨龄超过实际年龄而骨骺提前愈合，影响患儿的终身高；第二性征过早发育及性成熟，可能带来相应的心理问题或社会行为异常。外周性性早熟是缘于各种原因引起的体内性激素升高至青春期水平，故只有第二性征的早现，不具有完整的性发育程序性过程。不完全性性早熟又称变异型青春期（pubertal variants），包括单纯性乳房早发育（premature thelarche）、肾上腺功能早现（premature adrenarche）、单纯性阴毛早现（premature pubarche）和单纯性早初潮（premature menarche）。此章节主要就中枢性性早熟（CPP）进行讲述。

一、诊断线索

(一) 病史采集

1. 发病诱因　平素的饮食习惯,生活作息,既往的疾病史和相关药物服用史等。

2. 症状特点　女孩表现为乳房发育(乳房结节、乳房疼痛等),身高增长速度突增,阴毛发育,一般在乳房开始发育 2 年后初潮呈现。男孩表现为睾丸和阴茎增大,身高增长速度突增,阴毛发育,一般在睾丸开始增大后 2 年出现变声和遗精。

3. 个人史　出生有无早产及相关并发症,运动、智力发育史,有无先天疾病,喂养及营养情况有无异常等。

4. 家族史　家族成员的遗传疾病史、先天性疾病史等;父母、同胞兄弟姐妹有无发育异常情况等。

(二) 体格检查

1. 一般状况与生命体征　体温、心率、血压、意识、精神状态等。

2. 内分泌专科体格检查　身高、体重、BMI、体格匀称度和生长速度,运动、智力水平,面容(特殊面容、肤色异常、痣等)。女孩、男孩的第二性征表现(根据 Tanner 分期),关注女孩的乳房大小、乳晕及结节,有无触痛,有无阴道分泌物及阴毛分布;关注男孩的睾丸大小,阴囊肤色及胡须体毛分布,也需注意喉结及声线变化。

3. 其他系统体格检查　心脏听诊有无杂音、心音是否低钝、心律是否不齐;有无腹胀,有无肝脾大;全身有无皮疹;骨骼系统有无畸形;神经系统查体有无阳性体征等。

(三) 实验室检查

1. 基础性激素测定　基础促黄体生成素(luteinizing hormone,LH)有筛查意义,如 LH 3.0~5.0IU/L 可肯定已有中枢性发动。基础值不能确诊时需进行激发试验。β-hCG 和甲胎蛋白(alpha-fetoprotein,AFP)应当纳入基本筛查,是诊断分泌 hCG 生殖细胞瘤的重要线索。雌激素和睾酮水平升高有辅助诊断意义。

2. 促性腺激素释放激素(GnRH)激发试验

(1)方法:以 GnRH 2.5~3.0µg/kg(最大剂量 100µg)皮下或静脉注射,于注射的 0、30、60 和 90 分钟测定血清 LH 和卵泡刺激素(follicle-stimulating hormone,FSH)水平。

(2)判断:如用化学发光法测定,激发峰值 LH>5.0IU/L,同时 LH/FSH 比值>0.6 时可诊断为中枢性性早熟。在判断结果时,尚需结合患儿性发育状态、性征进展情况、身高和骨龄的变化等进行综合分析。对于部分病程较短的患儿,在乳房开始发育的早期、未出现明显的生长加速、骨龄未出现明显超前时,GnRH 激发试验可为假阴性。对此类患儿应密切随访性征发育情况、生长速率、骨龄等,必要时应重复进行 GnRH 激发试验。

3. 染色体核型分析　明确 46,XY 或 46,XX,对某些染色体异常的特殊病例进行全面深入检查。

4. 其他检查　血常规、血生化、甲状腺功能、促肾上腺皮质激素(adrenocorticotropic

hormone,ACTH)、皮质醇等需要常规检测,如怀疑先天性遗传性疾病可行串联质谱分析或基因检测。

(四)影像学检查

1. 性腺评估 B超可对患儿性腺发育进行评估。女孩子宫长度3.4~4.0cm,卵巢容积1~3ml(卵巢容积=长 × 宽 × 厚 ×0.523 3),并可见多个直径 ≥4mm 的卵泡,提示青春期发育。子宫内膜回声具有较好的特异性,提示雌激素呈有意义的升高。男孩睾丸容积 ≥4ml(睾丸容积=长 × 宽 × 厚 ×0.71)或睾丸长径>2.5cm,提示青春期发育。

2. 骨龄 可反映骨骼成熟速度,是预测成年身高的重要依据。

3. 头颅影像学检查 对年龄小于6岁的CPP女孩以及所有男性性早熟患儿均应常规行垂体MRI检查。6~8岁的CPP女孩如有神经系统表现或快速进展型的患儿,同样应行垂体MRI检查。

4. 其他检查 在性早熟的诊断过程中,如怀疑为外周性或不完全性性早熟的,应注意行肾上腺B超或CT;怀疑存在先天性骨病/骨发育不良的,应行四肢长骨片或脊柱正侧位片等。

二、诊断思维

(一)中枢性性早熟的诊断

需要根据临床特征初步判断,综合各项实验室检查及影像学检查。中枢性性早熟的诊断标准包括:

1. 第二性征提前出现 女孩7.5周岁前、男孩9周岁前出现第二性征发育。以女孩出现乳房结节,男孩睾丸容积增大为首发表现。

2. 线性生长加速 年生长速率高于正常儿童。

3. 骨龄超前 骨龄超过实际年龄1岁或1岁以上。

4. 性腺增大 盆腔B超显示女孩子宫、卵巢容积增大,且卵巢内可见多个直径 ≥4mm 的卵泡;男孩睾丸容积 ≥4ml。

5. HPGA功能启动,血清促性腺激素及性激素达青春期水平。

(二)鉴别诊断

中枢性性早熟应注意与外周性性早熟及不完全性性早熟相鉴别。外周性性早熟是指第二性征提前出现符合性早熟定义的年龄,但性征发育不按正常发育程序进展。性腺大小和促性腺激素均在青春前期水平。不完全性中枢性性早熟中最常见的类型为单纯性乳房早发育,好发于2岁前的女童,表现为只有乳房早发育而不呈现其他第二性征,乳晕无着色,无生长加速和骨骼发育提前,不伴有阴道出血。血清雌二醇和FSH基础值常轻度增高,一般认为乳房早发育是一种良性、自限性过程,乳房多在数月后自然消退。

中枢性性早熟诊断确立后,还应注意明确特发性中枢性性早熟和继发性中枢性性早熟(继发于中枢神经系统异常、继发于外周性性早熟)。常见的继发于外周性性早熟的病因有:

1. **先天性肾上腺皮质增生症** 表现为阴茎增大增粗,阴囊色素沉着,睾丸容积不大或睾丸容积与阴茎发育水平不一致。早期身高增长加速,骨龄提前显著。严重且长期未经治疗者可转变为中枢性性早熟。

2. **麦丘恩-奥尔布赖特(McCune-Albright)综合征** 又称多发性骨纤维发育不良,多见于女性,本综合征以性早熟、皮肤咖啡斑、多发性骨纤维发育不良三联症为特点。其性发育过程与中枢性性早熟不同,阴道出血可先于其他第二性征出现,查体见乳头、乳晕着色深;血雌激素水平增高而促性腺激素水平低下;GnRH激发试验呈外周性性早熟。随病程进展,部分可转化为中枢性性早熟。

3. **家族性男性自限性性早熟** 该病患儿2~3岁时出现睾丸增大,睾酮水平明显增高,骨龄明显增速,但LH对GnRH刺激无反应。随病程进展可转变为中枢性性早熟。

4. **先天性甲状腺功能减退症** 本病继发中枢性性早熟可能和HPGA调节紊乱有关。患儿临床出现性早熟的表现,如女孩出现乳房增大、泌乳和阴道出血等,但不伴有线性生长加速及骨龄增长加快。严重而长期未经治疗者可转变为中枢性性早熟。

三、治疗思维

(一)病因治疗

对外周性性早熟及继发性中枢性性早熟,应强调同时进行病因治疗。有中枢神经系统病变的中枢性性早熟可考虑手术或放疗,如鞍区肿瘤特别是出现神经系统症状的肿瘤多需手术。对继发于其他疾病的中枢性性早熟应同时针对原发病治疗。

(二)GnRHa治疗

特发性中枢性性早熟(idiopathic central precocious puberty,ICPP)患儿的治疗目的是抑制性发育进程,防止或缓释患儿因性早熟所致的相关的社会或心理问题(如早初潮)。改善因骨龄提前而减损的成年身高也是重要的治疗目标,但并非所有的ICPP都需要治疗。促性腺激素释放激素类似物(gonado-tropin-releasing hormone analogue analogue,GnRHa)是当前主要的治疗药物,目前常用制剂有曲普瑞林和亮丙瑞林的缓释剂,并取得较好临床效果。

1. **GnRHa治疗方案** 宜个体化,国内推荐缓释剂首剂3.75mg,此后剂量为80~100μg/(kg·4周),或采用通常剂量3.75mg,每4周注射1次。可根据性腺轴功能抑制情况进行适当调整。

2. **治疗监测** 治疗过程中应每3个月监测性发育情况、生长速率、身高标准差积分(height standard deviation score,HtSDS)、性激素水平等;每半年监测1次骨龄。治疗过程中可监测任意或激发后的促性腺激素和性激素水平,以评估性腺轴抑制情况,但监测方法目前尚未形成共识。

3. **治疗疗程** 为改善成年身高,疗程至少2年,骨龄12~13岁(女孩12岁,男孩13岁),但具体疗程需个体化。停药应考虑到患儿身高的满意度、依从性、生活质量及性发育与同龄人同期发育的需求,以及患儿与其家长的愿望。

（三）GnRH 拮抗剂

GnRH 拮抗剂直接作用于垂体的 GnRH 受体，因不具有"点火效应"，且停药后对性腺轴的抑制作用可很快恢复，具有较好的前景。目前仍在开发研究。

四、病例思辨

病例1

【一般情况】患儿，女，6 岁 8 个月。

【主诉】发现双侧乳房增大 6 个月余。

【现病史】患儿 6 个月余前发现双侧乳房增大，触之有小块状物，初起有触痛，无红肿溢乳。无发热，无头痛、呕吐，无皮疹及色素沉着，无阴道流血。无口服避孕药及其他药物或保健品史。6 个月前在笔者医院门诊就诊，予以大补阴丸口服，乳房无明显缩小。

起病以来患儿神志清，精神可，食欲可，二便正常，睡眠可，体重增加 2kg。

【既往史】未见明显异常。

【个人史】G_1P_1，出生体重 3.1kg，出生过程顺利。饮食习惯正常，智能及运动发育同正常同龄儿。

【家族史】否认家族遗传疾病史。父亲身高 171cm，母亲身高 163cm，母亲初潮 13 岁。

【入院查体】T 37.0℃，P 90 次 /min，R 20 次 /min，BP 105/70mmHg。体型偏胖，心、肺、腹查体未见明显异常。身高 129.5cm，体重 33.0kg，BMI 19kg/m^2，腰围 66cm，臀围 74cm，颈部及腋下皮肤无明显增厚变化，双乳 B3 期，脂肪堆积，乳晕色素无明显加深，外阴幼稚，未见阴毛腋毛生长。

思考题 1：如何通过体格检查进行初步的性发育评判？

参考答案：可根据 Tanner 分期（5 期标准）。

（1）男孩：外生殖器发育分期（G）；阴毛发育分期（PH）。

（2）女孩：乳房发育分期（B）；阴毛发育分期（PH）。

乳房分期举例：

1）B1 期：幼儿型，仅有乳头突起。

2）B2 期：芽苞状隆起，乳晕增大。

3）B3 期：乳房、乳晕继续增大。

4）B4 期：乳晕突出乳房面。

5）B5 期：成人型，乳晕、乳房在同一丘面。

【辅助检查】

血常规、尿常规、血气、电解质基本正常。

性激素基础值：LH<0.1IU/L，FSH 1.71IU/L，PRL 170.0mIU/L，E_2 88.62pmol/L，hCG< 1.0mIU/ml，T<0.69nmol/L。

骨龄 X 线片：左手腕部骨化中心出现 10/10 颗，尺骨茎突出现，发育良好，钩骨钩出现，拇指内侧籽骨未出现，各掌指骨骨骺线未闭合，尺桡骨远侧骨骺线未闭合，提示骨龄提前（图 7-2）。

超声检查：子宫 2.9cm×2.0cm×0.6cm，宫颈 1.8cm，肌层回声均匀，宫腔线清晰，右卵巢 2.8cm×0.9cm×0.8cm，左卵巢 2.7cm×1.0cm×0.7cm，滤泡直径为 0.4cm。

【入院诊断】

思考题 2：该患儿病史特点如何总结？结合以上病史、体格检查及辅助检查，如何进行初步诊断和鉴别诊断？

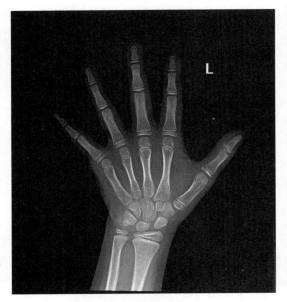

图 7-2　骨龄 X 线片

参考答案：

病例特点：

（1）女性患儿，6 岁 8 个月，慢性病程。

（2）发现双侧乳房增大 6 个月余。7.5 岁前出现第二性征。

（3）身高 129.5cm，体重 33.0kg，BMI 19kg/m²，双乳 B3 期，脂肪堆积，乳晕色素无明显加深，外阴幼稚，未见阴毛生长。

（4）骨龄提前 2 年以上。超声示子宫及卵巢均大于该年龄正常水平。

诊断及诊断依据： 性早熟。诊断依据：患儿女性，7.5 周岁前出现第二性征发育，骨龄提前，诊断明确。

鉴别诊断：

（1）中枢性性早熟（CPP）：女孩 7.5 岁前，男孩 9 岁前出现第二性征发育。以女孩出现乳房结节，男孩睾丸容积增大为首发表现。年生长速率高于正常儿童。骨龄超过实际年龄 1 岁或 1 岁以上。性腺增大，HPGA 轴功能提前启动。GnRH 激发试验可协助诊断。

（2）外周性性早熟：缘于各种原因引起的体内性甾体激素水平升高至青春期水平，而无 HPGA 轴功能启动，故只有第二性征的早现，不具有完整的性发育程序性过程，性征发育不按正常发育程序进展。GnRH 激发试验可协助诊断，并积极寻找原发疾病。

（3）单纯乳房早发育/不完全性性早熟：女孩 7.5 岁前，男孩 9 岁前出现第二性征发育。以女孩出现乳房结节，男孩睾丸容积增大为首发表现。但年生长速率、骨龄、性腺等有轻度增大或无改变，HPGA 轴功能尚未启动。GnRH 激发试验可协助诊断。

【诊疗计划】

（1）完善相关检查

1）血浆 ACTH+ 皮质醇（8a.m.，4p.m.），17α- 羟孕酮（17-α-hydroxy progesterone，17α-OHP）、胰岛素、甲状腺功能。

2）肝肾功能、血糖、骨代谢指标、肝炎系列、肿瘤标志物。

3）GnRH 激发试验。

4）胰岛素样生长因子（insulin like growth factor，IGF）-I+ 胰岛素样生长因子结合蛋白 -3（IGF-binding protein 3，IGF-BP-3），性激素结合球蛋白。

5）垂体磁共振。

（2）治疗方案

1）中枢性性早熟首先应明确治疗范围，符合指征的 CPP 患儿予以 GnRHa 治疗。

2）部分性性早熟加强随访。

3）外周性性早熟针对病因治疗。

4）有器质性病变的 CPP 应针对病因治疗。

5）中枢病变无手术指征者按 ICPP 治疗。

6）均衡饮食，注意多纵向运动。

7）定期随访。

思考题 3：如何通过 GnRH 激发试验判定是否中枢性性早熟？

参考答案：GnRH（戈那瑞林）2.5μg/kg，最大 100μg 静脉注射，0、30、60、90 分钟采血，测 LH 和 FSH。判断：激发 LH 峰值>5.0IU/L 且 LH/FSH 比值>0.6 时可诊断为中枢性性早熟。如 LH/FSH 比值低下，结合临床可能是单纯性乳房早发育或中枢性性早熟的早期，后者需定期随访，必要时重复检查。

【诊治经过】

患儿入院行 GnRH 激发试验及完善相关检查：肝肾功能、甲状腺功能、肿瘤标志物正常；ACTH 12.0pg/ml；皮质醇（8a.m.，4p.m.）20.7μg/dl，5.15μg/dl；血糖 4.2mmol/L；17α-OHP 1.31nmol/L；胰岛素 5.1μIU/ml；GnRH 激发试验：LH 峰值 22.89IU/L，FSH 峰值 16.99IU/L，LH/FSH 比值 1.35；IGF-I 341ng/ml，IGFBP$_3$ 4.23μg/ml，性激素结合球蛋白 68.79nmol/L；维生素 D 38.2nmol/L；DHEAS 73μg/dl。垂体磁共振：平扫未见明显异常改变；肝脏、肾上腺未见明显异常。

【出院诊断】

中枢性性早熟。

【出院医嘱】

（1）GnRHa 治疗，3 个月时门诊复查简易 LHRH 激发试验。

（2）内分泌门诊随访，3 个月复查骨龄、身高、盆腔 B 超、性激素等。

（3）平衡膳食，多做纵向运动。

思考题 4：GnRHa 治疗如何发挥作用？

参考答案：GnRHa 持续作用于受体产生受体降调节，使垂体分泌 LH、FSH 的细胞对 GnRH 去敏感而致 LH 分泌受抑，从而使性激素水平显著下降。GnRHa 因其使性激素水平下降而能有效地阻抑 CPP 患儿的骨龄增长，使治疗后骨龄（bone age，BA）/ 生活年龄（chronological age，CA）较治疗前下降，改善终身高。该抑制作用是可逆的，停止治疗后一年，性发育可重新启动。

病例2

【一般情况】患儿,女,7岁10个月。

【主诉】发现阴道出血2天。

【现病史】患儿2天前在家中无明显诱因下出现阴道出血,量不多,色暗红;无明显凝血块,无外伤,无腹痛;外阴无疼痛及瘙痒,无异味;无发热,全身无皮疹及瘀点、瘀斑;无化妆品接触和使用史;无服用滋补中成药及其他特殊药物和食物。无呕吐、腹泻,无头晕、头痛。为求进一步诊治,门诊拟"阴道出血、性早熟"收治入院。

起病以来患儿神志清,精神可,食欲可,二便正常,睡眠可,体重无明显改变。

【既往史】未见明显异常。

【个人史】G_1P_1,出生过程顺利。饮食习惯正常,智能及运动发育同正常同龄儿。此前从未出现阴道出血。

【家族史】否认家族遗传疾病史。父亲身高170cm,母亲身高160cm,母亲初潮13岁。

【入院查体】T 37.0℃,P 90次/min,R 20次/min,BP 105/70mmHg。体型匀称,心、肺、腹查体未见明显异常。身高128.0cm,体重28.0kg,BMI 17kg/m²,腰围62cm,臀围70cm,颈部及腋下皮肤无明显增厚变化,乳房B2期,两乳头间隙无增宽,乳晕稍大色黑,外阴幼稚,未见阴毛及腋毛生长。

【辅助检查】

血常规、尿常规、血气、电解质等基本正常。

性激素基础值:雌二醇216.0ng/L,促黄体生成素0.1IU/L,促卵泡生成激素0.1IU/L,黄体酮0.40ng/ml,睾酮0.05μg/L,人催乳素17.7μg/L。

骨龄X线片:左手腕部骨化中心出现8/10颗,尺骨茎突出现,拇指内侧籽骨未出现,各掌指骨骨骺线未闭合,尺桡骨远侧骨骺线未闭合,提示骨龄与实际年龄相符。

超声检查:子宫3.0cm×2.0cm×3.5cm,肌层回声均匀,宫腔线清晰,内膜厚5mm,右卵巢2.3cm×1.2cm×0.8cm,内见2个小滤泡,滤泡直径为0.4cm,左卵巢外形增大,内探及44mm×35mm囊性暗区,内液清。

【入院诊断】

思考题1:该患儿病史特点如何总结?结合以上病史、体格检查及辅助检查,如何进行初步诊断?

参考答案:

病例特点:

(1)女性患儿,7岁10个月,急性病程。

(2)因"阴道出血2天"就诊,色暗红,无外伤,无腹痛;8岁前出现第二性征。

(3)身高:128.0cm,体重28.0kg,乳房B2期,两乳头间隙无增宽,乳晕稍大色黑,外阴幼稚,未见阴毛及腋毛生长。

(4)骨龄同生理年龄。超声示子宫及卵巢稍大于该年龄正常大小水平,左卵巢外形增大,内探及44mm×35mm囊性暗区。

诊断及诊断依据：外周性性早熟。诊断依据：患儿女性，7岁10个月，第二性征提前出现（阴道出血2天）符合性早熟标准，但无其他第二性征，骨龄同生理年龄，雌二醇轻度升高，促性腺激素无升高，超声示左卵巢内探及44mm×35mm囊性暗区，故初步诊断为外周性性早熟。

鉴别诊断：

（1）中枢性性早熟（CPP）：中枢性性早熟为女孩7.5岁前出现乳房结节，年生长速率高于正常儿童，骨龄超过实际年龄1岁或1岁以上。但本例患儿无乳房增大，以阴道出血为主诉，无骨龄提前，且子宫及卵巢B超结果不支持性器官发育，不符合CPP表现；可考虑行GnRH激发试验排除。

（2）阴道感染/外伤：患儿无外伤，无疼痛不适感，无外阴瘙痒，无发热等全身性疾病，血常规、尿常规、血气、电解质等基本正常，故阴道感染或外伤可能性低。建议进一步妇科会诊进行妇科检查和肛门指检，可排除阴道外伤及炎症等引起的阴道出血。

（3）单纯性早初潮：为排他性诊断，表现为只有阴道出血而不呈现其他第二性征，无乳房增大、乳晕着色，无生长加速和骨骼发育提前。但该患儿影像学检查示卵巢囊性暗区，雌二醇值上升需考虑卵巢相关疾病引起的阴道出血。

【诊疗计划】

（1）完善相关检查

1）血浆ACTH+皮质醇（8a.m.，4p.m.），17α-OHP、胰岛素、甲状腺功能。

2）肝肾功能、血糖、骨代谢指标、肝炎系列、肿瘤标志物。

3）GnRH激发试验。

4）IGF-I+IGF-BP-3，性激素结合球蛋白。

5）垂体磁共振，盆腔增强磁共振。

（2）治疗方案

1）外周性性早熟针对病因治疗。

2）有器质性病变的CPP应针对病因治疗。

3）中枢病变无手术指征者按ICPP治疗。

4）均衡饮食，注意多纵向运动。

5）定期随访。

【诊治经过】

患儿入院行GnRH激发试验及完善相关检查：肝肾功能、肝炎系列、甲状腺功能、肿瘤标志物正常；染色体46，XX，人绒毛膜促性腺激素<1.20IU/L；GnRH激发试验：LH峰值0.8IU/L，FSH峰值0.7IU/L，垂体磁共振平扫未见明显异常改变。肝脏、肾上腺未见明显异常。盆腔增强磁共振：左侧附件区囊性灶（33mm×39mm×44mm）。

【出院诊断】

外周性性早熟（卵巢囊肿）。

【出院医嘱】

（1）单个卵巢囊肿直径小于5cm则以保守治疗为主，若直径大于5cm，可考虑手术治疗。该患儿就诊期间卵巢囊肿的直径未达到 5cm,且无明显异常表现,故建议继续观察患儿病情变化。

(2)内分泌门诊随访,完善盆腔 B 超、性激素等检查。

思考题 2:女孩外周性性早熟的可能病因有哪些?

参考答案:外周性性早熟是指第二性征提前出现符合性早熟定义的年龄,但性征发育不按正常发育程序进展,性腺大小和促性腺激素均在青春前期水平。外周性性早熟多是由性腺疾病、肾上腺疾病或外源性性激素摄入引起的一类性早熟。女孩出现同性性早熟(即女孩的第二性征),多见于遗传性卵巢功能异常,如麦丘恩-奥尔布赖特综合征(McCune-Albright syndrome,MAS);卵巢良性占位病变,如自律性卵巢囊肿;分泌雌激素的肾上腺皮质肿瘤或卵巢肿瘤;异位分泌人绒毛膜促性腺激素(hCG)的肿瘤;外源性雌激素摄入,如服用避孕药等。其中麦丘恩-奥尔布赖特综合征又称多发性骨纤维发育不良,多见于女性,本综合征以性早熟、皮肤咖啡斑、多发性骨纤维发育不良三联症为特点。其性发育过程与 CPP 不同,阴道出血可先于其他第二性征出现,查体见乳头、乳晕着色深;血雌激素水平增高而促性腺激素水平低下;GnRH 激发试验呈外周性性早熟。此外,有些女孩可呈现异性性早熟(即男性的第二性征),如阴蒂增大增粗类似假阴茎,阴唇增大如男性阴囊外观,外阴色素沉着,长胡须等。可见于先天性肾上腺皮质增生症、分泌雄激素的肾上腺皮质肿瘤或卵巢肿瘤,以及外源性雄激素摄入等。

参考文献 ....

1. 中华人民共和国卫生部. 性早熟诊疗指南 (试行)[卫办医政发 (195) 号][J]. 中国儿童保健杂志, 2011, 19 (4): 390-392.
2. 中华医学会儿科学分会内分泌遗传代谢学组,《中华儿科杂志》编辑委员会. 中枢性性早熟诊断与治疗共识 (2015)[J]. 中华儿科杂志, 2015, 53 (6): 412-418.
3. KLETTER G B, KLEIN K O, WANG Y Y. A Pediatrician's guide to central precocious puberty. Clin Pediatr (Phila)[J]. Clin Pediatr (Phila), 2015, 54 (5): 414-424.

第四节　儿童糖尿病

糖尿病(diabetes mellitus,DM)是一组以慢性高血糖症为特征的代谢性疾病,由于胰岛素分泌不足和 / 或组织对胰岛素的反应减弱,导致碳水化合物、脂肪和蛋白质代谢异常。其中胰岛素分泌受损和 / 或作用不足可在同一患儿中共存。

2019 年 WHO 颁布了新分型标准,将糖尿病分为 6 个亚型,其中与儿童关系密切的主要为 T_1DM、T_2DM、混合型糖尿病和其他特殊类型糖尿病共 4 个亚型。混合型糖尿病分成人晚发自身免疫性糖尿病(latent autoimmune diabetes in adults,LADA)和酮症倾向性 T_2DM,

儿童隐匿性自身免疫性糖尿病相较成人隐匿性自身免疫性糖尿病少见,而酮症倾向性 T_2DM 在非洲裔人群中相对高发。T_1DM 患儿初诊时存在超重或肥胖可能分型不清暂时使用未分类型糖尿病诊断。

在大多数国家,T_1DM 占儿童青少年糖尿病的 90% 以上。据报道全球每年约有 96 000 名 15 岁以下的儿童患 T_1DM。而不同国家、不同年龄和种族人群中的发病率有所不同。我国近年 T_1DM 发病率约为 2/10 万 ~5/10 万,其中以 10~14 岁组发病率最高。儿童和青少年 T_2DM 的发病率则在 1/1 000~51/1 000 之间。青少年的成人型糖尿病(maturity-onset diabetes of the young, MODY)则是一种罕见的疾病,占糖尿病总数的 1%~5%,占儿童糖尿病病例的 1%~6%。

近几十年来,全球观察到 T_1DM 发病率明显增加,我国儿童青少年 T_1DM 的发病率正在以每年约 14% 的速度增长,其中男孩、小年龄儿童及经济欠发达地区发病率年增长可接近 20%。与此同时,全世界儿童和青少年的 T_2DM 也在急剧增加,且与儿童的年龄和肥胖程度有关。

一、诊断线索

(一) 病史采集

1. 发病的诱因　受凉、疲劳或有上呼吸道感染患者接触史;有无暴饮暴食等不当饮食情况。

2. 症状特点　多饮、多尿、多食和体重下降(即"三多一少")。但婴儿多饮、多尿不易被发觉,可很快发生脱水和酮症酸中毒。儿童因为夜尿增多可发生遗尿。年长儿还可出现消瘦、精神不振、倦怠、乏力等体质显著下降症状。约 40% 糖尿病患儿在就诊时即处于酮症酸中毒状态,多表现为起病急、进食减少、恶心、呕吐、腹痛、关节或肌肉疼痛,皮肤黏膜干燥,呼吸深长,呼气中带有酮味,脉搏细速,血压下降,体温不升,甚至嗜睡、淡漠、昏迷。少数患儿起病缓慢,以精神差、目光呆滞、浑身无力、体重下降等为主。

3. 既往史　有无营养不良、发育迟缓等病史;有无智力落后等情况;有无合并其他代谢疾病。

4. 个人史　是否有早产等病史。

5. 家族史　是否有糖尿病家族史。

(二) 体格检查

1. 一般状况与生命体征　体温、心率、血压、意识、精神状态、面容、身高、体重等。

2. 内分泌系统　性发育情况。

3. 其他系统　有无深长呼吸,有无酮味,有无脱水征,心脏听诊有无杂音、心音是否低钝、心律是否齐,有无腹胀,有无肝脾大,全身有无皮疹,有无意识障碍,神经系统查体有无阳性体征等。

(三) 实验室检查

1. 非特异性检查

(1)外周血检查:注意白细胞总数及中性粒细胞是否增加或降低,有无中毒颗粒,核左移,嗜酸性粒细胞有无增加,有无异常淋巴细胞等。

(2)C反应蛋白:有无C反应蛋白的升高及其动态变化的情况。

(3)前降钙素:有无前降钙素的升高及其动态变化的情况。

2. 糖尿病诊断、分型及并发症判断检查

(1)血糖:目前用葡萄糖氧化酶法测定血浆葡萄糖作为诊断的金标准。相较静脉血糖而言,毛细血管法血糖检测简单易行,可作为长期血糖检测的方法。

(2)糖化血红蛋白(HbA1c):是血液中葡萄糖与血红蛋白非酶性结合的产物,可以反映过去6~12周中血糖的平均水平,是糖尿病诊断的标准之一。如果测得的HbA1c和血糖水平之间存在明显的不一致,应考虑血红蛋白变异(如血红蛋白病)、糖化血红蛋白检测干扰的可能性。HbA1c小于6.5%不能排除糖尿病,此时糖尿病的诊断必须仅采用血糖标准。此外,HbA1c被认为是与糖尿病控制和微血管并发症相关的重要指标,与并发症呈负相关。

(3)糖尿病相关自身抗体:当开始出现空腹高血糖时,超过90%的T_1DM患儿存在一种或多种糖尿病相关自身抗体。因此它是一种重要的诊断工具。GAD、ICA、IAA和/或ZNT8的存在证实T_1DM的诊断,值得注意的是抗体阴性时不能除外T_1DM。

(4)C肽:由胰岛β细胞分泌,与胰岛素有一个共同的前体胰岛素原。胰岛素原裂解成1个分子的胰岛素和1个分子的C肽,因此C肽与胰岛素是以等分子分泌的。C肽血中浓度较稳定,可以反映内源性胰岛素的分泌功能。C肽测定也用于糖尿病分型的鉴别。T_1DM新发患儿C肽通常≤0.6ng/ml。

(5)尿常规:尿糖定性一般阳性,伴有酮症时尿酮体呈阳性。尿糖波动较血糖滞后,且血糖水平与尿糖水平相关性不良,故不以尿糖作为血糖控制的监测指标。

(6)血气分析:是判断有无糖尿病酮症酸中毒的重要指标。

(7)电解质检测:有无低钾血症、低钠血症等电解质紊乱。

(8)口服糖耐量试验及C肽胰岛素释放试验:试验前一晚22:00起禁食;清晨口服葡萄糖1.75g/kg,最大量不超过75g,每克加水2.5ml,于3~5分钟内服完;口服前(0分钟)及口服后30分钟、60分钟、90分钟、120分钟,分别测血糖、胰岛素及C肽。试验前应避免剧烈运动、精神紧张,停服氢氯噻嗪、水杨酸等影响糖代谢的药物。

(9)其他脏器及并发症评估:进行大小便常规、肝肾功能、心电图、眼底筛查、胸片,肾脏、颈部血管、肝脏B超等检测;对于反复感染的患儿,可行免疫功能等检测。

二、诊断思维

诊断与鉴别诊断

1. 糖尿病的诊断标准是基于血糖测量和是否有症状

(1)糖尿病或高血糖危象的典型症状,血糖浓度≥11.1mmol/L(≥200mg/dl)。

(2)或空腹血糖≥7.0mmol/L(≥126mg/dl)。空腹定义为至少8小时内没有热量摄入。

(3)或在口服葡萄糖耐量试验(oral glucose tolerance test,OGTT)2小时血葡萄糖

≥11.1mmol/L（≥200mg/dl）。

（4）或糖化血红蛋白>6.5%。

根据国际儿童青少年糖尿病协会（International Society for Pediatric and Adolescent Diabetes，ISPAD）建议，有以下这些情况时，糖尿病的诊断不应基于单次血糖浓度，可能需要持续观察空腹和餐后2小时和/或口服葡萄糖耐量试验（OGTT）来确诊：①无症状，例如偶然发现的高血糖症或参与筛查研究的儿童；②出现轻度/非典型糖尿病症状；③在急性感染、创伤性、循环或其他应激状态下检测到的高血糖，可能是暂时性的。如果可以通过血糖诊断糖尿病，则无需进行OGTT，也不应进行OGTT。

2. 分型诊断　根据2019年WHO公布的分类标准（表7-1），糖尿病可分为：

（1）1型糖尿病（T₁DM）。

（2）2型糖尿病（T₂DM）。

（3）混合型糖尿病。

（4）其他特殊类型糖尿病。

（5）未分类型糖尿病。

（6）妊娠期首诊的糖尿病。

表7-1　2019年WHO的糖尿病分型标准

1型糖尿病：共同特征是胰岛β细胞功能低下。

2型糖尿病：共同特征为胰岛素抵抗。

混合型糖尿病：
（1）成人晚发自身免疫性糖尿病（LADA）：GAD抗体阳性，诊断后6~12个月不需要胰岛素治疗；通常35岁以上起病，在部分患有T₂DM的儿童和青少年也存在。
（2）酮症倾向性T₂DM：病初患有严重胰岛素缺乏和糖尿病酮症酸中毒（DKA），缓解后不需要胰岛素治疗，90%10年内再次出现DKA发作。非洲裔相对高发，欧洲罕见，我国发病特点不详。

其他特殊类型糖尿病：
（1）单基因糖尿病
1）单基因遗传性β-细胞功能缺陷
a. 青少年的成人发病型糖尿病（MODY）。
b. HNF1B：肾囊肿伴糖尿病。
c. mtDNA3243：母系遗传糖尿病伴听力损害。
d. KCNJ11：永久性新生儿糖尿病。
e. KCNJ11：新生儿糖尿病伴精神发育迟缓和癫痫。
f. 6q24：暂时性新生儿糖尿病。
g. INS永久性新生儿糖尿病。
h. *WFS1*基因突变型Wolfram综合征。
i. *FOXP3*基因突变型IPEX合征。
j. *EIF2AK3*基因突变型沃尔科特-拉里森（Wolcott-Rallison）综合征。
2）单基因胰岛素作用缺陷：① *INSR*：A型胰岛素抵抗；② *INSR*：矮妖精貌综合征；③ *INSR*：Rabson-Mendenhall综合征；④ *LMNA*：家族性部分性脂肪营养不良；⑤ *PPARG*：家族性部分性脂肪营养不良；

续表

⑥ *AGPAT2*：先天性全身性脂肪营养不良；⑦ *BSCL2*：先天性全身性脂肪营养不良。

(2)胰腺外分泌疾病：胰腺纤维化病变；胰腺炎；外伤/胰腺切除术；肿瘤；囊性纤维化；血色素沉积症；其他。

(3)内分泌疾病：库欣综合征；肢端肥大症；嗜铬细胞瘤；胰高血糖素瘤；甲状腺功能亢进症；生长抑素瘤；其他。

(4)药物或化学诱发：糖皮质激素、甲状腺激素、噻嗪类、α-肾上腺素能激动剂、β-肾上腺素能激动剂、苯妥英钠、喷他脒、烟酸、吡喃隆、干扰素等。

(5)感染：先天性风疹病毒；巨细胞病毒；其他。

(6)少见免疫介导型特殊类型糖尿病：胰岛素自身免疫综合征(胰岛素抗体)；抗胰岛素受体抗体；僵人综合征；其他。

(7)与糖尿病相关的其他遗传综合征：唐氏综合征；遗传性共济失调；亨廷顿舞蹈症；47,XXY 克氏综合征；劳蒙毕综合征；肌强直性营养不良；卟啉病；普拉德-威利综合征；特纳综合征；其他。

(8)其他临床亚组：糖尿病伴有大量高甘油三酯血症。

未分类型糖尿病：仅在没有明确的糖尿病分型特别是在糖尿病初诊时暂时使用。

妊娠期首诊的高血糖：妊娠期糖尿病。

因此，对于确诊糖尿病的患儿，还需根据发病年龄、临床表现、家族史等特征进行糖尿病的分型诊断(表 7-2)。

对于以下情况，且没有自身抗体的患儿，应考虑其他类型糖尿病的可能性：① 3 代以内亲属有常染色体显性糖尿病家族史，发病年龄在 35 岁之前；②在生后 12 个月内，特别是 6 个月内诊断糖尿病(新生儿糖尿病)；③轻度空腹高血糖症(5.5~8.5mmol/L)，尤其是年轻、非肥胖和无症状的患儿；④有其他相关特征，如耳聋、视神经萎缩或综合征表现(线粒体疾病)；⑤有已知的 β 细胞毒性的药物(环孢菌素或他克莫司)或导致胰岛素抵抗(糖皮质激素和某些抗抑郁剂)的药物暴露病史。

表 7-2 儿童青少年 T_1DM、T_2DM 和单基因糖尿病的临床特征

特征	T_1DM	T_2DM	单基因糖尿病
基因	多基因	多基因	单基因
发病年龄	>6~12 个月	通常青春期或更晚	除新生儿糖尿病(发病<6~12 个月)外，通常在青春期后发生
临床表现	大多起病急	多变；可能缓慢的，温和的或严重的	多变
自身免疫	是，如格雷夫斯(Graves)病、桥本甲状腺炎等	否	否
酮症酸中毒	常见	少见	新生儿糖尿病多见，其他少见
肥胖	无	常见	常不明显
黑棘皮病	无	有	无
儿童青少年中的比例	通常>90%	大多数国家<10%	1%~6%
父母糖尿病病史	2%~4%	80%	>90%

3. 其他需要鉴别的疾病

（1）非糖尿病性葡萄糖尿：如范科尼（Fanconi）综合征、肾小管酸中毒、胱氨酸尿症或重金属中毒等患儿都可发生糖尿，常有相关病史或肾小管损伤表现，如血尿、蛋白尿等。主要依靠空腹血糖或葡萄糖耐量试验鉴别。

（2）甲状腺功能亢进症：该病可表现为多食、消瘦，控制不佳时可出现血糖升高。但该病常有高代谢表现，如多汗、兴奋、夜眠欠佳、心率增快等，可见突眼及甲状腺肿大。可行甲状腺功能检查以鉴别。

（3）应激性高血糖症：常见于高热、严重感染、重大手术、呼吸窘迫、创伤的患儿，为应激所诱发的一过性高血糖。应随访血糖变化，并检测 HbA1c 及 GAD 抗体等以鉴别。

4. 常见并发症

（1）急性并发症：

1）低血糖：对非糖尿病患儿来说，低血糖症的诊断标准为血糖<2.8mmol/L。而接受药物治疗的糖尿病患儿只要血糖水平 ≤ 3.9mmol/L 就属低血糖范畴。糖尿病患儿常伴有自主神经功能障碍，影响机体对低血糖的反馈调节能力，增加了发生严重低血糖的风险。同时，低血糖也可能诱发或加重患儿自主神经功能障碍，形成恶性循环。

低血糖的分类：

A. 重度低血糖：需要他人救助，发生时可能缺少血糖的测定，但神经症状的恢复有赖于血糖水平的纠正。

B. 有症状的低血糖：明显的低血糖症状，且血糖 ≤ 3.9mmol/L。

C. 无症状低血糖：无明显的低血糖症状，但血糖 ≤ 3.9mmol/L。

D. 可疑症状性低血糖：出现低血糖症状，但没有检测血糖。

E. 相对低血糖：出现典型的低血糖症状，但血糖>3.9mmol/L。

严重低血糖指低血糖发作同时伴有认知功能障碍（包括昏迷、抽搐），需有其他人协助补充葡萄糖、碳水化合物或注射胰高血糖素等以纠正低血糖。发生低血糖的主要原因有胰岛素注射过多、进食偏少、运动或睡眠过多。既往有严重低血糖发作或病程较长、合并自身免疫性疾病（如乳糜泻、艾迪生病等）、心理问题等是低血糖发生的危险因素。

2）糖尿病酮症酸中毒（diabetic ketoac-idosis，DKA）：以高血糖、高血酮、酮尿、脱水、电解质紊乱、代谢性酸中毒为特征的一组症候群。DKA 是糖尿病患儿血液循环中胰岛素缺乏／胰岛素抵抗，反调节激素增加，导致代谢紊乱进展，病情不断加重的结果，是儿童糖尿病最常见的死亡原因之一。新发 1 型糖尿病患儿 DKA 的发生率与地域、社会经济状况及发病年龄相关，年龄越小，DKA 越多。各国报道不一，约占 15%~70%。DKA 患儿大多具有多饮、多食、多尿、体重下降等糖尿病的特征表现，呼气有酮味及口唇樱红色等酮症酸中毒的症状，甚至出现昏迷。但急重症，特别是爆发型 1 型糖尿病患儿以上表现可不典型；以 DKA 发病的儿童，当伴有呼吸道感染、消化道症状，或表现为急腹症时，也不易首先考虑到 DKA 而延误诊断。因此对于不明原因的酸中毒、昏迷患儿应该首先了解有无糖尿病的病史，并做尿糖、血糖和电解质检查，及时确定有无 DKA。DKA 通常表现为：①脱水；②深大或叹气样呼吸

［库斯莫尔呼吸（Kussmaul respiration）］；③恶心、呕吐、腹痛，可类似急腹症；④进行性意识障碍或丧失；⑤WBC增多或核左移；⑥血清淀粉酶非特异性增高；⑦合并感染时可发热。

DKA诊断的血生化标准：血糖＞11.1mmol/L，静脉血pH值＜7.3，或血HCO$_3^-$＜15mmoL/L，酮血症和酮尿症。儿童偶尔可见血糖在正常范围。

DKA严重程度分度：根据静脉血气、酸中毒的程度来分，①轻度：pH值＜7.3，或HCO$_3^-$＜15mmol/L；②中度：pH值＜7.2，或HCO$_3^-$＜10mmol/L；③重度：pH值＜7.1，或HCO$_3^-$＜5mmol/L。

（2）慢性并发症：糖尿病慢性并发症是影响患儿长期生存的主要因素，常见有糖尿病肾病、糖尿病眼病变、糖尿病神经病变、大血管并发症。糖尿病肾病发生率约为25%~40%，约占终末期肾脏疾病的50%。儿童期可出现眼部并发症，如美国青少年T$_1$DM平均发病3.2年后20%存在不同程度糖尿病眼病；20岁以上病程＞20年者眼病高达86.22%。周围神经病变发病率从＜10%~27%不等，新诊断患儿中超过25%存在神经传导速度异常。

1）糖尿病肾病：阶段Ⅰ：肾小球滤过率增加和肾脏肥大；阶段Ⅱ：肾脏轻微结构改变伴有尿微量白蛋白排泄增加，但是尿蛋白排出量在正常范围之内；阶段Ⅲ：肾脏结构改变更加严重，尿微量白蛋白排泄率（albumin excretion rate，AER）为30~300mg/24h或20~200μg/min；阶段Ⅳ：出现大量蛋白尿（AER＞200μg/min或＞300mg/24h）伴肾小球滤过率持续下降；阶段Ⅴ：为终末期肾病。诊断为血糖控制平稳情况下6个月内连续3次定时收集尿液，至少2次AER在20~200μg/min，或随机尿白蛋白/尿肌酐男性为2.5~25.0mg/mmol（30.0~300.0mg/g）、女性为3.5~25.0mg/mmol（42.0~300.0mg/g）。

2）糖尿病眼病变：包括糖尿病视网膜病变［增生性糖尿病视网膜病变（proliferative diabetic retinopathy，PDR）、非增生性糖尿病视网膜病变（non-proliferative retinopathy，NPDR）］、并发性白内障、继发性青光眼、眼球运动神经麻痹及视神经病变等，糖尿病视网膜病变是糖尿病特有的并发症。PDR临床表现特征是视网膜新生血管形成和/或纤维血管膜形成。血管破裂出血进入玻璃体视网膜间隙或玻璃体腔，纤维血管膜收缩牵拉引起牵拉性视网膜脱离均可导致视功能障碍；黄斑区视网膜渗出和水肿。NPDR临床表现特征是毛细血管瘤样膨出改变、视网膜前和视网膜内出血，与缺血和微梗死相关的棉絮斑、蛋白质和脂质渗漏导致的硬性渗出，视网膜内微血管异常、静脉串珠样改变等，严重的NPDR儿童少见。诊断包括直接和间接检眼镜检查、荧光血管造影、立体数字和彩色胶片眼底摄影。荧光血管造影可发现血管功能异常（血管通透性）和结构异常。

3）糖尿病神经病变：神经病变主要为周围神经病变，中枢神经病变少见。周围神经病变起病隐匿，最初表现为"袜子和手套"式的感觉功能丧失，小纤维功能障碍先于大纤维损伤，患儿通常抱怨手和/或脚麻木、刺痛、灼烧和/或感觉异常，可发展为持续性疼痛，后表现为轻度的运动功能丧失。局灶性周围神经病较少见。自主神经病变可影响心血管系统、泌尿生殖系统和消化系统，儿童青少年期亚临床症状常见。心血管自主神经病变常见症状是体位性低血压和心率改变，心率变异性丧失的进展可能增加严重低血糖的风险。消化系统包括"糖尿病性胃轻瘫"，胃排空迟缓、恶心、餐后呕吐、嗳气；肠道下段损害，腹痛、腹泻、排粪便失禁。泌尿生殖系统常表现为膀胱轻瘫，是否排尿犹豫不决，排尿间隔时间增加，膀胱排空不足和尿潴留。出汗异常,体表"袜子和手套"形状区域出汗减少,逐渐进展为无汗症,瞳孔对光线与黑暗反应改变。小神经纤维功能评估采用温度觉检查或针刺检查;大纤维功能检查振动觉和软触觉(常为10g尼龙单丝),踝反射和膝腱反射。周围神经病诊断采用定量感觉震动、热分辨阈值和神经传导速度。心脏自主神经测试包括:深呼吸、卧位起立、瓦尔萨尔瓦(Valsalva)动作后的心率,静息心率变异,Q-T间期和体位变化时的血压改变。

三、治疗思维

糖尿病治疗包括药物治疗、饮食管理、运动、血糖监测、健康宣教及精神心理治疗。治疗目的:消除高血糖引起的临床症状;积极预防并及时纠正酮症酸中毒;纠正代谢紊乱;使患儿获得正常生长发育,保证其正常的生活活动;预防并发症,早期诊断。

1. 胰岛素治疗 胰岛素治疗方案必须个体化,胰岛素剂量的调整取决于患儿的年龄、体重、青春期阶段、糖尿病病程及阶段、营养摄入及分配方式、运动模式、血糖监测和HbA1c结果及并发症情况。

胰岛素治疗的开始时间:初发T_1DM患儿应尽快开始胰岛素治疗,尿酮体阳性者应在6小时内使用胰岛素;当糖尿病分型不清时,如患有DKA、随机血糖浓度为13.9mmol/L和/或HbA1c为8.5%以上患儿,初始治疗也应使用胰岛素。如果T_2DM患儿单用二甲双胍不能达到血糖控制目标、二甲双胍不耐受或肝肾功能不全,同样需要胰岛素治疗。

(1)胰岛素制剂:目前国内批准用于儿童青少年的胰岛素制剂有速效类似物(门冬胰岛素、赖脯胰岛素、谷赖胰岛素)、常规胰岛素(regular insulin,RI)、中性鱼精蛋白锌胰岛素(neutral protamine Hagedorn insulin,NPH)、长效胰岛素类似物等(表7-3)。

表7-3 国内已批准用于儿童青少年的胰岛素制剂及其作用特点

胰岛素种类	使用年龄限制	起效时间/h	作用高峰/h	作用时间/h
速效类似物				
门冬胰岛素	2岁以上	0.15~0.35	1~3	3~5
赖脯胰岛素				
谷赖胰岛素				
常规胰岛素(短效,RI)	无	0.5~1	2~4	5~8
中性鱼精蛋白锌胰岛素(NPH)	无	2~4	4~12	12~24
长效类似物				
甘精胰岛素	6岁以上	2~4	8~12	22~24
地特胰岛素	6岁以上	1~2	4~7	20~24

短效胰岛素可作为餐时大剂量胰岛素在进餐前20~30分钟给药。速效胰岛素作为餐

时大剂量胰岛素时应在饭前立即使用,不仅可以降低餐后高血糖,而且还可以降低夜间低血糖。在特殊情况下,可在需要时(如不愿意进食的婴儿和幼儿)饭后使用,或在饭前和饭后分剂量使用。速效作为餐时大剂量使用时,常与长效胰岛素联合使用,也是胰岛素泵中最常用的胰岛素。NPH 的作用特点使其适用于每日 2 次作为基础胰岛素替代给药方案,由于是悬浮液,因此使用前必须确保充分摇匀混合。预混合胰岛素不推荐用于儿童青少年 T_1DM。

(2)胰岛素注射方案及剂量选择:通常采用一次性胰岛素注射器、胰岛素笔进行胰岛素每日多次注射(multiple daily injections,MDI)或胰岛素泵持续胰岛素皮下注射(continuous subcutaneous insulin infusion,CSII)。其中将基础胰岛素和餐时胰岛素相结合的强化胰岛素疗法(包括 MDI 及 CSII),已成为儿童青少年 T_1DM 中所有年龄组的治疗金标准。与每天 2 次或 3 次治疗相比,MDI 和 CSII 可以更好地控制血糖,降低并发症的发生率,并延缓现有并发症的进展。

胰岛素的剂量取决于年龄、体重、糖尿病持续时间、营养、体育锻炼等众多因素。合理的胰岛素剂量是指在不引起明显低血糖的情况下,使血糖控制达到最佳水平以确保儿童的正常生长和发育。新发糖尿病患儿胰岛素总用量一般为 0.5~1.0U/(kg·d),但 3 岁以下建议 0.5U/(kg·d)起始;在暂时缓解期,胰岛素总剂量通常小于 0.5U/(kg·d);暂时缓解期后,青春期前胰岛素总量常为 0.7~1.0U/(kg·d),青春期为 1~1.5U/(kg·d),个别可达到 2U/(kg·d)。

胰岛素剂量的分配以患儿病情的个体化需要为基础,参考患儿家庭经济水平、知识层次、患儿及家长的接受度综合分析,由医生和家长详细沟通,帮助患儿选择个体化治疗方案,从每日 2 次到 MDI 以及 CSII 治疗。①每日 2 次注射胰岛素(早餐前短效或速效 + 中效,晚餐前短效或速效 + 中效),中效胰岛素占 1 日总量的 40%~60%,初次使用短效或速效与中效用量比约为 1∶2(中效是短效的 1~3 倍)。起始剂量分配为早餐前胰岛素占 1 日总量约 2/3,晚餐前约占 1/3,后根据血糖酌情加减。该方法操作方便,但由于药代动力学的原因,血糖波动大,建议应用在经济不发达、糖尿病蜜月期、生活作息规律、治疗依从性较差且不愿采用其他方法或强烈要求保护隐私的患儿。② MDI(餐时 + 基础)方案,常用 3 餐前短效 + 睡前中效胰岛素或 3 餐前速效 + 睡前长效胰岛素,中效或长效胰岛素可酌情互换,青春发育期可能需要将基础胰岛素分成早餐前和睡前 2 次用药。以短效作为餐时胰岛素其比例可达每日总量的 70%(50%~70%,早、中、晚 3 餐前等量分配,后视血糖调整),睡前中效胰岛素约占 30%(10%~30%)。以速效胰岛素作为餐时胰岛素时占总量的 50%~70%(早、中、晚等量分配,后视血糖调整),长效类似物可达 30%~50%,在睡前和 / 或晨起时使用(初次使用建议 30% 以预防夜间低血糖)。

新发患儿采用 CSII 时,初始基础率约占胰岛素总量的 40%~50%,通常采用 5~6 段法,青春期血糖波动明显时可分为 7~8 段,其中凌晨基础率通常较高,夜间基础率常较低;餐时胰岛素约占 50%~60%,分别于 3 餐前注射。

当青春期患儿由 MDI 改为 CSII 方案时,胰岛素总量需根据血糖控制情况进行调整:①血糖控制良好、无低血糖:用泵前胰岛素总量 ×(75%~85%)。②经常低血糖:用泵前胰岛素总量 ×70%。③高血糖、极少或无低血糖:用泵前胰岛素总量 ×100%。

(3)胰岛素的不良反应:胰岛素注射的局部超敏反应并不常见,可出现注射部位疼痛、出血、感染。儿童中常见脂肪肥大伴随着皮下脂肪团块的积聚,注射部位的交替选择可避免该情况发生。

2. 口服降糖药治疗　目前国内获得批准用于儿童青少年的口服降糖药为二甲双胍。对于症状不明显，HbA1c<8.5%，且肾功能正常的 T2DM 患儿而言，二甲双胍是首选的初始治疗药物。从小剂量开始逐渐增加剂量是减少胃肠道不良反应的有效方法。最大剂量不超过 2g/d。开始治疗前须完善肝肾功能检查，如果肾小球滤过率为 45~59ml/(min·1.73m^{-2})，则应减少二甲双胍的剂量。治疗过程须随访肝肾功能。

3. 饮食管理　糖尿病患儿饮食管理的目标是通过科学的饮食管理，保证患儿的正常生活和生长发育，纠正代谢紊乱，延缓并减轻糖尿病并发症的发生和发展，提高生活质量。具体原则为：①通过日常食物的合理搭配来维持膳食营养平衡，保证各种所需的营养素；②纠正代谢紊乱：通过平衡饮食与合理营养，以控制血糖、补充优质蛋白质和预防其他必需营养素缺乏，确保患儿维持最佳生长和发育过程；③通过调整能量的摄入与消耗来保持适宜的体重及腰围；④选择适当的食物品种和进食方式以减少血糖的波动，并预防各种急、慢性并发症；⑤养成维持终身健康的饮食习惯并提高生活质量，改善整体健康水平。

(1)每日总热量需要量：食物的热量要适合患儿的年龄、生长发育和日常活动的需要。每日所需热量（cal)=1 000+ 年龄 × (70~100)，对体重低于标准的患儿可偏高。

(2)食物的成分和比例：饮食中碳水化合物应占总能量的 45%~50%，脂肪应小于 35%（饱和脂肪酸摄入量应少于总能量的 10%)，蛋白质占 15%~20%。蛋白质中一半以上应为动物蛋白，禽、鱼类、各种瘦肉类为较理想的动物蛋白质来源。碳水化合物则应选择含纤维素高的，如糙米或玉米等粗粮、全麦面包、谷类食品、豆类（豌豆、小扁豆)、水果为主，以减少血糖波动和改善饮食质量。脂肪建议以多不饱和脂肪酸和单不饱和脂肪酸为主。每日进食应定时，饮食量在一段时间内应固定不变。

4. 运动治疗　运动时肌肉对胰岛素的敏感性增高，从而增强葡萄糖的利用，有利于血糖的控制，可促进血液循环、改善心肺功能、增强身体灵活度。有规律的负重运动，如球类运动、跳跃运动、体操等可增加骨密度，有利于生长发育，同时有利于放松紧张情绪，增强适应性、幸福感和团队参与意识及社会认同感等。

运动的种类和剧烈程度应根据年龄和运动能力进行安排，进行 60min/d 或以上中等强度（如快步走、跳舞)或强烈（如跑步、跳绳)的有氧运动，以及柔韧性训练，肌肉强化和骨骼强化活动至少每周 3 天。运动前血糖指标应为 5.0~13.9mmol/L；运动时必须做好胰岛素用量和饮食调节，运动前减少胰岛素用量或加餐，使用胰岛素泵的患儿可以降低基础率10%~50% 或更多，或在运动期间暂停 1~2 小时基础率，以避免发生运动后低血糖。

5. 血糖监测　糖尿病儿童和青少年应每天自我监测多次血糖水平（最多 6~10 次 /d)，包括餐前、餐后、睡前，以及在特定情况下（如运动、驾驶或出现低血糖症状)。餐后血糖值可用于评估餐时大剂量是否合适；当餐前血糖值和糖化血红蛋白水平之间存在差异时也需要测量餐后血糖。暂时缓解期或缓解期后但血糖平稳者可酌情减少测定次数，采用每天不同时间段轮流测定以减少痛苦。近年动态血糖监测系统（continuous glucose monitoring system，CGMS)已广泛应用于临床，可了解血糖动态波动情况，有助于识别无症状低血糖等，是帮助改善血糖控制的工具,可以更好地指导胰岛素剂量的调节。

(1)指尖血糖监测:初发患儿建议每日3餐前、餐后2~3小时、睡前和夜间2:00~3:00、加餐前后共测血糖6~10次;剧烈运动前、中、后需加测,以确定是否需要加餐;有低血糖症状时及纠正后及时复测。蜜月期或慢性期但血糖平稳者可酌情减少测定次数,在每天不同时间段轮流监测以减少痛苦。

(2)动态血糖监测系统(CGMS):可较全面反映全天血糖波动全貌,已上市的CGMS需要每12小时进行指尖血糖校正。CGMS的适应证:①监测无症状性低血糖的发生;②提供血糖波动信息,指导临床治疗。CGMS单用或联合CSII可显著减少低血糖时间,可作为改善血糖控制、减少低血糖风险及提高治疗长期依从性的辅助工具。国际共识建议CGMS监测下血糖控制目标为平均葡萄糖水平<6.6mmol/L,目标范围3.9~10.0mmol/L内时间≥70%;目标范围外时间血糖<3.9mmol/L低于4%,血糖<3.0mmol/L时间低于1%,血糖>10.0mmol/L时间低于25%,血糖>13.9mmol/L时间低于10%。

(3)HbA1c及糖化血清蛋白监测:HbA1c建议每3个月随访1次;糖化血清蛋白反映2~3周前平均血糖浓度,用于短期血糖控制水平评价,对合并患有其他可导致红细胞寿命异常疾病的患儿也可采用。

(4)血糖控制的标准:血糖控制目标需差异化、个体化;对使用CSII、有能力进行规律血糖监测或使用CGMS的患儿及具有部分残存β细胞功能的新发T₁DM患儿,建议HbA1c控制目标值<7%;对于不能准确识别低血糖及较频繁低血糖、既往有严重低血糖或医疗资源落后地区的T₁DM患儿,建议HbA1c控制目标值<7.5%。

6. 宣教和管理 糖尿病的管理不是传统意义上的治疗而是系统的管理。每位糖尿病患儿一旦诊断即应接受糖尿病教育,教育的目标是使患儿充分认识糖尿病并掌握糖尿病的自我管理能力。糖尿病教育可以是大课堂式、小组式或个体化,内容包括饮食、运动、血糖监测和自我管理能力的指导,小组式或个体化形式的针对性更强,更易于个体化。这样的教育和指导应该是长期和随时随地进行的,教育应尽可能地标准化和结构化,为患儿提供优质和连续的教育。每个糖尿病管理单位应有一名受过专门培训的糖尿病教育护士,设专职糖尿病教育者的岗位,以保证教育的质量。最好的糖尿病管理模式是团队式管理,糖尿病管理团队的主要成员应包括:执业医师(普通医师和/或专科医师)、糖尿病教员(教育护士)、营养师、运动康复师、患儿及其家属,必要时还可增加眼科、心血管、肾病、血管外科、产科、足病和心理学医师。小年龄儿童糖尿病教育主要针对家长,医务人员必须向患儿及家长详细介绍有关知识,帮助患儿树立信心,使其能坚持有规律的生活和治疗,同时加强管理制度,定期随访复查。同时需要在糖尿病教育内容中包含如何应对在学校学习生活场景的内容,比如如何根据学校食谱进行碳水化合物计算,如何制订和学校饮食相适应的胰岛素治疗方案,如何应对突发状况(高血糖、低血糖和考试等应激状态),如何在参加体育课时预防低血糖发生等。糖尿病教育建议还要包括针对学校校医和老师的教育内容,以避免大众对糖尿病认识不足而对患儿带来误解和伤害。

出院后家长和患儿应遵循医生的安排,接受治疗,同时在家做好家庭记录,包括饮食、胰岛素用法用量、血糖情况等。

7. 随访 要求每 2~3 个月检测 HbA1c。当血糖超过 15mmol/L 时应常规检测酮体,患其他急性疾病时要每日多次检测。

其他随访项目包括:①微量白蛋白尿及视网膜病变的筛查:青春期前发病的糖尿病患儿宜在发病 5 年以后,或在 11 岁或青春期开始筛查,其后每年检测 1 次;青春期发病的宜在发病 2 年后每年检查 1 次;②甲状腺功能和甲状腺抗体检查:在糖尿病初诊断时检查甲状腺功能作为基础值,此后每年进行;有甲状腺肿大、生长速度下降、有甲状腺疾病的症状或有甲状腺自身抗体阳性时,可根据情况随时复查甲状腺功能及抗体;③每年检查肝功能、血脂、载脂蛋白及多种内分泌抗体。

8. 急性并发症的处理

(1)低血糖:糖尿病患儿血糖<3.9mmol/L 即为需临床干预的阈值,血糖<3.0mmol/L 可出现中枢神经系统及认知功能障碍。

低血糖处理方法为血糖<3.9mmol/L 且意识清醒,给予葡萄糖 10~15g 或其他含等量葡萄糖碳水化合物,如 15 分钟后血糖仍低则需重复上述剂量;使用 CSII 治疗如血糖低于 2mmol/L 则需暂停胰岛素泵。严重低血糖不伴昏迷予以 10% 葡萄糖注射液 2ml/kg 静脉推注,伴抽搐昏迷予以 10% 葡萄糖 4ml/kg 静脉推注;胰高血糖素静脉推注、肌内注射或皮下注射(体重 ≥25kg 为 1mg,<25kg 为 0.5mg)。反复低血糖给予 10% 葡萄糖 2~5mg/(kg·min)维持,治疗过程中需密切监测患儿血糖以及有无其他症状。

(2)糖尿病酮症酸中毒:纠正脱水酸中毒,维持血糖接近正常,避免相关的并发症,注意识别和处理突发事件。治疗原则是足量均衡补液和小剂量胰岛素应用等降低血糖、纠正酮症酸中毒的相关处理。方法:紧急评估、急诊处理和对症处理;治疗监测、再次评估、调整治疗。处理流程见图 7-3。

紧急评估和对症处理:诊断 DKA 后,立即评判生命体征,急诊化验血糖、血酮、电解质和血气分析,判断脱水和酸中毒的程度及给予心电、血氧监测,吸氧等对症治疗,必要时呼吸支持。

1)补液治疗

A. 估计脱水程度:一般 DKA 时体液丢失为体重的 5%~10%。由于脱水时血流动力学发生改变,常常难以准确估计患儿液体丢失量。轻度脱水有不易察觉的轻微唇舌干燥,可按 50ml/kg 口服补液。中度脱水表现为比较容易识别的唇舌干燥、皮肤弹性差,眼窝凹陷,按 5%~7% 计算补液量。重度脱水常伴休克表现,补液按 7%~10% 计算。

B. 计算补液量:总量包括累积丢失量和维持量。含静脉和口服途径给予的所有液体量。

$$累积丢失量(ml)=估计脱水百分数(\%)×体重(kg)×1\,000(ml)$$

C. 维持量的计算:a. 体重法:维持量(ml)=体重 × 每 kg 体重 ml 数(<10kg,80ml/kg;10~20kg,70ml/kg;>20~30kg,60ml/kg;>30~50kg,50ml/kg;>50kg,35ml/kg)。b. 体表面积法:维持量每日 1 200~1 500ml/m²(年龄越小,每平方米体表面积液体量越多)。

D. 补液疗法(48 小时均衡补液法):每日液体总量一般不超过每日维持量的 1.5~2 倍。此种方法一般不需要额外考虑继续丢失,液体复苏所补入的液体量一般无需从总量中扣除。总液体张力约 1/2 张。补液总量 = 累积丢失量 + 维持量。

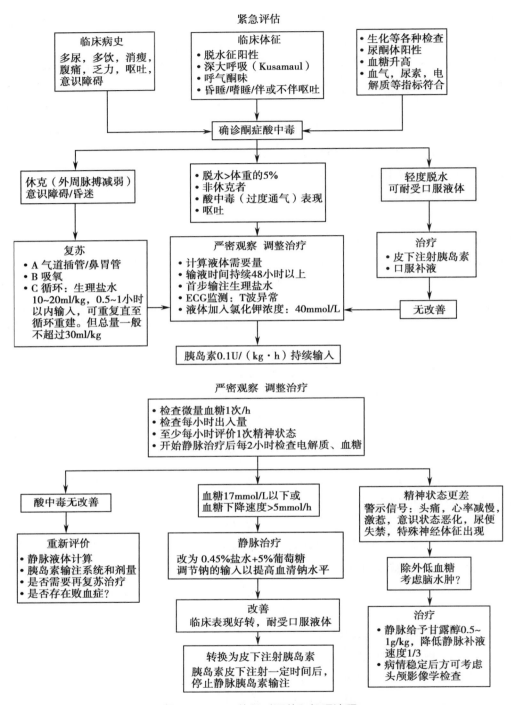

图 7-3   DKA 的即时评估和处理流程

E. 快速补液：对于中、重度脱水的患儿，尤其休克者，最先给予生理盐水 10~20ml/kg，于 30~60 分钟以内快速输注扩容，根据外周循环情况可重复，但第 1 小时一般不超过 30ml/kg。扩容首选晶体液快速输入，偶尔使用胶体液或其他扩容剂。继之以 0.45% 的生理盐水输入。对于输含钾液无禁忌的患儿,尽早将含钾液加入上述液体中,并逐渐减慢输液速度,进入序贯补液阶段。补液过程中监测生命体征,精确记录出入量,严重 DKA 患儿需要心电监测。对于外周循环稳定的患儿,也可以直接进行 48 小时均衡补液而不需要快速补液。须强调,纠正 DKA 脱水的速度应较其他原因所致者缓慢,因为过快地输入张力性液体可能加重脑水肿进程。

F. 序贯补液:48 小时均衡补入累积丢失液及维持液体。补液中根据监测情况调整补充相应的离子、含糖液等。

2)小剂量胰岛素的应用:胰岛素一般在补液后 1 小时开始应用,特别是对有休克的患儿,只有当休克恢复、含钾盐水补液开始后,才可应用胰岛素,以避免细胞外液中的钾离子突然从血浆进入细胞内导致心律失常。小剂胰岛素最初最为 0.1U/(kg·h),可使用输液泵输入。血糖下降速度一般为每小时 2~5mmoL/L。胰岛素输注速度一般不低于 0.05U/(kg·h)。小剂量胰岛素静脉输注应持续至酮症酸中毒纠正(连续 2 次尿酮阴性,血 pH 值>7.3,血糖下降至 12mmol/L 以下),必要时可输入含糖的 1/3~1/2 张晶体液,以维持血糖水平为 8~12mmol/L。只有当临床状况稳定后,口服液体可耐受时才逐渐减少静脉输液,最后过渡到皮下胰岛素注射的常规治疗。在停止滴注胰岛素前半小时应皮下注射常规胰岛素 0.25U/(kg·次)。也可以适当延长静脉小剂量胰岛素的治疗,直至进餐时停用静脉胰岛素,改为常规皮下注射。皮下注射胰岛素的剂量和剂型根据当时情况而定,防止高血糖反跳。对于没有静脉输液条件的地区,可以使用皮下注射速效或短效胰岛素,每 1~2 小时 1 次,剂量按 0.1U/(kg·h)计算。

3)治疗中的评估内容:①生命体征:观察呼吸、脉搏、血压、体温等;②意识状态:建议采用格拉斯哥(Glasgow)昏迷评分进行评估;③出入量:严格记录出入量,包括静脉输入液体及口服的液体,随时记录尿量,评估脱水程度的改变;④胰岛素用量:注意小剂量胰岛素的静脉输入速度和总量,避免大量快速输入;⑤尿、血糖及酮体浓度,电解质和渗透压以及血气:每小时检查尿糖和酮体并用微量血糖仪测血糖 1 次,每 2~4 小时测静脉血糖和血酮 1 次,两者进行对比。同时每 2~4 小时重复 1 次血电解质、血气分析,直至酸中毒纠正。

4)碱性液的使用:目前没有证据说明使用碳酸氢钠有任何明确的益处。然而有证据表明碳酸氢盐的使用可加重中枢神经系统酸中毒和组织缺氧,可加重低钾血症和改变钙离子浓度而发生危险,还可增加血浆渗透压,因此应该慎用。胰岛素治疗可以利用酮体生成碳酸氢盐逆转酸中毒;纠正低血容量可促进有机酸的排泄。只有当动脉血 pH 值<6.9,休克持续不好转,心脏收缩力下降时可以考虑使用。通常用 5% $NaHCO_3$,1~2ml/kg 稀释后在 1 小时以上时间内缓慢输入,必要时可以重复。

5)脑水肿:DKA 患儿症状性脑水肿发生率为 0.5%~0.9%,其中约 21%~24% 死亡。脑水肿少数发生在治疗之前,常发生在开始治疗的 4~12 小时之内,治疗后 24~48 小时发生者更少见。脑水肿发生的警示信号如下:头痛、血压升高和心率减慢,氧饱和度下降,以及躁动、激惹、嗜睡、大小便失禁或特异的神经征象,如脑神经麻痹和瞳孔反应异常。

一旦考虑脑水肿则应限制液量,予以甘露醇 0.25~1.0g/kg,20 分钟输入,如治疗无反应可于 30 分钟~2 小时后重复。甘露醇无效且血钠低者可予以 3%NaCl 5~10ml/kg,30 分钟输入。同时液体输入速度降低 1/3,抬高床头,必要时呼吸支持等。颅脑影像学检查有助于脑栓塞和脑出血的诊断,如果确实存在,则给予相应治疗。

四、病例思辨

【一般情况】患儿,男,9 岁 8 个月。

【主诉】多饮、多尿、多食、消瘦 20 余天,呕吐 2 天。

【现病史】患儿 20 余天前无明显诱因下出现多饮,烦渴,量具体不详,白天小便解 7~8 次,夜间小便解 3~4 次,色清,每次量多,伴食欲增加,具体不详。同时发觉有消瘦,20 余天来体重减轻了 7.5kg,有乏力倦怠感,无恶心、呕吐,无腹痛、腹泻,无头晕、抽搐,无意识障碍,无气急,无心慌、胸闷,无发热,无咳嗽、咳痰。病初家长未重视,6 天前至当地医院,查血生化示"葡萄糖 15.28mmol/L",未予以特殊处理。2 天前患儿出现呕吐,1~3 次 /d,为胃内容物,量不等;7 小时前患儿出现腹痛,较剧,不能忍,初为右季肋区,后左、右季肋区均有疼痛,至当地医院查随机血糖 31.4mmol/L,遂即至笔者医院急诊就诊。急诊查随机血糖 28mmol/L,血气 + 乳酸 + 糖: pH 值 6.983,PCO$_2$ 20.3mmHg,PO$_2$ 48.4mmHg,K$^+$ 4.4mmol/L,Na$^+$ 148mmol/L,Glu(电极法)28.0mmol/L,Lac 2.9mmol/L,HCO$_3^-$ 4.6mmol/L,ABE-28.4mmol/L,予以生理盐水 100ml 扩容,为进一步治疗,急诊拟"糖尿病酮症酸中毒"收住入院。

起病以来患儿神志清,精神差,睡眠欠安,大便未见明显异常,食欲、小便、体重改变如上述。

思考题 1:糖尿病患儿出现"三多一少"症状的原因是什么?

参考答案:糖尿病是一组以高血糖为特征的代谢性疾病。高血糖则是由于胰岛素分泌缺陷或其生物作用受损,或两者兼有引起。糖尿病时长期存在高血糖症状,当血糖升高超过肾糖阈时,肾小管不能完全重吸收葡萄糖,葡萄糖就从尿中排出;由于尿中排出葡萄糖,引起尿液的渗透压升高,肾小管重吸收水发生困难,故而导致多尿;多尿引起体内缺水,血液浓缩,血液渗透压升高而引起口渴导致多饮。

尿中排出大量的葡萄糖,使得营养物质大量丢失,血糖虽然高,但由于代谢障碍,葡萄糖不能进入细胞氧化供能,导致细胞的能量供应不足,所以患儿因感到饥饿而引起多食;多食的结果又引起血糖进一步升高,使多尿、多饮更加严重,葡萄糖更多地从尿中丢失,造成恶性循环。由于糖氧化障碍,导致机体大量分解脂肪和蛋白质以供应能量,造成组织内蛋白和存储脂肪的大量消耗,于是造成体重减少甚至逐渐消瘦。以上即为导致"三多一少"症状的原因。

【既往史】未见明显异常,否认湿疹史。

【出生史】G$_1$P$_1$ 足月顺产,出生体重 2.75kg。无窒息抢救史。

【预防接种史】疫苗按计划接种。

【家族史】外公有高血糖病史,具体不详,余亲属无糖尿病病史。

【入院查体】T 36.7℃,P 140 次 /min,R 40 次 /min,BP 119/84mmHg。嗜睡,精神差,颈软,咽充血,呼吸促,呈深大呼吸,可见吸气性三凹征;两肺呼吸音粗,未闻及明显干湿啰音;心律齐,心前区未闻及病理性杂音;腹平软,肝脾肋下未及肿大;神经系统检查未见阳性体征;全身未见皮疹,肢端凉,毛细血管充盈时间 3 秒。

思考题2：糖尿病患儿除了"三多一少"症状外还有哪些表现？

参考答案：糖尿病酮症酸中毒除了"三多一少"症状外,还可出现消化道症状,如恶心、呕吐、腹痛等,出现深大呼吸,部分患儿呼吸中可有类似烂苹果气味,并可出现意识改变,早期有头痛、头晕、萎靡,继而烦躁、嗜睡、昏迷,造成昏迷的原因包括乙酰乙酸过多、脑缺氧、脱水、血浆渗透压升高、循环衰竭。

【辅助检查】当地医院血生化检查示葡萄糖15.28mmol/L；甲状腺功能：总三碘甲状腺原氨酸0.49μg/L,总甲状腺素4.9μg/dl,促甲状腺素0.934mIU/L,游离三碘甲状腺原氨酸1.59ng/L,游离甲状腺素0.88ng/dl；胸部CT：两肺未见明显实质性病变。笔者医院急诊查随机血糖28mmol/L,血气+乳酸+糖：pH值6.983,PCO_2 20.3mmHg,PO_2 48.4mmHg,K^+ 4.4mmol/L,Na^+ 148mmol/L,Glu（电极法）28.0mmol/L,Lac 2.9mmol/L,HCO_3^- 4.6mmol/L,ABE-28.4mmol/L。

【入院诊断】

思考题3：该患儿病史特点如何总结？结合以上病史、体格检查及辅助检查,如何进行诊断和鉴别诊断？

参考答案：

病史特点：

(1)患儿男,9岁8个月。

(2)急性起病,多饮、多尿、多食、消瘦20余天,呕吐2天。

(3)查体：嗜睡,精神差,呼吸促,呈深大呼吸,可见吸气性三凹征,心、腹查体未见明显异常,肢端凉,毛细血管充盈时间3秒。

(4)辅助检查,随机血糖28mmol/L；血气+乳酸+糖：pH值6.983,K^+ 4.4mmol/L,Na^+ 148mmol/L,Glu（电极法）28.0mmol/L,Lac 2.9mmol/L,HCO_3^- 4.6mmol/L,ABE-28.4mmol/L。

诊断及诊断依据：

(1)糖尿病。诊断依据：学龄期儿童,急性起病；多饮、多尿、多食、消瘦20余天,呕吐2天,笔者医院急诊查随机血糖28mmol/L。

(2)糖尿病酮症酸中毒。诊断依据：除以上症状外,血气+乳酸+糖：pH值6.983,K^+ 4.4mmol/L,Na^+ 148mmol/L,Glu（电极法）28.0mmol/L,HCO_3^- 4.6mmol/L,ABE-28.4mmol/L。

鉴别诊断：

(1)尿崩症：患儿有多饮、多尿、乏力,食欲差,需警惕,但患儿随机血糖升高明显,尿崩症多无高血糖表现,暂不支持。可进一步完善尿常规、尿比重等相关检查,注意有无视野缺损等其他下丘脑-神经垂体损害的表现,必要时可行头颅磁共振成像检查及禁水加压试验进一步鉴别。

(2)应激性高血糖症：多见于应激,如感染、外伤、手术等引起的一过性的高血糖。但患儿无严重感染、外伤等诱因,且患儿"三多一少"症状持续20余天,故暂不考虑。

(3)糖尿病高渗性非酮症高血糖昏迷：起病相对较慢,常持续数日,症状以意识障碍为主,患儿昏迷并可有局灶性神经功能缺损体征及抽搐等,化验尿糖(++)~(+++),血糖显著升高,常>33mmol/L,而血乳酸正常,血钠升高明显,该患儿酸中毒明显,血钠正常,目前不支持。

(4)其他发生酸中毒、昏迷的疾病：尿毒症、感染性休克、急腹症、重症肺炎等均可引起酸中毒、昏迷情况,但多乳酸增高,该患儿无明显重症感染病病史,暂不支持,可进一步完善尿酮体、糖化血红蛋白、血气分析、肝肾功能、电解质及感染相关检查予以排除。

(5)糖尿病分型鉴别

1)1型糖尿病:指因胰岛β细胞破坏而导致胰岛素绝对缺乏,具有酮症倾向的糖尿病者,起病较急,多数患儿出现口干、多饮、多尿和多食、体重下降等"三多一少"症状较为典型,部分患者表现为脱水、循环衰竭或昏迷等酮症酸中毒表现,糖尿病自身抗体多阳性,需要终身依赖胰岛素治疗。

2)2型糖尿病:2型糖尿病是由于胰岛素抵抗,引起胰岛素分泌相对不足导致血糖升高,往往合并其他代谢异常,由于后期β细胞功能衰竭,最终也可导致胰岛素分泌绝对不足。除了高血糖外,还可表现出脂代谢异常、高血压、多囊卵巢综合征、脂肪肝等,大多数有家族史,"三多一少"症状不明显,自身抗体多阴性。

3)单基因糖尿病:单基因糖尿病是由于β细胞发育、功能发挥或胰岛素信号通路起关键作用的单个基因中1个或多个变异导致的异质性疾病,糖尿病自身抗体阴性,家族多代(三代以上)高血糖或糖尿病病史;胰岛素需要量低,血清及尿C肽在正常范围或稍偏低;新生儿期有高胰岛素性低血糖症。

思考题4:酮症酸中毒如何分度?该患儿属于哪个度?

参考答案:根据静脉血气、酸中毒的程度酮症酸中毒分度如下:

(1)轻度:pH值<7.3,或HCO_3^-<15mmol/L。

(2)中度:pH值<7.2,或HCO_3^-<10mmoL/L。

(3)重度:pH值<7.1,或HCO_3^-<5mmol/L。

结合该患儿血气结果,判断为重度酮症酸中毒。

思考题5:如何鉴别T_1DM、T_2DM和单基因糖尿病?

参考答案:儿童青少年T_1DM、T_2DM和单基因糖尿病的临床特征见表7-2。

【诊疗计划】

(1)完善相关检查:三大常规(血、尿、大便)、血气分析+电解质(复查)、血生化、血脂、甲状腺功能、糖化血红蛋白、血清胰岛素、血清C肽、糖尿病自身抗体、免疫球蛋白、心电图、胸片、肝、胆、脾、胰、肾B超,必要时垂体磁共振等相关检查。

思考题6:糖化血红蛋白的意义有哪些?

参考答案:糖化血红蛋白是红细胞中的血红蛋白与血清中的糖类相结合的产物。它是通过缓慢、持续及不可逆的糖化反应形成,其含量的多少取决于血糖浓度及血糖与血红蛋白接触时间,而与抽血时间、患儿是否空腹、是否使用胰岛素等因素无关。因此,糖化血红蛋白可有效地反映糖尿病患儿过去2~3个月内血糖控制的情况。

(2)治疗方案

1)紧急评估和对症处理:诊断酮症酸中毒后,立即评判生命体征,急诊化验血糖、血酮、电解质和血气分析,判断脱水和酸中毒的程度,给予心电、血氧监测,吸氧等对症治疗,必要时呼吸支持。

2）补液治疗：估计脱水程度，计算补液量，48小时均衡补液法治疗。

3）药物治疗：小剂量胰岛素的应用，暂不给予纠正酸中毒治疗。

4）治疗中的评估内容：根据生命体征、意识状态、出入量、胰岛素用量、尿和血糖及酮体浓度、电解质和渗透压、血气，及时调整用药剂量。

5）并发症治疗：在使用胰岛素后应注意低血糖的情况，及时处理，防止血糖的大幅波动；酮症酸中毒的液体疗法中应注意及时补钾，以防止低钾血症的发生；注意血浆渗透压和Na^+的变化，预防脑水肿等其他合并症的发生。如出现头痛、血压升高和心率减慢，氧饱和度下降，以及躁动、激惹、嗜睡、大小便失禁或特异的神经系统症状，应限制液量，予以甘露醇2.5~5ml/kg，20分钟输入，必要时呼吸支持等治疗。

思考题7：糖尿病酮症酸中毒合并低钾血症的原因有哪些？

参考答案：

（1）酸中毒时，细胞内K^+向细胞外转移，随尿排出。

（2）酸中毒时，肾小管代偿性泌氢的同时回吸收$NaHCO_3^-$，Na^+、K^+交换增加，从尿中排出大量K^+。

（3）患儿发生酮症酸中毒时，进食差，呕吐，K^+的摄入不足。

（4）酮症酸中毒时，应激状态下皮质醇分泌增加，促进排钾，造成体内总体钾缺乏。

（5）胰岛素治疗后，K^+进入细胞而血钾会迅速下降。

因此，在酮症酸中毒的液体疗法中应注意及时补钾，以防止低钾血症的发生。

【诊治经过】

入院后完善相关检查。入院后的前3小时，每小时复查1次血气。入院后1小时复查血气：pH值6.959，PCO_2 10.2mmHg，PO_2 87.6mmHg，K^+ 4.5mmol/L，Na^+ 147mmol/L，HCO_3^- 2.2mmol/L，ABE −30.8mmol/L；入院后2小时复查血气：pH值7.259，PCO_2 29.8mmHg，PO_2 77.6mmHg，K^+ 3.0mmol/L，Na^+ 140mmol/L，HCO_3^- 14.9mmol/L，ABE −10.8mmol/L；入院后3小时复查血气：pH值7.429，PCO_2 39.8mmHg，PO_2 75.3mmHg，K^+ 3.6mmol/L，Na^+ 141mmol/L，HCO_3^- 25.9mmol/L，ABE −2.0mmol/L；尿常规：潜血（+），尿酮体（++++），尿糖（++++）；血清C肽0.720nmol/L；血清胰岛素1.9U/L；糖化血红蛋白12.9%。

患儿病危，给予鼻导管吸氧，心电监护，监测血压，禁食，生理盐水扩容，胰岛素持续泵注及持续静脉补液治疗。入院第3天停禁食，改糖尿病饮食。控制饮食，鼓励运动，予以门冬胰岛素三餐前大剂量及夜间地特胰岛素皮下注射提供基础胰岛素量，静脉及口服补钾等对症治疗。入院第6天饮食控制可，血糖监测平稳，予以出院。

思考题8：糖尿病饮食热量如何计算？

参考答案：糖尿病饮食：总热量（kcal）＝1 000+年龄×（70~100）（括号中的系数70~100即1~3岁儿童按100，3~6岁按90，7~10岁按80，大于10岁者按70分别计算）。

该患儿9岁8个月，故饮食热量为1 600~1 700kcal。

【出院诊断】

1. 1型糖尿病；

2. 糖尿病酮症酸中毒;

3. 低钾血症。

【出院建议】

(1)控制饮食,适当运动,注意营养。

(2)如有乏力、大汗淋漓等症状,及时监测血糖,防止低血糖;如低血糖发生,及时予以口服糖水等处理,必要时及时就医。

内分泌系统疾病的诊治要点详见课件7。

课件 7　内分泌系统疾病的诊治要点

(傅君芬　黄　轲　张　黎　袁金娜　林　胡　王金玲)

参考文献 ···

1. 中华医学会儿科学分会内分泌遗传代谢学组,《中华儿科杂志》编辑委员会. 儿童及青少年糖尿病的胰岛素治疗指南 (2010 年版)[J]. 中华儿科杂志, 2010, 48 (6): 431-435.
2. 中华医学会儿科学分会内分泌遗传代谢学组,《中华儿科杂志》编辑委员会. 儿童糖尿病酮症酸中毒诊疗指南 (2009 年版)[J]. 中华儿科杂志, 2009, 47 (6), 421-425.
3. 中华医学会糖尿病学分会. 中国 2 型糖尿病防治指南 (2017 年版)[J]. 中华糖尿病杂志, 2018, 10 (1): 4-67.
4. 中华医学会糖尿病学分会.中国 1 型糖尿病诊治指南 [M].北京: 人民卫生出版社, 2013: 26-32.
5. 中华医学会儿科学分会内分泌遗传代谢学组,《中华儿科杂志》编辑委员会. 中国儿童 1 型糖尿病标准化诊断与治疗专家共识 (2020 版)[J]. 中华儿科杂志, 2020, 58 (6): 447-454.
6. MAYER-DAVIS E J, KAHKOSKA A R, JEFFERIES C, et al. ISPAD Clinical Practice Consensus Guidelines 2018: Definition, epidemiology, and classification of diabetes in children and adolescents [J]. Pediatr Diabetes, 2018, 19 (27): 7-19.
7. American Diabetes Association. Classification and diagnosis of diabetes: standards of medical care in diabetes——2018 [J]. Diabetes Care, 2018, 41 (1): S13-S27.
8. World Health Organization. Classification of diabetes mellitus. Geneva. 2019.
9. DANNE T, PHILLIP M, BUCKINGHAM BA, et al. ISPAD Clinical Practice Consensus Guidelines 2018: Insulin treatment in children and adolescents with diabetes [J]. Pediatr Diabetes, 2018, 19 (27): 115-135.
10. SMART C E, ANNAN F, HIGGINS L A, et al. ISPAD Clinical Practice Consensus Guidelines 2018: Nutritional management in children and adolescents with diabetes [J]. Pediatr Diabetes, 2018, 19 (27): 136-154.
11. 颜纯, 王慕逖. 小儿内分泌学 [M]. 北京: 人民卫生出版社, 2006.

第 八 章

泌尿系统疾病

第一节　急性肾小球肾炎

急性肾小球肾炎（acute glomerulonephritis，AGN），是指一组病因不一，临床表现为急性起病，多有前驱感染，以血尿为主，伴不同程度蛋白尿，可有水肿、高血压，或肾功能不全等特点的肾小球疾病。AGN 可分为急性链球菌感染后肾小球肾炎（acute post-streptococcal glomerulonephritis，APSGN）和非链球菌感染后肾小球肾炎，尽管 APSGN 的发病率较以往有明显下降，但它仍是急性肾小球肾炎的代表，具有急性肾炎综合征的全部临床表现。因此，掌握 APSGN 的诊断和治疗非常重要。

一、诊断线索

（一）病史采集

1. 发病的诱因　有无前驱感染，是否有受凉、劳累、剧烈运动和外伤等，血尿发生时是否处于月经期，是否伴有阴道、肛门出血，有无特殊用药病史等。

2. 症状的特点

（1）血尿性质：尿液的颜色，血尿出现在初段、终末段还是全程，尿液中是否含有血丝、血块，若有血丝、血块则提示血尿为非肾小球来源。

（2）血尿时伴随症状：如是否伴有剧烈腹痛，尿道口是否疼痛，排除泌尿道结石和感染。

（3）水肿出现的部位，最严重到什么程度，尿量是否减少；是否有呕吐、腹泻等容量减少的情况；是否有头痛、头晕等神经系统症状，是否合并气促、胸闷等症状，是否合并皮肤黄染等症状。

3. 是否有就诊经历，是否有尿常规、肝肾功能和泌尿系统超声等相关检查，以及药物治疗的情况和治疗的反应。

4. 既往史　有无反复扁桃体炎病史，有无肾炎、肾病、肾发育不良病史，有无心脏瓣膜手术史，有无脑室 - 腹腔分流术。

5. 个人史　母亲孕期有无羊水过多或过少,产前 B 超有无肾积水、肾发育不良等异常。

6. 家族史　有无血尿、蛋白尿、肾炎、尿毒症等家族史。

(二) 体格检查

1. 一般状况和生命体征　意识、精神状态、面容、体温、心率、血压、体重等。

2. 尿液的颜色　是鲜红、茶色还是酱油色。

3. 水肿的特点和程度　是否为凹陷性,双下肢水肿是否对称;是否合并胸腹腔积液,双肺呼吸音是否减低,是否有腹部移动性浊音等。

(三) 辅助检查

1. 尿常规　尿蛋白可在 +~+++ 之间,且与血尿程度平行;尿液显微镜下检查除多少不等的红细胞,可有透明、颗粒或红细胞管型,早期可见较多白细胞和上皮细胞。

2. 红细胞沉降率　一般都加快,代表疾病的活动性,但增高程度与疾病严重度无关。

3. 抗链球菌溶血素 O（anti-streptolysin O, ASO）　往往增加,10~14 天开始升高,3~5 周时达高峰,3~6 个月后恢复正常。

4. 血清补体 C3　80%~90% 的患儿血清补体 C3 下降,至第 8 周 94% 的患儿恢复正常。

5. 肾功能　少尿时可有血肌酐和尿素氮升高,内生肌酐清除率降低。

6. 肾穿刺活体组织检查　考虑有急进性肾炎,或临床、实验室检查不典型,或病情迁延者才进行以协助诊断。

二、诊断思维

1. 诊断要点

(1) 急性肾小球肾炎（AGN）:①急性起病,临床出现水肿、血尿、蛋白尿、高血压;②尿液检查有蛋白、红细胞、管型;③有或无高血压。

(2) 急性链球菌感染后肾小球肾炎（APSGN）:①具备上述急性肾炎临床特点;②起病前 1~3 周有链球菌感染史;③ ASO 升高;补体 C3 降低。

2. 鉴别诊断

(1) 其他病原体感染的肾小球肾炎:多种病原体可引起急性肾炎,可从原发感染灶及各自临床特点相区别。

(2) IgA 肾病:以血尿为主(反复发作性肉眼血尿),多无水肿、高血压,补体 C3 正常。多在血尿出现前 24~48 小时有上呼吸道感染,确诊靠肾穿刺病理检查。

(3) 慢性肾炎急性发作:既往肾炎病史,同时有贫血、肾功能异常、低比重尿、尿改变以蛋白尿为主。

(4) 原发性肾病综合征:具有肾病临床表现(三高一低)的肾炎需与此病相鉴别。链球菌感染后肾炎有明确的链球菌感染的依据,补体 C3 降低,病理检查为毛细血管内增生。

(5) 继发性肾炎:如紫癜性肾炎、狼疮性肾炎等。

(6)家族性遗传性肾病：如奥尔波特（Alport）综合征、薄基底膜病等，家族中往往有多名成员存在血尿或肾功能异常或慢性肾炎，查皮肤或肾组织检测肾小球Ⅳ型胶原蛋白的表达，完善血基因检测可协助诊断。

三、治疗思维

治疗原则：①自限性疾病，无特效治疗；②休息和对症治疗；③纠正其病理生理过程（如水钠潴留、血容量过多）；④防治急性期并发症、保护肾功能，以利其自然恢复。

1. 休息　急性期需卧床休息 2~3 周，直到肉眼血尿消失，水肿消退，血压正常，即可下床进行轻微活动。红细胞沉降率正常后可上学，但应避免重体力活动。尿液检查完全正常后方可恢复体力活动。

2. 饮食　以低盐饮食为好，严重水肿或高血压时需无盐饮食。有氮质血症者应限蛋白。

3. 抗感染　有感染灶时用青霉素 10~14 天。

4. 对症治疗

(1)利尿：经控制水、钠摄入后，仍有水肿、少尿者可用氢氯噻嗪 1~2mg/(kg·d)，分 2~3 次口服。无效时需用呋塞米，口服剂量为 2~5mg/(kg·d)，注射剂量为每次 1~2mg/(kg·d)，每日 1~2 次，静脉注射剂量过大时可有一过性耳聋。

(2)降血压：凡经休息、控制水钠摄入、利尿而血压仍高者均应给予降压药。首选钙通道阻滞剂，如氨氯地平、硝苯地平等；谨慎选用血管紧张素转换酶抑制剂（angiotensin converting enzyme inhibitor，ACEI）。

5. 严重循环充血的治疗

(1)纠正水钠潴留，恢复正常血容量，可使用呋塞米注射。

(2)肺水肿患儿除一般对症治疗外，可加用硝普钠以 1~8μg/(kg·min)速度泵注，用药时严密监测血压，随时调节药液滴速。

(3)对难治病例可采用连续血液净化治疗或透析治疗。

6. 高血压脑病的治疗　首选硝普钠并同时静脉滴注呋塞米；有惊厥者给予地西泮。

7. 急性肾损伤的治疗

(1)饮食和营养：应选择高糖、低蛋白、富含维生素的食物，尽可能供给足够的能量。

(2)控制水和钠的摄入：坚持"量出为入"的原则，严格限制水、钠摄入。

(3)纠正代谢性酸中毒。

(4)纠正电解质紊乱。

(5)透析治疗：凡上述保守治疗无效者，均应尽早进行透析治疗。

四、病例思辨

病例1

【一般情况】患儿,女,14岁。

【主诉】尿色红3天。

【现病史】患儿3天前无明显诱因下出现尿色红,伴尿量减少,具体不详,伴泡沫尿,无水肿。尿中无血丝、血块,无发热,无尿频、尿急、尿痛,无腹痛、腰痛,无呕血、黑便,无恶心、呕吐,无头痛、头晕,无视物模糊,无皮疹,无关节肿痛,无口腔溃疡,无四肢酸痛,遂至笔者医院就诊。查尿常规:潜血(+++),尿蛋白(++),尿红细胞镜检>200个/HP,尿白细胞镜检175个/HP,为求进一步诊治,门诊拟"急性肾小球肾炎?"收住入院。

发病以来,患儿神志清,精神可,睡眠可,小便如上述,大便未见明显异常,体重增加1kg。

思考题1:尿色红一定是血尿么?

参考答案:尿色红不一定是血尿。首先,阴道出血或痔疮出血混入尿中,可使尿液变红;其次,食用某些食物或服用某些药物也有可能导致尿色变红,如红心火龙果、利福平等;再者,肌红蛋白尿或血红蛋白尿时尿色也可呈现红色。除外血液混入尿液的因素,可查尿常规来明确,若尿色红,但尿红细胞<3个/HP,不能诊断为血尿。

【既往史】2周前有咽痛,当地医院考虑"急性扁桃体炎"予以口服头孢类抗生素2天好转;否认尿路感染史,否认肾炎、肾病病史,否认药物、食物过敏,否认手术、外伤、输血史。

【出生史】G_1P_1足月顺产,出生体重3.7kg,否认窒息抢救史。

【预防接种史】疫苗按时接种。

【家族史】患儿父亲患尿路结石,否认肾炎、蛋白尿、血尿、尿毒症等家族史。

【体格检查】T 36.5℃,P 82次/min,R 18次/min,BP 130/85mmHg。神志清,精神可,双眼睑轻度水肿,咽充血,双侧扁桃体Ⅱ度肿大;心率82次/min,心律齐,心音中等,未闻及杂音;双肺呼吸音粗,未闻及啰音;腹软,肝脾未及肿大;双下肢无水肿;神经系统无阳性体征。

【辅助检查】尿常规:潜血(+++),尿蛋白(++),尿红细胞镜检>200个/HP,尿白细胞镜检175个/HP。

【入院诊断】

思考题2:该患儿病史特点如何总结?结合以上病史、体格检查及辅助检查,如何进行诊断和鉴别诊断?

参考答案:

病史特点:

(1)患儿,女,14岁。

(2)急性起病,因尿色红3天入院,伴尿量减少、泡沫尿;2周前有过咽痛。

(3)查体:BP 130/85mmHg,神志清,精神可,双眼睑轻度水肿,咽充血,双侧扁桃体Ⅱ度肿大,心、肺、腹查体未见明显异常,双下肢无水肿。

(4)辅助检查:尿常规示潜血(+++),尿蛋白(++),尿红细胞镜检>200 个/HP,尿白细胞镜检 175 个/HP。

诊断及诊断依据: 急性肾小球肾炎(链球菌感染后?):青春期女孩,急性起病,尿色变红伴尿量减少,伴泡沫尿。起病前 2 周有咽痛病史。查体:BP 130/85mmHg,双眼睑轻度水肿,咽充血,双侧扁桃体Ⅱ度肿大,心、肺、腹检查未见明显异常,双下肢无水肿。辅助检查:尿常规示潜血(+++),尿蛋白(++),尿红细胞镜检>200 个/HP,尿白细胞镜检 175 个/HP。

鉴别诊断:

(1)过敏性紫癜肾炎:患儿尿色红伴尿量减少、伴泡沫尿,尿常规提示血尿、蛋白尿,需考虑该病可能。但患儿既往无过敏性紫癜病史,无皮疹,无关节肿痛病史,故目前诊断依据不足,必要时完善肾穿刺活体组织检查可协助诊断。

(2)IgA 肾病:患儿前驱感染后出现血尿,伴尿量减少,伴泡沫尿,需考虑该病可能。但该病前驱期往往只有 24~48 小时,且往往以反复发作性肉眼血尿为主要的临床表现,故与本患儿的临床表现不一致,必要时完善肾穿刺活体组织检查可明确。

(3)奥尔波特综合征:患儿有血尿,但家族中无肾炎、血尿、尿毒症的家族史,故目前诊断依据不足,必要时完善血基因学检查明确。

【诊疗计划】

(1)完善相关检查

1)证实急性肾炎综合征:血常规、超敏 CRP、肝肾功能、血脂、ESR、血气+电解质、凝血酶、ASO、血清补体、尿常规、尿红细胞形态、尿蛋白/尿肌酐、24 小时尿蛋白定量、内生肌酐清除率。

2)明确感染的病原菌:咽拭子培养、尿培养、血培养。

3)继发因素评估:血乙肝抗原抗体检测、抗核抗体、免疫球蛋白+补体、抗中性粒细胞胞质抗体(antineutrophil cytoplasmic antibody,ANCA;p-ANCA、C-ANCA)、胸片、心脏超声、肝脏 B 超。

4)明确肾脏结构:泌尿系统 B 超。

(2)治疗方案

1)卧床休息直到肉眼血尿消失,水肿消退,血压正常。

2)低盐、低蛋白饮食。

3)考虑患儿合并链球菌感染,予以阿莫西林克拉维酸钾 100mg/(kg·d)分次静脉滴注抗感染。

4)对症治疗:予以呋塞米静脉滴注利尿消肿,予以氨氯地平口服降压。

5)密切监测患儿血压、心率、24 小时尿量、体重,及时对症处理。

【诊疗经过】

入院后完善相关检查:血常规提示血红蛋白 112g/L;尿常规示尿蛋白(+++),红细胞计数>200 个/HP,24 小时尿蛋白定量 2.6g;血肝肾功能提示肌酐 59μmol/L,尿酸 258μmol/L,

总蛋白 59.1g/L，白蛋白 35.1g/L，总胆固醇 3.56mmol/L，甘油三酯 0.88mmol/L；红细胞沉降率 35mm/h；血凝血功能正常；尿红细胞形态异常，红细胞比例 85%；血补体 C3 0.1g/L；ASO 380IU/ml；咽拭子培养、尿培养、血培养均阴性；血乙肝抗原抗体、免疫球蛋白均正常；血抗核抗体、抗中性粒细胞胞质抗体均阴性；泌尿系统 B 超、心脏超声、肝脏 B 超、胸片均正常。入院后嘱患儿卧床休息，低盐、低蛋白饮食，予以呋塞米利尿消肿，予以氨氯地平降压，静脉使用阿莫西林克拉维酸钾抗感染，患儿入院 1 周后逐渐出现尿量增加，水肿消退；入院第 10 天复查血补体 C3 0.36g/L，尿常规提示隐血(++)，尿蛋白(±)，红细胞 89 个/HP，患儿病情好转予以出院。

【出院诊断】

急性链球菌感染后肾小球肾炎。

思考题 3：APSGN 的自然病程如何？

参考答案： 本病为自限性疾病，以清除感染灶及对症治疗为主，多数患儿 6~8 周可自愈。蛋白尿水平与血尿水平在早期相平行，4 周后患儿逐渐出现尿量增加，水肿消失，蛋白尿转阴，肉眼血尿可转为镜下血尿但持续时间较长；C3 水平一般在早期降低明显，4 周后复查 C3 升高，大约 8 周恢复正常，若持续降低需进一步查找原因，必要时肾穿刺活检明确诊断。ASO 在起病早期逐渐升高，4 周左右达到高峰，后逐渐降低，3~6 个月甚至更长时间才能降至正常。具体可参考文末彩图 8-1。

【出院医嘱】

(1)注意休息，合理饮食，红细胞沉降率正常后可上学，但应避免重体力活动，尿液检查指标完全正常后方可恢复体力活动。

(2)出院带药：无。

(3)定期复查尿常规、肾功能、血清补体、红细胞沉降率，2 周后肾内科门诊复诊。

(4)有不适症状及时就诊。

病例 2

【一般情况】患儿，男，10 岁。

【主诉】肉眼血尿 1 周，少尿伴水肿 3 天。

【现病史】患儿 1 周前无明显诱因下出现尿色红，呈洗肉水样，尿中无血丝、血块，无尿频、尿急、尿痛。3 天前发现尿量减少，具体不详，伴泡沫尿，晨起眼睑水肿，活动后可以减轻，食欲减退，偶有恶心、呕吐，无发热，无头痛、头晕，无视物模糊，无胸闷、胸痛，无呼吸困难，无发绀，无腹痛及腰痛，无呕血、黑便，无皮疹，无关节肿痛，无口腔溃疡，无四肢酸痛，遂至笔者医院就诊。查尿常规：潜血(+++)，尿蛋白(+++)，尿白细胞(+)，尿红细胞镜检>200 个/HP；血常规：白细胞 10.58×10^9/L，红细胞 4.96×10^{12}/L，血红蛋白 113g/L，血小板 395×10^9/L。为求进一步诊治，门诊拟"血尿待查：急性肾小球肾炎？"收住入院。

发病以来，患儿神志清，精神可，睡眠安，小便如上述，大便未见明显异常，体重增加 1.5kg。

思考题 1:患儿的水肿应该如何鉴别?

参考答案:临床遇到水肿的患儿,首先要鉴别是局限性水肿还是全身性水肿。如果是全身性水肿要区分是心源性水肿、肾源性水肿、肝源性水肿还是营养不良性水肿。心源性水肿的特点是身体下垂的部位会出现水肿并且呈对称性,而且是凹陷性,颜面一般不会出现水肿。肾源性水肿是早期晨起时会有眼睑和颜面水肿,再发展到全身的水肿。肝源性水肿最主要的是出现腹水,其他部位如踝部可见水肿,这点可以鉴别。营养不良性水肿是低蛋白导致,水肿常常从足部而到全身并且伴随着消瘦、体重减轻等。如果是局部水肿要考虑肢体的血栓、栓塞,但通常为一侧,局部炎症、创伤、过敏等也可以出现局部水肿。但该病例水肿伴有血尿,首先要考虑肾源性水肿。

【既往史】10 天前有咳嗽及咽部不适,当地医院考虑"上呼吸道感染"予以蒲地蓝消炎口服液口服 5 天好转;否认尿道感染史,否认肾炎、肾病病史,否认药物、食物过敏,否认手术、外伤、输血史。

【出生史】G_2P_1 足月顺产,出生体重 3.2kg,否认窒息抢救史。

【预防接种史】疫苗按时接种。

【家族史】否认家族中有类似疾病史,否认肾炎、蛋白尿、血尿、尿毒症等家族史。

【体格检查】T 36.2℃,P 89 次/min,R 19 次/min,BP 140/100mmHg,神志清,精神可,双眼睑水肿,咽充血,双侧扁桃体Ⅱ度肿大;心率 89 次/min,心律齐,心音中等,未闻及杂音;双肺呼吸音粗,未闻及啰音;腹软,肝脾未及肿大;双下肢轻度水肿;神经系统检查无阳性体征。

【辅助检查】尿常规:潜血(+++),尿蛋白(+++),尿白细胞(+),尿红细胞镜检>200 个/HP。血常规:白细胞 $10.58×10^9$/L,红细胞 $4.96×10^9$/L,血红蛋白 113g/L,血小板 $395×10^9$/L。

【入院诊断】

思考题 2:该患儿病史特点如何总结?结合以上病史、体格检查及辅助检查,如何进行诊断和鉴别诊断?

参考答案:

病史特点:

(1)患儿,男,10 岁。

(2)急性起病,因"肉眼血尿 1 周伴尿量减少及水肿 3 天"入院,10 天前有上呼吸道感染病史。

(3)查体:BP 140/100mmHg,双眼睑水肿,咽充血,双侧扁桃体Ⅱ度肿大,双下肢轻度水肿。

(4)辅助检查:尿常规示潜血(+++),尿蛋白(++),尿红细胞镜检>200 个/HP,尿白细胞镜检 175 个/HP。

诊断及诊断依据:急性肾小球肾炎;高血压。诊断依据:10 岁男童,急性起病,肉眼血尿 1 周伴尿量减少及水肿 3 天,病前 10 天上呼吸感染史;查体:BP 140/100mmHg(舒张压大于该年龄、性别、身高的第 95 百分位以上),双眼睑水肿,咽充血,双侧扁桃体 Ⅱ 度肿大,双下肢轻度水肿;尿常规提示血尿和蛋白尿。

鉴别诊断:

(1)原发性肾病综合征:该患儿有血尿、蛋白尿、少尿及水肿,需与原发性肾病综合征鉴别。但肾病综合征表现为大量蛋白尿[24 小时尿蛋白定量 ≥ 50mg/(kg·d)或晨尿蛋白/肌酐(mg/mg)≥ 2.0 或 1 周内 3 次晨尿蛋白定性(+++)~(++++)]、低白蛋白血症(血清白蛋白 ≤ 25g/L)、高脂血症(血胆固醇>5.7mmol/L),可进一步查 24 小时尿蛋白定量、血生化等明确。

(2)慢性肾炎急性发作:该患儿上呼吸道急性起病,以肉眼血尿伴少尿、水肿、高血压为特点,因慢性肾炎往往隐匿起病,急性发作常继发于感染后需与之鉴别。但慢性肾炎平时多有贫血,夜尿增多,尿比重常低或固定低比重尿,故与患儿血常规及既往史不符,需进一步行影像学等检查协助诊治。

(3)急进性肾炎:患儿起病急,出现蛋白尿及血尿,并伴有血压升高,需要鉴别。但急进性肾炎在数周内可出现肾功能不全,必要时行肾脏穿刺病理检查,如表现为新月体肾炎可鉴别。

【诊疗计划】

详见病例 1。

【诊疗经过】

入院后完善相关检查:尿常规示尿蛋白(+++),红细胞计数>200 个/HP,尿红细胞形态:变形红细胞比例 80%,24 小时尿蛋白定量 3.0g;肝、肾功能提示肌酐 56.7μmol/L,尿素氮 3.7μmol/L,总蛋白 51.2g/L,白蛋白 34.6g/L,总胆固醇 3.47mmol/L,甘油三酯 0.53mmol/L;红细胞沉降率 38mm/h;凝血功能正常;血补体 C3 0.08g/L;ASO 358IU/ml;血抗核抗体、ANCA 均阴性;咽拭子培养、尿培养、血培养均阴性;血乙肝抗原抗体检测、免疫球蛋白均正常;泌尿系统 B 超、心脏超声、肝脏 B 超、胸片均正常。入院后嘱患儿卧床休息、低盐低蛋白饮食,予以呋塞米利尿消肿,氨氯地平降压;阿莫西林克拉维酸钾抗感染。

患儿入院第 7 天复查肾功能:肌酐 176.3μmol/L,尿素氮 10.6μmol/L,总蛋白 48.2g/L,白蛋白 31.6g/L;尿常规:尿蛋白(+++),红细胞计数>200 个/HP,24 小时尿蛋白定量 3.4g,双下肢水肿较前有所加重,血压正常。第 15 天复查肾功能:肌酐 204.3μmol/L,尿素氮 12.4μmol/L,总蛋白 44.2g/L,白蛋白 30.3g/L;尿常规:尿蛋白(+++),红细胞计数>200 个/HP,双下肢水肿明显。为明确病因予以肾穿刺活检术,肾脏病理提示(文末彩图 8-2、文末彩图 8-3、图 8-4):可见 1 条皮髓交界肾脏组织,共计 15 个肾小球,光镜:肾小球表现为程度不等的弥漫性增生性炎症及渗出性病变。肾小球增大、肿胀,内皮细胞和系膜细胞增生,毛细血管祥可见大量中性粒细胞浸润;肾小管上皮细胞空泡,颗粒变性,可见红细胞管型,多灶状管腔扩张及刷状缘脱落。肾间质单核细胞浸润。免疫荧光:IgG(+++)、C3(+++)、IgM(+),IgA(-),C4(-),C1q(-),系膜区颗粒样沉积。电镜:内皮细胞胞质肿胀,呈连拱状改变,电子致密物在上皮细胞下沉积,呈散在的圆顶状驼峰样分布,基底膜无明显病变,肾小管上皮细胞空泡变性,肾间质无明显改变。提示:毛细血管内增生性肾小球肾炎。

经抗感染及对症治疗后第 23 天患儿尿量增多,水肿消退,复查血补体 C3 0.31g/L;肾功能:肌酐 96.4μmol/L,尿素氮 6.3μmol/L,总蛋白 53.8g/L,白蛋白 35.4g/L;尿常规:提示隐血(++),尿蛋白(±),红细胞计数 46 个 /HP,患儿病情好转予以出院。

【出院诊断】

1. 急性链球菌感染后肾小球肾炎;

2. 高血压;

3. 急性肾损伤。

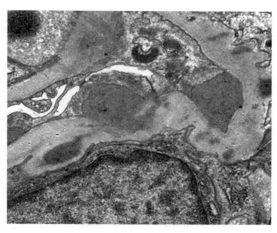

图 8-4　电镜下显示电子致密物在上皮细胞下沉积呈驼峰样

思考题 3:2012 年改善全球肾脏病预后组织(Kidney Disease:Improving Global Outcomes,KDIGO)提出的急性肾损伤的诊断标准和分期标准是什么?

参考答案:

(1)2012 年 KDIGO 提出 AKI 的诊断标准:48 小时血肌酐升高绝对值 ≥26.5μmol/L(0.3mg/dl);或血肌酐较原水平升高>50%~99%;或尿量减少[尿量<0.5ml/(kg·h),时间超过 6 小时]。

(2)KDIGO-AKI 分期标准具体详见表 8-1。

表 8-1　KDIGO-AKI 分期

分期	血肌酐标准	尿量标准
1 期	sCr 较基线值升高至 ≥1.5 倍或绝对值升高 ≥26.5μmol/L	<0.5ml/(kg·h)持续 6 小时
2 期	sCr 较基线值升高至 ≥2 倍	<0.5ml/(kg·h)持续 12 小时
3 期	sCr 较基线值升高至 ≥3 倍或在 sCr ≥353.6μmol/L 或需要急性透析治疗	<0.3ml/(kg·h)持续 24 小时

注. 仅以尿量改变作为诊断与分期标准时,需考虑尿路梗阻、血容量状态、利尿剂的使用等可逆因素的影响。

【出院医嘱】

(1)注意休息,合理饮食,红细胞沉降率正常后可上学,但应避免重体力活动,尿液检查指标完全正常后方可恢复体力活动。

(2)出院带药:无。

(3)定期复查尿常规、肾功能、血清补体、红细胞沉降率,2 周后肾内科门诊复诊。

(4)有不适症状及时就诊。

参考文献 ··

1. SATOSKAR A A, PARIKH S V, NADASDY T. Epidemiology, pathogenesis, treatment and outcomes of infection-associated glomerulonephritis [J]. Nat Rev Nephrol, 2020, 16 (1): 32-50.
2. RONCO C, BELLOMO R, KELLUM J A. Acute kidney injury [J]. Lancet, 2019, 394 (10212): 1949-1964.
3. VANDEVOORDE RG 3RD. Acute poststreptococcal glomerulonephritis: the most common acute glomerulonephritis [J]. Pediatr Rev, 2015, 36 (1): 3-12.
4. CHIU M C, YAP H K. 实用儿科肾脏病学: 最新实践进展 [M]. 丁洁, 译. 北京: 北京大学医学出版社, 2007.

第二节　肾病综合征

肾病综合征（nephrotic syndrome, NS）是由于肾小球滤过膜对血浆蛋白通透性增高、大量血浆蛋白自尿中丢失而导致一系列病理生理改变的一种临床综合征，以大量蛋白尿、低蛋白血症、高脂血症和水肿为其主要临床特点，可分为原发性、继发性和先天性三种类型。原发性肾病综合征（primary nephrotic syndrome, PNS）约占儿童时期 NS 总数的90%，是儿童常见的肾小球疾病之一。因此，掌握儿童 NS 的诊治思维，给予规范的处理措施非常重要。

一、诊断线索

（一）病史采集

1. 发病的诱因　有无受凉、感染、劳累，有无接触过敏性物质，有无皮疹，有无特殊用药病史等。

2. 症状的特点

（1）水肿的特点：如首发部位、发生时间、发展顺序及累及范围等。水肿的特点有助于进行病因鉴别，例如肾源性水肿起初多为晨起眼睑水肿，随后可延及全身；心源性水肿多从足部开始，随后可向上延及全身；肝源性水肿常首先出现腹水，随后可能进一步出现下肢水肿，但一般不累及头面部及上肢。

（2）水肿的伴随症状：若伴有肉眼血尿、尿量减少等，则提示可能为肾源性水肿；若伴有气促、发绀等表现，则提示可能为心源性水肿；若水肿局部皮肤颜色暗红且温度高可能提示为局部静脉回流受阻；若伴有皮肤黄染和出血倾向，则提示可能为肝源性水肿。

3. 既往史 有无肾炎、肾病、肾发育不良病史,有无先天性心脏病,有无肝炎,有无小肠淋巴管扩张症,有无听力异常,有无眼部疾患等。

4. 个人史 母亲孕期有无羊水过多或过少,产前 B 超有无肾积水、肾发育不良等异常。

5. 家族史 有无血尿、蛋白尿、肾炎、尿毒症等家族史。

（二）体格检查

1. 一般状况和生命体征 意识、精神状态、面容、体温、心率、血压、体重等。

2. 重点注意水肿的特点 水肿的部位、是否对称,皮肤温度是否升高;同时应注意是否合并胸腹腔积液,如双肺呼吸音是否减低,是否有腹部移动性浊音等。

3. 为明确是否存在继发性 NS 的可能,需关注是否有颜面部红斑、双下肢皮疹、口腔溃疡、关节肿痛、淋巴结肿大等情况。

4. 为鉴别非肾脏疾病引起的水肿,则需要注意有无呼吸困难、发绀,有无心前区杂音等明确有无心源性水肿;注意皮肤黄染、肝脾大等情况明确有无肝源性水肿;注意有无结膜充血、皮疹、皮肤抓痕等以明确是否为过敏因素所致等。

（三）辅助检查

1. 尿液分析

（1）常规检查:尿蛋白定性多在（+++）以上,约 15% 有短暂显微镜下血尿。

（2）尿蛋白定量:① 24 小时尿蛋白定量 ≥50mg/(kg·d) 为肾病水平的蛋白尿;②尿蛋白/尿肌酐（mg/mg）,正常儿童上限为 0.2,肾病时比值常 ≥3.0。

（3）其他:注意关注尿常规中的尿比重和尿糖,以协助评估肾小管功能。

2. 肝肾功能以及血脂的测定 血清白蛋白 ≤25g/L 可诊断为 NS 的低白蛋白血症。由于肝脏合成增加,α_2、β 球蛋白浓度增高,IgG 降低,IgM、IgE 可增加。胆固醇>5.7mmol/L 和甘油三酯升高,低密度脂蛋白（low density lipoprotein,LDL）和极低密度脂蛋白（very low density lipoprotein,VLDL）增高,高密度脂蛋白（high density lipoprotein,HDL）多正常。血尿素氮（blood urea nitrogen,BUN）、Cr 在肾炎性肾病综合征时或者肾病合并急性肾损伤时可升高。

3. 血糖、血电解质的测定 糖尿病肾病可表现为 NS,而 NS 患儿长期应用类固醇激素也可导致血糖升高;激素、利尿剂的应用及长期低盐甚至无盐饮食可导致低钠、低钾血症;肾病时维生素 D 结合蛋白和 25-羟维生素 D 丢失可导致低钙血症。

4. 血清补体测定 单纯性 NS 患儿血清补体 C3 水平正常,肾炎性 NS 患儿血清补体 C3 水平可下降。此外,链球菌感染后肾小球肾炎、狼疮性肾炎患儿血清中的补体常常都有下降;而 C3 肾小球肾炎、乙肝性肾炎患儿血清中的补体也可下降。

5. 系统性疾病的血清学检查 对新诊断的肾病患儿需测定抗核抗体（antinuclear antibody,ANA）、抗-dsDNA 抗体、抗 Sm 抗体,同时也需测定乙肝抗原抗体检测;对于生后 3 个月内发病的 NS 患儿需要测定血 TORCH,进行梅毒血清试验等。

6. 高凝状态和血栓形成的检查 多数原发性肾病患儿都存在不同程度的高凝状态、血小板增多、血浆纤维蛋白原增加等。对怀疑有血栓形成者可行彩色多普勒 B 型超声检查以明确诊断,必要时可行增强 CT 或数字减影血管造影(digital subtraction angiography,DSA)。

7. 经皮肾穿刺组织病理学检查 约 76.4% 儿童原发性 NS 为微小病变,因此大多数儿童 NS 不需要进行诊断性肾组织活检检查。NS 患儿肾组织活检检查的指征:①对糖皮质激素治疗耐药或频繁复发者;②对临床或实验室证据支持肾炎性肾病或继发性 NS 者。

二、诊断思维

NS 的诊断需遵循下述"五部曲":

1. 第一步——临床诊断 患儿是否符合"三多一少":大量蛋白尿[24 小时尿蛋白定量 ≥ 50mg/(kg·d) 或晨尿蛋白 / 肌酐(mg/mg)≥ 2.0,1 周内 3 次晨尿蛋白定性(+++)~(++++)]、低白蛋白血症(血清白蛋白 ≤ 25g/L)、高脂血症(血胆固醇>5.7mmol/L)、明显水肿;其中大量蛋白尿和低白蛋白血症是诊断 NS 的必备条件。

2. 第二步——病因诊断 部分非典型链球菌感染后肾小球肾炎、系统性红斑狼疮性肾炎、过敏性紫癜性肾炎、乙型肝炎病毒相关性肾炎以及药源性肾炎等均可有 NS 样表现。临床上须排除继发性 NS 后方可诊断为原发性 NS。

3. 第三步——临床分型 临床上根据有无血尿、高血压、氮质血症和低补体血症,将原发性 NS 分为单纯型和肾炎型 NS。凡具有以下 4 项之一或多项者属于肾炎型肾病:

(1)2 周内分别 3 次以上离心尿检查红细胞 ≥ 10 个 /HP,并证实为肾小球源性血尿者。

(2)反复或持续高血压(≥ 3 次于不同时间点测量的收缩压和 / 或舒张压大于同性别、年龄和身高的儿童青少年血压的第 95 百分位数),并除外糖皮质激素等原因所致。

(3)肾功能不全,并排除由于血容量不足等所致。

(4)持续低补体血症。

4. 第四步——病理诊断 约 76.4% 儿童原发性 NS 的病理改变为微小病变型(minimal change disease,MCD),因此默认大多数新诊断的单纯性 NS 患儿为微小病变型;而对成年期发病的 NS 则需要常规行肾组织病理检查明确其病理类型。

5. 第五步——将其对激素反应进行分类

(1)激素敏感型肾病综合征(steroid sensitive nephrotic syndrome,SSNS):以泼尼松足量[2mg/(kg·d) 或 60mg/(m²·d)]治疗 ≤ 4 周尿蛋白转阴。

(2)激素耐药型肾病综合征(steroid resistant nephrotic syndrome,SRNS):以泼尼松足量治疗>4 周尿蛋白仍呈阳性。

(3)激素依赖型肾病综合征(steroid dependent nephrotic syndrome,SDNS):对激素敏感,但连续 2 次减量或停药 2 周内复发。

(4)频复发型肾病综合征(frequently relapsing nephrotic syndrome,FRNS):是指肾病病程中半年内复发 ≥ 2 次,或 1 年内复发 ≥ 4 次。

三、治疗思维

1. 一般治疗

(1)休息:除水肿显著或并发感染,或严重高血压外,一般不需卧床休息。病情缓解后逐渐增加活动量。

(2)饮食:显著水肿和严重高血压时应短期限制水、钠摄入,病情缓解后不必继续限盐。活动期供盐 1~2g/d。蛋白质摄入 1.5~2g/(kg·d),以高生物效价的动物蛋白为宜。在应用糖皮质激素过程中每日应给予维生素 D 400IU 及适量钙剂。

(3)防治感染。

(4)利尿:对水肿严重伴尿少者可配合使用利尿剂,但需要观察血压、24 小时进出量、体重、电解质等,在利尿效果欠佳情况下可使用白蛋白或血浆等胶体联合呋塞米利尿。

(5)对家长的教育:应使父母及患儿很好地了解肾病的有关知识,积极配合随访和治疗。

2. 初发 NS 的治疗　初始病例诊断确定后尽早选用泼尼松治疗,激素治疗分为以下两个阶段:

(1)诱导缓解阶段:足量泼尼松[2mg/(kg·d)或 60mg/(m²·d)],最大剂量 60mg/d,先分次口服,尿蛋白转阴后改为晨顿服,共 4~6 周。

(2)巩固维持阶段:泼尼松 2mg/(kg·d)(按身高的标准体重计算),最大剂量 60mg/d,隔日晨顿服,维持 4~6 周,然后逐渐减量,总疗程 9~12 个月。

3. 非频复发 NS 的治疗

(1)积极寻找复发诱因,积极控制感染,部分患儿控制感染后可自发缓解。

(2)激素治疗:①重新诱导缓解:泼尼松 2mg/(kg·d)(按身高的标准体重计算)或 60mg/(m²·d),最大剂量 60mg/d,分次或晨顿服,直至尿蛋白连续转阴 3 天后改为 1.5mg/kg 或 40mg/m²,隔日晨顿服 4 周,然后用 4 周以上的时间逐渐减量。②在感染时增加激素维持量:患儿在巩固维持阶段患上呼吸道或胃肠道感染时,改隔日口服激素治疗为同剂量每日口服,连用 7 天,可降低复发率。

4. FRNS/SDNS 的治疗

(1)激素的使用:①拖尾疗法:同非频复发重新诱导缓解后泼尼松每 4 周减量 0.25mg/kg,给予能维持缓解的最小有效激素量(0.25~0.5mg/kg),隔日口服,连用 9~18 个月。②若隔日激素治疗出现反复,可用能维持缓解的最小有效激素量(0.25~0.5mg/kg),每日口服。③在感染时增加激素维持量:患儿在巩固维持阶段患上呼吸道或胃肠道感染时改隔日口服激素治疗为同剂量每日口服,连用 7 天,可降低复发率。若未及时改隔日口服为每日口服,出现尿蛋白阳性,仍可改隔日激素为同剂量每日顿服,直到尿蛋白转阴 2 周再减量。如尿蛋白不转阴,重新开始诱导缓解或加用其他药物治疗。

（2）免疫抑制剂治疗

1）环磷酰胺：①口服疗法：2~3mg/(kg·d)，分 2~3 次，疗程 8~12 周，总量不超过 200mg/kg；②静脉冲击疗法：8~12mg/(kg·d)，每 2 周连用 2 天，累积量<150~200mg/kg。副作用有白细胞减少、脱发、肝功能损害、出血性膀胱炎等，少数可发生肺纤维化。注意远期性腺损害。病情需要者可小剂量、短疗程、间断用药，避免青春期前和青春期用药。

2）环孢素 A：用法 4~6mg/(kg·d)，每 12 小时口服 1 次，维持血药浓度 80~120ng/ml，疗程 12~24 个月。副作用有肝肾损害、多毛、牙龈增生、高血压等；建议初次服药后 1 周查血药浓度，根据血药浓度调整剂量。用药期间需监测血药浓度。

3）他克莫司：用法 0.05~0.15mg/(kg·d)，每间隔 12 小时 1 次，维持血药谷浓度 5~10μg/L，疗程 12~24 个月。他克莫司的作用机制与环孢素 A 相似，也同样存在肝肾损害、高血压等副作用，但没有多毛、牙龈增生等改变容貌的副作用。

4）霉酚酸酯：用法 20~30mg/(kg·d)，每 12 小时口服 1 次，每次最大剂量不超过 1g，疗程 12~24 个月。副作用主要有胃肠道反应和感染；少数患儿出现潜在的血液系统骨髓抑制（如贫血、白细胞减少）；肝脏损害等。

5）利妥昔单抗：用法 375mg/(m²·次)，每周 1 次，用 1~4 次。对上述治疗无反应、不良反应严重的 SDNS 患儿，可使用利妥昔单抗，其能有效地诱导缓解并减少复发次数，不良反应发生率低。

6）其他免疫抑制剂：可根据患儿需要选用苯丁酸氮芥、硫唑嘌呤、咪唑立宾等。

（3）免疫调节剂：一般作为糖皮质激素的辅助治疗。左旋咪唑 2.5mg/kg，隔日口服。副作用可有胃肠不适、流感样症状、皮疹、外周血中性粒细胞下降，停药即可恢复。

5. SRNS 的治疗 SRNS 的治疗相对棘手，需要结合患儿临床表现及并发症、肾脏病理改变、药物治疗反应、药物毒副作用、患儿个体差异以及经济状况等多方面因素选择免疫抑制剂，严格掌握适应证，避免过度用药及因药物治疗带来的不良反应。治疗原则上，病理表现为微小病变（MCD）、局灶节段性肾小球硬化（focal segmental glomurular sclerosis，FSGS）的 SRNS 首选钙调磷酸酶抑制剂（calcineurin inhibitor，CNI）（如他克莫司或环孢素 A）进行初始治疗；病理表现为系膜增生性肾小球肾炎（mesangial proliferative glomerulonephritis，MsPGN）的 SRNS，可参考选用激素联合静脉环磷酰胺冲击、环孢素 A、他克莫司等；病理表现为膜增生性肾小球肾炎（membrano proliferative glomerulonephritis，MPGN）的 SRNS，可选用大剂量甲泼尼龙冲击序贯泼尼松和环磷酰胺冲击。

6. 其他治疗

（1）抗凝及纤溶药物疗法：由于 NS 往往存在高凝状态和纤溶障碍，易并发血栓形成，需加用抗凝和溶栓治疗。目前常用的抗凝剂包括低分子量肝素、肝素、双嘧达莫等；溶栓剂有尿激酶。

（2）血管紧张素转换酶抑制剂（ACEI）：对改善肾小球局部血流动力学、减少尿蛋白、延缓肾小球硬化有良好的作用，尤其适用于伴有高血压的 NS。常用的制剂有卡托普利、依那普利、福辛普利等。

（3）中医药治疗：NS属中医"水肿""阴水""虚劳"的范畴。可根据辨证施治原则立方治疗。

四、病例思辨

病例1

【一般情况】患儿，男，5岁。

【主诉】双眼睑水肿4天余，双下肢水肿1天。

【现病史】患儿4天余前无明显诱因下出现双眼睑水肿，晨起为著。无尿量减少，无明显泡沫尿，无肉眼血尿，无皮疹，无气促、发绀，无皮肤黄染。至当地医院眼科就诊，具体诊断不详，予以左氧氟沙星滴眼液治疗，双眼睑水肿未见好转。1天前出现双下肢水肿，再次至当地医院就诊，查尿常规：尿蛋白（++++），比重1.031，建议至上级医院就诊，遂至笔者医院，拟"肾病综合征？"收住入院。

发病以来，患儿神志清，精神可，睡眠可，小便如上述，大便未见明显异常，体重增长2kg。

【既往史】既往体健；否认药物、食物过敏，否认湿疹史，否认手术、外伤、输血史。

【出生史】G_2P_1足月顺产，出生体重3.0kg，否认窒息抢救史。

【预防接种史】卡介苗已接种；其他疫苗按时接种。

【家族史】否认肾炎、肾病、血尿、尿毒症等家族史。

【体格检查】T 36.6℃，P 130次/min，R 18次/min，BP 85/60mmHg，体重20kg。神志清，精神可，双眼睑水肿，咽稍红，扁桃体未见肿大；心率130次/min，心律齐，心音中等，未闻及杂音；双肺呼吸音粗，未闻及啰音；腹隆起，移动性浊音阳性；尿道口无红肿，未见分泌物；双下肢水肿明显，四肢温。

思考题1：5岁患儿血压85/60mmHg，脉搏130次/min，需如何考虑？

参考答案：5岁儿童脉搏正常值80~100次/min，收缩压（mmHg）=80+年龄×2，因此该患儿收缩压偏低、脉搏偏快，考虑休克前期。肾病综合征时，大量蛋白尿丢失导致低蛋白血症、血浆胶体渗透压下降、显著水肿而常有血容量不足。因此，在这种情况下给予消肿的措施时不能简单利尿，需要给予胶体如白蛋白或血浆后再利尿消肿。

【辅助检查】

血常规：白细胞$10.2×10^9$/L，淋巴细胞62.7%，血红蛋白139g/L，血小板数$448×10^9$/L，超敏C反应蛋白0.5mg/L。

尿常规：尿蛋白（++++），比重1.031，余未见明显异常。

24小时尿蛋白定量：1 500mg/24h。

急诊电解质+肝肾功能：钾3.8mmol/L，钠138mmol/L，白蛋白18g/L，谷丙转氨酶9.8U/L，谷草转氨酶27U/L，肌酐36.9μmol/L。

【入院诊断】

思考题2:该患儿病史特点如何总结? 结合以上病史、体格检查及辅助检查,如何进行诊断和鉴别诊断?

参考答案:

病史特点:

(1)患儿,男,5 岁,学龄前期儿童。

(2)急性起病,因"双眼睑水肿 4 天余,双下肢水肿 1 天"入院,病初予以滴眼液滴眼,双眼睑水肿未见好转,水肿进行性加重。

(3)查体:P 130 次/min,BP 85/60mmHg,双眼睑水肿,心、肺听诊未见明显异常,腹隆起,移动性浊音阳性,双下肢水肿。

(4)辅助检查:尿蛋白(++++),24 小时尿蛋白定量 75mg/(kg·d)[≥50mg/(kg·d)],血白蛋白 18g/L(≤25g/L)。

诊断及诊断依据:肾病综合征:学龄前期男孩,急性起病,双眼睑及双下肢水肿,体重近期增加 2kg,曾予以左氧氟沙星滴眼液治疗未见好转。查体:血压偏低,脉搏偏快,双眼睑及双下肢水肿,且移动性浊音阳性。辅助检查:大量蛋白尿[24 小时尿蛋白定量≥50mg/(kg·d)];低白蛋白血症(血白蛋白≤25g/L)。

鉴别诊断:

(1)急性链球菌感染后肾小球肾炎:学龄前期男孩,急性起病,以水肿为主要临床表现,尿液检查中有蛋白,需考虑该病可能。但该患儿无前驱感染病史,无血尿,无高血压,故目前不考虑,可完善 ASO、血补体以进一步明确。

(2)过敏性紫癜肾炎:学龄前期男孩,急性起病,以水肿为主要临床表现,尿液检查异常,但无皮疹,无关节肿痛,无腹痛,故目前不考虑。

(3)心力衰竭:患儿急性起病,存在双下肢水肿,心率快,需警惕心力衰竭可能。但患儿无气促、发绀,心前区无杂音,肝脾无肿大,既往无心脏病病史,故目前诊断依据不足,完善心脏 B 超等检查可进一步明确。

【诊疗计划】

(1)完善相关检查

1)疾病病情评估:血常规、超敏 CRP、肝肾功能、血脂、血糖、血气、电解质、凝血酶、尿常规、尿蛋白/尿肌酐、24 小时尿蛋白定量。

2)继发因素评估:血免疫球蛋白+补体、血乙肝抗原抗体、抗核抗体、ASO、胸片、心脏超声、肝脏 B 超、泌尿系统 B 超。

3)合并感染情况的评估:血乙肝抗原抗体、结核菌素试验,必要时完善梅毒确诊试验、EB 病毒抗体、血 TORCH 等。

(2)治疗方案

1)一般治疗:注意休息,但不建议长期卧床休息;低盐、低蛋白饮食;予以补充维生素 D 和钙剂。

2) 对症治疗：患儿水肿明显且血压偏低，予以低分子右旋糖酐改善循环后，予以呋塞米利尿；若血白蛋白低于 20g/L，则予以低分子量肝素皮下注射及口服双嘧达莫抗凝治疗。

3) 激素治疗：患儿在排除合并慢性感染（尤其是结核感染、乙肝病毒感染）情况下开始口服泼尼松治疗（每天 2mg/kg）。

4) 密切监测患儿病情变化，如血压、心率、24 小时尿量、体重，及时对症处理。

思考题 3：长期使用激素治疗的注意事项有哪些？

参考答案：长期使用激素治疗的副作用包括两大方面：①药源性激素增多和撤药综合征。药源性激素增多可引起代谢紊乱（高血糖、水钠潴留、高血压、伤口愈合不良等）、消化性溃疡和精神欣快感、骨质疏松、肌病、易发生感染或诱发结核灶活动、生长迟缓；②撤药综合征则表现为肾上腺皮质萎缩或功能不全。因此在使用激素前需充分评估患儿是否合并慢性感染（如结核、乙肝），同时需知情告知家长长期使用激素的益处（治疗肾病）和风险，在排除慢性感染和获取知情同意后方可开始使用激素。

【诊疗经过】

入院后完善相关检查，尿常规：蛋白（+++），红细胞 3 个 /HP，24 小时尿蛋白定量 ≥50mg/(kg·d)；血白蛋白 ≤25g/L，血肌酐 41μmol/L，血胆固醇 8.7mmol/L，血乙肝抗原抗体正常，血抗核抗体阴性，血补体 C3 正常；结核菌素试验阴性，胸片正常，心脏超声正常。

入院后予以低分子右旋糖酐改善循环，予以呋塞米静脉滴注、螺内酯口服利尿，予以低分子量肝素皮下注射和口服双嘧达莫抗凝，予以维生素 D 及醋酸钙口服补钙，入院第 4 天开始予以泼尼松 2mg/(kg·d)，分 2 次服用，入院第 15 天尿蛋白转阴出院。

【出院诊断】

原发性肾病综合征（单纯型、MCD 可能、SSNS）。

【出院医嘱】

(1) 注意休息，合理饮食，预防感染，规律服药。

(2) 出院带药

1) 泼尼松片 5mg×100 片，每次 8 片，晨起顿服。

2) 维生素 D 400IU×1 盒，每次 1 颗，每天一次。

3) 醋酸钙颗粒 0.2g×3 盒，每次 1 包，每天二次。

4) 双嘧达莫 25mg×1 瓶，每次 1 片，每天三次。

(3) 定期复查尿常规，出院 2 周肾内科门诊复诊。

(4) 若有水肿、少尿等不适症状及时就诊。

病例 2

【一般情况】患儿，女，8 岁。

【主诉】水肿 2 个月余。

【现病史】患儿 2 个月前无明显诱因下出现双眼睑水肿，晨起为著。患儿家长未予以重视，后进行性加重，并出现颜面部以及双下肢水肿，伴尿量减少，尿中泡沫多。无肉眼血尿，无尿频、尿急、尿痛,无皮疹,无关节肿痛,无气促、发绀。于当地医院住院治疗,诊断为"肾病综合征",予以泼尼松每次 25mg,2 次 /d 口服 5 周,同时予以呋塞米、螺内酯、氢氯噻嗪利尿等治疗。患儿水肿较前好转,但尿蛋白持续阳性,24 小时尿蛋白定量下降不明显。现为求进一步诊治而来笔者医院,门诊拟"肾病综合征"收住入院。

发病以来,患儿神志清,精神可,睡眠可,小便如上述,大便未见明显异常,体重增长 3kg。

【既往史】既往体健;否认药物、食物过敏,否认湿疹史,否认手术、外伤、输血史。

【出生史】G_1P_1 足月顺产,出生体重 3.2kg,否认窒息抢救史。

【预防接种史】卡介苗已接种;其他疫苗按时接种。

【家族史】否认肾炎、肾病、血尿、尿毒症等家族史。

【体格检查】T 36.2℃,P 85 次 /min,R 18 次 /min,BP 135/90mmHg,体重 27kg,神志清,精神可,双眼睑水肿,库欣综合征面容;心率 85 次 /min,心律齐,心音中等,未闻及杂音;双肺呼吸音粗,未闻及啰音;腹隆起,移动性浊音阳性;尿道口无红肿,未见分泌物;双下肢凹陷性水肿。

【辅助检查】

(1)血常规:白细胞 12.5×10^9/L,淋巴细胞 35.7%,血红蛋白 142g/L,血小板数 398×10^9/L,超敏 C 反应蛋白 2.1mg/L。

(2)肝肾功能 + 血脂:白蛋白 19.8g/L,谷丙转氨酶 30U/L,谷草转氨酶 52U/L,肌酐 50μmol/L,尿素 6.8mmol/L,胆固醇 10.8mmol/L。

(3)血电解质:K^+ 4.2mmol/L,Na^+ 126mmol/L,Cl-98mmol/L,Ca^{2+} 1.30mmol/L。

(4)尿常规:尿蛋白(++++),红细胞 20 个 /HP,比重 1.025,余未见明显异常。

(5)24 小时尿蛋白定量:1 800mg/24h。

【入院诊断】

思考题 1:该患儿病史特点如何总结? 结合以上病史、体格检查及辅助检查,如何进行诊断和鉴别诊断?

参考答案:

病史特点:

(1)患儿,女,8 岁,学龄期儿童。

(2)因"水肿 2 个月余"入院,在当地医院住院,诊断为"肾病综合征",足量激素治疗 5 周,患儿尿蛋白持续阳性。

(3)查体:P 85 次 /min,BP 135/90mmHg,双眼睑水肿,库欣综合征面容,心、肺听诊未见明显异常,腹隆起,移动性浊音阳性,双下肢水肿。

(4)辅助检查:尿蛋白(++++),24 小时尿蛋白定量 66.7mg/(kg·d)[≥50mg/(kg·d)],尿红细胞 20 个 /HP,血白蛋白 19.8g/L(≤25g/L),胆固醇 10.8mmol/L,钠 126mmol/L。

诊断及诊断依据:

(1)肾病综合征(肾炎型,激素耐药型):学龄期女孩,水肿 2 个月余,体重近期增加 3kg,

在当地医院诊断为"肾病综合征",足量激素治疗5周尿蛋白持续阳性。查体：血压高,库欣综合征面容,双眼睑及双下肢水肿,且移动性浊音阳性。辅助检查：大量蛋白尿,24小时尿蛋白定量 $\geq 50mg/(kg\cdot d)$;低白蛋白血症,血白蛋白 $\leq 25g/L$,尿红细胞>10个/HP。

(2)低钠血症：血钠 126mmol/L（<130mmol/L）。

思考题2：肾病综合征患儿出现低钠血症的常见原因和应对措施有哪些?

参考答案：肾病综合征患儿可因不恰当长期禁盐或长期食用不含钠的食盐代用品,过多使用利尿剂,以及感染、呕吐、腹泻等因素而导致低钠血症;除外上述情况则需要考虑抗利尿激素分泌异常所致。若考虑钠摄入不足或丢失过多所致则需要补充钠;若考虑抗利尿激素分泌异常所致则需要加强利尿,往往需要补充白蛋白等胶体后予以呋塞米利尿。

鉴别诊断：

(1)系统性红斑狼疮性肾炎：患儿系学龄期女孩,水肿2个月余,伴高血压、大量蛋白尿,需考虑该病可能。但患儿无皮疹、无关节肿痛、血三系正常,故目前诊断依据不足,需完善血抗核抗体及肾穿刺活检检查进一步明确。

(2)ANCA相关性血管炎所致的肾小球肾炎：患儿系学龄期女孩,水肿2个月余,伴高血压、大量蛋白尿,需考虑该病可能。但患儿无皮疹、无呼吸道症状,故目前诊断依据不足,需完善血 MPO+PR3、c-ANCA、p-ANCA 及肾穿刺活检检查进一步明确。

【诊疗计划】

(1)完善相关检查

1)疾病病情评估(包括疾病本身评估及长期使用激素后副作用的评估)：肾穿刺活检病理检查、基因检测、凝血酶、24小时动态血压、血糖、骨密度、眼部检查(眼压、眼底、晶状体等)、T细胞亚群。

2)继发因素评估：血免疫球蛋白+补体、血乙肝抗原抗体、抗核抗体、ASO、MPO+PR3、c-ANCA、p-ANCA、胸片、心脏超声、肝脏B超、泌尿系统B超。

思考题3：肾病综合征患儿肾穿刺活检的适应证和禁忌证有哪些?

参考答案：

适应证：①对糖皮质激素治疗耐药或频繁复发者;②对临床或实验室证据支持肾炎性肾病或继发性肾病综合征者。

禁忌证：①出血性疾病或出血倾向未纠正者;②肾脏畸形：包括多囊肾、孤立肾、马蹄肾、对侧肾发育不良、萎缩肾或肾动脉狭窄者;③急性肾内感染者(含肾结核或肾周围脓肿);④肾肿瘤、血管瘤及肾囊肿;⑤严重高血压或血压控制正常在1周以内者;⑥骨骼发育畸形使肾脏定位困难者;⑦肾盂积水。

思考题4：激素耐药型肾病综合征患儿基因检测的目的有哪些?

参考答案：文献报道约1/3激素耐药型肾病综合征患儿存在基因突变,明确是否存在致病基因的突变有助于更好的精准诊治。如 *ADCK4* 基因突变所引起的肾病综合征患儿不必使用激素和免疫抑制剂治疗,大剂量的辅酶 Q_{10} 治疗可有助于肾病的缓解;维生素 B_{12} 对 *CUBN* 基因突变所致的肾病综合征有一定的治疗作用。此外,理论上讲依普利酮可用于治

疗 *ARHGDIA* 基因突变所致的肾病综合征等。而如果不存在突变的致病基因,则需要考虑调整免疫抑制剂以求肾病缓解。

(2)治疗方案

1)一般治疗:注意休息,但不建议长期卧床休息;低盐、低蛋白饮食;予以补充维生素 D 和钙剂。

2)对症治疗:患儿存在水肿,可予以静脉呋塞米和口服螺内酯利尿;血白蛋白低于 20g/L,可予以低分子量肝素皮下注射及口服双嘧达莫抗凝治疗(至少肾穿刺前 3 天到肾穿刺后 7 天需要停用);此外,患儿持续蛋白尿阳性合并高血压,予以马来酸依那普利口服降压、降尿蛋白。

3)激素治疗:该患儿为激素耐药型肾病综合征,在加用免疫抑制剂前继续原剂量强的松使用。

4)密切监测患儿病情变化,如血压、心率、24 小时尿量、体重,及时处理。

【诊疗经过】

入院后完善相关检查,入院第 5 天予以肾穿刺活检病理检查,结果提示为 FSGS,血乙肝抗原抗体正常,血抗核抗体阴性,血 ANCA 全套均阴性,血补体 C3 正常,胸片正常,心脏超声正常,眼科检查正常,24 小时动态血压提示 24 小时平均血压高于同性别同年龄同身高的第 95 百分位以上。入院后予以呋塞米静脉滴注、螺内酯口服利尿,予以低分子量肝素皮下注射和口服双嘧达莫抗凝,予以维生素 D 及醋酸钙口服补钙,入院第 10 天加用他克莫司(每次 1mg,每 12 小时)服用;同时将泼尼松减至每天 25mg 口服,入院后患儿水肿逐渐消退,入院第 18 天患儿尿蛋白降至(+),病情好转出院。

【出院诊断】

原发性肾病综合征(肾炎型、FSGS、SRNS)。

【出院医嘱】

(1)注意休息,合理饮食,预防感染,规律服药。

(2)出院带药

1)泼尼松片 5mg×100 片,每次 5 片,晨起顿服。

2)他克莫司胶囊 1mg×50 粒,每次 1 粒,每 12 小时 1 次(餐前 1 小时或餐后 2 小时服用)。

3)维生素 D 400IU×1 盒,每次 1 颗,每天一次。

4)醋酸钙颗粒 0.2g×3 盒,每次 1 包,每天二次。

5)双嘧达莫 25mg×1 瓶,每次 1 片,每天三次。

(3)定期复查尿常规、血肝肾功能、血他克莫司浓度,出院 2 周肾内科门诊复诊。

(4)若有水肿、少尿等不适症状及时就诊。

参考文献 ···

1. 中华医学会儿科学分会肾脏学组. 儿童激素敏感、复发/ 依赖肾病综合征诊治循证指南 (2016)[J]. 中华儿科杂志, 2017, 55 (10): 729-734.
2. 中华医学会儿科学分会肾脏学组. 激素耐药型肾病综合征诊治循证指南 (2016)[J]. 中华儿科杂志, 2017, 55 (11): 805-809.
3. SADOWSKI C E, LOVRIC S, ASHRAF S, et al. A single-gene cause in 29. 5%of cases of steroid-resistant nephrotic syndrome [J]. J Am Soc Nephrol, 2015, 26 (6): 1279-1289.

第三节 尿 路 感 染

尿路感染（urinary tract infection, UTI）又称泌尿道感染,是指病原体直接侵入尿路,在尿液中生长繁殖,并侵犯尿路黏膜或组织而引起损伤,是儿童期最常见的细菌感染之一。临床上常将尿路感染分为三类:上尿路感染(肾盂肾炎)、下尿路感染(膀胱炎和尿道炎)和无症状性菌尿。儿童 UTI 常合并膀胱输尿管反流(vesicoureteral reflux, VUR)等先天性尿道畸形(VUR 在婴幼儿发热性 UTI 中可高达 20%~40%)。VUR 和反复 UTI 可导致持续性的肾脏损害和瘢痕化,从而可能引起高血压和慢性肾脏疾病。早期发现和诊断婴幼儿 UTI,并给予合理处置尤为重要。

一、诊断线索

(一)病史采集

1. 发病的诱因　有无受凉、感染,有无憋尿,有无尿路结石等。

2. 症状的特点　急性 UTI 症状因患儿年龄的不同存在着较大的差异,因此针对不同年龄组的患儿问诊重点不同。

(1)新生儿:有无发热,有无体温不升,有无少吃、少哭、少动,有无呕吐、腹泻,有无黄疸,有无体重增长缓慢或不增,有无嗜睡、烦躁等神经系统症状。

(2)婴幼儿:有无发热,有无拒食,有无呕吐、腹泻,有无黄疸,有无精神萎靡、昏睡、激惹、惊厥,有无排尿时哭吵不安,尿布是否有异味,有无顽固性尿布疹,尿色有无改变,有无便秘。

(3)年长儿:有无尿频、尿急、尿痛,有无尿色浑浊,有无肉眼血尿,有无发热,有无寒战,有无腹痛、腰痛,有无便秘。

3. 既往史　有无脓毒血症史,有无尿路感染史,有无先天性肾脏及泌尿系统异常(肾积水、肾发育不良、膀胱输尿管反流等),有无尿路结石,有无高钙尿症,有无包茎。

4. 个人史　产前 B 超有无肾积水、肾发育不良等异常。

5. 家族史　有无血尿、尿路结石、尿毒症等家族史。

(二) 体格检查

1. 一般状况和生命体征　意识、精神状态、面容、体温、心率、血压等。

2. 呼吸系统　呼吸运动节律、频率,有无三凹征,听诊有无干湿啰音。

3. 心血管系统　心率,心律,心音强度,有无杂音及杂音的性质。

4. 腹部　观察脐周有无红肿、有无脐部分泌物,有无脐疝;叩诊有无移动性浊音;触诊腹部有无肿大肾脏,肝脾大小、质地情况。

5. 其他　有无肾区叩击痛,腰骶部有无凹陷、有无皮毛窦,尿道口有无红肿,女童须注意外阴有无分泌物,男童须注意有无包茎。

(三) 辅助检查

1. 尿液分析

(1)尿常规检查:清洁中段尿离心沉渣中白细胞 ≥5 个 /HP,即可怀疑为 UTI。血尿也很常见,急性肾盂肾炎患儿还可出现中等蛋白尿、白细胞管型尿,以及晨尿的比重和渗透压减低。

(2)试纸条亚硝酸盐试验和尿白细胞酯酶检测:试纸条亚硝酸盐试验对诊断 UTI 的特异度高(75.6%~100.0%),而灵敏度较低(16.2%~88.1%)。若采用晨尿进行检测可提高其阳性率。尿白细胞酯酶检测对诊断 UTI 的特异度和灵敏度分别为 69.3%~97.8% 和 37.5%~100.0%。两者联合检测对诊断 UTI 的特异度和灵敏度分别为 89.2%~100.0% 和 30.0%~89.2%。

2. 尿培养细菌学检查　尿细菌培养及菌落计数是诊断 UTI 的主要依据,而尿细菌培养结果的诊断意义与恰当的尿液标本收集方法有关。通常认为清洁中段尿培养菌落数 $\geq 1 \times 10^5$/ml 可确诊,$1 \times (10^4 \sim 10^5)$/ml 为可疑,$<1 \times 10^4$/ml 为污染。但结果分析应结合患儿性别、尿液收集方法、细菌种类及繁殖力综合评价其临床意义,具体见表 8-2。对临床高度怀疑 UTI 而尿普通细菌培养阴性者,应做 L 型细菌和厌氧菌培养。

表 8-2　尿液标本收集方法与菌落计数

尿液标本收集方法	菌落计数 /ml	感染的可能性
耻骨上膀胱穿刺	G^- 细菌任何数量	>99%
	G^+ 细菌>1×10^3	>99%
导尿管收集尿液	>1×10^5	95%
	$1 \times (10^4 \sim 10^5)$	可能
	$1 \times (10^3 \sim 10^4)$	可疑,重复尿液检查
	<1×10^3	无
清洁尿		
男童	>1×10^4	可能诊断
女童	3 次>1×10^5	95%
	2 次>1×10^5	90%
	1 次>1×10^5	80%
	$(5 \times 10^4) \sim (1 \times 10^5)$	可疑,重复尿液检查

续表

尿液标本收集方法	菌落计数 /ml	感染的可能性
	$(1 \times 10^4) \sim (5 \times 10^4)$	症状性:可疑,重复尿液检查 无症状性:无
	$<1 \times 10^4$	无

3. 影像学检查　目的在于:①辅助 UTI 定位;②检查泌尿系统有无先天性或获得性畸形;③了解慢性肾损害或瘢痕进展情况。常用的影像学检查有泌尿系统超声、排泄性膀胱尿路造影(micturating cystourethrography,MCU)、核素肾静态扫描(^{99m}Tc dimercaptosuccinic acid,^{99m}Tc-DMSA)等。

(1)泌尿系统超声:建议首次发热性 UTI 均行泌尿系统超声检查,其目的主要是发现和诊断泌尿系统发育畸形。但如果患儿既往已行泌尿系统超声检查而无异常者,可暂缓该检查。

(2)DMSA:①是诊断急性肾盂肾炎的金标准:急性肾盂肾炎时,由于肾实质局部缺血及肾小管功能障碍导致对放射性核素摄取减少。②肾瘢痕的发现:急性感染后 6 个月复查 DMSA 用以评估肾瘢痕。

(3)MCU:系确诊 VUR 的基本方法及分级的金标准。

二、诊断思维

1. 诊断要点　患儿临床症状结合尿常规和尿培养菌落计数来确定是否存在尿路感染。
(1)有 UTI 症状,中段尿培养菌落计数 $\geq 10^5$/ml 或球菌 $\geq 10^3$/ml。
(2)耻骨上膀胱穿刺尿,有细菌生长即为有意义菌尿。
(3)无症状,则要求 2 次中段尿培养为同一种菌种且菌落计数均 $\geq 10^5$/ml。

2. 完整的诊断需包含的内容　①本次系初次感染、复发或再感染;②致病菌的确定及药敏试验;③感染的定位诊断;④有无尿道畸形,如尿路梗阻、膀胱输尿管反流及其程度。

3. 鉴别诊断　尿路感染需与肾小球肾炎、肾结核及急性尿道综合征鉴别。急性尿道综合征的临床表现为尿频、尿急、尿痛、排尿困难等尿路刺激症状,但清洁中段尿培养无细菌生长或为无意义性菌尿。

三、治疗思维

治疗的目的是根除病原体、控制症状、去除诱发因素和预防再发。

1. 一般处理
(1)急性期需卧床休息,鼓励患儿多饮水以增加尿量,女童还应注意外阴部的清洁卫生。
(2)鼓励患儿进食,供给足够的热量、丰富的蛋白质和维生素,并改善便秘。
(3)对症治疗:对高热、头痛、腰痛的患儿应给予解热镇痛剂缓解症状;对尿路刺激症状明显者,可用阿托品等抗胆碱药物治疗或口服碳酸氢钠碱化尿液,以减轻尿路刺激症状。

2. 抗菌药物治疗 选用抗菌药物的原则：①感染部位：对急性肾盂肾炎应选择血液浓度高的药物，对膀胱炎应选择尿液浓度高的药物；②感染途径：如发热等全身症状明显或属于血源性感染，多选用青霉素类或头孢菌素类药物治疗；③根据尿培养及药敏试验结果，同时结合临床疗效选用抗菌药物；④选用对肾功能损害小的药物。

（1）症状性尿路感染的治疗：对下尿路感染，在进行尿细菌培养后，经验用药初治可选用阿莫西林克拉维酸钾，20~40mg/（kg·d），分 3 次；或复方磺胺甲噁唑 30~60mg/（kg·d），分 2 次，连用 7~10 天。

对上尿路感染或有尿道畸形的患儿，在进行尿细菌培养后，经验用药一般选用广谱或两种抗菌药物，如头孢噻肟，150mg/（kg·d），分次静脉滴注。疗程 10~14 天。治疗开始后应随访尿液检查，必要时随访尿细菌培养以指导和调整用药。

（2）无症状性菌尿的治疗：单纯无症状性菌尿一般无须治疗。但若合并尿路梗阻、膀胱输尿管反流或存在其他尿道畸形，或既往感染是肾脏留有陈旧性瘢痕者，则应积极选用上述抗菌药物治疗。疗程 7~14 天，继之给予小剂量抗菌药物预防，直至尿道畸形被矫治为止。

3. 积极矫治尿道畸形。

4. 尿路感染的局部治疗 常采用膀胱内药液灌注治疗，主要治疗经全身用药治疗无效的顽固性慢性膀胱炎患儿。

四、病例思辨

病例1

【一般情况】患儿，女，8 岁。

【主诉】尿频、尿急、尿痛 2 天。

【现病史】患儿 2 天前无明显诱因下出现尿频，每日解小便次数多达 10 余次，伴尿急、尿痛，尿色浑浊，伴发热，体温 38.5℃。无腹痛，无腰痛，无恶心、呕吐，无泡沫尿，无肉眼血尿，无水肿、少尿，无盗汗，无咳嗽、咳痰。至当地社区医院就诊，查尿常规：隐血（+++），尿蛋白（+），尿白细胞>200 个/HP，尿红细胞 135 个/HP，比重 1.021。建议至上级医院就诊，遂至笔者医院，拟"尿路感染"收住入院。

发病以来，患儿神志清，精神可，睡眠可，小便如上述，大便未见明显异常，体重无增减。

【既往史】既往体健；否认尿路感染史，否认药物、食物过敏，否认手术、外伤、输血史。

【出生史】G_1P_1 足月顺产，出生体重 3.0kg，否认窒息抢救史。

【预防接种史】疫苗按时接种。

【家族史】否认肾炎、蛋白尿、血尿、尿毒症、尿路结石等家族史。

【体格检查】T 38.3℃，P 97 次/min，R 18 次/min，BP 101/60mmHg，神志清，精神可，咽稍红，扁桃体未见肿大；心率 97 次/min，心律齐，心音中等，未闻及杂音；双肺呼吸音粗，未闻及啰音；腹软，肝脾未及肿大；尿道口红肿，外阴部可见分泌物；右肾区叩击痛阳性；双下肢无水肿；神经系统检查无阳性体征。

思考题 1：如何进行肾区叩击痛检查，肾区叩击痛阳性的临床意义有哪些？

参考答案：肾区叩击痛检查方法是患儿站立，医生将左手平放在患儿肾区，右手叩击左手。如果出现叩击后疼痛加重，就属于肾区叩击痛阳性。肾区叩击痛可见于肾炎、肾盂肾炎、肾结石及肾周围炎等。

【辅助检查】

（1）血常规：白细胞 14.1×10^9/L，中性粒细胞 68.7%，血红蛋白 128g/L，血小板计数 501×10^9/L，超敏 C 反应蛋白 21mg/L。

（2）尿常规：隐血（+++），尿蛋白（+），尿白细胞>200 个 /HP，尿红细胞 135 个 /HP，比重 1.021。

【入院诊断】

思考题 2：该患儿病史特点如何总结？结合以上病史、体格检查及辅助检查，如何进行诊断和鉴别诊断？

参考答案：

病史特点：

（1）患儿，女，8 岁，学龄期儿童。

（2）急性起病，因"尿频、尿急、尿痛 2 天"入院，伴发热，尿色浑浊。

（3）查体：T 38.3℃，BP 101/60mmHg，神志清，精神可，咽稍红，心、肺、腹查体未见明显异常，尿道口红肿，外阴部可见分泌物，右肾区叩击痛阳性，双下肢无水肿。

（4）辅助检查：血常规提示白细胞升高，中性粒细胞为主，超敏 C 反应蛋白升高；尿常规提示隐血（+++），尿蛋白（+），尿白细胞>200 个 /HP，尿红细胞 135 个 /HP。

诊断及诊断依据：尿路感染：学龄期女孩，急性起病，尿频、尿急、尿痛，伴发热，尿色浑浊。查体：体温 38.3℃，尿道口红肿，外阴部可见分泌物，右肾区叩击痛阳性。辅助检查：血常规提示白细胞升高，中性粒细胞为主，超敏 C 反应蛋白升高；尿常规提示隐血（+++），尿蛋白（+），尿白细胞>200 个 /HP，尿红细胞 135 个 /HP。

鉴别诊断：

（1）肾结核：学龄期女孩，急性起病，尿频、尿急、尿痛，伴发热，需考虑该病可能。但患儿无结核病接触史，无长期低热，无盗汗，故目前诊断依据不足，可完善血 T-SPOT 进一步明确。

（2）急性肾小球肾炎：学龄期女孩，急性起病，尿频、尿急、尿痛，尿中可见较多红细胞，需考虑该病可能。但患儿无水肿，少尿，无高血压，无前驱感染病史，故目前诊断依据不足，完善血补体 C3、ASO 检查以进一步明确。

（3）急性尿道综合征：学龄期女孩，急性起病，存在尿路刺激症状，需考虑该病可能。但该病无发热、外周血白细胞升高、尿白细胞升高表现，故目前依据不支持，完善清洁中段尿培养可进一步协助诊断。

【诊疗计划】

（1）完善相关检查

1）病原学检查：尿培养 + 药敏、血培养、血 T-SPOT、尿找结核杆菌。

2）其他血液检查：血气、电解质、前降钙素、血生化、血常规、CRP（复查）等。

3）影像学检查：泌尿系统 B 超等。

（2）治疗方案

1）一般处理：鼓励患儿多饮水以增加尿量，注意外阴部的清洁卫生。鼓励患儿进食，供给足够的热量、丰富的蛋白质和维生素。

2）抗菌治疗：早期经验性治疗，需要覆盖常见的尿路感染病原菌——大肠埃希菌，如头孢噻肟 150mg/（kg·d）分次静脉滴注；有病原学依据后，根据具体菌株分离培养结果选用敏感抗菌药物治疗。

3）对症治疗：高热时可口服布洛芬退热。

4）密切关注病情变化，及时处理。

【诊疗经过】

入院后完善相关检查，尿培养提示大肠埃希菌 5×10^5/ml，对头孢噻肟敏感；血培养、血 T-SPOT、尿找结核杆菌均阴性；血气、电解质、前降钙素、血生化基本正常；泌尿系统 B 超正常。

入院后予以头孢噻肟 150mg/（kg·d）分次静脉滴注，布洛芬口服退热对症处理等，患儿入院后第 3 天体温降至正常，第 4 天复查尿常规正常，予以带药出院。

思考题 3：口服抗菌药物和静脉应用抗菌药物在治疗急性肾盂肾炎时有何差异？

参考答案：对于 ≤3 月龄的尿路感染患儿，目前建议全程静脉应用敏感抗菌药物治疗 10~14 天。对于 >3 月龄的尿路感染患儿，若有中毒、脱水等症状或不能耐受口服抗菌药物治疗，可先静脉使用敏感抗菌药物治疗 2~4 天后再改用口服敏感抗菌药物治疗，总疗程 10~14 天。此外，研究显示静脉应用抗菌药物治疗后继续口服抗菌药物治疗与全程应用静脉抗菌药物治疗相比同样有效和安全，两组在退热时间、复发率等方面均没有显著差别。

【出院诊断】

急性肾盂肾炎。

【出院医嘱】

（1）注意休息，多喝水，勤排尿，注意会阴部清洁。

（2）出院带药：头孢克肟每次 50mg，每日 2 次，口服 7 天。

（3）1 周后肾内科门诊复诊，复查尿常规、尿培养。

（4）有不适症状及时就诊。

病例 2

【一般情况】患儿，男，11 个月。

【主诉】发热伴尿色浑浊 1 天。

【现病史】患儿 1 天前无明显诱因下出现发热，体温最高 39.5℃，患儿家长自行予以布洛芬口服，体温可降至正常，但发热反复，伴尿色浑浊。无排尿哭吵，无肉眼血尿，无恶心、呕吐，无流涕、咳嗽，无抽搐。于当地医院就诊，查血常规：白细胞 20.1×10^9/L，中性粒细胞 80.7%，血红蛋白 118g/L，血小板数 551×10^9/L，超敏 C 反应蛋白 30mg/L；尿常规：隐血（+++），尿蛋白（++），尿白细胞>200 个/HP，尿红细胞 185 个/HP，比重 1.021。建议至上级医院就诊,遂至笔者医院,拟"尿路感染"收住入院。

发病以来,患儿神志清,精神可,睡眠可,小便如上述,大便未见明显异常,体重无增减。

【既往史】既往有 3 次尿路感染病史,分别发生在新生儿期、3 月龄和 8 月龄,均在当地医院住院治疗好转后出院;否认药物、食物过敏,否认手术、外伤、输血史。

【出生史】G₂P₂ 足月剖宫产(瘢痕子宫),出生体重 3.5kg,否认窒息抢救史。

【预防接种史】疫苗按时接种。

【家族史】否认肾炎、肾病、血尿、尿毒症等家族史。

【体格检查】T 39.3℃,P 120 次 /min,R 30 次 /min,BP 85/50mmHg,神志清,精神可,前囟平,咽不红;心率 120 次 /min,心律齐,心音中等,未闻及杂音;双肺呼吸音粗,未闻及啰音;腹软,肝脾未及肿大;包皮口小,不能外翻暴露龟头,局部红肿,可见分泌物,无瘢痕;双下肢无水肿;神经系统无阳性体征。

【辅助检查】

(1)血常规:白细胞 20.1 × 10⁹/L,中性粒细胞 80.7%,血红蛋白 118g/L,血小板数 551 × 10⁹/L,超敏 C 反应蛋白 30mg/L。

(2)尿常规:隐血(+++),尿蛋白(++),尿白细胞>200 个 /HP,尿红细胞 185 个 /HP,比重 1.021。

【入院诊断】

思考题 1:该患儿病史特点如何总结?结合以上病史、体格检查及辅助检查,如何进行诊断和鉴别诊断?

参考答案:

病史特点:

(1)患儿,男,婴儿。

(2)急性起病,因"发热伴尿色浑浊 1 天"入院,既往有 3 次尿路感染史。

(3)查体:T 39.3℃,前囟平,咽不红,心、肺、腹查体未见明显异常,包皮口小,不能外翻暴露龟头,局部红肿,可见分泌物,无瘢痕,神经系统无阳性体征。

(4)辅助检查:血常规提示白细胞明显升高,以中性粒细胞为主,超敏 C 反应蛋白升高;尿常规提示隐血(+++),尿蛋白(++),尿白细胞>200 个 /HP,尿红细胞 185 个 /HP。

诊断及诊断依据:尿路感染,包茎。婴儿期男孩,急性起病,发热伴尿色浑浊。查体:体温 39.3℃,尿道口红肿,包皮口小,不能外翻暴露龟头,局部红肿、可见分泌物,无瘢痕。辅助检查:血常规提示白细胞升高,中性粒细胞为主,超敏 C 反应蛋白升高;尿常规提示隐血(+++),尿蛋白(++),尿白细胞>200 个 /HP,尿红细胞 185 个 /HP。

鉴别诊断:

(1)脓毒血症:婴儿期男孩,急性起病,高热,外周血白细胞明显升高,但无少吃、少哭、少动,完善血培养以协助诊断。

(2)颅内感染:婴儿期男孩,急性起病,高热,外周血白细胞明显升高,但无抽搐、无嗜睡,前囟平,神经系统查体阴性,故目前诊断依据不足,必要时完善脑脊液检查可协助诊断。

(3)膀胱输尿管反流(vesicoureteral reflux,VUR):婴儿期男孩,有包茎,反复发生尿路感染,需要考虑该病可能,完善 MCU 以协助诊断。

【诊疗计划】

(1)完善相关检查

1)病原学检查:尿培养 + 药敏、血培养、血 T-SPOT 试验。

2)其他血尿检查:血气、电解质、前降钙素、血生化、血常规、CRP(复查)、尿常规(复查)等。

3)影像学检查:泌尿系统 B 超、MCU 等。

(2)治疗方案

1)一般处理:适当多喂水以促进排尿,注意尿道口清洁。

2)抗菌治疗:早期经验性治疗,需要覆盖常见的尿路感染病原菌——大肠埃希菌,给予头孢噻肟 150mg/(kg·d)分次静脉滴注;有病原学依据后,根据具体菌株分离培养结果选用敏感抗菌药物治疗。

3)对症治疗:高热时可口服布洛芬退热等。

4)密切关注病情变化,及时处理。

【诊疗经过】

入院后完善相关检查,尿培养提示肺炎克雷伯菌 10×10^5/ml,对头孢噻肟耐药、对哌拉西林他唑巴坦敏感;血培养、血 T-SPOT 试验均阴性;血气 + 电解质、前降钙素、血生化基本正常;泌尿系统 B 超提示右肾轻度积水,MCU 提示右侧膀胱输尿管反流Ⅲ级。

入院后予以头孢噻肟 150mg/(kg·d)分次静脉滴注 2 天,布洛芬口服退热、补液支持等对症治疗,患儿体温好转不明显,后根据尿培养药敏结果更换为哌拉西林他唑巴坦 100mg/(kg·d)分次静脉滴注,次日患儿体温开始正常。体温正常 3 天后复查尿常规示正常,尿培养无细菌生长,予以出院。

思考题 2:临床上哪些情况考虑 VUR 可能?

参考答案:

(1)反复复发和迁延的尿路感染。

(2)长期尿频、尿淋漓或遗尿。

(3)年龄较小(<2 岁)和 / 或男孩尿路感染。

(4)中段尿培养持续阳性。

(5)尿路感染伴尿道畸形。

(6)家族一级亲属有膀胱输尿管反流、反流性肾病患儿。

(7)胎儿或婴儿期有肾盂积水。

【出院诊断】

1. 尿路感染;

2. 膀胱输尿管反流(右侧);

3. 包茎。

【出院医嘱】

(1)适当多喂水以促进排尿,注意尿道口清洁。

(2)出院带药

1)阿莫西林克拉维酸钾颗粒每次 0.062 5g,每日 3 次,口服 7 天。

2)若复查尿常规正常,予以预防性抗生素:呋喃妥因 1mg/kg,每晚 1 次睡前口服。

(3)1 周后肾内科门诊复诊,复查尿常规。

(4)有不适症状及时就诊。

思考题 3: VUR 的内科治疗有哪些?

参考答案:对于所有反复发生的 UTI 及任何级别 VUR 的儿童,预防性抗生素是一线治疗。平素充分饮水和摄入含纤维食物,避免便秘,同时注意尿道口清洁。建议年长儿养成良好的排尿习惯。

思考题 4: VUR 外科手术治疗指征有哪些?

参考答案:

(1)小于 1 岁的婴儿,V 级 VUR 伴肾瘢痕可选择外科再植术替代抗生素预防。

(2)1~5 岁的儿童,V 级 VUR 伴肾瘢痕首选外科再植术,V 级 VUR 不伴肾瘢痕、或Ⅲ~Ⅳ级 VUR 伴肾瘢痕者可选择外科再植术。

(3)5 岁以上的儿童,自发缓解的概率下降,外科治疗的指征相对放宽。

(4)任何年龄儿童内科治疗控制 UTI 失败、新或进展性肾瘢痕,或肾脏生长差,均应选择外科治疗,此时可考虑男孩包皮环切术、治疗膀胱功能紊乱或输尿管再植术。

泌尿系统疾病的诊治要点详见课件 8。

课件 8　泌尿系统疾病的诊治要点

(毛建华　傅海东　王晶晶)

参考文献

1. 中华医学会儿科学分会肾脏学组. 泌尿道感染诊治循证指南 (2016)[J]. 中华儿科杂志, 2017, 55 (12): 898-901.

2. TULLUS K, SHAIKH N. Urinary tract infections in children [J]. Lancet, 2020, 395 (10237): 1659-1668.

3. CHIU M C, YAP H K. 实用儿科肾脏病学: 最新实践进展 [M]. 丁洁, 译. 北京: 北京大学医学出版社, 2007.

第 九 章
心血管疾病

第一节 先天性心脏病

先天性心脏病是先天性畸形中最常见的一类,指在胚胎发育时期由于心脏及大血管的形成障碍或发育异常而引起的解剖结构异常,或出生后应自动关闭的通道(在胎儿属正常)未能闭合的情形。先天性心脏病发病率不容小视,占活产婴儿的 0.4%~1%,这意味着我国每年新增先天性心脏病患儿 15 万~20 万。先天性心脏病谱系特别广,包括上百种具体分型,有些患儿可以同时合并多种畸形,症状千差万别,最轻者可以终身无症状,重者出生即出现严重症状如缺氧、休克甚至夭折。

根据血流动力学结合病理生理变化,先天性心脏病可分为发绀型或者潜伏发绀型,也可根据有无分流分为三类:无分流型(如肺动脉狭窄、主动脉缩窄)、左向右分流型(如房间隔缺损、室间隔缺损、动脉导管未闭)和右向左分流型(如法洛四联症、完全型大动脉转位)。少部分先天性心脏病在 1~5 岁前有自愈的机会,另外有少部分患儿畸形轻微、对循环功能无明显影响,而无需任何治疗,但大多数患儿需手术治疗校正畸形。

一、诊断线索

(一) 病史采集

1. 发病的可能相关原因 母亲妊娠时服用药物、感染病毒,环境污染、射线辐射等。尤其要注意母亲是否存在妊娠前 3 个月感染风疹病毒的病史。

2. 症状特点 生长发育差、消瘦、多汗,部分患儿可有少尿现象。吃奶时吸吮无力、喂奶困难,或婴儿拒食、呛咳,平时呼吸急促。儿童诉说易疲乏、体力差,可伴胸闷、胸痛等。口唇、指甲青紫,或哭闹、活动后青紫,杵状指 / 趾(甲床如锤子一样隆起)。喜欢蹲踞,出现晕厥、咯血。

3. 既往史 有无营养不良,经常感冒、反复呼吸道感染,易患肺炎等。

4. 个人史 是否有早产等。

5. 家族史 亲属是否有遗传性疾病及先天性心脏病等。

（二）体格检查

1. 一般状况与生命体征 体温、心率、上下肢血压及脉压差、意识、精神状态、面容等。

2. 循环系统体征 心前区有无隆起，心尖冲动位置、强弱、范围；心尖是否抬举性搏动，是否有震颤（位置、时期）；心界大小、位置；心率，心律，S_1、S_2 强弱，肺动脉瓣第二心音是否亢进、分裂；是否存在心杂音，判断其性质、时期、响度、位置、传导方向；有无发绀，手足是否有杵状指/趾；是否存在周围血管征，包括股动脉搏动减弱或消失，下肢血压低于上肢，毛细血管搏动征和股动脉枪击音等。

3. 其他系统体征 呼吸运动频率、节律、深度，有无鼻翼扇动、三凹征、发绀等缺氧表现，双肺听诊有无干湿啰音，有无肝大，有无伴随的其他系统畸形。

（三）实验室检查

非特异性检查

1. 外周血检查 注意是否存在贫血或血红蛋白异常升高等。

2. 血气分析 注意是否存在缺氧，或乳酸异常升高等现象。

（四）影像学检查

1. X线检查 能清楚地显示心脏和大血管的轮廓、位置和大小，并能显示肺内血管的粗细与行径，也能了解心脏与腹部内脏的关系。一般以正位片和侧位片为主。

2. 心电图 心电图能提示心房、心室肥大，心脏的位置，传导系统的情况及心肌和心包的病变。但心电图诊断有一定的局限性。

3. 超声心动图 超声心动图检查具有无创性；操作简便，甚至可在床旁、术中进行反复检测；能动态观察心脏和大血管的解剖结构、心脏功能和血流动力学情况；相对价格低廉等优点。

4. 多排螺旋CT 对于超声因受到胸骨的阻挡和肺气的干扰而无法观察到的肺门处结构，多排螺旋CT（multi-row spiral computed tomography，MSCT）可以清晰显示，MSCT 诊断复杂型先心脏病，尤其是肺动脉闭锁、肺静脉异位引流、主动脉弓离断、主动脉缩窄及冠状动脉畸形等血管畸形具有其独特的优势。

5. 磁共振成像 用于先天性心脏病检查的 MRI 不但可以进行形态学诊断，而且也可以进行功能诊断。MRI 能显示肺动脉全貌，还能够准确、快速地诊断肺静脉异常引流，与导管检查或手术结果有很好的相关性，甚至能够发现心血管造影及超声心动图未探及的血管解剖异常，尤其是在评估复杂畸形的肺血管发育中具有重要作用。

6. 心血管造影 为先天性心脏病诊断的金标准。心导管造影可以直观地显示一些超声心动图难以显示的复杂心内畸形及各心腔、血管的压力监测；同时可以进行多种生理功能检测，如电生理检测、心腔内心电图、心音图、心腔及血管内超声心动图，以及心内膜心肌活检等。

二、诊断思维

先天性心脏病一般通过症状、体征、心电图,胸片和超声心动图即可作出诊断,并能估计其血流动力学改变、病变程度及范围。对合并多种畸形、复杂疑难的先天性心脏病,专科医生会根据情况,有选择地采取多排CT、心导管造影检查等,了解其病变程度,类型及范围,综合分析作出明确的诊断,并指导制订治疗方案。

三、治疗思维

一般先天性心脏病中仅有少数类型的先天性心脏病可以自然恢复,有的则随着年龄的增大,并发症会渐渐增多,病情也逐渐加重。

选择何种治疗方法及选择正确的手术时机,主要取决于先天性心脏畸形的范围及程度。简单而轻微的畸形如房间隔缺损、单纯肺动脉瓣狭窄,如缺损直径小,则对血流动力学无明显影响,可以终身不需任何治疗。严重的先天性心脏病如完全型大动脉转位或左心发育不良综合征,在出生后必须立即手术,否则患儿将无法生存。

(一)选择合适的手术时机是先天性心脏病手术成功并取得良好预后的关键

目前,确定手术时机有几个主要因素:①先天性心脏病自身的病理特征及对血流动力学的影响程度,一般讲,畸形越复杂,对血流动力学影响越大,越应尽早手术治疗。②继发性病理改变的进展情况,左向右分流型先天性心脏病,应争取在发生肺血管阻塞性改变之前进行手术矫治。发绀型、梗阻型先天性心脏病应争取在发生严重心肌肥厚、纤维变性前手术。具体分类如下:

1. 保守观察的先天性心脏病病例

(1)直径较小且无肺动脉高压倾向的继发孔房间隔缺损,可观察到2~5岁再决定进一步治疗方案。

(2)直径小于3mm的膜部室间隔缺损,对心功能影响轻,并且有自动闭合的可能,所以也可以观察到3~5岁,再决定进一步治疗方案。由于小型室间隔缺损有诱发细菌性心内膜炎的可能,所以多不主张过长时间等待。

(3)直径小于2mm的动脉导管未闭,1岁内有自动闭合的可能,但对于超过1岁仍不能闭合者,虽然其血流动力学改变较小,但因有诱发细菌性心内膜炎的可能,所以目前多主张行介入治疗。

(4)跨瓣压差小于40mmHg的肺动脉瓣狭窄,可考虑保守治疗。在观察期间需定期进行随访观察和必要的检查,以免造成误诊而贻误治疗时机。但是对于青少年及成人患者,跨肺动脉瓣压差 ≥30mmHg。同时合并劳力性呼吸困难、心绞痛、晕厥或先兆晕厥等症状,则也要考虑介入治疗。

2. 药物治疗

（1）一般对症支持治疗,可以给予吸氧、镇静、合理补液、营养支持治疗等。

（2）对于合并心功能不全或肺动脉高压者,可给予相应的强心、利尿、降肺动脉高压等药物治疗。

（3）对于一些动脉导管依赖的特殊病例,如肺动脉瓣闭锁、大动脉转位等疾病,可给予前列地尔等维持动脉导管开放以维持患儿生命。

3. 需要尽快手术的重症先天性心脏病

（1）引起肺炎心力衰竭的先天性心脏病:大量左向右分流型先天性心脏病如巨大动脉导管未闭、非限制性室间隔缺损、完全性肺静脉异位引流、完全性房室通道、主肺间隔缺损、永存动脉干。

（2）引起缺氧发作的先天性心脏病:法洛四联症、重度肺动脉狭窄、大动脉转位、肺动脉闭锁等。

（3）引起低灌注缺氧酸中毒的先天性心脏病:左心发育不良综合征、主动脉弓中断、主动脉重度缩窄。

（4）动脉导管依赖的先天性心脏病:室间隔完整的完全型大动脉转位、室间隔完整的肺动脉闭锁、主动脉重度缩窄、左心发育不良综合征。

（二）先天性心脏病的治疗方法

有介入治疗、药物治疗和手术治疗等,选择何种治疗方法及什么时候最适宜手术应根据病情,由心脏专科医生针对患儿的具体情况提出建议。无分流型或左向右分流型,经过及时通过手术,效果良好,预后较佳。右向左分流或复合畸形、病情较重者,手术复杂困难,部分患儿由于某些心脏结构发育不完善而无法完全矫正,只能行姑息性手术减轻症状,改善生活质量。

1. 介入治疗　大致分为两大类:一类为用球囊扩张的方法解除血管及瓣膜的狭窄,如主动脉瓣狭窄、肺动脉瓣狭窄、主动脉缩窄等,对于部分室间隔完整右室发育良好的肺动脉闭锁患儿可试行肺动脉瓣打孔并行球囊扩张术;另一类为利用各种记忆金属材质的特质封堵器堵闭不应有的缺损,如房间隔缺损、室间隔缺损、动脉导管未闭、肺动静脉瘘、冠状动脉瘘等。由于医学技术的进步、材料及工艺不断的研究与完善,介入治疗目前在国内外临床应用中得到进一步的发展,不仅可避免开胸手术的风险及创伤,而且住院时间短、恢复快,是非常有效的治疗方法。

2. 药物治疗　早产儿动脉导管未闭（PDA）,可用吲哚美辛关闭动脉导管。禁忌证包括高血尿素氮、高血肌酐、血小板减少、出血倾向、坏死性小肠结肠炎,以及高胆红素血症。出生后第3天用布洛芬可起到与吲哚美辛同样的关闭早产儿动脉导管的作用。但是,对于足月儿的动脉导管未闭无效,不应该使用。

3. 手术治疗　主要根据心脏畸形的种类和病理生理改变的程度等综合因素来确定,手术方法可分为:根治手术、姑息手术、心脏移植三类。

（1）根治手术:可以使患儿的心脏解剖回到正常人的结构。

（2）姑息手术：仅能起到改善症状的作用而不能起到根治效果，主要用于目前尚无根治方法的复杂型先天性心脏病，如改良 Glenn、Fontan、全腔 - 肺手术，或作为一种预备手术，促使原来未发育完善的结构生长发育，为根治手术创造条件，如体 - 肺分流术、肺动脉环缩术等。目前有相当多的医疗中心采取 PDA 支架植入来代替原先的体 - 肺分流术。

（3）心脏移植：主要用于终末性心脏病及无法用目前的手术方法治疗的复杂型先天性心脏病。

四、病例思辨

病例 1

【一般情况】患儿，男，2 岁 1 个月。

【主诉】发现心脏畸形 2 年余。

【现病史】患儿 2 年前（母亲孕 6 个月时）查 B 超发现心脏畸形（具体不详），当时未予以特殊处理，出生后定期门诊随诊。平素患儿有口唇、四肢发绀，哭闹后加剧，曾有两次剧烈哭吵后出现青紫加重，四肢抽搐伴呼之不应，约 1 分钟后自行缓解。患儿平素无反复发热、咳嗽，无呕吐、腹泻。5 日前来笔者医院门诊，查心脏超声示：先天性心脏病，法洛四联症。为求进一步诊治，拟诊为"先天性心脏病、法洛四联症"，建议住院手术治疗，收治入院。

【既往史】偶有呼吸道感染，有 2 次哭吵后抽搐史，无蹲踞史。

【出生史】G_1P_1 孕 39 周自然分娩，出生体重 2.75kg。无窒息抢救史。

【预防接种史】疫苗按时接种。

【家族史】否认家族遗传病及心脏病病史。

【体格检查】T 36.4℃，P 110 次 /min，R 27 次 /min，SPO_2 上肢 80%，下肢 80%。神志清，精神可，颜面及口唇发绀，呼吸平，双侧胸廓对称，心前区可闻及 Ⅳ/6 级收缩期杂音，3~4 肋间最响亮，可触及震颤，P_2 减弱。腹平软，皮肤弹性可，腹壁静脉未显露，肝脾肋下未及明显增大。四肢末梢尚暖，无水肿，足背动脉搏动可，杵状指 / 趾不明显。神经系统检查阴性。

思考题 1：接诊法洛四联症患儿时，询问病史需要注意哪些要点？

参考答案：需要详细询问患儿既往史。法洛四联症患儿往往有不同程度的青紫，其程度和出现的早晚与肺动脉狭窄程度有关。部分患儿有特征性的蹲踞现象。吃奶、哭闹、情绪激动、贫血、感染等可诱发急性缺氧发作，表现为阵发性呼吸困难，青紫加重，严重者可昏厥、抽搐。年长患儿因指 / 趾端毛细血管扩张增生，会形成杵状指 / 趾。

【辅助检查】

（1）心脏超声：先天性心脏病，法洛四联症，三尖瓣轻度反流。

（2）血常规：WBC 7.3×10^9/L，N 37%，L 62%，Hb 162g/L，PLT 184×10^9/L，CRP<1mg/L。

【入院诊断】

思考题 2：该患儿病史特点如何总结？结合以上病史、体格检查及辅助检查，如何进行诊断和鉴别诊断？

参考答案：

病史特点：

(1)患儿，男，2 岁 1 个月。

(2)发现心脏畸形 2 年余。

(3)查体：颜面及口唇发绀，心前区可闻及广泛Ⅳ/6 级收缩期杂音，3~4 肋间最响亮，P_2 减弱。

(4)心脏超声：先天性心脏病，法洛四联症，三尖瓣轻度反流。

诊断及诊断依据：先天性心脏病：法洛四联症。诊断依据：幼儿，慢性起病；发现心脏畸形 2 年余，体格检查发现颜面及口唇发绀，心前区可闻及广泛Ⅳ/6 级收缩期杂音，3~4 肋间最响亮，P_2 减弱；血常规基本正常，心脏超声提示法洛四联症。

鉴别诊断：

(1)肺动脉瓣狭窄伴卵圆孔未闭或房间隔缺损和右心室肥厚的综合征(法洛三联症)：本病发绀出现较晚。胸骨左缘第二肋间的收缩期杂音较响，所占据时间较长，肺动脉瓣区第二心音减轻、分裂。X 线片上见心脏阴影增大较显著，肺动脉总干弧明显凸出。心电图中右心室劳损的表现较明显。右心导管检查和选择性心血管造影可发现肺动脉口狭窄属瓣膜型，右至左分流水平在心房部位，可以确立诊断。

(2)埃布斯坦畸形和三尖瓣闭锁：埃布斯坦畸形时，三尖瓣的隔瓣叶和后瓣叶下移至心室，右心房增大，右心室相对较小，常伴有心房间隔缺损而造成右至左分流。心前区常可听到第 4 心音；X 线示心影增大，常呈球形，右心房可甚大；心电图示右心房肥大和右束支传导阻滞；选择性右心房造影显示增大的右心房和畸形的三尖瓣，可以确立诊断。三尖瓣闭锁时三尖瓣口完全不通，右心房的血液通过未闭卵圆孔或心房间隔缺损进入左心房，经二尖瓣入左心室，再经心室间隔缺损或未闭动脉导管到肺循环。X 线检查可见右心室部位不明显，肺野清晰。心电图有左心室肥大表现。选择性右心房造影可确立诊断。

(3)完全型大动脉转位：完全型大动脉转位时肺动脉源出自左心室，而主动脉源出自右心室，常伴有心房或心室间隔缺损或动脉导管未闭，心脏常显著增大，X 线片示肺部充血。选择性右心室造影可确立诊断。完全型大动脉转位中右心室双出口患儿的主动脉和肺动脉均从右心室发出，常伴心室间隔缺损，X 线片示心影显著增大、肺部充血、选择性右心室造影可确立诊断。如同时有肺动脉瓣口狭窄鉴别诊断则将困难。

(4)永存动脉干：永存动脉干通过一组半月瓣跨于两心室之上，肺动脉和头臂动脉均由此动脉干发出，常伴有心室间隔缺损。法洛四联症患儿中如肺动脉瓣病变严重，形成肺动脉和肺动脉瓣闭锁时，其表现与动脉干永存类似称为假性动脉干永存。可通过选择性右心室造影鉴别。

思考题 3：法洛四联症患儿的血流动力学变化是怎样的？

参考答案：法洛四联症患儿的主要血流动力学改变是右心室流出道梗阻以致右心室压力升高，肺循环血流量减少，梗阻程度严重者右心室压力可升高到与左心室压力相等的水平。当心室收缩左心室排血入主动脉的同时，右心室也经心室间隔缺损排血入主动脉，产生右至左血液分流。肺循环血流量减少和右至左血液分流导致体循环血氧含量降低，组织氧供不足，出现发绀和慢性缺氧，血红蛋白和红细胞显著增多，肺循环血流量减少还促进支气管动脉侧支循环的形成。右心室流出道中等度梗阻，右心室压力升高不太严重则可呈现双向分流。梗阻程度很轻则肺循环血流量减少不明显，经心室间隔缺损的血流方向主要是左至右分流，血缺氧程度轻，临床上可不呈现发绀，称为无发绀型四联症。

【诊疗计划】

(1)完善三大常规(血、尿、大便)、血气分析、电解质、血生化、心电图、胸片等检查，除外手术禁忌证。

(2)治疗方案

1)保持水电解质内环境稳定，减轻氧耗、密切监测生命体征、营养支持，排除手术禁忌证。

2)手术治疗：评估该患儿年龄、生长发育及右心发育情况后，选择行法洛四联症根治术。

【诊治经过】

入院后完善相关检查，血常规正常，大小便常规、血生化基本正常；胸片示左心腰凹陷，心尖圆钝上翘，主动脉结突出，呈"靴状心"，肺野血管纤细；心电图示电轴右偏，不完全性右束支传导阻滞。

排除手术禁忌证，于入院后第 5 天行法洛四联症根治术，术程顺利，术后心脏超声示法洛四联症术后、肺动脉流速增快、肺动脉瓣轻度反流。于入院后第 15 天出院。

【出院诊断】

先天性心脏病：法洛四联症。

【出院医嘱】

(1)注意休息，合理饮食，保持切口清洁，预防呼吸道感染，避免剧烈活动。

(2)术后 1、3、6、12 个月复查超声心动图，必要时复查胸片及心电图。

病例 2

【一般情况】患儿，女，1 岁 4 个月。

【主诉】发现心杂音 1 年。

【现病史】患儿 1 年前因"上呼吸道感染"在当地医院就诊时发现心杂音，当时未予以特殊处理，嘱门诊随诊。1 个月前来笔者医院，查心脏超声示"动脉导管未闭(内径 3mm)"。患儿平素剧烈哭吵后偶有口周发绀。平素无喘息、气促，吃奶可，生长发育无明显落后。现为进一步治疗来笔者医院就诊。

【既往史】有 3 次肺炎病史，均治愈。

【出生史】G_2P_1 孕 39 周自然分娩，出生体重 3.05kg。无窒息抢救史。

【预防接种史】卡介苗已接种,乙肝疫苗接种 1 针。

【家族史】否认家族遗传病及心脏病病史。

【体格检查】T 36.4℃,P 122 次 /min,R 28 次 /min。右上肢 BP 108/58mmHg,SpO$_2$ 100%;右下肢 BP 114/70mmHg,SpO$_2$ 98%;左上肢 BP 98/62mmHg,SpO$_2$ 100%;左下肢 BP 96/64mmHg,SpO$_2$ 100%。神志清,精神可,呼吸平稳,咽无充血,扁桃体无肿大;双肺呼吸音粗,未闻及啰音;心律齐,心音中等,胸骨左缘 2、3 肋间可闻及Ⅱ~Ⅲ/6 级连续性杂音,未触及震颤;腹软,肝脾肋下未及肿大;神经系统检查阴性;周围血管征阴性。

思考题 1:考虑动脉导管未闭的患儿,在听诊其心杂音时要注意哪些特点?

参考答案:动脉导管未闭最突出的体征为连续性杂音,杂音位于胸骨左缘第一、二肋间或左锁骨下最响,偶亦可在第三肋间最响,常伴有震颤。分流量大者年长后发生肺动脉高压时,舒张期杂音首先减弱、消失;随着肺动脉压持续升高,接近主动脉收缩压,收缩期杂音也减弱,有时杂音全部消失,仅留第二心音亢进及分裂。肺动脉压如超过主动脉压出现右向左分流,往往不产生杂音,但可听到肺动脉的喷射音,肺动脉瓣关闭音亢进,继而可能有肺动脉瓣反流的舒张期杂音。分流量大者因通过二尖瓣口的血流量明显增加,所以心尖部可听到相对性狭窄的舒张期杂音,有时甚至有开放拍击音。

【辅助检查】

(1)心脏超声:动脉导管未闭(内径 3mm)。

(2)血常规:WBC 6.5×10^9/L,N 37%,L 62%,Hb 102g/L,PLT 154×10^9/L,CRP<1mg/L。

【入院诊断】

思考题 2:该患儿病史特点如何总结? 结合以上病史、体格检查及辅助检查,如何进行诊断和鉴别诊断?

参考答案:

病史特点:

(1)患儿,女,幼儿。

(2)发现心杂音 1 年。

(3)查体:心律齐,心音中等,胸骨左缘 2、3 肋间可闻及Ⅱ~Ⅲ/6 级连续性杂音,未触及震颤。

(4)心脏超声:动脉导管未闭(内径 3mm)。

诊断及诊断依据:先天性心脏病:动脉导管未闭。诊断依据:幼儿,慢性起病;发现心杂音 1 年,体格检查发现心律齐,心音中等,胸骨左缘 2、3 肋间可闻及Ⅱ~Ⅲ/6 级连续性杂音,未及震颤;血常规基本正常,心脏超声可见动脉导管未闭。

鉴别诊断:

(1)高位室间隔缺损合并主动脉瓣脱垂:当高位室间隔缺损较大时往往伴有主动脉瓣脱垂畸形,导致主动脉瓣关闭不全,并引起相应的体征。临床上在胸骨左缘听到双期杂音,有时与连续性杂音相仿,难以区分。可通过超声心动图鉴别。

(2)主 - 肺动脉窗:即主 - 肺动脉间隔缺损。本病少见且血流动力学改变严重。患儿常反复出现充血性心力衰竭和难以控制的呼吸道感染。常与动脉导管未闭同时存在,也有连续性杂音和周围血管征。超声心动图检查能发现其分流位置与动脉导管未闭不同,也可通过逆行升主动脉造影证实。

(3)完全性肺静脉异位引流:肺静脉汇总后通过垂直静脉入左无名静脉,如无梗阻,则分流量很大,临床上常以发绀作为常见表现,通过超声心动图可资鉴别。

思考题 3:考虑动脉导管未闭的患儿,要注意什么特征性的体征? 该体征是如何形成的?

参考答案:要注意是否存在差异性发绀。动脉导管未闭的患儿,血液连续性左向右分流,由于长期大量血流向肺循环的冲击,形成肺动脉高压,当肺动脉压力超过主动脉压时,左向右分流明显减少或停止,产生肺动脉血流逆向分流入降主动脉,患儿出现差异性发绀。左上肢有轻度青紫,右上肢正常,下半身青紫,呈现双下肢重于双上肢,左上肢重于右上肢,即差异性发绀。

【诊疗计划】

(1)完善血、尿、大便常规,血气分析,电解质,血生化,心电图,胸片等检查,除外手术禁忌证。

(2)治疗方案

1)保持水电解质内环境稳定,减轻患儿体力消耗、密切监测生命体征、营养支持,排除手术禁忌证。

2)介入治疗:该患儿体重>4kg,无右向左分流,不合并肺动脉高压,因此适合进行介入治疗。

【诊治经过】入院后完善相关检查,血常规正常,大小便常规、血生化基本正常;胸片示肺动脉段突出,肺野充血,肺门血管影增粗;心电图示窦性心律,正常心电图。排除手术禁忌证后,于入院后第 3 天行右心导管检查及动脉导管未闭封堵术,术程顺利,术后心脏超声未见残余分流,于入院后第 5 天出院。

【出院诊断】

先天性心脏病:动脉导管未闭。

【出院医嘱】

(1)合理喂养。

(2)术后 1、3、6、12 个月复查心电图、超声心动图,必要时复查胸片。

病例 3

【一般情况】患儿,男,3 岁 1 个月。

【主诉】发现心脏杂音 3 年。

【现病史】患儿 3 年前体格检查时发现心脏杂音,当地医院查心脏超声:房间隔缺损(0.73cm),未予以特殊处理,建议随诊。之后每半年在笔者医院复查,一直未闭。平时易感冒,无胸闷、气促,无活动后发绀,无缺氧发作史,生长发育无落后。因准备行介入治疗,门诊拟"先天性心脏病"收住入院。

【既往史】未见明显异常。否认反复呼吸道感染史。

【出生史】G_2P_2 孕 38 周顺产,出生体重 3.6kg。否认出生窒息抢救史。

【预防接种史】卡介苗已接种,其余疫苗 1 岁之前按时接种,1 岁以后未接种。

【家族史】否认家族遗传病及心脏病病史。

【体格检查】T 37.2℃,P 120 次 /min,R 28 次 /min,BP 113/89mmHg。神志清,精神可;呼吸平稳,双肺呼吸音粗,未闻及啰音;心律齐,胸骨左缘 2~3 肋间可闻及 Ⅱ/6 级收缩期杂音,未触及震颤;腹软,肝脾肋下未及肿大;神经系统检查阴性;周围血管征阴性。

思考题 1:考虑房间隔缺损的患儿,在问诊及查体时要注意哪些特点?

参考答案:问诊时需要注意患儿年龄,房间隔缺损的大小及是否有并发症存在。一般房间隔缺损小于 3mm 者会在生后 3 个月内自动闭合;3~8mm 者尚可观察随诊。另外需注意是否存在反复呼吸道感染、心功能不全或肺动脉高压、逆向分流等并发症。查体时要注意如房间隔缺损较小,一般可闻及胸骨左缘 2~3 肋间收缩期杂音。如缺损大,可见右房、右室增大导致的前胸隆起,触诊心前区抬举感,心界扩大,心脏听诊可闻及 S_1 亢进,P_2 增强,不受呼吸影响的 S_2 固定分裂,肺动脉瓣区 2~3 级喷射性收缩期杂音及三尖瓣区舒张早中期杂音。

【辅助检查】

心脏超声:房间隔缺损 0.8cm,肺动脉瓣稍增厚伴流速稍增快,三尖瓣轻度反流。

【入院诊断】

思考题 2:该患儿病史特点如何总结? 结合以上病史、体格检查及辅助检查,如何进行诊断和鉴别诊断?

参考答案:

病史特点:

(1)患儿,男,3 岁 1 个月。

(2)发现心脏杂音 3 年。

(3)查体:心音中等,心律齐,胸骨左缘 2~3 肋间可闻及 Ⅱ级收缩期杂音,未触及震颤,周围血管征阴性。

(4)本院心脏超声:房间隔缺损 0.8cm,肺动脉瓣稍增厚伴流速稍增快,三尖瓣轻度反流。

诊断及诊断依据:先天性心脏病:房间隔缺损。诊断依据:患儿,男,3 岁 1 个月,发现心脏杂音 3 年。查体:心音中等,心律齐,胸骨左缘 2~3 肋间可闻及 Ⅱ/6 级收缩期杂音,未触及震颤,周围血管征阴性。心脏超声:房间隔缺损 0.8cm,肺动脉瓣稍增厚伴流速稍增快,三尖瓣轻度反流。

鉴别诊断:

(1)肺动脉瓣狭窄:同样可以有类似房间隔缺损的杂音,心电图也可表现为不完全性或完全性右束支传导阻滞,电轴右偏,右心室肥大,但心脏超声可以鉴别。

(2)生理性杂音:房间隔缺损杂音多轻柔,且为收缩期杂音,需与生理性杂音鉴别,心电图、心脏超声可鉴别。

(3)高位室间隔缺损:杂音位置可以类似,但室间隔缺损杂音多较房间隔缺损响亮,粗糙,伴震颤,心电图示左心室电压可增高,心脏超声可鉴别。

(4)细型动脉导管未闭:杂音也可以仅有收缩期,位置略比房间隔缺损杂音高,心电图左心改变为主,心脏超声可鉴别。

【诊疗计划】

(1)完善相关检查:血、尿、大便常规,血气分析,电解质,血生化,心电图以及胸片等检查,除外手术禁忌证。

(2)治疗方案

1)保持水电解质内环境稳定,密切监测生命体征、营养支持。

2)介入治疗:该患儿无右向左分流,不合并肺动脉高压,因此可择期进行心导管治疗。

3)药物治疗:术后需口服阿司匹林 3~5mg/kg 抗凝,预防血栓形成。

思考题 3:考虑房间隔缺损的患儿,主要的辅助检查项目有哪些?各有哪些特点?

参考答案: 辅助检查项目包括:①心脏超声:M 型超声心动图可以显示右心房、右心室增大及室间隔的矛盾运动。二维超声可以显示房间隔缺损的位置及大小,结合彩色多普勒超声可以提高诊断的可靠性并能判断分流的方向,应用多普勒超声可以估测分流量的大小,估测右心室收缩压及肺动脉压力。②胸片:对分流较大的房间隔缺损具有诊断价值。心脏外形轻至中度增大,右心房及右心室为主,心胸比大于 0.5。肺动脉段突出,肺叶充血明显,主动脉影缩小。透视下可见肺动脉总干及分支随心脏搏动而出现一明一暗的"肺门舞蹈"征,心影略呈梨形。原发孔型房间隔缺损伴二尖瓣裂缺者,左心房及左心室增大。

【诊治经过】

入院后完善相关检查,血常规、大小便正常、血生化、凝血酶基本正常;胸片示两肺纹理增多,心影丰满(心胸比率约为 0.62);心电图示窦性心律,不完全性右束支传导阻滞,T 波轻度改变。排除手术禁忌证后,于入院后第 3 天行右心导管检查造影加经皮房间隔缺损封堵术,术程顺利,术后复查心脏超声提示封堵器位置正常,无残余漏,于入院后第 5 天出院。

【出院诊断】

先天性心脏病:房间隔缺损。

【出院医嘱】

(1)注意保暖,合理饮食,避免感冒及剧烈运动。

(2)阿司匹林每次 50mg,每日 1 次,口服 6 个月。

(3)出院 1、3、6、12 个月复查心电图、超声心动图。

病例 4

【一般情况】患儿,男,2 岁 6 个月。

【主诉】活动后气促 2 年余,加重 2 天。

【现病史】患儿生后 2 年来稍微活动后便有气促症状,须停止活动休息,伴有吃奶停顿,较同龄小儿少动。无长期发热,无发绀,无抽搐。开始时患儿家长未予以重视,但随着年龄增长患儿症状越来越明显。3 天前患儿"感冒"后气促加重,安静下有气促,伴面色苍白、多汗、咳嗽等症状；自行口服"感冒药"治疗后无效。为求治疗，急送至笔者医院门诊就诊。拟"1.室间隔缺损；2.支气管肺炎"收入院治疗。患儿病后意识清，精神较差，大小便正常，生长发育缓慢。

【既往史】有多次反复呼吸道感染病史，均治愈。

【出生史】G_1P_1 孕 38^+ 周自然分娩，出生体重 3.0kg。无窒息抢救史。

【预防接种史】疫苗按时接种。

【家族史】否认家族遗传病及心脏病病史。

【体格检查】T 36.5℃，P 130 次 /min，R 40 次 /min，BP 108/68mmHg，SpO_2 91%。意识清，精神较差，面色苍白，全身皮肤黏膜无黄染、皮疹及出血点。双侧瞳孔等大等圆，对光反射正常，口唇轻度发绀，咽充血，颈软，颈部淋巴结无肿大。胸廓对称，可见明显三凹征，听诊双肺呼吸音粗，可闻及少许湿啰音。心律齐，胸骨左缘 3~4 肋间可闻及Ⅲ/6 级粗糙的全收缩期杂音，肺动脉第二心音亢进，未及震颤。腹平软，肝脾未扪及，肠鸣音正常。四肢肌力、肌张力正常，神经系统检查无明显异常。

思考题 1：考虑室间隔缺损的患儿，在问诊及查体时要注意哪些特点？

参考答案：问诊时需要详细询问患儿既往和出生情况。明确首次就诊原因、时间、当时的诊断、随后的治疗和检查经过；与正常儿童比较是否经常出现上呼吸道感染的情况，感染是否容易治疗，是否并发过心衰；平时或哭闹时是否出现过口唇发绀；母亲怀孕 3 个月内是否有病毒性感冒和 / 或使用药物的情况。查体时要注意是否有心前区隆起，胸骨左缘 3~4 肋间可扪及震颤，并可闻及全收缩期杂音，高位室间隔缺损杂音位于胸骨左缘第 2 肋间，P_2 亢进。合并肺动脉高压者，杂音减轻或消失，P_2 明显亢进、分裂，可闻及肺动脉瓣关闭不全的舒张期杂音。

【辅助检查】

胸片：心影增大，肺纹理增粗，双肺可见斑片状阴影。

心脏超声：室间隔缺损（干下型，直径 9mm），肺动脉高压。

血常规：WBC 13.5×10^9/L，N 68%，L 31%，Hb 97g/L，PLT 244×10^9/L，CRP 65mg/L。

【入院诊断】

思考题 2：该患儿病史特点如何总结？结合以上病史、体格检查及辅助检查，如何进行诊断和鉴别诊断？

参考答案：

病史特点：

（1）患儿，男，幼儿。

（2）活动后气促 2 年余，加重 2 天。

（3）查体：P 130 次 /min，R 40 次 /min，SpO_2 91%，口唇轻度发绀，胸廓对称，可见明显三凹征，听诊双肺呼吸音粗，可闻及少许湿啰音。心律齐，胸骨左缘 3~4 肋间可闻及Ⅲ/6 级粗糙的全收缩期杂音，肺动脉第二心音亢进，未触及震颤。

（4）胸片：心影增大，肺纹理增粗，双肺可见斑片状阴影。

(5)心脏超声:室间隔缺损(干下型,直径9mm),肺动脉高压。

诊断及诊断依据: 先天性心脏病:室间隔缺损,肺动脉高压;急性支气管肺炎。诊断依据:幼儿,慢性起病;活动后气促2年余,加重2天,体格检查发现口唇轻度发绀,呼吸促,明显三凹征,听诊双肺可闻及湿啰音。心律齐,胸骨左缘3~4肋间可闻及Ⅲ/6级粗糙的全收缩期杂音,肺动脉第二心音亢进,未触及震颤;血常规提示白细胞及CRP升高,心脏超声可见室间隔缺损,肺动脉高压。

鉴别诊断:

(1)房间隔继发孔缺损:收缩期吹风样杂音较柔软,部位在胸骨左缘第2肋间,多无震颤,心电图示不完全性右束支传导阻滞或右心室肥大,而无左心室肥大。

(2)主-肺动脉窗:即主-肺动脉间隔缺损。本病少见且血流动力学改变严重。患儿常反复出现充血性心力衰竭和难以控制的呼吸道感染。超声心动图大动脉短轴切面显示主肺间隔缺损位置位于肺动脉瓣上,可资鉴别。

(3)动脉导管未闭:有两种情况不容易鉴别,一是高位室间隔缺损合并主动脉瓣脱垂和关闭不全者,易与典型动脉导管未闭混淆,前者杂音为双期,后者为连续性;前者主动脉结不明显,后者增大。二是动脉导管未闭伴有肺动脉高压,仅有收缩期震颤和杂音者,与高位室间隔缺损鉴别较为困难,前者脉压差较大,杂音位置较高,胸片可见主动脉结显著增宽。超声心动图和心导管检查可鉴别。

思考题3:什么是艾森门格综合征?

参考答案: 左向右分流先天性心脏病患儿,随着肺循环阻力的进行性增高,当肺动脉压力接近或超过主动脉压力时,呈现双向或右向左分流,患儿可出现发绀,形成艾森门格综合征,最终导致右心衰竭而死亡,常见于室间隔缺损等疾病。

【诊疗计划】

(1)完善血、尿、大便常规,血气分析,电解质,血生化等检查,积极抗感染,纠正肺部感染后,排除手术禁忌证,择期手术治疗。

(2)治疗方案

1)保持水电解质内环境稳定,适当镇静,减轻患儿心功能负担。

2)保持呼吸道通畅,鼻导管吸氧,维持正常的血氧饱和度,监测血气,注意纠正酸中毒。

3)药物治疗:患儿胸片见双肺斑片影,血常规示白细胞计数及CRP升高,不能排除细菌感染,可选用合适的抗菌药物治疗。此外,患儿可能出现心功能不全的并发症,需给予强心、利尿、扩血管、降肺动脉压力等治疗,并注意液体平衡。

4)手术治疗:等肺炎好转,排除手术禁忌后,联系心胸外科行室间隔缺损修补术。

思考题4:考虑室间隔缺损的患儿,主要的辅助检查项目有哪些?各有哪些特点?

参考答案: 辅助检查包括:①超声心动图(最常用):可见肺动脉增宽,左心室、左心房增大,室间隔及左心室后壁运动幅度增大。二尖瓣开放幅度及舒张关闭斜率增大。室间隔回声脱失,可显示缺损部位、大小。彩色多普勒可显示分流方向。②胸片:缺损小,分流量少的病例,心脏形态可正常。分流量较多者,胸片示肺门血管纹理增深,肺动脉圆锥突出,主动脉结缩小。缺损大,分流量大者,可见肺动脉段扩张,肺动脉分支粗大,"肺门舞蹈"征,左、右心室均可扩大,左心房扩大等。左心室 - 右心房间隔缺损者,左、右心房均扩大,左、右心室均肥厚,肺动脉干扩张,而使心脏呈球形。并发艾森门格综合征患儿,心脏阴影反而不扩大,肺门血管影扩大,但周围血管变细小,分支呈"鼠尾状",外围肺野清晰,血管纹理稀疏。

【诊治经过】

入院后完善相关检查,动脉血气分析: pH 值 7.352,PaO$_2$ 63.0mmHg,PaCO$_2$ 42.0mmHg,K$^+$ 3.5mmol/L,Na$^+$ 134mmol/L,HCO$_3^-$ 12mmol/L;大小便常规、血生化基本正常。

入院后予以血氧饱和度监测,鼻导管吸氧,布地奈德雾化吸入,头孢曲松静脉滴注抗感染,螺内酯、氢氯噻嗪口服利尿,地高辛强心,卡托普利降低肺动脉压力,并予以吸痰、补液等对症支持治疗。在上述治疗的基础上,入院第 5 天患儿停鼻导管吸氧,气促及咳嗽好转。排除手术禁忌证后,于入院 1 周后行室间隔缺损修补术,术程顺利。术后心脏超声未见残余分流,于入院后第 18 天出院。

【出院诊断】

1. 先天性心脏病:室间隔缺损,肺动脉高压;

2. 急性支气管肺炎;

3. 心功能不全。

【出院医嘱】

(1)注意休息,加强营养,预防感染。术后 3 个月内绝对避免剧烈运动。

(2)术后 2 周,1、3、6、12 个月复查心电图、超声心动图,必要时复查胸片。

参考文献

1. 中国医师协会儿科医师分会先天性心脏病专家委员会, 中华医学会儿科学分会心血管学组,《中华儿科杂志》编辑委员会. 儿童常见先天性心脏病介入治疗专家共识 [J]. 中华儿科杂志, 2015, 53 (1): 17-24。

2. 中华医学会心血管病学分会结构性心脏病学组, 中国医师协会心血管内科医师分会结构性心脏病专业委员会. 中国动脉导管未闭介入治疗指南 2017 [J]. 中国介入心脏病学杂志, 2017, 25 (5): 241-248。

3. MAVROUDIS C, BACKER C I. 小儿心脏外科学 [M]. 3 版. 刘锦芬, 主译. 北京: 北京大学医学出版社, 2005.

4. FELTES T F, BACHA E, BEEKMAN R H, et al. Indications for cardiac catheterization and intervention in pediatric cardiac disease: a scientific statement from the American Heart Association [J]. Circulation, 2011, 123 (22): 2607-2652.

5. VAN HARE G F, ACKERMAN M J, EVANGELISTA J A, et al. Eligibility and disqualification recommendations for competitive athletes with cardiovascular abnormalities: task force 4: congenital heart disease: a scientific statement from the american heart association and american college of cardiology [J]. Circulation, 2015, 132 (22): e281-291.

第二节　川　崎　病

川崎病是一种病因不明的急性自限性血管炎，主要累及中小动脉，发病人群以 5 岁以下亚裔儿童为主。在急性期治疗川崎病的目的是减少冠状动脉壁炎性损伤并预防冠状动脉血栓形成，约有 25% 的未经治疗的川崎病患儿会出现冠状动脉病变，严重者可出现急性心肌梗死甚至猝死。及时诊治是减少冠状动脉病变的关键。

一、诊断线索

（一）病史采集

1. 症状特点　主要的症状特点包括持续的发热，抗生素治疗无效；要注意是否存在双侧球结膜充血、唇红、草莓舌，以及口咽部黏膜弥漫性充血；有无皮疹（包括卡介苗接种处发红）；四肢末梢有无改变，包括急性期手足发红、肿胀，恢复期甲周脱皮；有无非化脓性颈部淋巴结肿大（单侧多见）。其他还需要注意的症状包括易激惹、腹痛、呕吐、腹泻、贫血、小脓疱疹、指甲横纹、咳嗽、流涕、咽后壁水肿、关节肿痛、癫痫发作、面神经麻痹、四肢瘫痪。

2. 家族史　家族中有无类似疾病史。

（二）体格检查

1. 一般状况与生命体征　体温、心率、血压、意识、精神状态、面容等。

2. 专科检查　是否存在双侧球结膜充血、唇红、草莓舌，以及口咽部黏膜弥漫性充血；有无皮疹或卡介苗接种处发红；四肢末梢有无改变，包括急性期手足发红、肿胀，恢复期甲周脱皮；有无非化脓性颈部淋巴结肿大。

3. 心血管症状　与发热程度不相称的心动过速；心前区搏动增强；奔马律；手指和足趾发冷、苍白或发绀。心脏听诊偶可闻及无害性血流杂音。

（三）实验室检查

川崎病缺乏特异性的实验室诊断指标，但对诊断有一定的协助作用。

1. 血常规　川崎病急性期可见白细胞增多，以成熟和未成熟粒细胞占优势。约 50% 患儿白细胞计数 $>15 \times 10^9/L$，白细胞减少罕见，也可见轻度贫血。该病后期可能出现血小板增多，是特征性表现，以第 2 周多见，第 3 周达高峰，血小板计数可达 $(500 \sim 1\,000) \times 10^9/L$。

2. 尿常规　部分患儿出现间隙性轻到中度无菌脓尿，可有轻度蛋白尿，尿沉渣中白细胞增加，很容易误认为是尿路感染，尿常规的改变与尿路的血管炎有关。

3. 急性期反应物　急性期红细胞沉降率增快、C 反应蛋白升高很常见。有的患儿红细胞沉降率和 C 反应蛋白升高程度可以出现时间上的不一致，所以二者均应检测。

4. 血生化检验　急性期川崎病的血脂发生显著变化，胆固醇、高密度脂蛋白和载脂蛋白降低。血清转氨酶可有轻到中度升高,部分患儿出现轻度胆红素升高。低蛋白血症常见,并与疾病严重程度相关。血清蛋白电泳显示球蛋白升高,尤以 α_2 球蛋白增多显著。IgG、IgA、IgM 增高。血清补体正常或稍高。抗中性粒细胞胞质抗体也增高。心肌肌钙蛋白 I 是心肌受损的特异性标志物,部分病例急性期血清心肌肌钙蛋白 I 水平升高,与疾病早期心肌细胞损伤一致。

5. 其他 一些患儿出现无菌性脑膜炎,脑脊液中淋巴细胞升高,糖和蛋白水平正常。伴关节炎的患儿关节穿刺液呈典型的脓性,革兰氏染色和培养均阴性。脑利钠肽(brain natriuretic peptide,BNP)或氨基末端脑利钠肽前体(N-terminal pro-brain natriuretic peptide,NT-pro BNP)也常有升高。

(四) 影像学检查

1. 超声心动图 考虑川崎病时应进行超声心动图检查,给予冠状动脉探查,测量管腔直径,并计算 Z 值。对于在疾病急性期检测到进行性冠状动脉异常(Z 值>2.5)的患儿,应进行更频繁的超声心动图检查(每周至少 2 次),直到冠状动脉异常停止进展,并确定血栓形成风险和是否存在血栓。对于无并发症的患儿,应在治疗后 1~2 周和 4~6 周内重复超声心动图。为了检测冠状动脉血栓,对大或巨大动脉瘤的患儿当冠状动脉直径快速扩张时,每周需进行超声心动图 2 次,在疾病最初的 45 天内至少每周 1 次,然后每月 1 次直至疾病开始的第 3 个月。因为在动脉瘤快速扩张的情况下不及时进行血栓预防是血栓发病和死亡的主要原因。在进行超声心动图检查时,除了冠状动脉外,也应当注意是否存在以下特点:心肌炎、心包炎,瓣膜反流,主动脉根部肿大等。

2. 其他影像检查 包括食管超声心动图、侵入性血管造影、心脏磁共振成像(cardiac magnetic resonance imaging,CMRI)、计算机体层血管成像(CT angiography,CTA),但这些不是常规的检查方法。对于年长儿和成人,当超声心动图不能充分评估冠状动脉病变时,可考虑进行 CMRI 和 CTA 检查。对其他血管潜在的动脉瘤也可以进行 CMRI 和 CTA 检查,但均应在恢复期进行,且通常适用于严重冠状动脉受累或者有伴随症状及体征者,如存在腋窝肿物的异常搏动等。

3. 心电图检查 可见多种改变,早期是非特异性 ST-T 变化,P-R 间期、Q-T 间期延长,恢复期多数 P-R 间期延长和 ST-T 改变逐渐恢复正常。心包炎时可有广泛 ST 段抬高和低电压;心肌梗死时 ST 段明显抬高、T 波倒置和异常 Q 波。可出现各类心律失常,严重者出现心室颤动。

二、诊断思维

(一) 川崎病的诊断与鉴别诊断

1. 诊断 在目前最新的诊断标准中,以下症状被列为川崎病的主要临床特征:①发热;②双侧球结膜充血;③唇红、草莓舌,口咽部黏膜弥漫性充血;④皮疹(包括卡介苗接种处发红);⑤四肢末梢改变:急性期手足发红、肿胀,恢复期甲周脱皮;⑥非化脓性颈部淋巴结肿大。在排除其他发热性疾病后,如果符合 5~6 项上述临床特征,或符合 4 项临床特征并且超声心动图显示冠状动脉异常,诊断为完全性川崎病。

如患儿只符合以上临床特征的 3 或 4 项,未发现冠状动脉扩张,建议参照表 9-1 中的特征进行辅助诊断,排除其他疾病,诊断为不完全性川崎病。

表 9-1 其他有意义的临床特征

不足 4 项主要临床特征,观察到下列"其他有意义的临床特征"时考虑川崎病
(1)病程早期肝转氨酶升高
(2)婴儿尿沉渣中白细胞增多
(3)恢复期血小板增多
(4)BNP 或 NT-pro BNP 升高
(5)超声心动图示二尖瓣反流或心包积液
(6)胆囊肿大(胆囊积液)
(7)低蛋白血症或低钠血症

如果患儿只符合上述 6 项主要临床特征中的 3 项,同时超声心动图显示冠状动脉异常,排除其他发热性疾病,则诊断为不完全性川崎病;只有 1 或 2 项主要临床特征,排除其他诊断,也可考虑不完全性川崎病。

2. 鉴别诊断 应与各种出疹性传染病、病毒感染、急性淋巴结炎、类风湿病及其他结缔组织病、病毒性心肌炎、风湿性心肌炎互相鉴别。

(1)与猩红热的区别:①皮疹在发病后第 3 天才开始;②皮疹形态接近麻疹和多形红斑;③好发年龄段是婴幼儿及较小儿童时期;④青霉素无疗效。

(2)与幼年类风湿病的区别:①发热期较短,皮疹较短暂;②手足硬肿,显示掌跖潮红;③类风湿因子阴性。

(3)与渗出性多形红斑的区别:①眼、唇、无脓性分泌物及假膜形成;②皮疹不包括水疱和结痂。

(4)与系统性红斑狼疮的区别:①皮疹在面部不显著;②白细胞总数及血小板一般升高;③抗核抗体阴性。④好发年龄段是婴幼儿阶段,男孩多见。

(5)与出疹性病毒感染的区别:①唇潮红、干裂、出血,呈杨梅舌;②手足硬肿,掌跖潮红及后期出现指/趾端膜状脱皮;③眼结膜无水肿或分泌物;④白细胞总数及粒细胞百分数均增高,伴核左移;⑤红细胞沉降率及 C 反应蛋白均显著增高。

(6)与急性淋巴结炎的区别:①颈淋巴结肿大及压痛较轻,局部皮肤及皮下组织无红肿;②无化脓病灶。

(二)严重程度与并发症

1. 急性期最严重的并发症是冠状动脉血栓性闭塞导致心肌梗死或猝死。促进冠状动脉异常患儿冠状动脉内血栓形成的因素包括血小板增多、黏附性增加、炎症、内皮细胞功能不全,以及扩张血管内血流的异常。如果在冠状动脉瘤快速扩张期未能有效增加抗血栓治疗强度,则有可能会导致心血管突发事件。因此心功能突然恶化及心电图变化应警惕冠状动脉内血栓形成。

2. 冠状动脉损害,冠状动脉瘤　冠状动脉扩张最常见于左前降支近端和右冠状动脉近端,其后按发生频率依次为左冠状动脉主干、冠状动脉回旋支、右冠状动脉远端,以及冠状动脉后降支在右冠状动脉上的起始处。冠状动脉扩张可以呈囊状、梭状或膨胀状(弥漫性扩张且无节段性动脉瘤),其形状和大小随时间推移而演变。因此确诊后应留取心脏超声的冠状动脉图像,测量管腔内径,并计算 BSA 校正的 Z 值。Z 值 2.0~2.5 是近端冠状动脉的临界值,如果 Z 值 2~2.5;或初始 Z 值<2,随访中 Z 值下降幅度 ≥1,认为存在冠状动脉扩张;如果 Z 值 ≥2.5<5,则诊断为小型冠状动脉瘤;Z 值 ≥5<10,且内径绝对值<8mm,考虑中型冠状动脉瘤;Z 值 ≥10,或内径绝对值 ≥8mm 时,则为巨大冠状动脉瘤。

3. 川崎病休克综合征　是指发生持续性收缩期低血压或出现灌注不良的临床体征,可能危及生命。发生确切的机制不明,发生率约 7%。主要表现为低血压和暖休克,需要扩容及血管活性药物治疗。如果患儿出现以下情况,应考虑进入重症监护病房:有血流动力学表现的心肌炎;低血压(休克);意识水平下降。川崎病休克综合征可发生于川崎病诊断之前,因此,早期识别并及时给予静脉注射丙种球蛋白治疗非常重要。

4. 非冠状动脉血管受累　川崎病还可累及多个器官系统的脉管系统,所有血管床都可能发生病变,但有临床意义的血管炎罕见。中等大小肌动脉(如腋动脉、髂动脉、肱动脉和肠系膜动脉)最常受累,而小动脉、静脉和内脏血管相对较少受累。外周动脉阻塞可导致缺血和坏疽,通常伴有重度川崎病的其他表现,如巨大冠状动脉瘤及外周动脉瘤。

5. 消化道异常　川崎病患儿可能出现多种消化道表现,急性期常见胆囊积液,其在未治疗的患儿中可能持续存在,但静脉注射免疫球蛋白(intravenous immunoglobulin,IVIG)治疗后通常迅速缓解。目前有报道的川崎病患儿存在未明原因的消化道症状包括:胆囊积水和胆汁淤积、麻痹性肠梗阻、阑尾血管炎、出血性十二指肠炎、消化道梗阻、肠套叠、胰腺炎、胆管狭窄等。

6. 泌尿系统异常和肾病　主要表现是无菌性脓尿。也有极少数患儿出现急性间质性肾炎、轻度蛋白尿、溶血 - 尿毒综合征、免疫复合物介导的肾小球肾炎或急性间质性肾炎及急性肾衰竭等。

7. 中枢神经系统　偶有受累,症状为急性期出现易激惹或感音神经性聋,但较为罕见。

三、治疗思维

初始治疗川崎病的目标是降低炎症反应、预防血栓形成。原则为符合诊断标准者应尽早开始治疗,要保证高危患儿能及时接受静脉注射免疫球蛋白(IVIG)的治疗。

(一) 主要治疗

1. 符合川崎病诊断标准的患儿应在发病后尽早高剂量静脉用免疫球蛋白(IVIG)(2g/kg,

单次静脉滴注)治疗。其不良反应包括 Coombs 试验阳性的溶血性贫血(尤其 AB 血型者)及无菌性脑膜炎(停药后很快恢复,无神经系统并发症)。要注意红细胞沉降率在治疗后会加速,因此该指标不能用于评估 IVIG 治疗反应。

2. 应用中等剂量[30~50mg/(kg·d)]至大剂量[80~100mg/(kg·d)]的阿司匹林治疗直到患儿无发热。

3. 病程超过 10 天,并且已无发热、无显著增高炎症性指标或冠状动脉异常的患儿,IVIG 一般不再应用。

(二)辅助治疗

1. 糖皮质激素　单次甲泼尼龙冲击联合 IVIG 治疗不应作为常规方案,但对于预估并发冠状动脉瘤或 IVIG 无反应高危患儿,初始治疗可以考虑糖皮质激素(如 2~3 周逐渐减停)联合 IVIG(2g/kg)及阿司匹林的治疗方案。但目前对于高风险患儿的评价体系尚无统一标准。

2. 英夫利西单抗　为 TNF-α 单克隆抗体,能将 IVIG 无反应率从 20% 降至 5%,其能降低炎症水平,但不能抑制血管炎。目前临床有关于英夫利西单抗联合 IVIG 治疗的报告,但并不能防止再次发热。

3. 依那西普　是一种可溶性 TNF 受体,具体用药建议尚需等待临床试验结果。优势是半衰期短,有利于继发感染的控制。

(三)耐药及并发症的治疗

1. IVIG 耐药患儿的治疗

(1)在第 1 次 IVIG 输注后持续性或复发性发热超过 36 小时的患儿,可应用第 2 剂 IVIG(2g/kg)。

(2)应用大剂量冲击类固醇[通常是甲泼尼龙(20~30mg/kg,静脉注射 3 天,有或无后续疗程)和强的松(口服逐渐减量)]可被认为是 IVIG 第 2 次应用的替代方案,或再次 IVIG 应用后出现复发或反复发热患儿的再治疗。

(3)在第 1 次 IVIG 应用后,有复发或反复发热的川崎病患儿可以考虑使用较长时间的逐渐减量(例如 2~3 周)的泼尼松龙或强的松同时合并使用 IVIG 2g/kg 和阿司匹林的治疗方案。

(4)英夫利西单抗(5mg/kg)可以作为 IVIG 耐药患儿再次 IVIG 或皮质类固醇应用的替代方案。对二次 IVIG 应用、英夫利西单抗或一个疗程的类固醇治疗无效的难治性川崎病患儿可考虑使用环孢菌素。

(5)对二次 IVIG 应用、延长疗程的类固醇或英夫利西单抗治疗无效的高度难治的患儿可考虑使用免疫调节单克隆抗体治疗(除了 TNF-α 阻断剂)、细胞毒制剂或血浆置换,但这些药物临床应用较少。

2. 急性期预防血栓形成的治疗

(1)对于没有冠状动脉病变证据的患儿,应在发病后应用 4~6 周的低剂量阿司匹林[3~5mg/(kg·d)]。

(2)对于快速扩张的冠状动脉瘤或最大 Z 评分 ≥10 的患儿,除低剂量阿司匹林外,可使用低分子量肝素或华法林进行全身抗凝［目标是使国际标准化比率（international normalized ratio，INR）为 2.0~3.0)］。

（3）对于有血栓形成风险增加的患儿，例如大或巨大动脉瘤（≥8mm 或 Z 评分≥10）和近期有冠状动脉血栓形成病史，可以考虑使用三联治疗，包括阿司匹林、第 2 种抗血小板药物和华法林或低分子量肝素抗凝。

（4）要注意布洛芬和其他非甾体抗炎药具有已知或潜在参与环氧合酶途径，可能对使用阿司匹林患儿的抗血小板作用有害。

3. 治疗冠状动脉血栓的建议

（1）冠状动脉血栓形成导致动脉管腔急性或接近闭塞的患儿应进行溶栓治疗，所使用的溶栓药物应与低剂量阿司匹林和低剂量肝素一起使用，并仔细监测有无出血。

（2）部分患儿也可考虑通过心导管术机械性恢复冠状动脉血流。

四、病例思辨

病例 1

【一般情况】男，1 岁 10 个月。

【主诉】发热 5 天，皮疹 3 天，眼红、手足硬肿 2 天。

【现病史】患儿 5 天前出现发热，最高体温 39.9℃，口服退热药后体温难以降至正常，热峰 3~4 次 /d，伴有颈部包块。3 天前患儿足部出现皮疹，表现为大小不一红斑，不高出皮面，无瘙痒，后逐渐增多，蔓延至全身。患儿无寒战、抽搐，无呕吐、腹泻，无咳嗽、咳痰，无气促、发绀，无尿频、尿急、尿痛。病程中多次就诊于当地医院，予以抗生素静脉滴注 3 天（具体不详），患儿病情无好转，体温仍有反复。2 天前患儿出现双眼红，手足硬肿，遂就诊于笔者医院门诊，考虑"川崎病"，予以"丙种球蛋白 25g"静脉滴注 1 次，患儿皮疹较前好转，但仍有高热。拟诊"川崎病"收住入院。

起病以来，患儿精神稍差，胃口欠佳，大小便未见明显异常，睡眠尚可，体重增减不详。

【既往史】否认既往类似疾病史。

【出生史】G_1P_1 孕 38⁺ 周自然分娩，出生体重 3.1kg。无窒息抢救史。

【预防接种史】疫苗按时接种。

【家族史】否认家族遗传病及类似疾病病史。

【体格检查】体重 13kg，P 108 次 /min，R 28 次 /min，BP 109/55mmHg，SpO_2 100%。神志清，精神可，双眼球结膜稍充血；颈部可触及肿大淋巴结，直径 2.0cm × 1.5cm，质中，活动可，无明显触痛；口唇红，伴有皲裂，可见杨梅舌，咽红，颈软；双肺呼吸音粗，未闻及干湿啰音；心律齐，心音中等，未闻及杂音；腹平软，肝、脾未及肿大；神经系统检查阴性；双手足有硬肿，全身可见散在红斑。

思考题 1：对于急性发热的患儿，一般的诊断思路是什么？

参考答案：大多数儿童发热经详细询问病史、仔细查体、实验室检查可以明确诊断，其中最常见的病因为感染性疾病,其次为结缔组织疾病及肿瘤性疾病。感染性疾病较为常见,如病毒、细菌、真菌、寄生虫、支原体、衣原体等病原体的感染。非感染性疾病中较常见的是结缔组织病,如系统性红斑狼疮、川崎病、动脉炎、幼年型类风湿关节炎全身型等,均有其自身的特点,当出现相应的症状及体征时,应及时完善检查,如自身抗体,心脏及血管超声等。

【辅助检查】

血常规:白细胞计数 $9.80 \times 10^9/L$,淋巴细胞 38.8%,中性粒细胞 49.5%,血红蛋白 96g/L,血小板计数 $262 \times 10^9/L$,CRP 66.32mg/L。ESR:74mm/h。尿常规:尿蛋白(±),白/脓细胞计数 15.4/μl。

【入院诊断】

思考题 2:该患儿病史特点如何总结?结合以上病史、体格检查及辅助检查,如何进行诊断和鉴别诊断?

参考答案:

病史特点:

(1)男,1岁10个月。

(2)发热5天,皮疹3天,眼红、手足硬肿2天。入院后予以丙种球蛋白 2g/kg 应用后 36 小时体温仍有反复。

(3)查体:体重 13kg,P 108次/min,R 28次/min,BP 109/55mmHg。神志清,精神可,双眼球结膜稍充血;颈部淋巴结肿大(2.0cm×1.5cm),口唇红,皲裂,可见杨梅舌,咽红,颈软;双肺呼吸音粗,未闻及干湿啰音,心、腹部神经系统检查未见明显异常,双手足有硬肿,全身可见散在红斑。

(4)辅助检查:血常规示,白细胞计数 $9.80 \times 10^9/L$,淋巴细胞 38.8%,中性粒细胞 49.5%,血红蛋白 96g/L,血小板计数 $262 \times 10^9/L$,CRP 66.32mg/L。ESR 74mm/h。尿常规:尿蛋白(±),白/脓细胞计数 15.4/μl。

诊断及诊断依据:川崎病(IVIG 无反应型)。诊断依据:男,1岁10个月。发热5天,皮疹3天,眼红、手足硬肿2天。予以丙种球蛋白 2g/kg 应用后 36 小时体温仍有反复。查体:双眼球结膜稍充血,颈部淋巴结肿大(2.0cm×1.5cm),口唇红,皲裂,可见杨梅舌,咽红,双手足有硬肿,全身可见散在红斑。辅助检查:CRP 66.32mg/L。ESR:74mm/h。尿常规:尿蛋白(±),白/脓细胞计数 15.4/μl。

鉴别诊断:

(1)猩红热:患儿也可表现为发热、皮疹、杨梅舌等特点。但其发病年龄较大,常有疾病接触史,口周苍白圈,无眼结膜充血及典型四肢末端表现,超声心动图检查无冠状动脉损害,咽拭子培养 A 组链球菌阳性,抗链球菌溶血素"O"增高,青霉素或 β 内酰胺类药物治疗有效。

(2)渗出性多形性红斑:该病的黏膜病变可累及眼、口腔及外生殖器,眼部及口唇可有脓性分泌物及伪膜形成,有化脓性眼结膜炎;皮疹可有渗出疱疹和溃疡,而 KD 无上述特征。

（3）幼年型类风湿关节炎全身型：该病也表现为持续发热、皮疹、关节肿胀、浅表淋巴结肿大，外周血白细胞总数增高、红细胞沉降率和 C 反应蛋白均明显增高，且抗生素无效。但该病病程相对长，无眼结膜充血、口唇皲裂、杨梅舌及四肢末端表现，超声心动图检查无冠状动脉损伤的典型表现，且血清类风湿因子阳性。虽然如此，但不完全型 KD 与全身幼年型类风湿关节炎的鉴别有时会非常困难，往往在患儿出现明显的关节症状及对大剂量静脉注射免疫球蛋白治疗失败时才能明确诊断。

思考题 3：什么是 IVIG 无反应型川崎病？常用治疗方法有哪些？

参考答案： 在第 1 次 IVIG 输注后持续性或复发性发热超过 36 小时的患儿，排除其他原因导致的发热，可诊断为 IVIG 无反应型川崎病。治疗上可应用第 2 剂 IVIG（2g/kg）。应用大剂量冲击类固醇可作为 IVIG 第 2 次应用的替代方案，或再次 IVIG 应用后出现复发或反复发热患儿的再治疗。另外在第 1 次 IVIG 应用后，有复发或反复发热的川崎病患儿可以考虑使用较长时间的逐渐减量（例如 2~3 周）的泼尼松龙或强的松同时合并使用 IVIG 2g/kg 和阿司匹林的治疗方案。英夫利西单抗（5mg/kg）可以作为 IVIG 耐药患儿再次 IVIG 或皮质类固醇应用的替代方案。对 2 次 IVIG 应用、英夫利西单抗或一个疗程的类固醇治疗无效的难治性川崎病患儿可考虑使用环孢菌素。

【诊疗计划】

（1）完善相关辅助检查，包括复查血常规、尿常规、血生化检查、凝血功能，并查心脏超声及心电图。

（2）治疗方案

1）对症支持，退热，保持水电解质平衡。

2）患儿体重 13kg，首次使用的丙种球蛋白剂量合适，但是首剂丙种球蛋白输注后 36 小时患儿仍发热，属于 IVIG 无反应型川崎病，可在再次使用 IVIG 的使用基础上，阿司匹林联合糖皮质激素缓解疾病炎症状态。IVIG 推荐剂量为 2g/kg，于 8~12 小时静脉缓慢输入；同时要合并服用阿司匹林 30~50mg/（kg·d）。糖皮质激素选择醋酸泼尼松，剂量为每日 1~2mg/kg，用药 2~4 周逐渐减量停药。

【诊治经过】

入院后查血常规提示：白细胞计数 12.6×10^9/L，淋巴细胞 13.7%，中性粒细胞 71.7%，血红蛋白 110g/L，血小板计数 489×10^9/L，CRP 121mg/L；尿常规、凝血功能及血生化未见明显异常。心脏超声提示左冠状动脉 0.18cm，右冠状动脉 0.15cm。心电图提示窦性心动过速。予以阿司匹林口服抗血小板凝集。入院第 3 天再次予以丙种球蛋白 25g 静脉滴注。使用后体温逐渐下降，两天后降至正常。再次复查心脏超声提示冠状动脉正常，炎性指标好转。

【出院诊断】

川崎病（IVIG 无反应型）。

【出院医嘱】

（1）阿司匹林 50mg［3~5mg/（kg·d）］口服，1 次/d，至少共 6 周。

（2）出院后 1、3、6 个月及 1~2 年进行 1 次全面检查（包括体格检查、心电图、心脏超声等）。

（3）6 个月内不宜接种活疫苗，如麻疹、腮腺炎、风疹和水痘疫苗。

病例 2

【一般情况】患儿，男，3 岁 2 个月。

【主诉】发热 12 天，皮疹 8 天，结膜充血、口唇红 3 天。

【现病史】12 天前在家中无明显诱因下出现发热，热峰 39.5℃以上，口服退热药后体温可降至 38℃，4~5 小时又复升，无寒战、畏寒，热退时无大汗淋漓，偶有咳嗽；无气急发绀，无呕吐、腹泻，无头痛、头晕、抽搐，无尿频、尿急、尿痛，无关节肿痛，家长予以口服退热药后无好转。10 天前至当地医院就诊，查血常规提示白细胞明显增高，超敏 C 反应蛋白增高，考虑"支气管炎"，予以头孢曲松静脉滴注治疗 3 天（具体剂量用法不详），仍有反复发热。8 天前患儿出现散在红色皮疹，位于躯干及四肢，考虑头孢曲松药物过敏，予以开瑞坦口服，皮疹仍增多。3 天前无诱因下出现结膜充血，口唇红而皲裂。今日来笔者医院门诊，拟"川崎病"收治入院。发病以来，患儿精神稍差，胃口差，大小便未见明显异常，睡眠尚可，体重增减不详。

【既往史】1 个月前于幼儿园曾接触患麻疹的小朋友。其余未见明显异常。

【出生史】G_1P_1 孕 39$^+$ 周自然分娩，出生体重 3.3kg。无窒息抢救史。

【预防接种史】疫苗按时接种。8 个月时接种麻疹疫苗。

【家族史】否认家族遗传病及类似疾病病史。

【体格检查】体重 15kg，生命体征平稳，精神欠佳，双眼结膜充血，颈部可触及肿大淋巴结，全身散在红色皮疹，高出皮面，压之褪色，卡疤红，肛周无脱皮，手足指/趾端硬肿，无脱皮，双眼结膜充血，唇红皲裂，杨梅舌，咽红，扁桃体 Ⅱ 度肿大，未见分泌物，心、肺、腹、神经查体未见明显异常。

思考题 1：对于发热时间较长的患儿，诊断流程如何考虑？

参考答案：对于发热 ≥ 5 天，伴有非出血性皮疹的幼儿，首先询问病史，包括发热情况，询问热型和热程，抗生素治疗是否有效。流行病学资料：有无麻疹、猩红热接触史。询问出疹时间，关注皮疹形态和分布、出疹顺序、结膜充血、口唇干裂，手足硬肿情况。有无颈淋巴结肿痛，有无其他系统或组织受累。还要注意有无近期服药史。体格检查时，要注意皮疹，皮肤黏膜病损，颈淋巴结肿大等表现。如果查超声心动图发现有冠状动脉病变，则多可作出川崎病的诊断。

【辅助检查】

血常规：白细胞计数 7.86×10^9/L，淋巴细胞 11.7%，中性粒细胞 75.5%，血红蛋白 103g/L，血小板计数 268×10^9/L，CRP 65.19mg/L。ESR 60mm/h。凝血谱检查：纤维蛋白原（Fib）6.46g/L。血生化：总蛋白 65.3g/L，白蛋白 37.6g/L，ALT 198U/L，AST 149U/L。心脏超声：左、右冠状动脉瘤样扩张，左前降支及左回旋支内高回声区，血栓可能。

【入院诊断】

思考题 2：该患儿病史特点如何总结？结合以上病史、体格检查及辅助检查，如何进行诊断和鉴别诊断？

参考答案：

病史特点：

(1)患儿，男，3 岁 2 个月。

(2)发热 12 天，皮疹 8 天，结膜充血，口唇红 3 天。

(3)查体：生命体征平稳，精神欠佳，双眼结膜充血，颈部可触及肿大淋巴结，全身散在红色皮疹，高出皮面，压之褪色，卡疤红，肛周无脱皮，手足指/趾端硬肿，无脱皮，双眼结膜充血，唇红皲裂，杨梅舌，咽红，扁桃体 II 度肿大，未见分泌物，心、肺、腹、神经查体未见明显异常。

(4)辅助检查：血常规：白细胞计数 $7.86 \times 10^9/L$，淋巴细胞 11.7%，中性粒细胞 75.5%，血红蛋白 103g/L，血小板计数 $268 \times 10^9/L$，CRP 65.19mg/L。ESR 60mm/h。凝血谱检查：纤维蛋白原(Fib)6.46g/L。血生化：总蛋白 65.3g/L，白蛋白 37.6g/L，ALT 198U/L，AST 149U/L。心脏超声：左、右冠状动脉瘤样扩张，左前降支及左回旋支内高回声区，血栓可能。

诊断及诊断依据：川崎病，冠状动脉瘤。诊断依据：患儿，男，3 岁 2 个月。发热 12 天，皮疹 8 天，结膜充血，口唇红 3 天。①查体：生命体征平稳，精神欠佳，双眼结膜充血，颈部可触及肿大淋巴结，全身散在红色皮疹，高出皮面，压之褪色，卡疤红，肛周无脱皮，手足指/趾端硬肿，无脱皮，双眼结膜充血，唇红皲裂，杨梅舌，咽红，扁桃体 II 度肿大，未见分泌物。②辅助检查：血常规：白细胞计数 $7.86 \times 10^9/L$，淋巴细胞 11.7%，中性粒细胞 75.5%，血红蛋白 103g/L，血小板计数 $268 \times 10^9/L$，CRP 65.19mg/L。ESR 60mm/h。凝血谱检查：纤维蛋白原(Fib)6.46g/L。血生化：总蛋白 65.3g/L，白蛋白 37.6g/L，ALT 198U/L，AST 149U/L。心脏超声：左、右冠状动脉瘤样扩张，左前降支及左回旋支内高回声区，血栓可能。

鉴别诊断：

(1)败血症：出现高热等全身中毒症状，并可出现瘀斑、瘀点。鉴别方法：病情进展快、重、急；休克表现多见，如血压下降、心率加快或减慢、脱水体征、意识改变、器官灌注障碍等表现，但是川崎病休克症状少见；血培养或血清其他病原学检查提示有感染。

(2)麻疹：患儿虽然接种过麻疹疫苗，但是有麻疹患儿的接触史，而且出现发热、皮疹的症状，可能发生轻型麻疹。鉴别方法：麻疹病毒血清学检查和病原学检查阳性。

(3)史-约(Stevens-Johnson)综合征：本病特征是高热，弥漫性水疱表现出的皮疹和黏膜受累。严重的爆炸性黏膜侵蚀和广泛的水疱性皮肤损害，但是无淋巴结肿大，并且炎症的实验室标志物通常正常或仅轻度升高。

【诊疗计划】

(1)完善相关辅助检查，包括查血常规、红细胞沉降率、血生化、凝血功能，以及尿常规、抗核抗体 20 项、乙肝、肥达反应、呼吸道免疫荧光、脑脊液常规及血生化、EB 病毒抗体、MP/CP/LG 抗体、痰培养、肠道病毒三联、粪便培养、血培养等。

（2）治疗方案

1）对症支持治疗，维持水电解质平衡，积极退热。

2）建议在患儿发病后 7~10 天内给予 IVIG。该患儿已发热 12 天，需尽快给予 IVIG 输注。并给予阿司匹林抗血小板凝集。

3）该患儿出现快速扩张的冠状动脉瘤，除低剂量阿司匹林外，可使用低分子量肝素或华法林进行全身抗凝［目标是使国际标准化比率（INR）为 2.0~3.0］。

4）该患儿出现冠状动脉血栓形成，应进行溶栓治疗，所使用的溶栓药物应与低剂量阿司匹林和低剂量肝素一起使用，并仔细监测出血。

【诊治经过】

入院后查血常规提示：白细胞计数 $19.2 \times 10^9/L$，淋巴细胞 17.5%，中性粒细胞 80.0%，血红蛋白 98g/L，血小板计数 $506 \times 10^9/L$，CRP 187mg/L；ESR：110mm/h。血生化提示：ALT 310U/L，AST 179U/L，凝血功能示：纤维蛋白原 4.1g/L。尿常规、抗核抗体 20 项、乙肝、肥达反应、呼吸道免疫荧光、脑脊液常规及血生化、EB 病毒抗体、MP/CP/LG 抗体、痰培养、肠道病毒三联、粪便培养、血培养未见明显异常。心电图提示 ST-T 段改变。立即给予 IVIG 2g/kg 静脉滴注 1 次，并给予阿司匹林 30~50mg/（kg·d）口服。24 小时后患儿体温降至正常。考虑患儿存在冠状动脉血栓，予以尿激酶联合肝素钠溶栓抗凝治疗，同时予以镇静、吸氧、补液等支持治疗共 7 天。复查心脏超声提示冠状动脉扩张，基本稳定后改华法林口服抗凝，5 天后国际标准化比率（INR）稳定。

思考题 3：出现冠状动脉病变的患儿，其治疗要点有哪些？

参考答案： 对于没有冠状动脉病变证据的患儿，应在发病后应用 4~6 周低剂量阿司匹林 3~5mg/（kg·d）。对于快速扩张的冠状动脉瘤或最大 Z 评分 ≥ 10 的患儿，除低剂量阿司匹林外，可使用低分子量肝素或华法林进行全身抗凝。对于有血栓形成风险增加的患儿，例如巨大动脉瘤（≥ 8mm 或 Z 评分 ≥ 10）和近期有冠状动脉血栓形成病史，可以考虑使用三联治疗，包括阿司匹林、第 2 种抗血小板药物和华法林或低分子量肝素抗凝。冠状动脉血栓形成导致动脉管腔急性或接近闭塞的患儿应进行溶栓治疗，所使用的溶栓药物应与低剂量阿司匹林和低剂量肝素一起使用。必要时也可考虑通过心导管术机械性恢复冠状动脉血流。

【出院诊断】

1. 川崎病；

2. 冠状动脉瘤；

3. 冠状动脉血栓形成。

【出院医嘱】

（1）阿司匹林 50mg［3~5mg/（kg·d）］口服，1 次 /d；华法林 1.5mg［0.1mg/（kg·d）］口服，1 次 /d。

（2）1 周后门诊复查心脏超声及凝血功能。

（3）6 个月内不宜接种活疫苗，如麻疹、腮腺炎、风疹和水痘疫苗。

心血管系统疾病的诊治要点详见课件 9。

课件 9　心血管系统疾病的诊治要点

（舒　强　龚方戚　王毓佳）

参考文献

1. 中华医学会儿科学分会心血管学组. 川崎病冠状动脉病变的临床处理建议 (2020 年修订版)[J]. 中华儿科杂志, 2020, 58 (9): 718-724.
2. BRIAN W M, ANNE H R, JANE W N, et al. Diagnosis, treatment, and long-term management of kawasaki disease: a scientific statement for health professionals from the american heart association [J]. Circulation, 2017, 135 (17): e927-e999.
3. TOHRU K, MAMORU A, HIROYUKI S, et al. Revision of diagnostic guidelines for Kawasaki disease (6th revised edition)[J]. Pediatr Int, 2020, 62 (10): 1135-1138.

第十章

感染性疾病

第一节　传染性单核细胞增多症

传染性单核细胞增多症(infectious mononucleosis,IM)由原发性 EB 病毒(Epstein-Barr virus,EBV)感染所致,其典型临床"三联症"为发热、咽扁桃体炎和颈部淋巴结肿大,可合并肝脾大、眼睑水肿和皮疹,外周血异型淋巴细胞增高。

IM 是一种良性自限性疾病,多数预后良好,少数可进展为重型 IM、EBV 相关噬血细胞综合征,或反复发作发展为慢性活动性 EBV 感染、X 连锁淋巴细胞增殖性疾病或淋巴瘤等。

一、诊断线索

(一)病史采集

1. 发病的诱因　EBV 感染患儿接触史。

2. 症状特点　有无发热,热程及热峰,有无扁桃体肿大和分泌物,有无颈部淋巴结肿大,有无肝脾大、眼睑水肿和皮疹等。有无病情加重或缓解的因素:发热持续 2 周不退、上气道梗阻、重度肝损伤、多浆膜腔积液、血细胞减少、血清 EBV-DNA 高拷贝数等。

3. 既往史　有无发热、扁桃体炎和颈部淋巴结肿大病史,有无 EBV 感染或淋巴瘤病史。

4. 个人史　是否有早产等病史。

5. 家族史　是否有重症 EBV 感染,如 EBV 病毒相关性噬血细胞综合征、慢性活动性 EBV 感染、淋巴瘤或 X 连锁淋巴细胞增殖性疾病等病史。

(二)体格检查

1. 一般状况与生命体征　体温、心率、血压、意识、精神状态、面容等。

2. 咽峡炎　咽部和扁桃体充血、肿大情况,扁桃体表面有无白色渗出物,有无因扁桃体肿大引起的呼吸困难。

3. 网状内皮系统　有无颈部、肠系膜淋巴结肿大,浅表淋巴结大小、有无压痛、有无融合,热退后肿大淋巴结消退情况;有无腹胀、肝脾大及质地情况。

4. 其他系统 是否存在贫血、皮疹、黄疸、气促、三凹征、心音低钝、神经系统阳性体征。

(三)实验室检查

1. 非特异性检查

外周血检查:注意白细胞总数及淋巴细胞是否增加,有无贫血和血小板减少,有无异常淋巴细胞,有无幼稚细胞等。

2. 部分患儿有转氨酶升高,心肌酶升高;急性期 CD19 和 CD4 细胞降低、CD8 细胞升高、T 细胞亚群 CD4/CD8 比例显著降低。

3. 病原学检测可采用血清、全血细胞、T/B/NK 分选细胞、活检组织等标本进行。

(1)抗体检测:EBV 的衣壳抗体(VCA-IgM、VCA-IgG)、早期抗体(EA-IgM、EA-IgG)和核抗原抗体(EBNA-IgG)在感染后的出现时间、持续时间及对临床意义不同,故现多采用多个抗体联合检测及联合分析的方法。VCA-IgM$^+$IgG$^-$EBNA-IgG$^-$、VCA-IgM$^+$IgG$^+$EBNA-IgG$^-$提示原发感染,EBNA-IgG 阳性提示既往感染。

(2)EBV-DNA 检测:IM 患儿血清中 DNA 一般在热退后开始下降,起病后 3 周内转阴,如血清中持续较高 EBV-DNA 载量,要注意发生 EBV 相关性噬血细胞性淋巴组织细胞增生症(hemophagocytic lymphohistiocytosis,HLH)可能;IM 患儿全血细胞中 EBV-DNA 持续时间可长达半年。

(3)EBER 检测:是 EBV 编码的小 RNA,是 EB 病毒的表达产物,在 EBV 感染的细胞核中以高拷贝数存在。EBER 原位杂交具有良好的特异度和灵敏度,已成为组织和细胞中 EBV 检测的金标准。

4. 病情与并发症评估相关的化验检查

(1)血细胞二系或三系减少、凝血功能异常、纤维蛋白原降低、血清铁蛋白升高、甘油三酯升高。

(2)细胞因子 r-IFN 和 IL-10 升高,IL-6 可升高。

(3)其他脏器功能检查:骨髓常规、肝肾功能、心电图和脑电图等。

(四)影像学检查

1. B 超 可发现颈部和肠系膜淋巴结肿大,胸腔积液,腹水,盆腔积液等。如伴腋下和腹股沟淋巴结明显肿大,需要注意结核、淋巴瘤、淋巴细胞增殖性疾病等其他疾病。

2. 胸片检查 如伴肺部症状和体征,建议行胸片检查。

3. 其他 如有颅脑神经症状,需要行头颅 MRI 检查,脑脊液 EBV-DNA 检测。

二、诊断思维

(一)IM 的诊断与鉴别诊断

首先根据典型临床表现(发热、咽扁桃体炎、颈部淋巴结肿大、肝脾大)和外周血异常淋巴细胞升高达 10%,可以作出 IM 的临床诊断。然后根据 EBV 抗体谱检测作出是否 EBV

首次感染的判断。IM 样的表现,且具有 EBV 首次感染的病原学证据,可以作出 IM 的确定诊断。血清 EBV DNA 检测,可以判断是否存在 EBV 血症,对病情轻重和发展趋势有判断作用。

IM 需与以下疾病进行鉴别:本病需与巨细胞病毒、腺病毒、肺炎支原体,结核和伤寒等感染所致的发热、颈部淋巴结肿大、肝脾大、淋巴细胞和单核细胞增多相鉴别,婴儿以 CMV 感染多见。

(二) 病原学诊断

根据原发 EBV 抗体谱结果,EBV-DNA 检查,作出病原学诊断。以下 4 项中任意 1 项,提示 EBV 原发感染:

1. 抗 EBV-VCA-IgM 和抗 EBV-VCA-IgG 抗体阳性,且抗 EBNA-IgG 阴性。

2. 抗 EBV-VCA-IgM 阳性,但抗 EBV-VCA-IgG 和 EBNA-IgG 抗体阴性,1~3 个月内,抗 EBV-VCA-IgM 和抗 EBV-VCA-IgG 抗体阳性,且抗 EBNA-IgG 阴性。

3. 抗 EBV-VCA-IgM 阴性,但抗 EBV-VCA-IgG 抗体阳性,且为低亲和力抗体。

4. 双份血清抗 EBV-VCA-IgG 抗体滴度 4 倍以上升高。

(三) 严重程度与并发症

根据患儿一般情况、有无拒食或脱水症、有无意识障碍、呼吸频率、有无气道梗阻、有无多浆膜腔积液、肝脾大有无超脐水平线、颈部淋巴结肿大有无超 3cm、发热持续时间有无超14 天、转氨酶有无 10 倍升高、血三系有无降低等判断 IM 的严重程度。此外,还要注意有无间质性肺炎、脑炎、吉兰 - 巴雷综合征、播散性脑脊髓膜炎、肝衰竭、胰腺炎、脾破裂、间质性肾炎、混合性感染、淋巴细胞增殖性疾病、EBV 病毒相关性噬血细胞综合征、慢性活动性EBV 感染等并发症。

(四) 基础疾病评估

针对反复 IM 样发作或病情变化快、病情重的患儿,还应进行基础疾病的评估,如有无原发性或 EBV 特异性免疫缺陷病、慢性肺部疾病、先天性心脏病和营养不良等。

三、治疗思维

IM 为良性自限性疾病,对症支持治疗为主,酌情抗病毒治疗,控制过度炎症反应,预防和治疗并发症。

1. **一般治疗**　急性期应注意休息,有脾大者避免腹部挤压及剧烈运动,肝功能损害按病毒性肝炎给予护肝降酶治疗。

2. **病原治疗**　不常规推荐抗病毒治疗。持续高热,无下降趋势,或有并发症可抗病毒治疗,热退后即可停用,无须强调疗程,但最长不超过 14 天。阿昔洛韦(acyclovir)、伐昔洛韦(valacyclovir)或更昔洛韦(ganciclovir)等药物通过抑制病毒多聚酶、终止 DNA 链的延伸而产生相应抗病毒作用。抗病毒治疗可降低病毒复制水平和咽部排泌病毒时间,但对能否减低病情严重程度、缩短病程和降低并发症的发生等临床效果存在争议。另外,国内外均有单用或联合应用干扰素治疗的报道,但因其样本量及循证依据等级方面问题,其疗效尚有待商榷。

抗菌药物的使用:如合并细菌感染,可使用敏感抗菌药物,但忌用氨苄西林和阿莫西林,以免引起超敏反应,加重病情。

3. 肾上腺糖皮质激素的应用　咽喉严重病变或水肿引起上气道梗阻、神经系统病变、多浆膜腔积液、心肌炎、溶血性贫血、血小板减少性紫癜等并发症的重症患儿,短疗程应用糖皮质激素可明显减轻症状,泼尼松或泼尼松龙,剂量为 1~2mg/(kg·d),约 3~7 天。

4. 防治脾破裂　避免任何可能挤压或撞击脾脏的动作:①限制或避免运动,由于 IM 脾脏的病理改变恢复慢,因此,IM 患儿尤其青少年应在症状改善 2~3 个月甚至 6 个月才能剧烈运动;②进行腹部体格检查时动作要轻柔。

四、病例思辨

病历 1

【一般情况】患儿,男,11 岁 9 个月。

【主诉】发现颈部肿块 10 余天,呼吸困难 1 天。

【现病史】患儿 10 余天前无明显诱因下家长发现其双侧颈部有肿块,伴触痛,同时有咽痛;5 天前于当地医院就诊,诊断不详,给予阿莫西林口服 4 天,中药灌肠、中药雾化等治疗,症状无好转。1 天前出现张口呼吸,且呼吸困难,不能快步走,颈部活动不受限,颜面部有水肿,无头痛、头昏,无发热、咳嗽,无呕吐、腹泻,无腹痛,无皮疹,尿色清亮,无少尿等。

起病以来,患儿精神、食欲可,睡眠可,大小便未见明显异常,体重无明显增减。否认结核病患者接触史。

【既往史】既往体健;无反复发热、扁桃体炎和颈部淋巴结肿大病史,无 EBV 感染或淋巴瘤病史。

【出生史】G_1P_1 足月剖宫产,出生体重 3.3kg,否认窒息抢救史。

【家族史】否认重症 EBV 感染,如 EBV 病毒相关性噬血细胞综合征、慢性活动性 EBV 感染、淋巴瘤或 X 连锁淋巴细胞增殖性疾病等疾病家族史。

【体格检查】T 37.5℃,P 80 次 /min,R 34 次 /min,BP 112/74mmHg,SpO_2 100%。意识清,精神可,无眼睑水肿,无发绀,咽充血,双侧扁桃体Ⅲ度肿大,表面可见较多白色渗出;双侧颈部及腹股沟触及散在肿大淋巴结,颈部肿大淋巴结最大直径约 3cm×1.5cm,质韧,触痛,活动度可,表面皮肤不红,皮肤温度无增高;呼吸促,张口呼吸,可见轻度吸气性三凹征;双肺呼吸音粗,未闻及啰音;心律齐,未闻及病理性杂音;腹平软,无压痛,肝肋下 4cm,质软,无触痛,脾肋下 3cm,质软,无触痛;神经系统查体未见病理性体征,全身未见皮疹。

【辅助检查】

血常规:WBC $10.46×10^9/L$,N 23.54%,PLT $190×10^9/L$,CRP<1mg/L,异型淋巴细胞 7%。

血生化:ALT 675U/L,AST 315U/L,胆红素、甘油三酯正常。

【入院诊断】

思考题1：该患儿病史特点如何总结？结合以上病史、体格检查及辅助检查，如何进行诊断和鉴别诊断？

参考答案：

病史特点：

（1）患儿，男，11岁9个，学龄期儿童。

（2）因"发现颈部肿块10余天，呼吸困难1天"入院，颈部肿块有触痛，伴咽痛，张口呼吸，无发热等其他症状，外院"口服阿莫西林4天"效果不佳。

（3）查体：双侧扁桃体Ⅲ度肿大，表面可见较多白色渗出，颈部、腹股沟多发肿大淋巴结，呼吸促，张口呼吸，可见轻度吸气性三凹征，肝肋下4cm，脾肋下3cm，质软，无触痛。

（4）辅助检查：外周血白细胞以淋巴细胞升高为主，可见异型淋巴细胞（7%），CRP正常，ALT、AST升高。

诊断及诊断依据： 传染性单核细胞增多症，伴肝功能损害、上气道梗阻。诊断依据：学龄期男孩，发现颈部肿块10余天，外院"口服阿莫西林4天"效果不佳。查体：双侧扁桃体Ⅲ度肿大，表面有白色渗出，颈部、腹股沟多发肿大淋巴结，呼吸促，张口呼吸，可见轻度吸气性三凹征，肝脾大。外周血可见异型淋巴细胞，血生化提示转氨酶升高。

鉴别诊断：

（1）急性化脓性扁桃体炎：患儿，学龄期男孩，病程中有发热表现，查体发现扁桃体肿大伴白色渗出，颈部淋巴结肿大，需鉴别。该病主要致病菌为化脓性链球菌，不会引起外周血异型淋巴细胞升高，不会引起脾大等，且外周血常规、CRP未见明显升高，外院"口服阿莫西林"抗感染后疗效不佳，目前不支持该诊断，可行咽拭子细菌培养进一步鉴别。

（2）淋巴瘤：患儿为学龄期男孩，有发热、浅表淋巴结肿大、脾大症状，需注意鉴别。但患儿既往无反复发热，无持续性淋巴结肿大病史，骨髓常规未见异常，暂不支持，必要时可行骨髓活检或淋巴结活检进一步鉴别。

（3）其他病原体引起的类传染性单核细胞增多症：巨细胞病毒、腺病毒、弓形虫、肝炎病毒、人类免疫缺陷病毒（human immunodeficiency virus，HIV）及风疹病毒可引起类传染性单核细胞增多症，需注意鉴别。但该患儿无肝炎、HIV、风疹等相关患儿接触史，既往规律接种疫苗，缺乏上述病原体感染的特征性临床表现，暂不支持。可行TORCH、肝炎病毒抗原抗体检测、HIV抗体检测及腺病毒抗原检测进一步鉴别。

【诊疗计划】

（1）完善相关化验检查

1）实验室检查：EB病毒DNA、EB病毒抗体、血清铁蛋白、凝血酶、肿瘤标志物、细胞因子等；定期复查血常规、异型淋巴细胞、CRP、血生化等。

2）影像学检查：胸片、浅表淋巴结B超、颈部＋腹部CT等。

（2）治疗方案

1）一般对症治疗：急性期注意休息，防止脾破裂，肝功能损害明显应卧床休息，并给予护肝降酶治疗。

2)抗病毒治疗:应用阿昔洛韦、伐昔洛韦或更昔洛韦等药物抗病毒治疗。

3)发生并发症的重症患儿,可短疗程应用糖皮质激素治疗。

4)密切关注病情变化,及时处理。

【诊疗经过】

入院后完善相关检查,EB 病毒 DNA:血清 8.2×10^2 拷贝 /ml,骨髓 2.29×10^3 拷贝 /ml;EB 病毒抗体:EA-IgM、VCA-IgM、VCA-IgG 阳性,EA-IgG、EBNA-IgG 阴性。B 超示:肝大,肋下 4cm;脾大,肋下 3cm;颈部淋巴结多发肿大,2.8cm × 1.6cm。血清铁蛋白、凝血酶(PT、APTT、纤维蛋白原)、肿瘤标志物、细胞因子(IL-2、IL-6、IL-10、TNF、IFN-γ)正常。CT:颈部多发淋巴结,部分稍大;腺样体、扁桃体增大;肝右前叶钙化灶;脾大。胸片:未见异常;骨髓常规正常。

入院后予以心电监护;鼻导管吸氧 5 天;甲泼尼龙 1mg/(kg·d)静脉滴注 5 天;更昔洛韦 5mg/(kg·次),2 次 /d,静脉滴注 5 天;喉炎雾化;复方甘草酸苷片护肝治疗;入院第 2 天行骨髓穿刺术;第 3 天体温至正常,入院第 14 天好转出院。

思考题 2:传染性单核细胞增多症患儿的糖皮质激素应用指征有哪些? 如何使用?

参考答案:咽喉严重病变或水肿引起上气道梗阻、神经系统病变、多浆膜腔积液、心肌炎、溶血性贫血、血小板减少性紫癜等并发症的重症患儿,短疗程应用糖皮质激素可明显减轻症状,泼尼松或泼尼松龙,剂量为 1~2mg/(kg·d),约 3~7 天。

【出院诊断】

1. 重症传染性单核细胞增多症;

2. 上气道梗阻;

3. 肝功能损害。

【出院医嘱】

(1)出院带药:复方甘草酸苷片,每次 1 片,每天 2 次口服;葡萄糖醛酸内酯片,每次 1 片,每天 3 次口服。

(2)出院 1 周感染科门诊复诊,注意复查肝功能。

(3)注意休息,避免剧烈运动,防止脾破裂。

病历 2

【一般情况】患儿,女,5 岁 11 个月。

【主诉】发热 8 天。

【现病史】患儿 8 天前在无明显诱因出现发热,体温最高 39℃,每日热峰 3~4 次,口服退热药能降到正常,之后又复升,体温至今未退,起热前无畏寒、寒战。病初有诉咽痛,近 2 天有腹胀,病程中无呕吐、腹泻及腹痛,无鼻塞、流涕,无咳嗽,无皮疹及水肿,无眼红、唇红,无乏力、盗汗,无关节肿痛等。当地医院就诊,诊断不详,先后给予"阿莫西林克拉维酸钾静脉滴注 3 天、哌拉西林他唑巴坦静脉滴注 2 天、更昔洛韦静脉滴注 3 天"等治疗,疗效不明显,患儿仍有反复发热。

起病以来,患儿精神一般,食欲欠佳,睡眠可,大小便未见明显异常,体重无明显增减。否认结核接触史。

【既往史】既往体健;无反复发热、扁桃体炎和颈部淋巴结肿大病史,无 EBV 感染或淋巴瘤病史。

【出生史】G_1P_1 足月剖宫产,出生体重 4.15kg,否认窒息抢救史。

【家族史】否认重症 EBV 感染,如 EBV 相关性噬血细胞综合征、慢性活动性 EBV 感染、淋巴瘤或 X 连锁淋巴细胞增殖性疾病等家族史。

【体格检查】T 38.3℃,P 138 次 /min,R 30 次 /min,BP 97/65mmHg,SpO_2 100%。意识清,精神可,无眼睑水肿,无结膜充血,扁桃体Ⅰ度肿大,表面可见较多白色分泌物;双侧颈部可触及肿块,以耳垂为中心,界限欠清,有轻压痛,皮肤温度不高,活动度一般,周边及腋下、腹股沟可触及数枚肿大淋巴结;双肺呼吸音粗,未闻及啰音;心律齐,未闻及病理性杂音;腹平软,无压痛,肝肋下 4cm,脾肋下 3cm,质软,无触痛;神经系统查体未见病理性体征,全身未见皮疹。

【辅助检查】

血常规 +CRP:WBC $6.9×10^9$/L,L 33.9%,CRP 32mg/L。

EB 病毒抗体:抗 VCA-IgM 抗体阳性。

胸片:两肺纹理增多。

B 超:双侧腮腺多发淋巴结肿大,腮腺无异常。

腹部 CT:肝脾大,胸腔积液、腹水。

【入院诊断】

思考题 1:该患儿病史特点如何总结?结合以上病史、体格检查及辅助检查,如何进行诊断和鉴别诊断?

参考答案:

病史特点:

(1)患儿,女,5 岁 11 个月,学龄前期儿童。

(2)因“发热 8 天”入院,无咳嗽、呕吐、腹泻等其他症状,外院先后给予“阿莫西林克拉维酸钾静脉滴注 3 天、哌拉西林他唑巴坦静脉滴注 2 天、更昔洛韦静脉滴注 3 天”等治疗,效果不佳。

(3)查体:扁桃体Ⅰ度肿大,表面可见较多白色分泌物,双侧颈部触及肿块,以耳垂为中心,界限欠清,有轻压痛,皮肤温度不高,周边及腋下、腹股沟可触及数枚肿大淋巴结,肝肋下 4cm,脾肋下 3cm,质软,无触痛。

(4)辅助检查:血常规正常,CRP 升高,EB 病毒抗 VCA-IgM 抗体阳性。当地医院 B 超提示腮腺周围多发淋巴结肿大,CT 提示肝脾大、胸腔积液、腹水。

诊断及诊断依据:EB 病毒感染,多浆膜腔积液。诊断依据:患儿,5 岁 11 个月,学龄前期女孩,发热 8 天,外院先后应用“阿莫西林克拉维酸钾静脉滴注 3 天、哌拉西林他唑巴坦静脉滴注 2 天、更昔洛韦静脉滴注 3 天",效果不佳。查体：双侧扁桃体Ⅰ度肿大，表面较多白色分泌物，颈部、腋下、腹股沟多发浅表淋巴结肿大，肝脾大。CT 提示肝脾大、胸腔积液、腹水，外周血常规正常，CRP 升高，EB 病毒抗 VCA-IgM 阳性。

鉴别诊断：

(1)川崎病：患儿，学龄前期女孩，因发热 8 天入院，查体发现浅表淋巴结多发肿大，CRP 升高，外院抗生素治疗效果不佳，需鉴别。但该患儿无结膜充血，无唇红皲裂，无杨梅舌，无手足硬肿、指/趾端脱皮等，不支持该诊断，可完善心脏冠状动脉 B 超进一步鉴别。

(2)系统性红斑狼疮：患儿有长期发热、浅表淋巴结肿大，肝脾大及多浆膜腔积液，需注意鉴别。但患儿为学龄前期女孩，年龄小，无蝶形红斑或皮疹，无关节肿痛等，无自身免疫性疾病家族史，暂不支持，可检测抗核抗体谱进一步鉴别。

(3)肾源性水肿：患儿存在胸腔积液、腹水，需注意鉴别。但患儿无双下肢水肿，无眼睑水肿，无血尿，无高血压等，暂不支持，进一步查尿常规(尿蛋白)、肾功能、肾脏 B 超等鉴别。

【诊疗计划】

(1)完善相关化验检查

1)实验室检查：EB 病毒 DNA 及抗体、血清铁蛋白、凝血酶、细胞因子、红细胞沉降率、血生化、RF+ASO、降钙素原、咽拭子培养、抗核抗体谱、咽拭子细菌培养、呼吸道病毒抗原检测，以及乙肝、HIV、梅毒、丙肝抗体检测，巨细胞病毒抗体等；定期复查血常规 + 异型淋巴细胞 +CRP。

2)影像学检查：胸部 CT、心脏彩超，腹部、浅表淋巴结 B 超，检查有无胸腔积液、腹水等。

(2)治疗方案

1)一般对症治疗：急性期注意休息，防止脾破裂，加强退热处理，保持水电解质平衡。

2)抗病毒治疗：应用阿昔洛韦、伐昔洛韦或更昔洛韦等药物抗病毒治疗。

3)发生并发症的重症患儿，可短疗程应用糖皮质激素治疗；必要时应用丙种球蛋白治疗。

4)密切关注病情变化，及时对症处理。

【诊疗经过】

入院后完善相关化验检查，多次复查血常规未见明显异常，红细胞沉降率、转氨酶、甘油三酯、RF+ASO、凝血酶正常；肺炎支原体 RNA、咽拭子细菌培养、呼吸道病毒抗原检测、乙肝抗体、HIV 抗体、梅毒抗体、丙肝抗体、巨细胞病毒抗体阴性；降钙素原 0.529ng/ml，血清 EB 病毒 DNA 5.81×10^4 拷贝 /ml；细胞因子 IL-2、IL-4、IL-6 及 TNF 正常；IL-10 54.7pg/ml，IFN-γ 201.8pg/ml。血清铁蛋白(入院第 1 天)311.7ng/ml，(入院第 10 天↑)531.6ng/ml。入院当天复查 EB 病毒抗体提示 VCA-IgM 阴性(外院检测阳性，即转阴)，VCA-IgG 阳性，EBNA-IgG 阴性。入院第 10 天复查 EB 病毒抗体：EBNA-IgG 阳性(由阴转阳)。骨髓常规未见异常。入院第 4 天查 B 超提示双侧胸腔积液(左侧 0.6cm，右侧 2.5cm)，腹水(6.3cm)，心包积液(左室后壁 0.36cm)；肝脾大、双侧颈部淋巴结肿大(左侧 4.4cm×2.4cm，右侧 4.6cm×2.5cm)。肺部 CT：肺炎、双侧胸腔积液。入院第 10 天复查 B 超提示心包积液消失，颈部淋巴结较前缩小。

入院后给予更昔洛韦静脉滴注14天,同时头孢曲松静脉滴注抗感染7天,但患儿仍有反复高热,入院第5天开始给予丙种球蛋白1g/(kg·d),连用2天。患儿热峰较前下降,但仍有发热,遂在入院第10天时转入感染病科继续治疗,给予甲泼尼龙每次1mg/kg,q.12h.,静脉滴注,次日体温降至正常并维持稳定。入院第14天复查B超提示左侧胸腔积液消失,右侧胸腔积液减少(0.63cm)、腹水减少(2.5cm),出院。

【出院诊断】

1. 重症传染性单核细胞增多症;

2. 多浆膜腔积液。

【出院医嘱】

出院后2周内复查胸部、腹部B超,感染病科门诊随诊。

思考题2:该患儿丙种球蛋白和糖皮质激素的使用目的是什么?

参考答案: 患儿入院后给予更昔洛韦静脉滴注抗病毒治疗、头孢曲松静脉滴注抗感染治疗,但患儿仍有反复发热,考虑免疫炎症反应强,因此给予丙种球蛋白治疗,患儿热峰下降、心包积液消失、颈部淋巴结较前缩小,但仍有发热,有胸、腹腔积液,IL-10、IFN-γ升高,存在继发噬血细胞综合征风险,故给予糖皮质激素抗炎、抑制细胞因子风暴治疗。

病历 3

【一般情况】患儿,女,6岁9个月。

【主诉】发热7天,双眼睑水肿2天。

【现病史】患儿7天前无明显诱因出现发热,体温最高40.6℃,每日热峰4~5次,口服退热药体温不能完全降到正常。2天前出现双眼睑水肿,无手足水肿,无咳嗽,无气促,无呕吐、腹泻,无腹胀、腹痛,无皮疹,无眼红、唇红,无乏力、盗汗,无尿少,尿色清。于当地医院就诊,诊断"急性上呼吸道感染",先后给予"阿奇霉素口服2天、头孢类抗生素静脉滴注2天、更昔洛韦静脉滴注1天"等治疗,患儿仍有反复发热。

起病以来,患儿意识清,精神可,食欲、睡眠可,大小便未见明显异常,体重无明显增减。否认结核病患者接触史。

【既往史】无反复发热、扁桃体炎和颈部淋巴结肿大病史,无EBV感染或淋巴瘤病史。

【出生史】G₂P₂足月顺产,出生体重3.1kg,否认窒息抢救史。

【家族史】否认重症EBV感染,如EBV病毒相关性噬血细胞综合征、慢性活动性EBV感染、淋巴瘤或X连锁淋巴细胞增殖性疾病等疾病家族史。母亲有乙肝小三阳病史。

【体格检查】T 38.8℃,P 128次/min,R 32次/min,BP 87/57mmHg,体重17.5kg。意识清,精神可,眼睑水肿,无结膜充血;颈部触及肿大淋巴结,最大直径约3cm×1cm,质软,无压痛,活动度可;扁桃体Ⅱ度肿大,表面未见分泌物;双肺呼吸音粗,未闻及啰音;心律齐,未闻及病理性杂音;腹平软,肝肋下2cm,脾肋下2cm,质软,无触痛;神经系统查体未见病理性体征,全身未见皮疹。

【辅助检查】

血常规 +CRP：WBC 14.21×10^9/L，L64%，HB 105g/L，PLT 84×10^9/L，异型淋巴细胞 24%，CRP 6.78mg/L。GPT 90U/L；PCT 1.62ng/ml。

B 超：肝脾大，肝门淋巴结肿大，胆囊壁增厚、回声不均，水肿。

颈部淋巴结 B 超：双侧颈部淋巴结肿大。

【入院诊断】

思考题 1：该患儿病史特点如何总结？结合以上病史、体格检查及辅助检查，如何进行诊断和鉴别诊断？

参考答案：

病史特点：

(1)患儿，女，6 岁 9 个月，学龄期儿童。

(2)因"发热 7 天，双眼睑水肿 2 天"入院，当地医院先后给予"阿奇霉素口服 2 天、头孢类抗生素静脉滴注 2 天、更昔洛韦静脉滴注 1 天"治疗，患儿仍有反复发热。

(3)查体：T 38.8℃，眼睑水肿，颈部触及肿大淋巴结，扁桃体 II 度肿大，表面未见分泌物，双肺呼吸音粗，未闻及啰音，肝肋下 2cm，脾肋下 2cm，质软，无触痛。

(4)辅助检查：血常规 +CRP：WBC 14.21×10^9/L，L 64%，HB 105g/L，PLT 84×10^9/L，异型淋巴细胞 24%，CRP 6.78mg/L。GPT 90U/L；PCT 1.62ng/ml。B 超：肝脾大，肝门淋巴结肿大，胆囊壁增厚、回声不均，水肿。颈部淋巴结 B 超：双侧颈部淋巴结肿大。

诊断及诊断依据：传染性单核细胞增多症，血二系减少。诊断依据：患儿为 6 岁 9 个月学龄期女孩，发热 7 天，双眼睑水肿 2 天，外院先后应用"阿奇霉素、头孢类抗生素抗感染及更昔洛韦抗病毒"治疗，效果不佳。查体：T 38.8℃，眼睑水肿，颈部触及肿大淋巴结，扁桃体 II 度肿大，肝脾大。血常规提示白细胞升高，以淋巴细胞为主，贫血及血小板减少，CRP 升高，外周血可见异型淋巴细胞，B 超提示颈部淋巴结及肝脾大。

鉴别诊断：

(1)结缔组织疾病：患儿为学龄期女孩，因发热 7 天入院，查体提示肝脾大，外院抗生素治疗效果不佳，血二系减少，需鉴别。但该患儿无关节肿痛，无皮疹，无结缔组织疾病家族史，暂不支持，可完善抗核抗体谱进一步鉴别。

(2)血液系统疾病：患儿有发热，血常规提示有血二系减少，查体提示颈部淋巴结肿大及肝脾大，需注意鉴别。但患儿无出血病史，外周血常规未见幼稚细胞，暂不支持诊断，完善骨髓穿刺术送检骨髓常规进一步鉴别。

(3)淋巴瘤：患儿为学龄期女孩，有发热、颈部淋巴结肿大，肝脾大，需注意鉴别。但患儿既往无反复发热，无其他浅表淋巴结肿大，暂不支持，可行淋巴结活检进一步鉴别。

【诊疗计划】

(1)完善相关化验检查

1)实验室检查：EB 病毒 DNA 及抗体、血清铁蛋白、凝血酶、细胞因子、血生化、RF+ASO、降钙素原、血培养、咽拭子细菌培养、呼吸道病毒抗原检测，以及乙肝、HIV、梅毒、丙肝抗体,甲、丙、丁、戊型肝炎抗体检测,巨细胞病毒抗体等。定期复查血常规 + 异型淋巴细胞 +CRP、幼稚细胞。

2)影像学检查:胸片、心电图等。

3)其他检查:骨髓常规。

(2)治疗方案

1)一般对症治疗:急性期注意休息,加强退热处理,保持水电解质平衡;护肝、止血药治疗;监测血压、指尖血氧饱和度等生命体征。

2)抗病毒治疗:应用阿昔洛韦或更昔洛韦等药物抗病毒治疗。

3)防治脾破裂。

4)密切关注病情变化,进一步排查噬血细胞综合征等并发症,及时处理。

【诊疗经过】

入院后完善相关化验检查,呼吸道病毒抗原检测(流感 A+B、腺病毒、呼吸道合胞病毒)、RF、ASO、乙肝抗体、HIV 抗体、梅毒抗体、丙肝抗体、甲型肝炎抗体、丙型肝炎抗体、丁型肝炎抗体、戊型肝炎抗体、肺炎支原体 RNA、巨细胞病毒抗体阴性;外周血幼稚细胞未见;凝血酶: FIB 1.73g/L,降钙素原 0.956ng/ml;血生化: ALT 70U/L,AST 137U/L,甘油三酯 5.54mmol/L,铁蛋白 >1 500μg/L;血细胞因子: IL-2、IL-4、TNF 正常,IL-6 37.3pg/ml,IL-10 487.5pg/ml,IFN-γ 2 990.2pg/ml。EB 病毒 DNA: 1.17×10^{6} 拷贝 /ml,7.41×10^{5} 拷贝 /ml(骨髓)。EB 病毒抗体: VCA-IgM 阳性,VCA-IgG、NA-IgG、EA-IgM、EA-IgG 均阴性。胸片:两肺纹理增浓。心电图:窦性心动过速。

入院后给予更昔洛韦静脉滴注 14 天,同时给予复方甘草酸苷护肝治疗。入院第 3 天考虑噬血细胞综合征,转入血液科继续治疗。查脑脊液常规、血生化未见异常;复查凝血酶: 1.25g/L;复查血细胞因子: IL-6 17pg/ml,IL-10 670pg/ml,IFN-γ 414.7pg/ml;脑脊液 EB 病毒 DNA: 6.62×10^{6} 拷贝 /ml;复查血常规: WBC 2.75×10^{9}/L,L37.8%,HB 82g/L,PLT 131×10^{9}/L,CRP 1.33mg/L。胸腹部 CT: 双肺少许炎症改变;双侧胸腔积液;肝脾大;门脉周围渗出性改变;盆腔积液;腹膜后、双侧腋下、锁骨上下区、双侧腹股沟多发淋巴结肿大。头颅 MRI: 未见异常。转入血液科后给予地塞米松 3.2mg q.12h. 静脉滴注(入院第 3~4 天),并于入院第 5 天开始行地塞米松 + 依托泊苷方案化疗,过程顺利。入院第 6 天起患儿体温开始维持正常。入院第 8 天出院。后于笔者医院按照上述方案规律化疗。现患儿长期随访中。

【出院诊断】

1. 噬血细胞综合征;

2. EB 病毒感染。

【出院医嘱】

(1)出院带药:地塞米松片每天 3 次,早、中 2.25mg(3 片),晚 1.875mg(2.5 片),口服;盐酸伐昔洛韦分散片每次 0.075g,每天 2 次口服。

(2)定期复查血常规(至少 1 周 2 次)。

1)若中性粒细胞<1×10⁹/L,予以口服复方磺胺甲噁唑 1/4 片,每天 2 次,服 3 天停 4 天;氟康唑胶囊,每次 1 粒,每天 1 次;重组人粒细胞刺激因子 100μg 皮下注射,每日 1 次。

2)若血红蛋白<70g/L,输红细胞悬液 1 个单位。

3)若血小板<20×10⁹/L 或有出血情况,重组人白细胞介素 11 0.5mg 皮下注射或重组人血小板生成素 7 500IU 皮下注射,输血小板 4U。

(3)定期血液科门诊随访并静脉滴注依托泊苷。

思考题 2:EB 病毒相关性噬血细胞综合征的诊断标准有哪些?

参考答案:EB 病毒相关性噬血细胞综合征的诊断标准见表 10-1。

表 10-1　EB 病毒相关性噬血细胞综合征的诊断标准

同时满足下列 I 和 II 者,可以诊断 EB 病毒相关性噬血细胞综合征
I.HLH 诊断标准:依据 HLH-2004 方案,以下 8 条中有 5 条符合即可诊断 HLH (1)发热 (2)脾大 (3)血细胞减少(周围血三系中至少二系减少):血红蛋白<90g/L(<4 周龄婴幼儿血红蛋白<100g/L),血小板<100×10⁹/L,中性粒细胞<1.0×10⁹/L; (4)高甘油三酯血症和 / 或低纤维蛋白原血症:空腹甘油三酯 ≥3.0mmol/L,纤维蛋白原 ≤1.5g/L (5)骨髓、脾脏或淋巴结中有噬血现象,无恶性肿瘤证据 (6)NK 细胞活性降低或缺乏 (7)血清铁蛋白 ≥500μg/L (8)可溶性 CD25(即 sIL-2R)≥2 400U/ml(可能因不同的实验室正常值不同)
II.EBV 感染的证据:满足下列 2 条之一 (1)血清学抗体检测提示原发性急性 EBV 感染或活动性感染 (2)分子生物学方法包括 PCR、原位杂交和 Southern 印记杂交,从患儿血清、骨髓、淋巴结等受累组织检测 EBV 阳性,如血清和 / 或血浆 EBV-DNA 阳性,受累组织中 EB 病毒编码的小 RNA(Epstein-Barr Virus-Encoded Small RNA,EBERs)原位杂交或 EB 病毒编码的潜伏膜蛋白 1(Epstein-Barr virus encoded latent membrane protein 1,EBV-LMP1)免疫组织化学染色阳性。

病历 4

【一般情况】患儿,女,6 岁 3 个月。

【主诉】咳嗽 1 个月,发热 18 天。

【现病史】患儿 1 个月前无诱因出现阵发性咳嗽,有痰不易咳出,无喘息、气促,无发绀,无皮疹,无呕吐、腹泻。18 天前出现发热,体温波动在 40℃左右,至当地医院就诊并住院 18 天,诊断"急性支气管肺炎,EB 病毒感染,脾重度肿大伴脾功能亢进,胸腔积液,腹水",先后予以"阿莫西林钠克拉维酸钾静脉滴注 4 天、头孢曲松静脉滴注 4 天、阿奇霉素静脉滴注 5 天、头孢哌酮舒巴坦静脉滴注 11 天及护肝"治疗,咳嗽有好转,但仍有反复发热。

起病以来,患儿精神一般,食欲欠佳,睡眠可,大小便未见明显异常,体重无明显增减。否认结核病患者接触史。

【既往史】既往患儿10个月前因"EB病毒感染"于笔者医院住院治疗,因"慢性EB病毒感染、肝大伴脾大、肝功能损害"长期于儿科门诊随访。

【出生史】G_2P_2足月剖宫产,出生体重4.1kg,否认窒息抢救史。

【家族史】否认重症EBV感染,如EBV病毒相关性噬血细胞综合征、慢性活动性EBV感染、淋巴瘤或X连锁淋巴细胞增殖性疾病等家族史。

【体格检查】T 36℃,P 116次/min,R 30次/min,BP 90/48mmHg,SpO_2 95%。意识清,精神可,无眼睑水肿,无结膜充血,咽稍红;呼吸平稳,左肺呼吸音粗,右肺呼吸音低,右肺闻及少许湿啰音;心律齐,未闻及病理性杂音;腹膨隆,肝肋下6cm,剑突下5cm,质韧,无触痛,表面光滑,脾肋下10cm,质软,无触痛。神经系统查体未见病理性体征,全身未见皮疹。

【辅助检查】

血常规+CRP:WBC 2×10^9/L,N 52.8%,HB 85g/L,PLT 98×10^9/L,CRP 10.8mg/L。

肝功能:ALT 104U/L,AST 77U/L。

胸部CT:右肺下叶炎症、实变,右肺下叶支气管闭塞,两侧少量积液,心脏增大。

【入院诊断】

思考题1:该患儿病史特点如何总结?结合以上病史、体格检查及辅助检查,如何进行诊断和鉴别诊断?

参考答案:

病史特点:

(1)患儿,女,6岁3个月,学龄期儿童。

(2)因"咳嗽1个月,发热18天"入院,外院先后给予"阿莫西林钠克拉维酸钾静脉滴注4天、头孢曲松静脉滴注4天、阿奇霉素静脉滴注5天、头孢哌酮舒巴坦静脉滴注11天及护肝"治疗,咳嗽有好转,但仍有反复发热。

(3)既往患儿10个月前因"EB病毒感染"于笔者医院住院治疗,因"慢性EB病毒感染、肝大伴脾大、肝功能损害"长期于儿科门诊随访。

(4)查体:左肺呼吸音粗,右肺呼吸音低,右肺闻及少许湿啰音;心律齐,未闻及病理性杂音;腹膨隆,肝肋下6cm,剑突下5cm,质韧,无触痛,表面光滑,脾肋下10cm,质软,无触痛。

(5)辅助检查

1)血常规+CRP:WBC 2×10^9/L,N 52.8%,HB 85g/L,PLT 98×10^9/L,CRP 10.8mg/L。

2)肝功能:ALT 104U/L,AST 77U/L。

3)胸部CT:右肺下叶炎症、实变,右肺下叶支气管闭塞,两侧少量积液,心脏增大。

诊断及诊断依据:迁延性肺炎,慢性活动性EB病毒感染,胸腔积液。诊断依据:患儿6岁3个月,学龄期女孩;咳嗽1个月,发热18天,既往患儿10个月前因"EB病毒感染"于笔者医院住院治疗并长期于儿科门诊随访。查体:左肺呼吸音粗,右肺呼吸音低,右肺闻及少许湿啰音;腹膨隆,肝脾大。辅助检查:血常规+CRP:WBC 2×10^9/L,N 52.8%,HB 85g/L,PLT 98×10^9/L,CRP 10.8mg/L。肝功能:ALT 104U/L,AST 77U/L。胸部CT:右肺下叶炎症、实变,右肺下叶支气管闭塞,两侧少量积液,心脏增大。

鉴别诊断：

(1)肺结核：患儿咳嗽、发热病程长,需注意鉴别。但该患儿否认肺结核患儿接触史,无盗汗、乏力、消瘦等结核感染中毒症状,已接种卡介苗,胸部 CT 未提示典型肺结核改变,不支持诊断,可完善结核菌素试验或 T-SPOT 试验进一步鉴别。

(2)血液系统肿瘤性疾病：患儿发热病程长,伴肝脾大,血三系减低,需考虑。但既往曾行骨髓穿刺术,骨髓常规未提示肿瘤可能,暂不支持诊断,必要时复查骨髓常规或骨髓活检进一步鉴别。

(3)幼年特发性关节炎：患儿反复发热,病程长,伴有肝功能损害、血三系减少,需注意鉴别幼年特发性关节炎、伴发巨噬细胞活化综合征可能。但患儿无关节肿痛,无皮疹,无风湿免疫性疾病家族史,暂不支持,有待临床观察及抗核抗体谱、RF 等鉴别。

【诊疗计划】

(1)完善相关化验检查

1)实验室检查：定期复查血常规、CRP、凝血酶、血生化、血清铁蛋白、降钙素原、血清及骨髓 EB 病毒 DNA、EB 病毒抗体、MP+CP+LG 抗体、肺炎支原体 RNA、细胞因子、呼吸道病毒抗原检测。

2)影像学检查：胸片、心脏彩超,腹部、浅表淋巴结、胸腔积液、腹水 B 超等。

(2)治疗方案

1)一般对症治疗：注意休息,合理饮食,加强呼吸道管理,监测体温、SPO_2,加强退热处理,保持水电解质平衡,护肝治疗；雾化化痰治疗。

2)抗病毒及抗感染治疗：应用阿昔洛韦、伐昔洛韦或更昔洛韦等药物抗病毒治疗。经验性应用或根据病原学结果选择抗生素抗感染治疗。

3)发生并发症的重症患儿,可短疗程应用糖皮质激素治疗；监测血三系减少情况,必要时输注血制品治疗。

4)防治脾破裂。

5)密切关注病情变化,及时对症处理。

【诊疗经过】

入院后完善相关化验检查,住院期间多次复查血常规均提示白细胞减少、轻中度贫血,血小板正常,CRP 轻度升高；血生化提示：转氨酶、胆红素、γ-GT 升高,甘油三酯正常；凝血酶：FIB1.14g/L。入院第 1 天血清 EB 病毒 DNA：6.48×10^4 拷贝 /L；骨髓 EB 病毒 DNA：2.20×10^5 拷贝 /L；EB 病毒抗体：NA-IgG 阳性,VCA-IgG 阳性,VCA-IgM 阴性。入院第 14 天复查血清 EB 病毒 DNA：7.61×10^3 拷贝 /L；细胞因子：IL-2、TNF 正常,IL-4 轻度升高,IL-6 29.9pg/ml、IL-10 28pg/ml、IFN-γ 55.2pg/ml。铁蛋白、PCT、血氨、真菌 D- 葡聚糖检测、MP+CP+LG 抗体、肺炎支原体 RNA、呼吸道病毒抗原检测阴性。心脏彩超：左心增大,EF：0.7。B 超：腹腔积液(1.6cm)、胸腔积液(左侧 1.2cm、右侧 0.9cm)。腹部 B 超：肝大(脐下 1.7cm)、脾大(脐下 3.5cm)。胸片：两肺炎症,伴右下肺节段性不张,右侧胸腔积液；左肺底积液可能。入院第 13 天复查胸片：两肺炎症伴右下肺节段性不张，较前略好转。复查 B 超：左侧胸腔积液消失，右侧少量胸腔积液（0.4cm），腹水（1.4cm）。

入院后给予哌拉西林他唑巴坦静脉滴注（第 1~4 天）、万古霉素静脉滴注（第 2~10 天）抗感染，阿昔洛韦静脉滴注（第 4~14 天）、甲泼尼龙静脉滴注 2mg/(kg·d)（第 4~8 天）、甲泼尼龙改为口服（第 9~15 天）、白蛋白（第 2 天、第 3 天）及血浆输注（第 2 天），同时给予复方甘草酸苷片护肝、雾化吸入化痰药化痰等对症治疗。入院后第 4 天患儿体温降至正常，咳嗽好转，入院第 15 天出院。

【出院诊断】

1. 迁延性肺炎；

2. 慢性活动性 EB 病毒感染；

3. 脾功能亢进；

4. 多浆膜腔积液。

【出院医嘱】

（1）出院带药

1）甲泼尼龙片，每次 8mg，每天 2 次口服。

2）熊去氧胆酸，每次 200mg，每天 1 次口服。

3）碳酸钙，每次 1 片，每天 1 次口服。

4）氯化钾口服液，每次 8ml，每天 3 次口服。

（2）出院 1 周内感染科门诊随访。

思考题 2：慢性活动性 EB 病毒感染的诊断标准有哪些？

参考答案：慢性活动性 EB 病毒感染的诊断标准见表 10-2。

表 10-2　慢性活动性 EB 病毒感染的诊断标准

同时满足下列 1、2 和 3 条者，可以诊断慢性活动性 EB 病毒感染
1. IM 样症状持续或反复发作 3 个月以上 （1）IM 样症状：发热、淋巴结肿大和肝脾大 （2）IM 已报道的其他系统并发症：血液系统（如血细胞减少）、消化道（如出血与溃疡）、肺（如间质性肺炎）、眼（如视网膜炎）、皮肤（如牛痘样水疱及蚊虫过敏）和心血管并发症（包括动脉瘤和心瓣膜病）等
2. EBV 感染及引起组织病理损害的证据，满足下列条件中 2 条 （1）外周血单核细胞（peripheral blood mononuclear cell，PBMC）中 EBV-DNA 水平高于 $1 \times 10^{2.5}$ 拷贝 /μg DNA，或血清、血浆 EBV-DNA 阳性 （2）受累组织中 EBV-EBERs 原位杂交或 EBV-LMP1 免疫组织化学染色阳性 （3）Southern 印记杂交在组织或外周血细胞中检测出 EBV-DNA
3. 排除目前已知自身免疫性疾病、肿瘤性疾病以及免疫缺陷性疾病所致的上述临床表现

参考文献

1. 中华医学会儿科学分会感染学组. 儿童主要非肿瘤性 EB 病毒感染相关疾病的诊断和治疗原则建议 [J]. 中华儿科杂志, 2016, 54 (8): 563-568.
2. 刘钢, 谢正德, 申昆玲. 重视儿童严重 EB 病毒性疾病 [J]. 中华儿科杂志, 2016, 54 (8): 561-562.
3. Odumade O A, Hogquist K A, Balfour H H.. Progress and problems in understanding and managing primary Epstein-Barr virus infections [J]. Clin Microbiol Rev, 2011, 24 (1): 193-209.

第二节　原发性肺结核

原发性肺结核（primary pulmonary tuberculosis）是小儿肺结核的主要类型，是结核分枝杆菌首次侵入肺部后发生的原发感染，包括原发综合征（primary complex）和支气管淋巴结结核。前者由肺原发病灶、局部淋巴结病变和两者相连的淋巴管炎组成；后者以胸腔内肿大淋巴结为主，原发病灶极小或已经吸收，遗留肿大的肺门或纵隔淋巴结肿大。

一、诊断线索

（一）病史采集

1. 流行病学史　有开放性肺结核患儿接触史，尤其是家庭成员患结核。
2. 发病的诱因　疲劳、熬夜、近期感染麻疹、免疫抑制剂治疗等。
3. 症状特点　有无结核中毒症状如低热、食欲下降、疲乏、盗汗、体重不增或生长发育障碍等；有无高热、热程及热峰，有无颈部淋巴结肿大，有无咳嗽、痉挛性咳嗽、喘鸣和声嘶，有无呼吸困难和青紫，有无皮肤结节性红斑和多发性一过性关节炎等。
4. 既往史　有无发热、慢性咳嗽和颈部淋巴结肿大病史，有无结核分枝杆菌感染史。
5. 个人史　是否有卡介苗接种史。
6. 家族史　是否有结核病病史及接触史。

（二）体格检查

1. 一般状况与生命体征　体重、体温、心率、血压、意识、精神状态、面容、是否消瘦等。
2. 体征　肺部体征常较少，与肺内病变广泛程度不成比例，如原发病灶较大，叩诊浊音，呼吸音减低或少许干湿啰音。淋巴结肿大压迫支气管时可听到喘鸣音，压迫喉返神经可致声嘶，压迫静脉可致胸部一侧或双侧静脉怒张。
3. 其他系统体征　可伴颈部淋巴结肿大、肝大、疱疹性结膜炎、皮肤结节性红斑、心音低钝、神经系统阳性体征。

(三) 实验室检查

1. 非特异性检查

(1)外周血检查：白细胞总数有无升高，有无贫血。

(2)C反应蛋白有无升高，红细胞沉降率是否增快等。

2. 病原学检查　可采用痰液、胃液、咽拭子、肺泡灌洗液、血液、粪便、活检组织等标本进行病原学检测。

(1)结核分枝杆菌检测：取上述标本进行涂片抗酸染色镜检和结核分枝杆菌培养，阳性有确诊价值。

(2)结核菌素纯蛋白衍生物(tuberculin purified protein derivative，PPD)皮肤试验：中度以上阳性有诊断意义。

(3)干扰素-γ释放试验：阳性提示结核感染，是协助诊断的重要依据。

(4)核酸检测：取上述标本，用 PCR 法或 Xpert MTB/RIF 法或宏基因组技术检测结核分枝杆菌特异性基因片段。阳性有诊断价值。

(5)特异性抗体：敏感性和特异性的变异度大，其临床意义远不及 PPD 皮肤试验。WHO已不再推荐用于结核病的诊断。

3. 病情与并发症判断

(1)血气分析：有无低氧血症和高碳酸血症，有无代谢性酸中毒、呼吸性酸中毒等。

(2)淋巴播散：引起同侧，也可对侧淋巴结肿大，也可波及全身淋巴系统。

(3)血行播散：引起小儿粟粒型肺结核和结核性脑膜炎常见，建议行脑电图、脑脊液、头颅 CT 和 MRI 检测等。

(四) 影像学检查

1. B 超　可发现颈部、腋下、腹股沟和肠系膜淋巴结肿大，胸腔积液、腹水和盆腔积液等。

2. 胸片　原发性肺结核肺内可见典型的哑铃状双极阴影。支气管淋巴结结核，有纵隔增宽或肺门淋巴结肿大，边缘锐利或模糊不清。

3. 肺 CT　CT 在判断有无肿大淋巴结方面优于 X 线胸片，可见淋巴结周围环形强化，中心有低密度坏死。病程较长者，肺内原发灶和淋巴结可发生钙化。

二、诊断思维

(一) 原发性肺结核的诊断与鉴别诊断

根据典型临床症状＋影像学证据，同时下列四项中任意两项者：结核病患者接触史、PPD 皮肤试验阳性、抗结核治疗有效、排除其他疾病，可临床诊断肺结核。然后根据病原学或组织病理学阳性作出确定诊断。

原发性肺结核应与上呼吸道感染、支气管炎、百日咳、风湿热、伤寒、各种肺炎、支气管异物、支气管扩张和纵隔良恶性肿瘤相鉴别。

（二）严重程度与并发症

根据患儿一般情况,有无持续高热、拒食或脱水症、意识障碍、气促、呼吸困难、呼吸衰竭、气道梗阻、胸腔积液等判断原发性肺结核的严重程度。此外,还要注意有无胸膜炎、肺段病变、干酪性肺炎、肺空洞、血行播散型肺结核等并发症。

（三）基础疾病评估

针对原发性肺结核病情变化快、病情重的患儿,还应进行基础疾病的评估,如有无免疫缺陷病、慢性肺部疾病、先天性心脏病和营养不良等。

三、治疗思维

原则为早期治疗、剂量适宜、联合用药、规律用药、坚持全程和分段(强化阶段和巩固阶段)治疗。

1. 一般治疗 可居家隔离,门诊治疗和定期随访,注意休息,重症患儿卧床休息,居室应阳光充足和空气流通,给予富含蛋白质和维生素的食物,加强营养。

2. 抗结核治疗 宜采用直接督导下短程化疗(directly observed treatment, short-course, DOTS)。推荐根据儿童肺结核诊断分类选择化疗方案:①新痰涂片阴性肺结核方案为异烟肼 + 利福平 + 吡嗪酰胺治疗 2 个月、异烟肼 + 利福平治疗 4 个月(2HRZ/4HR),共 6 个月;②新痰涂片阳性肺结核或 + 乙胺丁醇治疗 2 个月、异烟肼 + 利福平治疗 4 个月(2HRZE/4HR),共 6 个月;③对于治疗中断、失败、复发或复治的痰涂片阳性肺结核选用异烟肼 + 利福平 + 吡嗪酰胺 + 乙胺丁醇 + 链霉素治疗 2 个月,异烟肼 + 利福平 + 吡嗪酰胺 + 乙胺丁醇治疗 1 个月,异烟肼 + 利福平 + 乙胺丁醇治疗 5 个月(2HRZES/1HRZE/5HRE)方案,共 8 个月。对于多重耐药菌感染者,利奈唑胺是儿童期适宜的二线用药。

3. 对症治疗 酌情给予口服祛痰药和退热剂。

4. 并发症治疗 如果支气管内存在肉芽肿病变和干酪性坏死病变而阻塞气道时,需氧疗和吸痰,并应行支气管镜下介入治疗。

四、病例思辨

【一般情况】患儿,男,2 岁。

【主诉】发热 8 天。

【现病史】8 天前患儿在无明显诱因下出现发热,初体温波动于 37.5~38.0℃（耳温）,体温最高 39.0℃,热型不规则。无畏寒、寒战,无咳嗽,无鼻塞、流涕,无眼睑水肿,无新发皮疹,无眼红,无呕吐,无腹泻,无排尿时哭闹,无抽搐。初未就诊,未治疗,体温仍反复。4 天前至笔者医院门诊就诊,查血常规 +CRP:白细胞略高,以中性粒细胞为主,CRP 正常。诊断“急性上呼吸道感染”,予以“头孢克洛 0.125g 口服,每日 3 次”治疗 2 天,患儿体温逐渐升高,最高 39.0℃左右。2 天前再次至笔者医院门诊复诊,复查血常规 +CRP:白细胞较前略升高,以中性粒细胞为主,CRP 略升高,胸片提示两肺纹理增浓,诊断"发热待查",予以"头孢曲松 0.85g 静脉滴注,每日 1 次"治疗 2 天。患儿仍有发热,食欲欠佳,门诊复查血常规 + CRP 提示白细胞,CRP 较前升高,故为进一步治疗,门诊拟"发热待查"收住入院。

发病以来,患儿神志清,精神可,食欲欠佳,睡眠可,大小便未见明显异常,尿量一般,体重无明显增减。否认患儿及家属 2 周内省外及境外旅居史,否认家庭聚集性发病。

【既往史】出生后因 32 周早产、低出生体重儿、双胎、动脉导管未闭、早产儿贫血在其当地医院住院 35 天,未予以呼吸机治疗,具体不详,好转出院;否认药物、食物过敏,否认湿疹史,否认手术、外伤、输血史。

【出生史】G_1P_2 剖宫产,出生体重 1.7kg,出生后情况如上所述。

【预防接种史】卡介苗未接种;其他疫苗按时接种。

【家族史】否认家族过敏性疾病、遗传病、传染病等病史。

【体格检查】T 38.9℃,P 138 次 /min,R 34 次 /min,BP 99/62mmHg,神志清,精神可,颈软,结膜无充血;颈部浅表淋巴结未触及明显肿大,口唇无皲裂,未见杨梅舌,咽充血,双侧扁桃体Ⅰ度肿大,未见明显白色分泌物;呼吸平稳,双肺呼吸音粗,未闻及明显干湿啰音;心音中等,心律齐,未闻及病理性杂音;腹软,肝脾肋下未及;神经系统查体阴性,躯干可见陈旧性湿疹,肢端温。

【辅助检查】

血常规:WBC $12.8 × 10^9$/L,L 27.3%,N 60.2%,Hb 124g/L,PLT $301 × 10^9$/L,CRP 23mg/L;

胸片:两肺纹理增浓。

【入院诊断】

思考题 1:该患儿病史特点如何总结? 结合以上病史、体格检查及辅助检查,如何进行诊断和鉴别诊断?

参考答案:

病史特点:

(1)患儿,男,2 岁,幼儿。

(2)急性起病,因"发热 8 天"入院,体温最高 39.0℃,热型不规则,无其他症状,院外应用"头孢类抗菌药物"治疗 4 天效果欠佳。未接种卡介苗。

(3)查体:生命体征平稳,咽充血,双侧扁桃体Ⅰ度肿大,双肺呼吸音粗,未闻及明显干湿啰音。

(4)辅助检查:血常规示白细胞、CRP 略升高,以中性粒细胞为主,胸片提示支气管炎可能。

诊断及诊断依据:急性支气管炎。诊断依据:2 岁幼儿,急性起病,发热 8 天;查体:咽充血,双侧扁桃体Ⅰ度肿大,双肺呼吸音粗,未闻及明显干湿啰音,血常规示白细胞、CRP 略升高,以中性粒细胞为主,胸片提示支气管炎可能。

鉴别诊断:

(1)肺结核:患儿为 2 岁幼儿,未接种卡介苗,急性起病,发热时间较长,头孢菌素治疗效果不佳,需警惕此病。但患儿否认结核病患者接触史,无盗汗、消瘦等结核中毒症状,胸片未见明显肺结核征象,目前依据尚不足,可行 PPD 皮肤试验及 T-SPOT 试验检查,胸部 CT 等进一步协助诊断。

(2)急性支气管肺炎:患儿为 2 岁幼儿,急性起病,发热时间较长,需警惕此病。但患儿无咳嗽,气急症状,肺部未闻及湿啰音,胸片未提示肺炎征象,目前依据不足,若咳嗽加重可行胸部 CT 进一步协助诊断。

(3)传染性单核细胞增多症:患儿为 2 岁幼儿,急性起病,发热时间较长,头孢菌素治疗效果不佳,需警惕。但患儿无眼睑水肿、皮疹等症状,查体扁桃体无白色分泌物,淋巴结及肝脾大,血常规以中性粒细胞为主,未见异型淋巴细胞,目前依据不足,可行 EB 病毒抗体和 DNA 检查进一步协助诊断。

(4)伤寒:患儿为 2 岁幼儿,急性起病,发热时间较长,需警惕此病。但患儿无皮疹,相对缓脉,肝脾大等症状和体征,血常规示白细胞升高,以中性粒细胞为主,且头孢菌素治疗效果不佳,目前依据不足,可行肥达试验和血培养进一步协助诊断。

(5)幼年特发性关节炎(全身型):患儿为 2 岁幼儿,急性起病,发热时间较长,头孢菌素治疗效果不佳,需警惕此病。但患儿无皮疹、无关节肿痛、无肝脾大、无浆膜炎等症状,血常规示白细胞、CRP 升高不明显,目前依据不足,可继续观察病情,复查血常规、CRP、ESR 等协助诊断。

(6)川崎病:患儿为 2 岁幼儿,急性起病,发热时间较长,头孢菌素治疗效果不佳,需警惕此病。但患儿无眼红、无口唇红、无皮疹、无淋巴结肿大、无手足肿胀等症状,血常规示白细胞、CRP 升高不明显,目前依据不足,可行冠状动脉 B 超进一步协助诊断。

(7)败血症:患儿为 2 岁幼儿,急性起病,发热时间较长,需警惕此病。但患儿热退后精神可,全身感染中毒症状不重,血常规示白细胞、CRP 升高不明显,且头孢菌素治疗效果不佳,目前依据不足,可行血培养进一步协助诊断。

思考题 2:肺结核诊断线索有哪些?如何确诊儿童肺结核?

参考答案:肺结核诊断线索有:结核病流行病学史,常规抗感染治疗无效,肺部影像示肺门淋巴结大、钙化灶等;该患儿为 2 岁幼儿,未接种卡介苗,发热时间较长,头孢类抗菌药物治疗效果欠佳,血常规示白细胞、CRP 略升高,入院后查 PPD 皮肤试验(++),T-SPOT 试验阳性;胸部 CT:双肺透亮度对称,肺纹理增浓,模糊,右肺中上叶及左肺上叶可见条状及斑片状密度增高影,肺门及双侧腋下淋巴结肿大。考虑肺结核诊断。进一步病原学证据,如痰、胃液或 BAL 抗酸染色或培养查到结核分枝杆菌,或找到结核分枝杆菌核酸,或组织病理慢性肉芽肿增生支持诊断。

【诊疗计划】

(1)完善相关检查

1)病原学检查:肺炎支原体、肺炎衣原体、军团菌抗体检测等;痰涂片染色、痰培养＋药敏、血培养、EB 病毒抗体、EB 病毒 DNA、呼吸道病毒免疫荧光检测;PPD 皮肤试验等。

2)其他血液检查:血气＋电解质、前降钙素、血生化、红细胞沉降率、肥达试验、抗核抗体、PPD 皮肤试验、T-SPOT 试验检查等。

3)影像学检查:心电图、胸部 CT、腹部 B 超等。

(2)治疗方案

1)一般治疗及护理:空气流通,休息,合理饮食,维持水电解质平衡等。

2)对症治疗。

3)对因治疗:明确诊断后及时针对性治疗。

4)密切关注病情变化,及时对症处理。

【诊治经过】

入院后完善相关检查,查 PPD 皮肤试验(++),T-SPOT 阳性,红细胞沉降率 37mm/h。痰培养、肺炎支原体、肺炎衣原体、军团菌抗体、EB 病毒抗体、抗核抗体、肥达试验均阴性。胸部 CT:双肺透亮度对称,肺纹理增浓,模糊,右肺中上叶及左肺上叶可见条状及斑片状密度增高影,肺门及双侧腋下淋巴结肿大。转结核专科医院后考虑原发性肺结核,予以 2HRZ/4HR 短程抗结核治疗,好转出院。

【出院诊断】

原发性肺结核。

【出院医嘱】

完成 2HRZ/4HR 短程共 6 个月抗结核治疗,定期结核科门诊复诊。

参考文献 ••

1. LYNN E SOSA, GIBRIL J NJIE, MARK N LOBATO, et al. tuberculosis screening, testing, and treatment of u. s. health care personnel: recommendations from the National Tuberculosis Controllers Association and CDC, 2019 [J]. MMWR Morb Mortal Wkly Rep, 2019, 68 (19): 439-443.

2. JEFFREY A T, KELLY E D. The global landscape of tuberculosis therapeutics [J]. Annu Rev Med, 2019, 70: 105-120.

3. 中华医学会结核病学分会儿童结核病专业委员会, 中国研究型医院学会结核病学专业委员会, 国家呼吸系统疾病临床医学研究中心, 等. 儿童肺结核诊断专家共识 [J]. 中华实用儿科临床杂志, 2022, 37 (7): 490-496.

第三节 手 足 口 病

手足口病(hand, foot and mouth disease, HFMD)是由肠道病毒引起的传染性疾病,以发热、口腔和四肢末端的斑丘疹、疱疹为主要表现,重者可出现脑膜炎、脑炎、脑干脑炎、脑脊髓炎、肺水肿和循环障碍等,脑干脑炎及神经源性肺水肿的死亡率高。好发于夏秋季,以 3 岁以下发病率高。主要通过消化道、呼吸道和密切接触等途径传播。

一、诊断线索

(一) 病史采集

1. 流行病学史　夏秋季、5 岁以下儿童、同班级幼儿园有手足口病患儿。

2. 发病的诱因　受凉、疲劳等。

3. 症状特点　①有无发热,手、足、口、臀等部位有无疱疹;有无神经系统受累表现,如精神差、嗜睡、易惊、抽搐、头痛、呕吐、烦躁、肢体抖动和肌无力等;有无心肺功能衰竭前期的表现,如心率和呼吸增快、出冷汗、四肢末梢发凉、皮肤发花、血压升高;有无心肺功能衰竭的表现,如心动过速、呼吸急促、口唇发绀、咳粉红色泡沫痰或血性液体、血压降低或休克表现。②病情加重表现:持续高热、出现神经系统症状(HFMD 2 期)、出现心肺功能衰竭前期表现(HFMD 3 期)和心肺功能衰竭表现(HFMD 4 期)。③病情缓解表现:体温逐渐恢复正常,神经系统受累症状和心肺功能逐渐恢复,少数可遗留神经系统后遗症(HFMD 5 期)。

4. 既往史　有无发热,手、足、口和臀部有无疱疹病史,有无 EV71 病毒感染史。

5. 个人史　有无 EV71 疫苗接种史。

6. 家族史　是否有重症肠道病毒感染史。

(二) 体格检查

1. 一般状况与生命体征　体温、心率、血压、意识、精神状态、面容等。

2. 皮疹　口腔内(尤其是舌、颊黏膜和硬腭等处)有无散发性的疱疹或溃疡,手、足、臀部或躯干是否出现离心性分布的斑丘疹和疱疹。

3. 神经系统体征　有无精神萎靡、嗜睡或激惹、易惊、谵妄甚至昏迷,肢体抖动、肌阵挛、眼球震颤、共济失调、眼球运动障碍;肌无力或急性弛缓性瘫痪等;有无颈项强直,腱反射减弱或消失,克尼格征和布鲁津斯基征阳性等。

4. 呼吸系统体征　有无呼吸增快并浅促、呼吸困难,或呼吸节律改变;有无口唇发绀;有无咳白色、粉红色或血性泡沫样痰液;肺部是否闻及湿啰音或痰鸣音等。

5. 循环系统体征　有无心率增快或减慢;有无面色灰白、皮肤花纹、四肢发凉、出冷汗或指 / 趾端发绀;有无持续血压降低,毛细血管充盈时间延长。

(三) 实验室检查

1. 非特异性检查

(1) 血常规:白细胞计数多正常或降低,病情危重者白细胞计数可明显升高。

(2) 血生化检查:部分病例可有轻度谷丙转氨酶(glutamic-pyruvic transaminase,GPT)、谷草转氨酶(glutamic-oxaloacetic transaminase,GOT)、肌酸激酶同工酶(creatine kinase-MB, CK-MB)升高,病情危重者可有肌钙蛋白和血糖升高。

(3)血气分析：呼吸系统受累时可有动脉血氧分压降低、血氧饱和度下降,二氧化碳分压升高和酸中毒。

(4)脑脊液检查：神经系统受累时脑脊液可表现为外观清亮、压力增高、白细胞增多、糖和氯化物正常、蛋白正常或轻度增高。

2. 病原学检查　可采用鼻咽拭子、气道分泌物、疱疹液、粪便、血清、脑脊液等标本进行病原学检测。

(1)抗体检测：急性期血清相关病毒 IgM 抗体阳性。恢复期血清 CV-A16、EV-A71 或其他可引起手足口病的肠道病毒中和抗体比急性期有 4 倍及以上升高。

(2)核酸检测：肠道病毒特异性核酸阳性或分离到肠道病毒可以确诊。

(3)分离出肠道病毒,并鉴定为 CV-A16、EV-A71 或其他可引起手足口病的肠道病毒。

3. 病情与并发症判断

(1)外周血白细胞高于 1.5 万 /μl、血糖高于 8.3mmol/L、血乳酸高于 2mmol/L 者需警惕重症可能。

(2)其他脏器功能检查：肺、心脏和脑的脏器功能等。

(四)影像学检查

1. 心脏 B 超　重症患儿可出现心肌收缩和 / 或舒张功能减低,节段性室壁运动异常,射血分数降低等。

2. 胸片检查　轻症患儿肺部无明显异常。重症及危重症患儿并发神经源性肺水肿时,两肺野透亮度减低,磨玻璃样改变,局限或广泛分布的斑片状、大片状阴影,进展迅速。

3. 颅脑 CT 和 / 或 MRI 颅脑　CT 检查可用于鉴别颅内出血、脑疝、颅内占位等病变。神经系统受累者 MRI 检查可出现异常改变,合并脑干脑炎者可表现为脑桥、延髓及中脑的斑点状或斑片状长 T_1 及长 T_2 信号。并发急性弛缓性麻痹者可显示受累节段脊髓前角区的斑点状对称或不对称的长 T_1 及长 T_2 信号。

4. 其他　心电图可见窦性心动过速或过缓,Q-T 间期延长,ST-T 改变。神经系统受累者,脑电图可表现为弥漫性慢波,少数可出现棘(尖)慢波。

二、诊断思维

(一) HFMD 的诊断与鉴别诊断

根据流行病学资料、急性起病、发热,手、足、口、臀部皮疹可以作出临床诊断。根据受累脏器及临床过程,作出 1~5 期的分期诊断。少数重症病例皮疹不典型,需结合病原学检查作出确定诊断。

HFMD 需与以下疾病进行鉴别：

1. 水痘　由水痘 - 带状疱疹病毒引起的发热出疹性传染病,皮疹为向心性分布,成批出现,先后呈红色斑疹、丘疹、水疱、脓疱和结痂,1 周左右痂皮脱落愈合,不留瘢痕。

2. 其他病毒所致脑炎或脑膜炎　由其他病毒,如单纯疱疹病毒、EB 病毒、流感病毒等引起的脑炎或脑膜炎,临床表现与手足口病合并中枢神经系统损害的重症病例表现相似,对皮疹不典型者,应根据病原学检查作出诊断。

3. 肺炎　重症手足口病可发生神经源性肺水肿,应与肺炎鉴别。肺炎主要表现为发热、咳嗽、呼吸急促等呼吸道症状,无呼吸节律改变,无脑干脑炎表现,一般无皮疹,大多无粉红色或血性泡沫痰。

4. 暴发性心肌炎　以循环障碍为主要表现的重症手足口病病例需与暴发性心肌炎鉴别。暴发性心肌炎好发于 5 岁以上儿童,有严重的心律失常、心源性休克、阿 - 斯综合征等表现,一般无皮疹。可依据病原学检测进行鉴别。

(二)严重程度及高危因素

重症病例首先表现为神经系统受累,危重病例表现为心肺功能衰竭前期和衰竭期。3 岁以下、病程 3 天以内和 EV-A71 感染为重症高危因素,下列指标提示患儿可能发展为重症病例危重型:①持续高热不退;②精神差、呕吐、易惊、肢体抖动、无力;③呼吸、心率增快;④出冷汗、末梢循环不良;⑤高血压;⑥外周血白细胞计数、血小板计数明显增高;⑦高血糖。

三、治疗思维

不同时期的 HFMD 预后差异很大,应分期治疗,包括一般治疗、病因治疗、对症支持治疗为主,静脉丙种球蛋白和糖皮质激素酌情应用,危重病例要给予血管活性药物、血液净化、脏器功能支持等。

1. 一般治疗　普通病例门诊治疗。注意隔离,避免交叉感染;清淡饮食;做好口腔和皮肤护理。积极控制高热。惊厥病例需要及时止惊。

2. 病因治疗　目前尚无特效抗肠道病毒药物。研究显示,干扰素 α 喷雾或雾化、利巴韦林静脉滴注早期使用可有一定疗效,若使用利巴韦林应关注其不良反应和生殖毒性。不应使用阿昔洛韦、更昔洛韦、单磷酸阿糖腺苷等药物治疗。

3. 液体疗法　重症病例可出现脑水肿、肺水肿及心力衰竭,应控制液体入量,注意维持血压稳定。休克病例在应用血管活性药物的同时,可给予生理盐水 5~10ml/(kg·次)进行液体复苏,此后酌情补液,避免短期内大量扩容。有条件的医疗机构可依据中心静脉压(central venous pressure,CVP)、动脉血压(arterial blood pressure,ABP)等指导补液。

4. 降颅内压　常用甘露醇,剂量为 20% 甘露醇 0.25~1.0g/(kg·次),每 4~8 小时 1 次,20~30 分钟快速静脉注射;严重颅内高压或脑疝时,可增加频次至每 2~4 小时 1 次。

5. 血管活性药物　第 3 期患儿血流动力学改变为高动力高阻力型,以使用扩血管药物为主,如米力农。高血压者应将血压控制在该年龄段严重高血压值以下,可用酚妥拉明,期间密切监测血压等生命体征。

第 4 期血压下降时,可应用正性肌力及升压药物治疗,如多巴胺、去甲肾上腺素、肾上腺素或多巴酚丁胺等,从低剂量开始,以能维持接近正常血压的最小剂量为佳。

6. 静脉丙种球蛋白　第 2 期不建议常规使用静脉丙种球蛋白。有脑脊髓炎和持续高热等表现者及危重病例可酌情使用,剂量 1.0g/(kg·d),连用 2 天。

7. **糖皮质激素**　有脑脊髓炎、持续高热等表现者以及危重病例酌情使用。可选用甲基泼尼松龙 1~2mg/(kg·d),或氢化可的松 3~5mg/(kg·d),或地塞米松 0.2~0.5mg/(kg·d),一般疗程 3~5 天。

8. **机械通气**　出现以下表现之一者,可予以气管插管机械通气:

(1)呼吸急促、减慢或节律改变。

(2)气道分泌物呈淡红色或血性。

(3)短期内肺部出现湿性啰音。

(4)胸部 X 线检查提示肺部明显渗出性病变。

(5)脉搏血氧饱和度(SpO_2)或动脉血氧分压(PaO_2)下降。

(6)面色苍白、发绀、皮肤温度低、皮肤发花、血压下降。

(7)频繁抽搐或昏迷。

9. **其他**

(1)血液净化:危重症患儿有条件时可开展床旁连续性血液净化治疗,目前尚无具体推荐建议。血液净化辅助治疗有助于降低 “儿茶酚胺风暴”,减轻炎症反应,协助液体平衡和替代肾功能等,适用于第 3 期和第 4 期患儿。

(2)体外生命支持:包括体外膜肺氧合(extracorporeal membrane oxygenation,ECMO)、体外左心支持(extracorporeal left ventricular support,ECLVS),或 ECMO+ 左心减压(Left ventricular vent,LV vent)等。适用于常规治疗无效的合并心肺衰竭的危重型患儿,其中 ECMO+ 左心减压适用于合并严重肺水肿和左心衰竭的重症患儿。严重脑功能衰竭的患儿不建议使用。

10. **恢复期治疗**　康复治疗和护理,促进各脏器功能尤其是神经系统功能的早日恢复。

四、病例思辨

【一般情况】患儿,男,5 岁,夏季发病。

【主诉】发热、头痛 3 天,皮疹 2 天。

【现病史】患儿 3 天前无明显诱因下出现发热,最高体温 39.5℃,每天 1~2 次高峰,至今未退。发热时有头痛症状,热退后好转,嗜睡,咽痛,有呕吐胃内容物 1~2 次 /d,非喷射性。2 天前发现咽部、手、足、臀部逐渐出现疱疹,无手抖,无抽搐,无咳嗽、气促,无腹胀、腹泻及腹痛。2 天前于当地医院就诊,查血常规:WBC 14×10^9/L,N 78%,PLT 210×10^9/L,CRP 20mg/L,诊断 “急性上呼吸道感染”,给予阿莫西林口服 2 天,病情无好转,仍高热,头痛,嗜睡,今来笔者医院进一步诊治。

起病以来,患儿精神差,食欲欠佳,睡眠可,大小便未见明显异常,体重无明显增减。否认结核病患者接触史。

【既往史】既往体健;无反复发热病史,无手足口病病史。

【个人史】G_1P_1 足月剖宫产,出生体重 3.13kg,否认窒息抢救史。疫苗按时接种,已接种 EV71 疫苗。

【家族史】否认重症手足口病病史。

【体格检查】T 38.5℃,P 92 次/min,R 24 次/min,BP 102/64mmHg,SpO_2 100%。意识清,精神差,嗜睡,咽部、手、足、臀部疱疹,颈软,呼吸平稳,双肺呼吸音粗,未闻及啰音;心律齐,未闻及病理性杂音;腹平软,无压痛,肝脾肋下未及;布鲁津斯基征阴性,克尼格征阴性,右侧巴宾斯基征阳性。

【辅助检查】

血常规:WBC 16×10^9/L,N 88%,PLT 180×10^9/L,CRP 14mg/L;

咽拭子肠道病毒核酸 PCR 检测:通用性阳性,EV71 和 CA16 阴性。

脑电图:两枕区慢波(中度异常)。

头颅 CT:正常。

【入院诊断】

思考题 1:该患儿病史特点如何总结? 结合以上病史、体格检查及辅助检查,如何进行诊断和鉴别诊断?

参考答案:

病史特点:

(1)患儿,男,5 岁,夏季发病。

(2)因"发热、头痛 3 天,皮疹 2 天"入院,伴呕吐,咽部、手、足、臀部有疱疹。

(3)查体:意识清,精神软,嗜睡,咽部、手、足、臀部疱疹,颈软,呼吸平稳,布鲁津斯基征阴性,克尼格征阴性,右侧巴宾斯基征阳性。

(4)辅助检查:外周血白细胞升高,以粒细胞升高为主,CRP 略高;咽拭子肠道病毒核酸 PCR 检测:通用性阳性,EV71 和 CA16 阴性;脑电图:两枕区慢波;头颅 CT:正常。

诊断及诊断依据:手足口病(2 期)。诊断依据:学龄前期男孩,夏季发病,发热,头痛,呕吐,咽部、手、足、臀部有疱疹,不痛不痒。查体:精神差,嗜睡,颈软;外周血白细胞和粒细胞升高;脑电图异常,头颅 CT 正常;咽拭子肠道病毒核酸 PCR 检测:通用性阳性,EV71 和 CA16 阴性。

鉴别诊断:

(1)水痘:患儿为学龄前期男孩,病程中有发热,疱疹,需鉴别此病。该病病原体是水痘-带状疱疹病毒,皮疹以躯干部位为主,四肢少,外周血白细胞和粒细胞正常,目前不支持该诊断,可行病原学检测进一步鉴别。

(2)疱疹病毒脑炎:患儿为学龄前期男孩,夏季发病,有发热、头痛、呕吐、嗜睡、疱疹,右侧巴宾斯基征阳性,脑电图慢波,需注意鉴别此病。但患儿疱疹位置在咽部、手、足和臀部,暂不支持,必要时可行脑脊液疱疹病毒核酸和血疱疹病毒抗体检测进行鉴别。

(3)其他发热出疹性疾病:麻疹、风疹、腺病毒、药疹和川崎病等,需注意鉴别。但该患儿无相关流行病学史,缺乏上述病原体感染的特征性临床表现,暂不支持,可行病原学检测进一步鉴别。

【诊疗计划】

(1)完善相关化验检查：

1)实验室检查：CSF 常规生化和培养、肠道病毒抗体,定期复查血常规 +CRP、血生化等。

2)影像学检查：头颅 MRI、胸片等。

(2)治疗方案：

1)一般对症治疗：急性期注意休息,降温,降颅内压。

2)抗病毒治疗：利巴韦林针剂抗病毒治疗。

3)发生并发症的重症患儿,可短疗程应用糖皮质激素治疗。

4)密切关注病情变化,注意抽搐,精神状态,呼吸节律,心肺功能,并及时处理。

【诊疗经过】

入院后完善相关检查,血常规、CRP、血生化、脑脊液常规生化和培养基本正常,头颅 MRI 和胸片未见异常。入院后予以"利巴韦林"针剂静脉滴注 2 天、"甘露醇"降颅内压等治疗,入院第 2 天体温开始下降,第 3 天体温降至正常,第 5 天痊愈出院。

思考题 2：手足口病发生重症的高危因素有哪些? 手足口病(2 期)病情观察要点有哪些?

参考答案：3 岁以下、病程 3 天以内和 EV-A71 感染为重症高危因素,下列指标提示患儿可能发展为重症病例危重型：①持续高热不退；②精神差、呕吐、易惊、肢体抖动、无力；③呼吸、心率增快；④出冷汗、末梢循环不良；⑤高血压；⑥外周血白细胞计数、血小板计数明显增高；⑦高血糖。

手足口病(2 期)观察要点是：① 2 期的症状和体征,如精神状态、体温、抽搐、脑炎和脊髓炎的表现；②病情进展为 3 期,表现为心率和呼吸增快、出冷汗、四肢末梢发凉、皮肤发花、血压升高。3 期属于危重型,及时识别并正确治疗,是降低病死率的关键。

【出院诊断】

手足口病(2 期)。

【出院医嘱】

(1)出院后居家隔离 1 周,至发病后 2 周解除隔离。

(2)出院 2 周感染科门诊复诊,注意四肢肌力和活动情况。

参考文献 ••

国家卫生健康委员会. 手足口病诊疗指南(2018 年版)[J]. 传染病信息,2018,31(3): 6.

第四节 发热出疹性疾病（麻疹、风疹、幼儿急疹、猩红热）

发热和出疹是儿科常见表现，发热出疹性疾病包括感染性和非感染性疾病，而不是一个疾病，应该根据流行病学、全身的临床症状、发热与皮疹的关系及皮疹的特征等，结合病原学检查、与非感染性疾病的特征性化验检查，明确疾病诊断。本章节主要涉及麻疹、风疹、幼儿急疹、猩红热 4 个感染性发热出疹性疾病。

一、诊断线索

（一）病史采集

1. 发病的诱因　受凉、疲劳或有发热出疹患儿接触史。

2. 症状特点　初期有无鼻塞、流涕、喷嚏、咽痛、眼结膜充血等；有无黏膜充血、斑疹和溃疡；皮疹部位分布和数量多少，疹出及消退的顺序；出疹时有无发热；热程第几天出疹；皮疹颜色和形态；有无疱液及疱液是否清亮；有无融合和出血；有无痒感；疹退后有无脱色。有无全身症状或中毒症状：如精神萎靡、热性惊厥、皮肤花斑、水肿、畏寒、寒战、少吃、少哭、少动等。有无药物或血制品应用史。

3. 既往史　有无发热、出疹性疾病史，如麻疹、幼儿急疹、猩红热、血清病等。

4. 个人史　是否有麻疹、风疹、水痘等疫苗接种史。

5. 家族史　是否有麻疹、水痘 - 带状疱疹、猩红热、系统性红斑狼疮等家族史。

（二）体格检查

1. 一般状况与生命体征　体温、心率、血压、意识、精神状态、面容等。

2. 皮肤黏膜　有无眼结膜充血、口腔溃疡、咽部疱疹、扁桃体炎、麻疹黏膜斑、肛周红和脱屑；皮疹分布、密集程度、形状；有无水疱、脓疱、融合、出血、溃疡、痒感、水肿。

3. 网状内皮系统　颈部等浅表淋巴结有无肿大、压痛、融合；有无肝脾大。

4. 其他系统体征　是否存在气促、三凹征、肺部湿性啰音、眼睑水肿、血尿、蛋白尿、心音低钝、神经系统阳性体征。

（三）实验室检查

1. 非特异性检查

（1）外周血检查：注意白细胞总数及淋巴细胞是否增加，有无贫血和血小板减少等。

（2）CRP、PCT、ESR、RF 等是否升高，抗核抗体、抗中性粒细胞抗体是否阳性，部分患儿有转氨酶升高、心肌酶升高和肾功能异常。

2. 病原学检查　可采集鼻咽拭子、痰液、咽拭子、疱液、脓液和血液等标本进行病原菌检测。

(1)抗体检测:麻疹病毒、风疹病毒、人类疱疹病毒 6 型和 7 型特异性 IgM 抗体检测,抗链球菌溶血素 O 检测。

(2)核酸检测:也可采用 PCR 法检测麻疹病毒、风疹病毒、人类疱疹病毒 6 型和 7 型特异性核酸。

(3)病毒分离:前驱期或出疹初期取血、尿或鼻咽分泌物接种人胚肾细胞或羊膜细胞进行病毒分离,出疹晚期则较难分离到病毒。

(4)细菌学检测:进行细菌培养和鉴定,同时进行药物敏感试验对明确细菌性病原和指导治疗有意义,可行涂片染色镜检进行初筛试验。

3. 病情与并发症判断

(1)有无血细胞二系或三系减少,血气分析、凝血功能异常。

(2)电解质检测:有无低钾血症、低钠血症等电解质紊乱。

(3)其他脏器功能检查:心肌酶、肾功能、心电图和脑电图等。

(四)影像学检查

1. B 超　可发现颈部等浅表淋巴结肿大,颈部脓肿,肾脏病变。

2. 胸片检查　如伴肺部症状和体征,需要行胸片检查。

3. 其他　如有颅脑神经症状,需要行头颅 MRI 检查。

二、诊断思维

(一)发热出疹性疾病的诊断与鉴别诊断

发热出疹性疾病并非一个独立的疾病,而是发热伴有皮疹表现的一类疾病的总称,病因多为感染或过敏性因素,皮疹形式多样,常不典型,诊断时首先明确是何种类型的皮疹,考虑可能的出疹性疾病有哪些,具体用药情况及相关伴随症状,实验室的检查结果进行综合判断。

感染性发热出疹性疾病需与以下非发热出疹性疾病进行鉴别:川崎病、幼年特发性关节炎(全身型)、渗出性多形红斑、系统性红斑狼疮、荨麻疹、血清病和药疹等非感染性疾病鉴别。

(二)病原学诊断

考虑病原微生物引起发热出疹性疾病后,根据患儿年龄、发病季节、皮疹特征、发热与皮疹时间关系、外周血常规和 CRP、胸部影像学等初步判断是病毒或细菌引起。

几种常见病原体所致发热出疹性疾病的临床特征如下:

1. 麻疹(measles)　是由麻疹病毒引起的一种具有高度传染性的疾病,以发热、上呼吸道炎症、结膜炎、口腔麻疹黏膜斑[又称柯氏斑(Koplik spots)]、热程 3~4 天出斑丘疹、出疹时热更高、颜面 - 躯干 - 四肢的顺序出疹、疹退后遗留色素沉着伴糠麸样脱屑为特征。病后大多可获得终身免疫。常见并发症为肺炎、喉炎和神经系统损伤,也是引起麻疹死亡的重要原因。外周血白细胞正常或降低,CRP 和 PCT 正常。

2. 风疹（rubella） 由风疹病毒引起的急性出疹性传染病，临床以症状轻、耳后和枕部淋巴结肿大并触痛、发热后 1~2 天出疹、面颈部→躯干→四肢顺序出斑丘疹，疹间皮肤正常，疹退后无色素沉着及脱屑为特征。孕期胎儿风疹可致胎儿发生多系统的出生缺陷，即先天性风疹综合征（congenital rubella syndrome，CRS）。

3. 幼儿急疹（exanthem subitum，ES） 由人疱疹病毒 6 或 7 型引起的婴幼儿常见的急性出疹性疾病。临床以急性发热起病、持续 3~5 天热退疹出、红色细小密集斑丘疹、头面颈及躯干部多见、四肢少见、皮疹 1~2 天即开始消退为特征。一般情况好，高热时可有惊厥，耳后枕部淋巴结亦可肿大。

4. 猩红热（scarlet fever） 由 A 组乙型溶血性链球菌引起的急性呼吸道传染病。临床以发热、咽痛、杨梅舌、环口苍白圈、颈部淋巴结肿大、发热 1~2 天出疹、出疹时高热、全身皮肤弥漫性充血且上有密集针尖大小丘疹、疹退后明显脱皮为特征。少数患儿由于变态反应而出现心、肾、关节的损害。血常规和 CRP 高，ASO 在第 2 周升高。

（三）严重程度与并发症

1. 麻疹的严重程度与皮疹严重程度与高热持续时间相关，轻型麻疹皮疹稀疏、色淡，一过性低热。重型麻疹皮疹密集融合、出血，可伴有黏膜和消化道出血、咯血及血尿，部分患儿疹出不透、色暗淡，或皮疹骤退、四肢冰冷、血压下降，出现循环衰竭表现；体温常持续 40℃以上，中毒症状重，伴惊厥、昏迷；常有肺炎、心力衰竭等并发症，病死率高；主要见于营养不良、维生素 A 缺乏症、免疫力低下继发严重感染者。麻疹的并发症有：肺炎、喉炎、心肌炎、麻疹脑炎、亚急性硬化性全脑炎和结核病恶化。

2. 风疹病情轻，并发症很少；孕妇在妊娠早期患风疹，病毒可通过胎盘感染胎儿，引起 CRS，表现多系统出生缺陷，如先天性心脏病、白内障、耳聋、发育障碍及神经系统畸形。

3. 幼儿急疹的严重程度与神经系统并发症（热性惊厥、脑膜炎或脑炎）和器官移植后感染相关。

4. 猩红热的严重程度与感染类型及并发症相关。中毒型猩红热表现：中毒症状明显，高热、意识障碍，甚至惊厥昏迷，出血性皮疹；可发生中毒性休克、心肌炎、肝炎等，病死率高。脓毒型猩红热：局部严重的化脓性炎症、坏死、溃疡，波及周围组织形成化脓，入血引起败血症及迁徙化脓灶。非化脓性并发症，如风湿热、链球菌感染后肾小球肾炎；链球菌感染后反应性关节炎；儿童链球菌感染相关性自身免疫性神经精神障碍。

三、治疗思维

发热出疹性疾病的治疗，要根据皮疹的病因，明确诊断后确定治疗方案。病因明确前主要为对症治疗、加强护理和防治并发症。

1. 一般治疗 急性期应注意休息，加强护理，避免皮肤破损和继发细菌感染，避免使用容易引起皮疹、过敏的药物。

2. 病原治疗 麻疹、风疹和幼儿急疹均不常规推荐抗病毒治疗。抗菌药物的使用：如合并细菌感染,可使用敏感抗菌药物。

猩红热抗菌药物：青霉素、第 1 或 2 代头孢类抗生素常规治疗 10 天,目前推荐短疗程 5~7 天在预防并发症上无差异。大环内酯类和克林霉素的耐药率高。

3. 对症治疗 高热时可酌情使用退热剂,但应避免急骤退热,特别是在出疹期。重症患儿需密切监护,维持水、电解质平衡,必要时可给予静脉用免疫球蛋白。发生休克者给予抗休克治疗。WHO 推荐给予麻疹患儿补充高剂量维生素 A 20 万 ~40 万 IU,每日 1 次口服,连服 2 剂可减少并发症的发生,有利于疾病的恢复。中毒型及脓毒型猩红热患儿可给予糖皮质激素。

4. 并发症的治疗 有并发症者给予相应治疗,如镇静、止惊。猩红热患儿有组织坏死及脓肿形成者需行外科切除或引流,对于风湿性心脏病或风湿热患儿,尚应给予抗菌药物的长时间持续性预防性治疗,防止再次感染而导致风湿热复发,疗程至少 5 年以上,直至病情稳定为止。

四、病例思辨

病例 1

【一般情况】患儿,女,10 个月零 12 天。

【主诉】咳嗽 7 天,发热 3 天伴抽搐 1 次。

【现病史】7 天前患儿在无明显诱因下出现咳嗽,为单声咳,不剧烈,无气促、气喘,无发绀、声嘶,无犬吠样咳嗽及鸡鸣样回声,未就诊。3 天前出现发热,最高 39℃,热型不详,无畏寒、寒战,无吐泻,无皮疹。2 天前当地医院就诊,查血常规 +CRP：WBC 5.2×10^9/L,L 41.3%,N 43.5%,Hb 99g/L,CRP 1.45mg/L,诊断"急性上呼吸道感染",未予以特殊处理。1 天前出现抽搐 1 次,抽搐前测体温 39.1℃,抽搐时表现为双眼上翻凝视,呼之不应,四肢强直抖动,口唇发绀,口吐白沫,持续 1~2 分钟自行缓解,缓解后精神欠佳。入睡醒后精神状态好,活动如常。今来笔者医院门诊就诊,拟"抽搐待查"收住入院。

起病以来,患儿神志清,精神可,食欲睡眠可,偶有吐奶,大便稀,小便未见明显异常,体重增长可。

【既往史】既往体健,否认药物、食物过敏,否认手术、外伤、输血史。

【出生史】G_2P_2 足月顺产,出生体重 3.8kg,否认窒息抢救史。

【预防接种史】已接种卡介苗,乙肝疫苗 2 次,脊髓灰质炎疫苗 1 次。

【家族史】否认家族过敏性疾病,遗传病等病史。

【体格检查】T 38.1℃,P 142 次/min,R 36 次/min,BP 83/56mmHg。神志清,精神可,前囟平,咽不红,呼吸平,三凹征阴性；两肺呼吸音粗,未闻及干湿性啰音；心音中等,律齐,未闻及病理性杂音；腹软,无包块,肝脾肋下未及肿大；四肢肌力、肌张力正常,颈软,神经系统查体未见病理性体征,全身未见皮疹。

【辅助检查】

外院血常规 +CRP：WBC 5.2×10^9/L，L 41.3%，N 43.5%，Hb 99g/L，CRP 1.45mg/L。

【入院诊断】

思考题 1：该患儿病史特点如何总结？结合以上病史、体格检查及辅助检查，如何进行诊断和鉴别诊断？

参考答案：

病史特点：

(1)患儿，女，10 个月零 12 天，婴儿。

(2)急性起病，因"咳嗽 7 天，发热 3 天伴抽搐 1 次"入院，7 天前咳嗽，3 天前发热，1 天前抽搐，抽搐前体温 39.1℃，既往没有无热惊厥病史。

(3)查体：神志清，精神可，前囟平，两肺呼吸音粗，未闻及干湿性啰音，四肢肌力、肌张力正常，颈软，神经系统查体未见病理性体征。

(4)辅助检查：外院血常规 +CRP 示 WBC 5.2×10^9/L，L 41.3%，N 43.5%，Hb 99g/L，CRP 1.45mg/L。

诊断及诊断依据： 急性支气管炎，热性惊厥。诊断依据：患儿为 10 个月 12 天婴儿，急性起病，咳嗽 7 天，发热 3 天伴抽搐 1 次，抽搐时伴有发热，抽搐表现为全面性强直阵挛发作，持续时间短，停止后很快恢复正常，既往没有无热惊厥病史。查体：神志清，精神可，前囟平，两肺呼吸音粗，未闻及干湿性啰音，四肢肌力、肌张力正常，颈软，神经系统查体未见病理性体征，血常规、CRP 未见异常。

鉴别诊断：

(1)颅内感染：患儿为 10 个月零 12 天婴儿，急性起病，有发热，抽搐，需警惕此病。但患儿意识清，精神尚可，无激惹、嗜睡，无呕吐；查体：前囟平，颈软，脑膜刺激征阴性，目前依据不足，可行腰椎穿刺取脑脊液检查进一步鉴别。

(2)感染中毒性脑病：患儿为婴儿，有发热，咳嗽，抽搐，需警惕此病。但患儿无明显感染中毒症状，意识正常，无呕吐、激惹、前囟膨隆等高颅压表现，神经系统查体阴性，必要时可行脑脊液及头颅影像学检查进一步明确。

(3)遗传代谢性疾病：患儿有抽搐，需考虑此病。但患儿生长发育正常，抽搐为首次发作，无异常代谢相关的特异体征，可能性小，必要时完善遗传代谢谱、血气等进一步鉴别。

【诊疗计划】

(1)完善相关检查

1)病原学检查：进行血培养、肠道病毒三联、肺炎支原体核酸及抗体、呼吸道病毒免疫荧光、EB 病毒抗体、HSV 抗体检测等。

2)其他血液检查：血气 + 电解质、血生化、前降钙素、血常规 +CRP（复查）、遗传代谢图谱、铜蓝蛋白测定等。

3)脑脊液病原学检查：脑脊液常规 + 生化，培养 + 药敏，单纯疱疹病毒，肠道病毒三联检测等。

4)影像学检查:胸片、心电图、腹部及心脏B超、头颅MRI、脑电图。

(2)治疗方案

1)一般治疗及护理:空气流通,注意休息,合理饮食,维持水电解质平衡等。

2)抗病原菌治疗:大部分热性惊厥与病毒感染引起的发热有关,患儿暂无细菌感染证据,不予以抗生素治疗,有病原学依据后,根据具体菌株分离培养结果选用敏感抗菌药物治疗。

3)对症治疗:积极退热,雾化吸入止咳祛痰。

4)密切关注病情变化,及时处理并发症。

【诊治经过】

入院后完善相关检查,如血气+电解质、血常规CRP、红细胞沉降率、前降钙素,呼吸道病毒免疫荧光、肠道病毒三联、肺炎支原体核酸及抗体、EB病毒抗体、HSV抗体检测,以及血生化、胸片、心脏超声、腹部B超、脑电图、头颅MRI未见明显异常;心电图提示窦性心动过速,遗传代谢谱提示多项指标改变,考虑继发性,1个月后复查;脑脊液常规压力正常,色清,白细胞数4.0×10^6/L,脑脊液生化及相关病原学检测均阴性。

入院后予以维生素C及奥拉西坦静脉滴注,雾化吸入,补液,退热等治疗;入院后患儿咳嗽渐好转,第4天体温恢复正常,全身出现散在皮疹,颜面部较多,疹间皮肤正常,故补充诊断幼儿急疹。入院第6天偶有咳嗽,予以带药出院。

思考题2:热性惊厥的腰椎穿刺指征有哪些?

参考答案:

(1)患儿如果有脑膜刺激征、提示脑膜炎或颅内感染的症状或体征,不管年龄大小均应行腰椎穿刺检查。

(2)对于6~12个月患儿,如果没有接种流感嗜血杆菌或肺炎链球菌疫苗,或不能确定是否接种过疫苗时,推荐腰椎穿刺检查。

(3)对于表现为热性惊厥前已经应用过抗生素的病例,推荐腰椎穿刺检查,因为抗生素可能掩盖脑膜炎的症状与体征。

(4)复杂型热性惊厥尤其是热性惊厥持续状态。

【出院诊断】

1. 急性支气管炎;

2. 热性惊厥;

3. 幼儿急疹。

【出院医嘱】

(1)注意患儿体温、咳嗽、皮疹消退情况等,若有体温反复、再发抽搐、气促、发绀等症状应及时就诊。

(2)1个月后复查遗传代谢谱。

病例2

【一般情况】患儿,男,3岁1个月。

【主诉】发热、咳嗽 10 天,皮疹 7 天。

【现病史】10 天前患儿在无明显诱因下出现发热,最高体温 40.5℃,每天 3~4 次热峰,同时伴咳嗽,阵发性,有痰不易咳出;无畏寒、寒战,无抽搐,无气促、气喘,无发绀、声嘶,无犬吠样咳嗽及鸡鸣样回声,无呕吐、腹泻,未就诊。7 天前全身出现红色皮疹,伴眼红,从颜面部开始,逐步蔓延到躯干和四肢。3 天前在当地医院就诊,查血常规:WBC 3.2×10⁹/L,N 73.2%,Hb 120g/L,PLT 294×10⁹/L,CRP 46mg/L;胸部 X 线片示肺炎;心脏超声正常,冠状动脉无扩张;诊断"肺炎",予以"头孢哌酮舒巴坦、阿奇霉素"静脉滴注 3 天,患儿症状无好转。今门诊拟"肺炎、皮疹待查:麻疹?"收住入院。

起病以来,患儿神志清,精神可,食欲、睡眠欠佳,大便 2 天未排,小便偏少,体重无明显增减。

【既往史】7 月龄时患川崎病,有 IVIG 用药史,否认药物、食物过敏,否认手术、外伤史。

【出生史】G_2P_2 足月剖宫产,出生体重 3.75kg,否认窒息抢救史。

【预防接种史】已接种卡介苗,其余疫苗按时接种(口述),后追查预防接种卡,因 IVIG 使用推迟接种麻疹活疫苗,之后未接种麻疹、腮腺炎和风疹联合疫苗。

【家族史】否认家族类似疾病、遗传病等病史,父亲有糖尿病,母亲有高血压。

【体格检查】T 36.9℃,P 104 次 /min,R 22 次 /min,BP 118/71mmHg,SpO_2 96%。 神志清,精神可,双侧眼结膜充血,咽红,扁桃体 Ⅰ 度肿大,口腔黏膜可见 Koplik 斑;颈部可触及数枚肿大淋巴结;呼吸平稳,三凹征阴性,两肺呼吸音粗,未闻及干湿性啰音;心音中等,律齐,未闻及病理性杂音;腹软,无包块,肝脾肋下未及;神经系统查体未见病理性体征,全身可见粟粒样皮疹,部分融合。

【辅助检查】入院时笔者医院门诊血常规 +CRP: WBC 1.93×10⁹/L,N 83.2%,Hb 112g/L,PLT 94×10⁹/L,CRP 30.69mg/L。胸片示肺炎;心脏超声正常,冠状动脉无扩张。

【入院诊断】

思考题 1:该患儿病史特点如何总结? 结合以上病史、体格检查及辅助检查,如何进行诊断和鉴别诊断?

参考答案:

病史特点:

(1)患儿,男,3 岁 1 个月。

(2)急性起病,因"发热、咳嗽 10 天,皮疹 7 天"入院,10 天前出现发热伴咳嗽,7 天前全身出现粟粒样皮疹,伴眼红,静脉输注"头孢哌酮舒巴坦、阿奇霉素"等抗菌药物疗效不佳。

(3)查体:双侧眼结膜充血,咽红,扁桃体 Ⅰ 度肿大,口腔黏膜可见 Koplik 斑,颈部可触及数枚肿大淋巴结,全身可见粟粒样皮疹,部分融合,肺部未闻及湿啰音。

(4)辅助检查:血常规 +CRP 示 WBC1.93×10⁹/L,N 83.2%,Hb 112g/L,PLT 94×10⁹/L,CRP 30.69mg/L;胸片示肺炎;心脏超声正常,冠状动脉无扩张。

诊断及诊断依据:麻疹、急性支气管肺炎。诊断依据:患儿为 3 岁儿童,漏接种麻疹疫苗,本次急性起病,发热、咳嗽 3 天后出现皮疹眼红,查体见双侧眼结膜充血,口腔黏膜可见

Koplik 斑,颈部可触及数枚肿大淋巴结,全身可见粟粒样皮疹,部分融合。血常规示白细胞计数下降,胸片报告为肺炎,心脏超声正常,冠状动脉无扩张。

鉴别诊断:

(1)川崎病:患儿发热时间长,有眼红、皮疹、淋巴结肿大,7月龄时有川崎病史,需鉴别。但患儿无口唇皲裂、杨梅舌,无手足硬肿及脱皮,血常规和心脏超声亦不支持,目前依据不足,必要时复查心脏超声检查以鉴别。

(2)传染性单核细胞增多症:患儿有发热、皮疹、淋巴结肿大,需警惕此病。但患儿无眼睑水肿,查体未见肝脾大,血常规亦不支持,可能性小,必要时完善 EBV 病原学检测以明确。

(3)猩红热:患儿有发热、皮疹、淋巴结及扁桃体肿大,需考虑此病。但患儿皮疹为斑丘疹,无环口苍白圈,无巴氏线、草莓舌,血常规示白细胞计数下降,抗生素治疗效果欠佳,目前依据不足,必要时查 ASO,咽拭子培养鉴别。

【诊疗计划】

(1)完善相关检查

1)病原学检查:麻疹抗体检测,血培养、肺炎支原体核酸及抗体检测、咽拭子培养鉴定、肠道病毒三联检测、呼吸道病毒免疫荧光检测等。

2)其他检查:血气、电解质、血尿淀粉酶、血生化、前降钙素、血常规、CRP(复查)、凝血酶、血氨、红细胞沉降率、细胞因子、心肌标志物等。

3)影像学检查:心电图、腹部 B 超、胸部 CT(必要时)。

(2)治疗方案:

1)一般治疗及护理:空气流通,休息,合理饮食,维持水电解质平衡,口、眼、皮肤经常清洗等。

2)抗病原菌治疗:目前尚无特效抗麻疹病毒药物,患儿合并肺炎,白细胞降低,CRP 升高,需针对继发性细菌感染积极抗菌治疗。肺炎病原是社区获得,可能是麻疹病毒直接引起肺炎,也有可能合并细菌感染(如肺炎链球菌、流感嗜血杆菌或卡他莫拉菌),或结核再激活。由于病情重,先续用头孢哌酮舒巴坦覆盖常见社区获得细菌性肺炎,有病原学依据后,根据具体菌株分离培养结果选用敏感抗菌药物治疗。

3)对症治疗:积极退热,氨溴索祛痰,补液治疗等。

4)密切关注病情变化,及时处理并发症。

思考题 2:麻疹的并发症有哪些?

参考答案:

(1)呼吸系统并发症:麻疹肺炎、麻疹喉炎等。

(2)中枢神经系统并发症:麻疹脑炎,其中亚急性硬化性全脑炎预后差。

(3)消化系统并发症:胃肠炎、肝炎、阑尾炎、回肠结肠炎、肠系膜淋巴结炎。

(4)其他:心肌炎、肾小球肾炎、免疫性血小板减少性紫癜等。

【诊治经过】

入院后完善相关检查,如血培养、咽拭子培养、红细胞沉降率,呼吸道病毒免疫荧光、肠道病毒三联、肺炎支原体核酸及抗体检测,凝血酶、血生化、心肌标志物、心脏超声、心电图未见明显异常。入院第 1 天复查血常规 +CRP：WBC 3.41×10^9/L,N 82.1%,Hb 106g/L,PLT 111×10^9/L,CRP 24.33mg/L。入院第 2 天,麻疹抗体阳性,前降钙素 1.21ng/ml。

入院后告病危,予以"头孢哌酮舒巴坦"抗感染,补充大剂量维生素 A 2 天,丙种球蛋白调节免疫,氨溴索祛痰等治疗。患儿入院第 3 天体温逐步下降,病情好转,入院第 8 天皮疹好转脱皮,咳嗽好转,复查血常规示：WBC 6.32×10^9/L,N 67.2%,Hb 120g/L,PLT 276×10^9/L,CRP<0.5mg/L;前降钙素 0.169ng/ml;胸片提示肺炎较前明显好转,予以出院。

【出院诊断】

1. 麻疹;

2. 急性支气管肺炎;

3. 白细胞减少症。

【出院医嘱】

(1)注意休息,避免感染。

(2)出院后居家隔离 1 周。

(3)出院后 1 周感染科、血液内科门诊随诊。

感染性疾病的诊治要点详见课件 10。

课件 10 感染性疾病的诊治要点

（陈英虎 华春珍）

参考文献 ·······································

1. 中华人民共和国国家卫生和计划生育委员会. 中华人民共和国卫生行业标准: 麻疹诊断 WS 296—2017 [S]. 2017-07-24.

2. Terracciano E, Amadori F, Pettinicchio V, et al. Strategies for elimination of rubella in pregnancy and of congenital rubella syndrome in high and upper-middle income countries. J Prev Med Hyg, 2020, 61 (1): E98-E108.

3. 孔德川, 蒋先进, 邱琪, 等. 猩红热发病趋势、临床特征和病原学特征的研究进展 [J]. 中华传染病杂志, 2022, 40 (3): 189-192.

第十一章

遗传代谢性疾病

第一节　唐氏综合征

唐氏综合征又称 21- 三体综合征,是由 21 号染色体异常而导致的疾病。60% 患儿在胎内早期即流产,存活者有明显的智能落后、特殊面容、生长发育障碍和多发畸形。

唐氏综合征是最常见的染色体病,患病率 1/1 000~1/800。患病率与母亲分娩年龄密切相关,随母亲年龄增大而增高。

一、诊断线索

(一) 病史采集

1. 症状特点　有无特殊面容;有无运动发育落后、反应慢、表情不够丰富;有无体格发育落后、四肢短小、头围小、出牙延迟且错位;有无前囟大、闭合晚及后囟门未闭合。

2. 既往史　有无先天性心脏病、消化道畸形、腭裂、唇裂、多指 / 趾畸形手术史,有无反复呼吸道感染史。

3. 个人史　出生后的喂养及生长发育情况。

4. 母孕产史　母亲既往有无不良妊娠史,如自然流产史、子女不明原因死亡史。母亲孕期有无严重贫血、重度高血压病史,孕期及孕前有无使用某些药物或放射线照射病史。

5. 家族史　有无家族成员的遗传病及先天性疾病史等。

(二) 体格检查

1. 一般状况与生命体征　生长发育情况、营养状态、意识;生命体征:体温、脉搏、呼吸频率、血压。

2. 特殊面容　有无眼距宽、鼻根低平、眼裂小、眼外侧上斜、内眦赘皮、外耳小、舌胖;有无颈短、皮肤宽松;有无出牙延迟及错位;有无头发细软而较少;有无头围小、前囟闭合晚及后囟门未闭合。

3. 呼吸系统　呼吸运动节律、频率,有无三凹征,听诊有无干湿啰音。

4. **心血管系统** 心率、心律,心音强度,有无杂音,杂音的性质。

5. **腹部** 有无腹胀,有无脐疝及腹股沟疝,有无肝脾大。

6. **四肢及皮肤** 有无通贯掌纹,踇趾球部弓形皮纹是否占比多,有无手掌三叉点向远端移位,有无四肢短、关节过度弯曲、手指粗短及小指向内弯曲。

7. **神经系统** 有无肌张力低下及其他神经系统阳性体征。

(三)实验室及辅助检查

1. **外周血细胞染色体核型分析** 按染色体核型分析可将唐氏综合征患儿分为三型。

(1)标准型:占全部病例的 95%。患儿体细胞染色体为 47 条,有一个额外的 21 号染色体,核型为 47,XX(或 XY),+21。

(2)易位型:占 2.5%~5%,患儿的染色体总数为 46 条,多为罗伯逊易位,是指发生在近端着丝粒染色体的一种相互易位,多为 D/G 易位,D 组中以 14 号染色体为主,即核型为 46,XX(或 XY),-14,+t(14q21q);少数为 15 号染色体易位,这种易位型患儿约半数为遗传性,即亲代中有平衡易位染色体携带者。另一种为 G/G 易位,较少见,是由于 G 组中 2 个 21 号染色体发生着丝粒融合,形成等臂染色体 t(21q21q),或 1 个 21 号易位到 1 个 22 号染色体上。

(3)嵌合型:占本症的 2%~4%,患儿体内有 2 种或 2 种以上细胞株(以 2 种为多见),一株正常,另一株为 21-三体细胞,临床表现的严重程度与正常细胞所占百分比有关,可以从接近正常到典型表型,21-三体细胞株比例越高,智力落后及畸形的程度越重。

2. **羊水细胞染色体检查** 羊水细胞染色体检查是唐氏综合征产前诊断的一种有效方法,唐氏筛查结果为"高危"的孕妇需要确诊胎儿是否为唐氏综合征患儿,该检查适宜孕 16~20 周的孕妇。除羊膜腔穿刺术外,进行产前诊断的技术还有绒毛活检、胎儿脐静脉穿刺、胎儿镜检查等。常见核型与外周血细胞染色体核型相同。

3. **荧光原位杂交** 选择唐氏综合征核心区的特异序列作为探针,进行荧光原位杂交(fluorescence in situ hybridization,FISH)分析,可以对 21 号染色体的异常部位进行精确定位,提高检测 21 号染色体数目和结构异常的精确性。

4. **产前无创筛查** 孕早中期联合超声测量胎儿颈项透明层(nuchal translucency,NT)厚度＋母亲血清标志物血清人绒毛膜促性腺激素(human chorionic gonadotrophin,HCG)、甲胎蛋白(α-fetoprotein,AFP)、游离雌三醇(free estriol,FE3)等筛查唐氏综合征有一定临床意义;无创产前筛查指非侵入性产前筛查(non-invasive prenatal screening,NIPS),检测母亲血液中的胎儿游离 DNA,可在全基因组范围内筛查染色体片段的拷贝数变异(copy number variations,CNVs),具有高检出率、高阳性预测值、高敏感性、高特异度的优点。

5. **X 线片、超声、心电图、脑电图等** 部分患儿可发现先天性心脏病,骨龄落后,脑电图异常等改变。

6. **智力发育评估** 运用智力运动发育量表评估智力程度。

二、诊断思维

(一)诊断

该病的特殊面容、皮纹特点和智能低下为临床诊断提供重要线索,确诊依赖于染色体核型分析及 FISH 技术。

(二)需要与以下疾病鉴别

1. 先天性甲状腺功能减退症　甲状腺功能减退症患儿存在智力及体格发育落后,但甲状腺功能检测异常,可与之鉴别。

2. 威廉姆斯(Williams)综合征　患儿存在智力低下和体格发育落后,但威廉姆斯综合征有其特殊面容特点:眼周饱满,唇厚,可合并先天性心脏病,以主动脉瓣上狭窄多见。

三、治疗思维

(一)治疗

目前尚无根本治疗方法。由于患儿免疫力低下,注意预防感染。如伴有先天性心脏病、胃肠道或其他畸形,可考虑手术矫治。加强教育和训练,使其逐步自理生活,从事力所能及的劳动。

(二)预防

最好手段是在孕妇生产前终止妊娠。孕妇产前预防内容如下:

1. 遗传咨询　孕妇年龄愈大,风险率愈高。标准型唐氏综合征的再发风险率为 1%。易位型患儿的双亲应进行核型分析,以便发现平衡易位携带者:如母方为 D/G 易位,则每一胎都有 10% 的风险率;如父方为 D/G 易位,则风险率为 4%。绝大多数 G/G 易位病例均为散发,父母亲核型大多正常,但亦有发现 21/21 易位携带者,其下一代 100% 罹患本病。

2. 产前诊断　联合超声 + 母亲血清标志物等测定进行产前筛查有一定临床意义;NIPS 无创产前筛查具有高检出率、高敏感性等优势。产前诊断是防止唐氏综合征患儿出生的有效措施,产前筛查阳性或已有该病生育史的夫妇再次生育时应作产前诊断,即染色体核型分析,取样包括孕中期羊膜腔穿刺作羊水细胞、孕中期胚胎绒毛细胞和孕中期脐带血淋巴细胞等分析。

四、病例思辨

【一般情况】患儿,男,10 个月。

【主诉】发现体格及运动发育落后 9 个月。

【现病史】患儿新生儿期后体格及运动发育落后,生长迟缓,4 个月能抬头,8 个月能坐,现不会爬行,不能扶站,乳牙尚未萌出,平素流涎多,舌常伸出口外,无抽搐,无不明原因呕吐及昏迷。

【过去史】无慢性感染或颅内感染史。

【个人史】患儿系 G_2P_2 孕 39 周顺产,出生体重 3 900g,羊水清,Apgar 评分 1 分钟 9 分,5 分钟 10 分。无胎膜早破,胎盘、脐带均正常。生后母乳喂养,6 个月开始常规添加米糊、蛋黄等,母亲妊娠及分娩期否认激素及其他药物应用史,母亲无不良妊娠史。

【家族史】家族中无智力低下、肢体活动障碍患者。否认家族遗传性疾病。

思考题 1:患儿初步的体格检查内容及目的有哪些?

参考答案:生长发育情况、营养状态及体味检查,可帮助诊断有无营养不良及代谢病,如苯丙酮尿症、线粒体脑肌病等。皮肤、毛发检查,了解有无牛奶咖啡斑、色素脱失斑及有无颜色改变,用于协助诊断神经皮肤综合征及代谢性疾病。特殊面容、掌指纹异常及多发畸形,用以判定是否存在染色体病及各类遗传综合征。头围大小及形态,用以观察有无小头畸形及巨颅症。通过神经系统查体了解有无神经系统损害。

【体格检查】生命体征平稳,无特殊体味,头围 42cm,前囟 1.5cm×1.5cm,可及第三囟门,头发细软且少,眼距宽,鼻根低平,眼裂小,眼外侧上斜,有内眦赘皮,外耳小,舌胖,颈短、皮肤宽松,身长 65cm,体重 7kg,四肢短,手指粗短,小指向内弯曲,指骨短,双手及通贯掌,踇趾球部呈弓形皮纹。呼吸平,双肺未闻及啰音,心脏体格检查未及异常,腹部平软,肝脾肋下未及,肌张力偏低,余神经系统查体未见明显异常。

【辅助检查】

(1)血常规、尿常规、大便常规正常。

(2)血、肝肾功能及心肌酶谱均未见异常。

(3)头颅 CT 未见异常。

思考题 2:体格检查及目前检查结果提示什么?

参考答案:无特殊体味,无皮肤及毛发特殊改变,不支持代谢病及神经皮肤综合征诊断;特殊面容及四肢畸形提示染色体疾病可能性(唐氏综合征?);肝脾未及肿大,血肝肾功能及心肌酶谱均正常,不支持溶酶体病及糖原贮积症等代谢病;头颅 CT 未见异常,不支持先天性脑发育畸形。

【初步诊断】唐氏综合征

思考题 3:该患儿病史特点如何总结? 结合以上病史、体格检查及辅助检查,如何进行诊断和鉴别诊断?

参考答案:

病史特点:

(1)患儿,男,10 个月,婴儿。

(2)发现体格及运动发育落后 9 个月。

(3)查体:眼距宽,鼻根低平,眼裂小,眼外侧上斜,有内眦赘皮,外耳小,舌胖,颈短、皮肤宽松;身长 65cm,体重 7kg,四肢短,手指粗短,小指向内弯曲,指骨短,双手及通贯掌,踇趾球部呈弓形皮纹。心脏体格检查未及异常。

(4)血常规、尿常规、大便常规正常；血肝肾功能及心肌酶谱均未见异常；头颅 CT 未见异常。

诊断及诊断依据：唐氏综合征：本患儿自幼体格及运动发育落后，无明显其他诱因，查体可见典型唐氏综合征面容，如眼距宽，鼻根低平，眼裂小，眼外侧上斜，有内眦赘皮，外耳小，舌胖，常伸出口外，流涎多，身材矮小，颈短、皮肤宽松。四肢短，手指粗短，小指向内弯曲，指骨短，通贯掌等。心脏体格检查未及异常。

鉴别诊断：

(1)先天性甲状腺功能减退症：未经治疗的先天性甲状腺功能减退症患儿存在智力及体格发育落后，可有"呆小病"面容，但不同于唐氏综合征的特殊面容，甲状腺功能检测有助于鉴别。

(2)威廉姆斯综合征：该综合征患儿存在智力低下和体格发育落后，有特殊面容特点：眼周饱满、唇厚，可合并先天性心脏病，以主动脉瓣上狭窄多见，鉴别不难。

【诊疗计划】

(1)完善相关检查：血乳酸、血氨、血气分析、甲状腺功能、TORCH 检查、血液及尿液的代谢病分析检查、染色体核型检查、心脏超声、脑电图、头颅磁共振成像、智力测试。

(2)治疗方案：目前唐氏综合征无根本性治疗手段。由于患儿免疫力低下，应注意预防感染。如伴有先天性心脏病、胃肠道或其他畸形，可考虑手术矫治。加强教育和训练，使其逐步自理生活，从事力所能及的劳动。重要的是通过产前诊断、遗传咨询等预防措施，来指导控制染色体异常患儿的出生。

【诊疗经过】

完善相关检查，结果示：血乳酸、血氨、血气分析、甲状腺功能、TORCH 检查、血液及尿液的代谢病分析检查、心脏超声、脑电图、头颅磁共振检查结果未见异常；发育量表测试：发育商 60；染色体核型：47,XY,+21。

【最后诊断】

21- 三体综合征。

【随访医嘱】

每 3~6 个月随访 1 次，检测体格及智力发育水平；康复训练。

思考题 4：临床工作中出现哪些情况建议进行染色体检查？

参考答案：

(1)智力发育落后、生长发育迟缓或伴有先天畸形者。

(2)夫妇之一有染色体异常。

(3)家族中已有染色体、先天性畸形或智力低下个体。

(4)习惯性流产。

(5)原发性闭经和女性不孕症。

(6)无精子症男性及男性不育症。

（7）高龄孕妇。

参考文献 ....

1. 王天有, 申昆玲, 沈颖. 诸福棠实用儿科学 [M]. 9 版. 北京: 人民卫生出版社, 2022.
2. 王卫平, 孙锟, 常立文. 儿科学 [M]. 9 版. 北京: 人民卫生出版社, 2018.

第二节　苯丙酮尿症

苯丙酮尿症（phenylketonuria, PKU）是由于苯丙氨酸羟化酶（phenylalanine hydroxylase, PAH）或其辅酶四氢生物蝶呤（tetrahydrobiopterin deficiency, BH$_4$）缺乏, 导致血苯丙氨酸（phenylalanine, Phe）及其中间代谢物在体内蓄积, 可伴脑内神经递质合成障碍, 引起以神经系统损害症状为主要特征的一组氨基酸代谢病。均为常染色体隐性遗传。因患儿尿中可排出大量苯丙酮酸而得名。

1. PAH 缺乏症　是由于 PAH 缺乏导致, 其缺乏程度不同导致不同类型, 通常根据血苯丙氨酸浓度分为: 经典型, 血 Phe ≥ 1 200μmol/L; 轻型, 血 Phe120~360μmol/L。

2. BH$_4$ 缺乏症　是由于 BH$_4$ 代谢途径中酶缺乏导致。其中 6- 丙酮酰四氢蝶呤合成酶（6-pyruvoyl tetrahydropterin synthase, PTPS）缺乏最多见, 其次为二氢蝶啶还原酶（dihydropteridine reductase, DHPR）缺乏, 鸟苷三磷酸环化水解酶（guanosine triphosphate cyclohydrolase, GTP-CH）、墨蝶呤还原酶（sepiapterin reductase, SR）和蝶呤 4α- 甲醇氨脱水酶（pterin-4α-carbinolamine dehydratase, PCD）缺乏较少见。

一、诊断线索

（一）病史采集

1. 症状特点　有无易激惹、喂养困难、呕吐、尿液汗液有特殊气味、皮肤干燥、湿疹、毛发肤色变浅、出牙延迟等。有无抽搐、多动、攻击性行为、震颤、不随意运动、动作不协调等。有无肌张力低下或增高等。新生儿筛查早期诊治可以没有临床症状。

2. 既往史　有无贫血、营养不良、皮炎及反复呼吸道感染病史。

3. 个人史　有无喂养不当或外伤等。

4. 母孕产史　母亲既往有无不良妊娠史, 如自然流产史、子女不明原因死亡史。母亲孕期有无严重贫血、重度高血压病史, 孕期及孕前有无使用某些药物或放射线照射病史。

5. 家族史　有无家族成员的遗传病、先天性疾病史等。

（二）体格检查

1. 一般状况与生命体征 精神、反应；生命体征：体温、脉搏、呼吸频率、血压。体重及身高有无落后，有无头围小，有无肤色浅、头发及虹膜颜色淡，尿液有无鼠尿气味等。新生儿筛查早期诊治可以没有体征。

2. 呼吸系统 呼吸运动节律，频率，有无三凹征，听诊肺部有无干湿啰音。

3. 心血管系统 心率、心律，心音强度，有无杂音，杂音的性质。

4. 腹部 观察有无腹胀，肝脾有无肿大。

5. 神经系统 有无肌张力低下或增高、有无异常步态及其他神经系统阳性体征。

（三）实验室检查

1. 新生儿足跟血筛查 采集出生 72 小时（哺乳 6~8 次以上）的新生儿足跟血，制成专用干血滤纸片，采用荧光法或串联质谱法（tandem mass spectrometry，MS/MS）测定血 Phe 浓度进行 PKU 筛查。血 Phe>120μmol/L 及与酪氨酸比值>2.0 为初筛阳性，需召回复查，复查仍阳性则需进行以下鉴别诊断。

2. 尿蝶呤谱分析 是目前鉴别 PKU 不同类型的重要手段。

3. 红细胞 DHPR 活性测定 是 DHPR 缺乏症的确诊方法。需采用双光束分光光度计测定干滤纸血片中红细胞 DHPR 活性。DHPR 缺乏症患儿 DHPR 活性显著降低。

4. BH$_4$ 负荷试验 主要用于鉴别是否为 BH$_4$ 反应性 PKU，辅助鉴别 PKU 不同类型。

5. 基因测序 是 PKU 病因的确诊方法，建议常规进行，尤其对经上述鉴别诊断试验仍不能明确诊断者更需及早进行基因诊断。

6. 血浆游离氨基酸、尿液有机酸分析 两者可为该病提供血生化诊断依据，同时有助于鉴别其他的氨基酸、有机酸代谢缺陷。

二、诊断思维

（一）诊断

新生儿期无特殊临床症状，需新生儿筛查提示诊断，阳性者可进一步做蝶呤谱分析，BH$_4$ 负荷试验和基因诊断等判定 PKU 类型（图 11-1）。

（二）鉴别诊断

主要为不同类型 PKU 之间的鉴别，包括 PAH、BH$_4$ 缺乏症的各亚型（PTPS 缺乏症、DHPR 缺乏症、GTPCH 缺乏症、PCD 缺乏症及 SR 缺乏症），诊治流程具体见图 11-1。

三、治疗思维

（一）治疗

1. PAH 缺乏症

（1）治疗指征：正常蛋白质摄入下血 Phe 浓度>360μmoL/L 的 PKU 患儿均应在完成鉴别

诊断试验后立即治疗,越早治疗越好,提倡终身治疗;轻型高 Phe 血症(Phe 浓度<360μmoL/L)可暂不治疗,但需定期检测血 Phe 浓度,如血 Phe 浓度持续 2 次>360μmoL/L 应给予治疗。

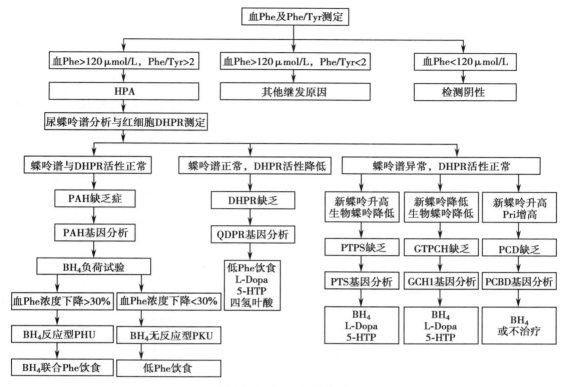

图 11-1 PKU 诊治流程

(2)饮食治疗:低 Phe 饮食治疗是目前 PAH 缺乏症的主要治疗方法。

2. BH$_4$ 缺乏症 按不同病因给予 BH$_4$ 或低 Phe 饮食、补充神经递质前体左旋多巴、5-羟色胺等联合治疗。

3. 宣传及心理指导 对于新诊断的 PKU 患儿家长需进行 PKU 基础知识的宣教(包括遗传方式、诊治及随访原则等),提高治疗依从性,达到良好的疗效。入学后需要告知学校老师,配合饮食及教育指导,做好患儿的心理辅导工作。

(二) 遗传咨询

PKU 属常染色体隐性遗传,其特点是: ①患儿父母都是致病基因突变携带者(杂合子);②患儿从父母各得到一个致病基因突变,纯合子或者混合性杂合子;③患儿母亲每次生育有 1/4 可能性为 PKU 患儿;④近亲结婚的家庭,后代发病率较一般人群为高。对有再生育要求的 PKU 高危家庭,可在先症者基因突变明确的基础上实施产前诊断,阻止患儿出生。

四、病例思辨

病例1

【一般情况】患儿,女,1岁10个月。

【主诉】间断抽搐、皮肤毛发色淡1年。

【现病史】患儿1年前无明显诱因下出现抽搐,抽搐时表现为意识丧失,牙关紧闭,口唇发绀,四肢僵直,持续约1分钟后自行缓解,抽搐后测体温正常,每天1~2次,近1年间断发作,皮肤毛发逐渐变淡,汗液、尿液有鼠尿味。发病来,易呕吐、腹泻,无发热,无咳嗽。

【既往史】有湿疹史。

【个人史】患儿系 G_1P_1 孕38周顺产,出生体重3 200g,羊水清,Apgar评分1分钟9分,5分钟10分。无胎膜早破,胎盘、脐带均正常。生后母乳喂养,6个月添加辅食。5个月能抬头,现不会站,不会叫爸爸、妈妈。母亲妊娠及分娩期否认患病、接触放射线、化学药物或毒物史。母亲无不良妊娠史。

【家族史】父母体健,否认近亲结婚,否认家族遗传性疾病。

思考题1:病史询问主要内容及目的有哪些?

参考答案:

(1)抽搐发作形式,有无诱因,持续时间,频率,有何伴随症状,初步判断感染、非感染性疾病及常见病因的抽搐如低血糖、水电解质紊乱。

(2)有无智力倒退、视力听力下降,用于鉴别脑脂质沉积病及其他遗传代谢病。

(3)尿和汗液有无特殊气味(鼠尿)、皮肤湿疹。

(4)是否为足月儿,有无产伤窒息史,新生儿时期及生长发育情况,用于鉴别是否缺氧缺血性脑病后遗症。

(5)询问有无家族遗传性疾病史,母亲有无流产史,孕检情况,母孕期有无感染史,是否接触放射线、化学药物或毒物,家中有无类似患儿,用于鉴别宫内感染、先天性遗传代谢病。

思考题2:患儿初步的体格检查内容及目的有哪些?

参考答案:精神反应、生长发育情况、智力发育情况、步态,鉴别有无脑瘫。头围、皮肤、毛发、虹膜的颜色、皮疹情况,用于鉴别唐氏综合征及遗传代谢病。四肢肌力、肌张力,神经系统反射情况,有无特殊体味,鉴别中枢神经系统疾病和遗传代谢病。

【体格检查】生命体征平稳,身长81cm,体重11kg,头围45cm,前囟已闭,精神可,营养可,闻及鼠尿味。皮肤苍白,弹性可,头发稀疏偏黄,心、肺、腹查体未见异常,四肢肌张力偏高,双侧膝腱反射亢进,双侧巴宾斯基征阴性,余神经系统查体未见明显异常。

【辅助检查】

血常规、尿常规、大便常规正常;血生化未见异常;头颅CT未见异常。

思考题3:体格检查及现病史提示哪种疾病?

参考答案:体格检查及现病史提示苯丙酮尿症可能性大,需进一步完善实验室检查明确诊断和分型。

【初步诊断】

1. 苯丙酮尿症;

2. 症状性癫痫。

思考题 4：该患儿病史特点如何总结？结合以上病史、体格检查及辅助检查,如何进行诊断和鉴别诊断？

参考答案：

病史特点：

(1)患儿,女,1 岁 10 个月,幼儿。

(2)间断抽搐、皮肤毛发色淡 1 年。抽搐时表现为意识丧失,牙关紧闭,口唇发绀,四肢僵直,持续约 1 分钟后自行缓解;抽搐后测体温正常,每天 1~2 次。近一年间断发作,皮肤毛发逐渐变淡,汗液、尿液有鼠尿味。智力发育落后:5 个月能抬头,现不会站,不会叫爸爸妈妈。

(3)查体:营养可,闻及鼠尿味,皮肤苍白,头发稀疏偏黄,四肢肌张力偏高,双侧膝腱反射亢进。

诊断及诊断依据：

(1)苯丙酮尿症:患儿为 1 岁余幼儿,间断抽搐,皮肤、毛发颜色变浅,智力发育落后,查体闻及鼠尿味,皮肤苍白,头发稀疏偏黄,故临床考虑 PKU,需进一步实验室检查确诊。

(2)症状性癫痫:患儿癫痫发作因 PKU 继发,是未经治疗 PKU 的常见症状,故诊断。

鉴别诊断：

(1)PKU 不同类型鉴别:见图 11-1。

(2)先天性甲状腺功能减退症:甲状腺功能减退症患儿存在智力及体格发育落后,需与 PKU 鉴别。但甲状腺功能减退症患儿没有皮肤毛发改变、鼠尿味、癫痫等症状,甲状腺功能检查可鉴别。

【诊疗计划】

(1)完善相关检查:血乳酸、血氨、血气分析、甲状腺功能、TORCH、血苯丙氨酸、尿蝶呤谱及红细胞 DHPR 分析、BH_4 负荷试验、脑电图、头颅 CT、基因检查等。

(2)治疗方案

1)低苯丙氨酸饮食:饮食原则是使 Phe 的摄入量能保证生长和代谢的最低需要量。对婴儿给予无 Phe 特殊奶粉,血 Phe 浓度下降接近正常后,逐步添加少量天然乳品;对幼儿日常饮食应避免 Phe 含量较高食物(如肉、乳酪、鱼、蛋、面粉、坚果、豆制品);可适当食用 Phe 含量中等的食物(包括大米、牛奶、早餐麦、土豆、奶油)或 Phe 含量较低的淀粉类食物、水果、蔬菜。各年龄患儿血 Phe 控制的理想浓度,0~1 岁:120~240μmol/L;1~12 岁:120~360μmol/L;>12 岁:120~600μmol/L。

2)抗癫痫及运动康复治疗。

【诊治经过】

完善相关检查,给予血乳酸、血氨、血气分析、甲状腺功能、TORCH 检查、尿蝶呤谱及红细胞 DHPR 分析正常；脑电图提示痫样放电；头颅 CT 提示脑积水；血苯丙氨酸 1 283μmol/L；BH₄ 负荷试验血苯丙氨酸浓度无明显变化；PAH 基因示：c.155A>G 杂合母源，c.259C>T 杂合父源。

【最后诊断】

1. 苯丙酮尿症；

2. 症状性癫痫。

【随访医嘱】

每 1~3 个月随访，监测血 Phe 水平、血生化、微量营养素；神经内科随访调整抗癫痫药物；评估体重、身长或身高、头围（3 岁以内）、体重指数及智力发育评估。

病例 2

【一般情况】患儿，男，15 天。

【主诉】新生儿筛查发现血苯丙氨酸增高 1 天。

【现病史】患儿 1 天前通过新生儿筛查发现血苯丙氨酸增高，为 238μmol/L，无哭吵，无呕吐，无抽搐，吃奶可，大小便未见明显异常。

【个人史】患儿系 G₂P₁ 孕 40 周顺产，出生体重 3 600g，羊水清，Apgar 评分 1 分钟 9 分，5 分钟 10 分。无胎膜早破，胎盘、脐带均正常。生后母乳喂养，母亲妊娠及分娩期否认患病、接触放射线、化学药物或毒物史。母亲无不良妊娠史。

【家族史】父母体健，否认近亲结婚，否认家族遗传性疾病。

【体格检查】生命体征平稳，身高 51cm，体重 4kg，头围 34cm，前囟平，精神稍烦躁，营养可，心、肺、腹查体未见异常，神经系统查体未见明显异常。

思考题 1：患儿进一步需要完善哪些检查？

参考答案：需完善遗传代谢图谱复查血苯丙氨酸水平、尿蝶呤谱及红细胞 DHPR 分析、BH₄ 负荷试验及基因检测进行确诊。

【初步诊断】

思考题 2：该患儿病史特点如何总结？结合以上病史、体格检查及辅助检查，如何进行诊断和鉴别诊断？

参考答案：

病史特点：

(1)患儿，男，15 天，新生儿。

(2)新生儿筛查发现血苯丙氨酸增高 1 天。

(3)查体：无阳性体征。

(4)辅助检查：血 Phe 238μmol/L 增高。

诊断及诊断依据：苯丙酮尿症？诊断依据：15 日龄新生儿，新生儿筛查发现血苯丙氨酸增高 1 天，查体无阳性体征，血 Phe 为 238μmol/L。

鉴别诊断:

(1)一过性高苯丙氨酸血症:这是早产儿、未熟儿较常见的异常,由于肝脏 PAH 未成熟,导致血中 Phe 浓度升高,随着患儿的成熟,血 Phe 浓度可降至正常,通过随访血中 Phe 水平可以鉴别。

(2)肝损害和某些遗传代谢病(酪氨酸血症、希特林蛋白缺乏症):这些患儿血 Phe 也可轻度升高,通过肝功能检查和血、尿代谢物的质谱分析可以进行鉴别,也可通过基因分析鉴别。

【诊治计划】

(1)完善相关检查:完善遗传代谢图谱复查血 Phe 水平、尿蝶呤谱及红细胞 DHPR 分析、BH_4 负荷试验进行分析,基因检测进行确诊。

(2)治疗方案:根据病因分类制订治疗方案。

【诊疗经过】

完善相关检查,尿新蝶呤(neopterin,N)1.4mmol/molCr,生物蝶呤(biopterin,B)0.01mmol/molCr,B%<0.7%,DHPR 3.2nmol/(min·5mm disc);BH_4 负荷试验:给予 BH_4 后 6 小时,其血 Phe 浓度下降至正常;基因检查:PTPS 基因 c.155A>G 杂合父源、c.259C>T 杂合母源。病因为 BH_4 缺乏症:PTPS 缺乏症。

正常饮食下,补充盐酸沙丙蝶呤片 2mg/kg,每天 1 次,早餐进食时服用,根据 Phe 控制情况调整剂量,使血 Phe 控制到正常水平。补充神经递质前体左旋多巴及 5- 羟色氨酸从 1mg/(kg·d)开始,每周递增 1mg/(kg·d),逐渐增加剂量(表 11-1)。

表 11-1 各年龄段患儿神经递质前体治疗剂量

药物	新生儿期	<1~2 岁	>1~2 岁
左旋多巴	1~3mg/(kg·d)	4~7mg/(kg·d)	8~15mg/(kg·d)
5- 羟色氨酸	1~2mg/(kg·d)	3~5mg/(kg·d)	6~9mg/(kg·d)

左旋多巴不良反应可出现运动障碍、兴奋、失眠等,尤其是儿童初始治疗时易发生,减少多巴剂量或总量分多次服用可改善上述症状;此外,左旋多巴治疗中往往会出现开 - 关(on-off)现象,即间隙性出现精神萎靡不振、软弱无力、嗜睡等,可在 1 天中出现几次,这种精神运动状态改变与较短的左旋多巴半衰期有关,可将 1 天药物总剂量分成 6~8 次服用可减少开 -关现象。5- 羟色氨酸可导致呕吐、腹泻等肠胃道紊乱症状,重者可减少剂量或暂时性停药。

【最后诊断】

BH_4 缺乏症:6- 丙酮酰四氢蝶呤合成酶(PTPS)缺乏症。

思考题 3:PTPS 尿蝶呤谱分析特点有哪些?

参考答案:PTPS 缺乏时,尿新蝶呤(N)明显增加,生物蝶呤(B)明显降低,B%<10%(多<5%);对于尿 N 明显增高,尿 B 正常或略低,B% 介于 5%~10% 之间,诊断需谨慎,可结合 BH_4 负荷试验和基因协助诊断。

思考题 4：BH$_4$ 缺乏症包括哪些类型？

参考答案：BH$_4$ 包括 6- 丙酮酰四氢蝶呤合成酶（PTPS）缺乏症及二氢蝶啶还原酶（DHPR）缺乏症，少见为鸟苷三磷酸环化水解酶（GTPCH）缺乏症、蝶呤 -4α- 二甲醇胺脱水酶（PCD）缺乏症及墨蝶呤还原酶（SR）缺乏症。

【随访医嘱】

每 1~3 个月随访，监测血 Phe 水平、血生化、微量营养素；评估体重、身长或身高、头围（3 岁以内）、体重指数及智力发育评估。

遗传代谢性疾病的诊治要点详见课件 11。

课件 11　遗传代谢性疾病的诊治要点

（黄新文　洪　芳）

参考文献

1. 中华医学会儿科学分会内分泌遗传代谢学组. 高苯丙氨酸血症的诊治共识 [J]. 中华儿科杂志, 2014, 52 (6): 420-424.
2. 顾学范. 临床遗传代谢病 [M]. 北京: 人民卫生出版社, 2015.

第十二章

风湿免疫性疾病

第一节　免疫缺陷病

免疫缺陷病(immunodeficiency)是由于原发或继发因素引起的免疫器官、免疫细胞或免疫分子等构成成分发生缺陷,致使免疫反应缺如或降低,导致机体抗感染功能低下的一组疾病。原发性免疫缺陷病(primary immunodeficiency,PID)是由遗传因素(单基因突变)造成的免疫缺陷综合征,临床表现为反复感染,易患肿瘤、自身免疫性疾病、过敏性疾病、炎症性疾病等。PID 属罕见病,发病率约为(1∶500 000)~(1∶500),平均 1∶2 000。根据 2019 年伦敦最新 PID 分类标准,将 PID 分为十大类:①联合免疫缺陷;②伴典型表现的联合免疫缺陷综合征;③抗体免疫缺陷病;④免疫失调性疾病;⑤吞噬细胞缺陷;⑥固有免疫缺陷;⑦自身炎症性疾病;⑧补体缺陷;⑨单基因骨髓衰竭综合征;⑩拟表型。PID 包括 404 种疾病,涉及 430 个遗传基因突变。随着医学科学的进步,使得一些基因突变所致的疾病成为可治疗性疾病。因此,如果能早期诊断、及时治疗,则可挽救部分患儿生命,明显改善生活质量。

一、诊断线索

(一) 病史采集

1. 临床表现　PID 患儿免疫防御功能受损,易出现重症或机会菌感染,常规抗感染治疗效果欠佳;免疫耐受异常容易罹患过敏性疾病和自身免疫性疾病;免疫监视功能受损易罹患肿瘤性疾病。美国疾病控制与预防中心和 Jeffrey Modell 基金会制定了 PID 十大预警症状(表 12-1),对于早期发现 PID 具有一定的指导意义。

表 12-1　PID 十大预警症状

(1)反复中耳炎≥4 次 / 年
(2)严重鼻窦感染≥2 次 / 年
(3)口服抗生素>2 个月,无明显疗效

续表

(4)肺炎≥2次/年
(5)婴儿期生长发育迟缓
(6)反复深部皮肤或脏器脓肿
(7)持续鹅口疮或皮肤黏膜真菌感染
(8)需静脉使用抗生素才能清除感染
(9)深部感染(包括脓毒症)≥2次/年
(10)PID家族史

2. 疫苗接种后反应　PID患儿尤其是重症联合免疫缺陷、T细胞缺陷、高IgM综合征、慢性肉芽肿病(chronic granulomatous disease,CGD)或无丙种球蛋白血症患儿在接受减毒活疫苗(如卡介苗、口服脊髓灰质炎疫苗)后可发生局部脓肿、区域淋巴结肿大甚至播散性感染。这部分患儿需进一步完善免疫功能评估并咨询相关免疫专家。

(二)体格检查

1. 生长发育评估　PID患儿因反复感染可出现生长发育迟缓,监测身高、体重、头围等变化有助于早期发现PID。

2. 一般状况与生命体征　体温、心率、血压、意识、特殊面容、皮肤改变等。湿疹伴反复感染者需警惕高IgE综合征、湿疹-血小板减少-免疫缺陷综合征(Wiskott-Aldrich syndrome,WAS)等免疫缺陷病可能。

3. 淋巴组织　腺样体组织如扁桃体或淋巴结缺如与X连锁无丙种球蛋白血症(X-linked agammaglobulinemia,XLA)有关,胸腺缺如与迪格奥尔格(DiGeorge)综合征相关。

4. 腹部查体　肝脏和/或脾大需排除HIV、EBV、CMV等感染后继发性免疫功能缺陷。

5. 其他系统体征　查关节部位了解有无肿胀或活动受限、心脏听诊有无杂音、神经系统查体有无阳性体征等。

(三)实验室检查

1. 免疫功能评估

(1)全血细胞计数:全血细胞计数可了解外周血白细胞计数、中性粒细胞绝对值、淋巴细胞绝对值、嗜酸性粒细胞绝对值、血小板数量和血红蛋白水平。中性粒细胞缺乏提示吞噬细胞缺陷,淋巴细胞$<1.5\times10^9$/L提示T细胞免疫缺陷,贫血可存在于慢性疾病患儿中。血小板计数异常低下往往提示骨髓增生不良或自身免疫性疾病,男孩持续血小板数量减低同时伴有体积变小需高度警惕WAS。

(2)体液免疫评估

1)免疫球蛋白水平:免疫球蛋白水平测定包括IgG、IgA、IgM和IgE。总免疫球蛋白<4g/L或IgG<2g/L往往提示抗体缺陷;IgA水平减低可出现在无丙种球蛋白血症或选择性IgA缺陷病患儿中。IgE水平测定有助于高IgE综合征的识别。IgG水平正常但疑似存

在抗体生成功能缺陷的患儿,需进一步完善 IgG 亚类的检测。IgG 亚类的减低和选择性 IgA 缺陷病相关。

2)抗体生成试验:反复感染的患儿即使免疫球蛋白水平测定在正常范围,仍需进一步完善抗体生成试验以评估 B 细胞功能。其中针对抗 A、抗 B 或抗 AB 同族凝集素的检测其结果代表 IgM 类抗体功能,WAS 或存在低 IgM 血症患儿同族凝集素滴度下降或检测不出。血清 ASO 在 12 岁以后仍低于 50 单位可提示 IgG 抗体反应缺陷。机体在接种白喉、破伤风等蛋白类抗原或肺炎链球菌、流感嗜血杆菌等多糖类抗原后不能产生相应特异性抗体,往往也提示存在 IgG 抗体生成缺陷。

（3）细胞免疫评估

1)初筛试验:包括胸部 X 线片和皮肤迟发过敏反应试验。婴儿期胸部 X 线片胸腺影缺乏提示 T 细胞功能缺陷。皮肤迟发过敏反应试验代表 Th1 细胞功能。皮内注射一定量抗原（常用抗原类型包括腮腺炎病毒疫苗、结核菌纯蛋白衍生物、白喉类毒素、白假丝酵母菌等），注射后 24~72 小时观察注射部位反应,阴性提示 Th1 细胞功能低下。

2)淋巴细胞亚群分析:淋巴细胞亚群可通过流式细胞仪进行检测。CD3 代表总 T 细胞,其分为 $CD4^+$ 和 $CD8^+$ 细胞;$CD19^+$ 则代表 B 细胞;$CD16^+CD56^+$ 细胞代表 NK 细胞。$CD4^+$ 细胞数<500/μl 提示细胞免疫低下,<200/μl 提示存在严重缺陷。CD4/CD8 比值<1 时提示细胞免疫被抑制,<0.3 时则提示严重 T 细胞缺陷。$CD19^+$ 细胞为 0 提示 B 细胞缺乏,若患儿 T 细胞、NK 细胞正常,而血清中免疫球蛋白均降低,男性患儿需考虑 X 连锁无丙种球蛋白血症,女性患儿需考虑常染色体隐性遗传无丙种球蛋白血症。

（4）固有免疫评估

1)补体:包括总补体 CH50、C3 和 C4 水平初筛试验,进一步检查包括补体成分测定、补体活化成分和调理素测定等。不同年龄阶段补体正常水平如表 12-2 所示。

表 12-2 不同年龄段补体正常水平

总补体水平	C3	C4
CH50:50~100U/ml	新生儿期:570~1 160mg/L	新生儿期:70~230mg/L
	1~3 个月:530~1 310mg/L	1~3 个月:70~270mg/L
	>3 个月~1 岁:620~1 800mg/L	>3 个月~10 岁:70~400mg/L
	>1~10 岁:770~1 950mg/L	

2)吞噬细胞功能:四唑氮蓝染料(tetrazolium blue test,NBT)试验用以检测中性粒细胞吞噬功能。中性粒细胞吞噬过程中产生的氢离子和超氧根可使 NBT 还原,底物颜色由淡黄色转为蓝黑色视为阳性,结果<1% 或阴性者提示可能存在吞噬细胞功能缺陷,是诊断慢性肉芽肿病的功能试验之一。

2. 病原学检查　可采集临床标本进行病原体检测。急性期与恢复期双份血清特异性 IgG 抗体 4 倍以上升高有确诊价值,但需时较长,临床应用价值有限,体液免疫功能缺陷的患儿检测不出。PCR 方法检测呼吸道分泌物病毒或非典型菌(支原体、衣原体、军团菌)核酸,简单快速,敏感性高,可以协助诊断。胶体金法测定病毒特异性抗原对于快速筛查病原体具有早期诊断价值。病毒、真菌、机会菌的扩散感染或深部组织细菌感染往往提示免疫功能不全。

(四) 影像学检查

1. 胸片 婴幼儿期胸部 X 线片存在胸腺影缺乏提示 T 细胞功能缺陷。

2. 胸部 CT(气道重建) 对于慢性肺部感染可能继发的支气管扩张、肺纤维化等具有一定诊断意义。

3. 腹部 B 超 腹部超声检查发现脾脏极小或缺如提示无脾综合征或先天性脾缺如,提示 B 淋巴细胞成熟发育障碍。

二、诊断思维

1. 结合临床表现进行实验室检测及免疫功能评估,具体流程如图 12-1 所示:

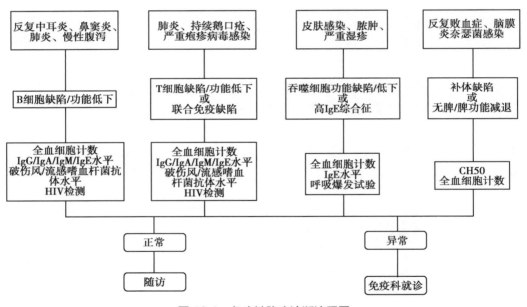

图 12-1 免疫缺陷病诊断流程图

2. 基因分析 通过基因分析明确突变位点,并发现携带者。

三、治疗思维

1. 一般治疗

(1)预防和治疗感染:急性感染期,可根据药敏试验或不同免疫缺陷病临床常见致病菌进行抗细菌、病毒及真菌药物治疗。

（2）支持治疗：存在粒细胞缺乏患儿可尝试使用粒细胞集落刺激因子（granulocyte colony-stimulating factor，G-CSF）提高粒细胞水平。

2. 替代治疗

（1）IVIG：适用于低 IgG 血症，400~600mg/kg，每 3~4 周输注 1 次。

（2）血浆：血浆中除含有 IgG 外，还有 IgM、IgA、补体和其他免疫成分，每次可输注新鲜冰冻血浆 20ml/kg。

（3）白细胞：CGD 严重感染时，不做常规替代治疗。

（4）细胞因子：胸腺素对于胸腺发育不全、湿疹血小板减少伴免疫缺陷症者有一定疗效。γ 干扰素（interferon-γ，IFN-γ）可用于慢性肉芽肿病、高 IgE 综合征，改善细胞吞噬功能。白介素 -2（interleukin-2，IL-2）可用于严重联合免疫缺陷症或选择性 IL-2 缺乏患儿。

（5）酶替代治疗：腺苷脱氨酶（adenosine deaminase，ADA）缺乏患儿可输注含有 ADA 活性的红细胞短期改善免疫功能状态。

3. 免疫重建　使用正常细胞或基因片段植入患儿体内达到恢复免疫功能的目的。

（1）胸腺组织移植：迪格奥尔格综合征（DiGeorge syndrome）。

（2）造血干细胞移植：采用骨髓或脐带血干细胞，为根治 PID 的主要方法，适应证包括重症联合免疫缺陷病（severe combined immunodeficiency，SCID）、高 IgM 综合征（hyper-IgM syndrome，HIGM）、湿疹 - 血小板减少 - 免疫缺陷综合征（Wiskott-Aldrich syndrome，WAS）、慢性肉芽肿病（chronic granulomatous disease，CGD）等，成功率约为 65%~85%。

（3）骨髓移植：采用人类白细胞抗原（human leucocyte antigen，HLA）型一致的同胞供者或 HLA 半匹配型骨髓进行移植，前者效果优于后者，用于 SCID 或存在严重 T 细胞功能缺陷者。

4. 基因治疗　CRISPR-case9（clustered regularly interspaced short palindromic repeats associated protein 9）对突变基因进行靶向修复目前仍处于临床试验阶段，有效性及安全性有待进一步研究。

四、病例思辨

病例1

【一般情况】患儿，男，3 岁 6 个月。

【主诉】反复右膝肿痛 6 个月。

【现病史】患儿 6 个月前无明显诱因在家中出现右膝红肿，伴疼痛，夜间为主，有晨僵，无跛行，无皮疹，无口腔溃疡，无腹泻，无发热等。至当地医院就诊，查红细胞沉降率 23mm/h；血常规：白细胞计数 11.73×10^9/L，超敏 C 反应蛋白 49mg/L，考虑"滑膜炎"，医嘱制动休息后，关节肿痛好转。1 个月前再次出现右膝肿痛，症状同前，至笔者医院门诊就诊。查免疫球蛋白提示 IgG 0.8g/L，IgA 0.11g/L，IgM 0.01g/L，门诊未予以治疗，拟"关节肿痛待查？"收住入院。

起病以来,患儿精神尚可,食欲可,睡眠可,小便未见明显异常,体重无明显增减,否认结核病患者接触史。

【既往史】生后 6 个月因"重症肺炎"于 PICU 住院治疗,好转后出院;生后 14 个月因"败血症"住院治疗,静脉使用抗生素及输注丙种球蛋白治疗后好转出院;既往有 2 次中耳炎病史。

【出生史】G₁P₁,孕 37 周因"羊水早破"剖宫产娩出,出生体重 2.2kg,否认窒息抢救史。

【预防接种史】出生时接种卡介苗及乙肝疫苗,无疫苗接种反应,后因反复感染停止接种疫苗至今。

【家族史】父亲有 IgA 肾病。

【体格检查】T 36.9℃,P 110 次 /min,R 26 次 /min,BP 98/55mmHg。神志清,精神可,呼吸平,无明显三凹征,咽红;双肺呼吸音粗,未闻及明显干湿啰音;心律齐,心音中等,未闻及病理性杂音;腹软,无压痛及反跳痛,肝脾肋下未及;神经系统查体未见病理性体征;全身未见皮疹;右膝关节肿胀,局部皮肤温度升高,压痛明显,膝关节活动无受限,浮髌试验阳性,双侧 4 字征阴性,双下肢等长,余关节查体未见明显异常。

【辅助检查】

血常规:WBC 11.65×10⁹/L,L 53%,N 40.3%,Hb 106g/L,PLT 475×10⁹/L,CRP 34mg/L;红细胞沉降率 21mm/h。

免疫球蛋白水平:IgG 0.8g/L,IgA 0.11g/L,IgM 0.01g/L,IgE<18.5IU/ml。

【入院诊断】

思考题:该患儿病史特点如何总结? 结合以上病史、体格检查及辅助检查,如何进行诊断和鉴别诊断?

参考答案:

病史特点:

(1)患儿,男,3 岁 6 个月。

(2)因"反复右膝肿痛 6 个月"入院。

(3)既往反复重症感染住院病史,反复中耳炎,父亲有 IgA 肾病。

(4)入院体格检查:意识清,颈软,全身未见皮疹,心、肺、腹查体未见明显异常;专科查体:右膝关节肿胀,局部皮肤温度升高,压痛明显,膝关节活动无受限,浮髌试验阳性,双侧 4 字征阴性,双下肢等长。

(5)辅助检查:血常规示白细胞、CRP 增高;红细胞沉降率偏快;免疫功能检测提示免疫球蛋白 IgG、IgA、IgM 均明显减低。

诊断和诊断依据:

(1)幼年特发性关节炎:16 岁以下起病,反复右膝肿痛 6 个月(病程>6 周),查体:右膝关节红肿、压痛伴局部皮肤温度升高,故考虑。

(2)X 连锁无丙种球蛋白血症:患儿男性,起病早,既往多次重症感染及中耳炎病史,免疫功能检测提示免疫球蛋白 IgG、IgA、IgM 均明显减低,结合性别特征,需考虑 X 连锁无丙种球蛋白血症。

鉴别诊断:

(1)联合免疫缺陷病:患儿有反复感染病史,查免疫功能提示体液免疫功能低下,需考虑联合免疫缺陷可能。但外周血淋巴细胞及中性粒细胞绝对值正常范围,不支持,可进一步完善基因检测明确。

(2)常见变异型免疫缺陷病:患儿血清中 IgG 明显减低。需警惕本病,但患儿起病年龄<2 岁,不支持,可进一步完善 T、B、NK 细胞检测及基因检测明确。

(3)血液系统疾病:白血病患儿可出现关节肿痛及免疫功能异常,需警惕该病可能。但患儿外周血三系检测未见明显异常,幼稚细胞未见,不支持,可完善四肢长骨片及骨髓腔穿刺进行骨髓涂片检查排除。

【诊疗计划】

(1)完善相关检查

1)免疫功能评估:进一步完善 T、B、NK 细胞亚群测定。

2)骨髓腔穿刺:可选用胸骨或髂骨进行骨髓腔穿刺,骨髓液涂片,排除血液系统疾病。

3)关节腔穿刺:行右膝关节腔穿刺术,抽取积液进行培养及细胞学计数。

4)病原学检测:XLA 患儿对肺炎链球菌、流感嗜血杆菌等易感,可行血培养、关节腔穿刺液培养及咽拭子培养等排除感染可能。

5)基因检测:完善免疫缺陷相关基因突变位点的检测,如发现酪氨酸激酶(bruton tyrosine kinase,BTK)基因突变则可进一步确诊 XLA。

(2)治疗方案

1)支持治疗:保证营养,避免交叉感染。

2)IVIG 替代治疗:剂量 400~600mg/kg,每 3~4 周输注 1 次,维持 IgG 水平 ≥5g/L。

3)基因治疗:疗效尚不确定。

4)幼年特发性关节炎治疗:XLA 患儿易并发幼年特发性关节炎,目前机制尚不明确,多数患儿关节症状可在丙种球蛋白输注后得到缓解,若关节肿痛持续,可口服非甾体抗炎药缓解局部症状。

【诊治经过】

入院后完善相关检查除外感染、肿瘤,并评估关节受累情况及病情严重程度,完善基因检测及免疫功能评估。血常规:WBC 10.16×10^9/L,L 56.9%,N 35.8%,HB 105g/L,PLT 420×10^9/L,幼稚细胞分类未见,CRP 49.69mg/L,ESR 21mm/h。肺炎支原体血清学试验、TORCH 检查、T-SPOT 试验、EBV 抗体等病原体检测阴性。凝血酶未见明显异常,血培养阴性。T 细胞亚群:CD19 0.00%,CD3 93.1%,CD4 56.6%,CD8 29.3%,CD3-CD16$^+$CD56$^+$ 3.1%;补体水平:C3 1.146g/L,C4 0.271g/L。右膝关节磁共振平扫:右侧髌骨下部、右侧股骨远端、胫骨近端可见异常信号,右关节腔内可见较多积液。右膝关节 B 超:右侧膝关节内积液,滑膜增厚。骨髓穿刺结果提示:粒系明显增生。四肢长骨片:未见明显异常。膝关节腔穿刺积液细胞学计数:李凡他试验(+++),有核细胞数 $12\,500.0 \times 10^6$/L,单个核细胞 36.0%,多核细胞 64%,酸碱度中性,一般细菌涂片、真菌涂片及结核涂片阴性。关节腔积液生化:总蛋白 51.3g/L,腺苷脱氨酶 27.5U/L,乳酸脱氢酶 781U/L,葡萄糖 0.14mmol/L,胆固醇 1.83mmol/L,关节腔积液培养阴性。免疫缺陷基因检测结果:*BTK* 基因致病突变。

入院后予以扶他林软膏外涂,丙种球蛋白 25g 静脉滴注(患儿体重 13kg),关节腔穿刺抽取积液 8ml,住院第 7 天关节肿痛减轻,现关节肿痛明显好转,无发热,无皮疹,病情好转出院。

【出院诊断】

1. X 连锁无丙种球蛋白血症;

2. 幼年特发性关节炎。

【出院医嘱】

(1)定期(建议 3~4 周)入院输注丙种球蛋白。

(2)不推荐活病毒疫苗接种。

(3)注意休息,避免交叉感染。

病例 2

【一般情况】患儿,女,5 岁 5 个月。

【主诉】咳嗽 6 天。

【现病史】患儿 6 天前无明显诱因在家中出现咳嗽,呈阵发性连咳,5~7 声 / 次,次数多;活动后或夜间翻身时咳嗽明显,咳黄脓痰,咳剧时面色涨红;无发热,无气促,无呕吐,无腹泻,无声嘶。至笔者医院门诊就诊,查胸片提示"左下肺炎",血常规提示白细胞计数 22.94×10⁹/L,中性粒细胞 63%,血红蛋白 94g/L,血小板计数 340×10⁹/L,嗜酸性粒细胞绝对值 7.1×10⁹/L,超敏 C 反应蛋白 64mg/L,给予哌拉西林他唑巴坦静脉滴注 2 天,咳嗽症状无明显改善。为求进一步治疗,门诊拟"左下肺炎、嗜酸性粒细胞增多症"收住入院。

起病以来,患儿精神尚可,食欲差,睡眠欠佳,大小便未见明显异常,体重无明显增减,否认结核接触史,否认异物吸入史。

【既往史】有"湿疹"病史,生后多次因"皮肤感染""肺炎"当地医院给予输液治疗,否认手术、外伤及输血史。

【出生史】G_2P_2 足月顺产,出生体重 3.5kg,否认窒息抢救史。

【预防接种史】卡介苗及乙肝疫苗已接种,因湿疹,其余疫苗未接种。

【家族史】未见明显异常。

【体格检查】T 36.1℃,P 112 次 /min,R 28 次 /min,BP 103/57mmHg,体重 20kg。神志清,精神尚可,特殊面容:鼻翼增宽,高腭弓;口唇可见疱疹,局部肿胀伴渗出,皮肤粗糙干燥,脱屑明显,躯干部可见陈旧性红色斑块样皮疹,局部有色素沉着(文末彩图 12-2);呼吸平,无明显三凹征,左侧胸部可触及一枚皮下结节,轻微触痛,活动度可;咽红,口腔黏膜可见白斑,拭之不去;双肺呼吸音粗,未闻及明显干湿啰音;心律齐,心音中等,未闻及病理性杂音;腹软,无压痛,肝脾肋下未及;神经系统查体未见病理性体征,毛细血管充盈时间 2 秒。

【辅助检查】

白细胞计数 $22.94 \times 10^9/L$，中性粒细胞 63%，血红蛋白 94g/L，血小板计数 $340 \times 10^9/L$，嗜酸性粒细胞绝对值 $7.1 \times 10^9/L$，超敏 C 反应蛋白 64mg/L。免疫球蛋白 + 补体：免疫球蛋白 G 11.2g/L，免疫球蛋白 A 4.79g/L，免疫球蛋白 M 0.51g/L，免疫球蛋白 E 9 260.6IU/ml，补体 C3 2.2g/L，C4 0.53g/L。

胸部正侧位片：左下肺炎。

【入院诊断】

思考题1：该患儿病史特点如何总结？结合以上病史、体格检查及辅助检查，如何进行诊断和鉴别诊断？

参考答案：

病史特点：

(1)患儿，女，5 岁 5 个月。

(2)因"咳嗽 6 天"入院。

(3)既往有严重"湿疹"病史，多次"皮肤感染"病史。

(4)入院体格检查：意识清，特殊面容：皮肤粗糙脱屑，鼻翼增宽，高腭弓；口唇可见疱疹，局部肿胀伴渗出，躯干部可见陈旧性红色斑丘疹，部分色素沉着；咽红，口腔黏膜可见白斑，拭之不去；呼吸平稳，肺部听诊未闻及干湿啰；心、腹查体未见明显异常，四肢关节无红肿；左侧胸壁可触及一枚结节，伴触痛，活动度可。

(5)辅助检查：血常规示白细胞、CRP 异常增高；嗜酸性粒细胞绝对值明显升高，胸片提示左下肺炎。

诊断和诊断依据：

高 IgE 综合征（hyper IgE syndrome，HIES）。诊断依据：根据美国国立卫生院（National Institutes of Health，NIH）1999 年制定的高 IgE 临床评分表，该患儿起病年龄 5 岁（3 分），有严重湿疹（4 分）、鼻翼增宽>2*SD*（3 分）、高腭弓（2 分）、口腔念珠菌病（1 分）、血清 IgE>1 000IU/ml（8 分）、皮肤脓肿（>4 分）、肺炎>2 次（4 分）、特殊面容（5 分）、嗜酸性粒细胞计数>800 个/μl（6 分），患儿评分总分 43 分（>40 分），可临床诊断 HIES。

鉴别诊断：

(1)慢性肉芽肿病：是由还原型烟酰胺腺嘌呤二核苷酸磷酸（nicotinamide adenine dinucleotide phosphate，NAPDH）氧化酶缺陷导致吞噬细胞功能障碍，不能有效杀伤细菌和真菌。该患儿有反复皮肤感染、败血症病史，需警惕该病可能，可行吞噬细胞呼吸爆发试验予以鉴别。

(2)WAS：属于联合免疫缺陷病，患儿有湿疹、便血、反复呼吸道感染等临床表现，该患儿湿疹伴皮肤感染，需警惕本病可能。但该患儿外周血检测血小板正常范围，可进一步行基因检测予以鉴别。

【诊疗计划】

(1)完善相关检查

1)免疫功能评估：①免疫球蛋白水平测定：包括 IgG、IgA、IgM、IgE 水平；②补体水平测定：CH50、C3、C4 水平等；③细胞免疫检测：流式细胞仪检测 T、B、NK 等细胞亚群。

2）骨髓腔穿刺术：骨髓涂片排除血液系统疾病；骨髓涂片查找寄生虫。

3）基因检测：HIES 常见突变基因为 DOC8 和 STAT3，完善免疫缺陷相关基因突变位点的检测，如发现上述基因突变则可确诊。

4）病原学检测：口腔分泌物涂片查找细菌、真菌孢子，PCR 核酸检测或血清学抗体测定查找有无支原体、衣原体、人乳头瘤病毒、疱疹病毒等感染。

（2）治疗方案

1）控制感染：肺部感染可根据痰培养或血清病原体检测结果选用敏感抗生素进行治疗。考虑皮肤阳性菌感染可选用万古霉素或利奈唑胺；真菌感染可选用伏立康唑等抗真菌治疗药物。

2）IVIG 替代治疗：剂量 400~600mg/kg，维持 IgG 水平 ≥5g/L。

3）造血干细胞移植：为根治 HIES 重要的治疗手段。

4）基因治疗：疗效尚不确定。

【诊治经过】

入院后完善相关检查，血气电解质：pH 值 7.364，pCO_2 33.5mmHg，pO_2 100mmHg，SpO_2 99.5%，K^+ 3.4mmol/L，Na^+ 141mmol/L，Cl-113mmol/L，Ca^{2+} 0.98mmol/L，HCO_3^- 18.7mmol/L，ABE-5.5mmol/L；结核抗体、T-SPOT 试验检查阴性；痰培养：正常菌群生长（未培养出真菌）；病原体 DNA（肺炎支原体、沙眼衣原体）阴性；血培养（含真菌）培养 5 天无细菌、真菌生长；CD 检测（T、B、NK 细胞亚群）：CD20 14.53%，CD3 52.88%，CD4 28.06%，CD8 12.59%，$CD3^-CD16^+CD56^+$ 24.22%；红细胞沉降率 60mm/h。骨髓穿刺：嗜酸性粒细胞增多。全外显子基因检测提示 DOCK8 基因致病突变。

入院后予以头孢哌酮舒巴坦钠静脉滴注、氟康唑口服抗感染，口服泼尼松片15mg晨起顿服，孟鲁司特钠、丙卡特罗口服平喘等对症支持治疗。患儿入院第3天体温恢复正常，咳嗽、咳痰逐渐减少，病情好转出院。

【出院诊断】

1. 原发性免疫缺陷病：高 IgE 综合征；

2. 急性左下肺炎。

【出院医嘱】

（1）出院带药

1）头孢地尼胶囊 0.1g×10 粒 ×1 盒，用法：每次 1 粒，口服，1 天 2 次。

2）复方磺胺甲噁唑 0.48g×1 瓶，用法：每次 0.5 片，口服，1 天 2 次（吃 3 天停 4 天）。

3）氯化钾口服液 100ml×1 瓶，每次 5ml，口服，1 天 2 次。

4）醋酸钙颗粒 0.2g×20 包，每次 0.2g，口服，1 天 2 次。

（2）出院 1 周风湿免疫科复诊，复查血常规 +C 反应蛋白。

（3）出院 3~4 周再次入院评估免疫功能，必要时给予输注丙种球蛋白。

（4）血液科造血干细胞移植门诊咨询。

（5）疫苗接种：避免活疫苗接种。

（6）适当运动，避免交叉感染。

思考题 2：本病治疗能否根治？治疗措施有哪些？

参考答案： 造血干细胞移植对于根治 HIES 具有重要作用。*DOC8* 基因突变 HIES 患儿较 *STAT3* 基因突变的患儿病情严重，因此建议尽早行造血干细胞移植。同时，防治皮肤和深部组织的金黄色葡萄球菌感染对降低死亡率至关重要。因此，建议 HIES 患儿长期口服预防量的复方磺胺甲噁唑。输注丙种球蛋白对控制重症感染有较好疗效。

参考文献

1. BOUSFIHA A, JEDDANE L, AL-HERZ W, et al. The 2015IUIS phenotypic classification for primary immunodeficiencies [J]. J Clin Immunol, 2015, 35: 727-738.
2. 杨曦, 赵晓东. 原发性免疫缺陷病分类 (2017 伦敦版) 解读.[J] 中华儿科杂志, 2018, 56 (9): 648-650.
3. 中华医学会儿科学分会免疫学组. 原发性免疫缺陷病免疫球蛋白 G 替代治疗专家共识 [J]. 中华儿科杂志, 2019, 57 (12): 909-912.

第二节　幼年特发性关节炎

幼年特发性关节炎（juvenile idiopathic arthritis, JIA）是一组异质性疾病, 病因和发病机制未明, 是最常见的儿童慢性风湿性疾病之一, 也是小儿致残和失明的主要原因。JIA 既往被称为幼年类风湿关节炎或儿童慢性关节炎, 包括全身型、多关节炎型、少关节炎型、幼年强直性脊柱炎等亚型。在 2001 年, 国际风湿病学会联盟（International League of Associations for Rheumatology, ILAR）专家组将 16 岁以下起病、原因不明的持续 6 周以上的关节炎统一命名为幼年特发性关节炎。

2001 年国际风湿病联盟分类标准将 JIA 分为 7 个临床亚型, 包括为全身型幼年特发性关节炎（systemic onset juvenile idiopathic arthritis, SoJIA）、少关节型幼年特发性关节炎（oligoarticular juvenile arthritis, O-JIA）、RF 阳性多关节型幼年特发性关节炎（polyarticular juvenile arthritis, P-JIA）、RF 阴性多关节型幼年特发性关节炎、与附着点炎相关关节炎（enthesitis related juvenile idiopathic arthritis, ERA）、银屑病性关节炎（psoriatic arthritis, PsA）、未分化幼年特发性关节炎。在 2018 年, 国际儿童风湿病试验组织（The Pediatric Rheumatology International Trials Organization, PRINTO）将 JIA 分型进行了更新, 发病年龄从 16 岁调整为 18 岁, 幼年特发性关节炎分型包括全身型幼年特发性关节炎, RF 阳性幼年特发性关节炎, 与附着点炎、脊柱炎相关的幼年特发性关节炎, 早发 ANA 阳性幼年特发性关节炎,其他幼年特发性关节炎,未分类的幼年特发性关节炎。但由于 2018 年 PRINTO 幼年特发性关节炎新分类标准尚未在国内得到验证,因此,本节内容仍继续沿用 2001 年幼年特发性关节炎分类标准。

一、诊断线索

(一) 病史采集

1. **疾病病因**　病因至今尚未明确,可能与免疫异常、遗传易感性、感染、关节外伤和创伤、环境影响如潮湿与气候变化、心理刺激等诱发因素有关。

2. **症状特点**　关节局部症状表现为关节肿胀、疼痛、关节压痛或触痛或活动时疼痛、关节活动受限、关节表面皮肤温度增高、关节畸形、跛行和晨僵等。不同亚型 JIA 的临床表现有所区别。SoJIA 与其他亚型 JIA 比较,临床表现差异较大,SoJIA 以全身症状为主,除关节炎表现外,同时伴有持续高热至少 2 周以上,还可出现皮疹、肝脾淋巴结肿大、浆膜炎及神经系统症状等。其他亚型 JIA 主要以关节受累为主,关节外症状大多不明显。不同亚型之间受累关节数量及部位也有所区别,全身所有关节均可受累,如多关节炎型常表现为对称性多关节肿胀、压痛和晨僵,反复发作数年后出现畸形,也可有发热、乏力、贫血等全身症状,但较 SoJIA 轻微。

3. **既往史**　有无葡萄膜炎、营养不良、起病前感染史、免疫缺陷病、合并其他风湿性疾病等。

4. **个人史**　有无外伤史、心理健康状况、疫苗接种情况等。

5. **家族史**　是否有强直性脊柱炎、银屑病、炎症性肠病、瑞特综合征、结核病、过敏性疾病、遗传性疾病等病史。

(二) 体格检查

1. **关节肌肉查体**　受累关节的数量,有无关节红、肿、热、压痛及活动受限;有无关节畸形;有无膝关节浮髌征、4 字征、肖伯(schober)试验等阳性;关节活动情况,包括屈曲、外展、内旋、外旋是否受限;全身纤维肌痛点有无压痛;有无肌肉疼痛及压痛;四肢肌力、肌张力评估。

2. **其他系统体征**　是否有贫血、营养不良、生长发育、神经系统异常,有无皮疹、皮肤疼痛和感觉过度,有无腹胀、肝脾淋巴结肿大、呼吸费力、胸闷、胸痛、结膜炎或眼痛等。

(三) 实验室检查

1. 非特异性检查

(1) 外周血常规:常见轻度贫血,全身型偶见重度贫血,外周血白细胞(WBC)和中性粒细胞(N)增高在全身型 JIA 尤为突出。

(2) 急性期反应物:多数 JIA 活动期患儿急性期反应物增高。红细胞沉降率(erythrocyte sedimentation rate,ESR)明显加快,提示炎症活动性,但无诊断特异性,在多关节型和全身型 JIA 患儿中急性期反应物检测并无确诊价值,适用于病程中随访。O-JIA 若 ESR 明显升高预示疾病可能进展为扩展型。

（3）类风湿因子：类风湿因子（rheumatoid factor，RF）阳性提示严重关节病变，是预后不良指标。JIA 患儿 RF 阳性率占 5%～10%，仅见于 RF 阳性 P-JIA 患儿，因此 RF 阴性不能除外 JIA。

（4）抗核抗体（ANA）：约 20%～30% 的 JIA 患儿 ANA 检测阳性，JIA 不同亚型中 ANA 阳性率差异较大。

（5）人白细胞抗原 B27（HLA-B27）：与 ERA 相关性较高，是其诊断标准之一，但 HLA-B27 阳性不一定就是 ERA。

（6）其他：如放射性核素扫描有助于发现骨关节损害，必要时可作为进一步检查手段。

2. 有创操作检查

（1）关节液分析：不能确诊 JIA，但可以鉴别化脓性、结核性、痛风性关节炎等。化脓性关节炎关节液外观混浊，绿色或黄色，有大量白细胞，以多形核细胞为主，关节液细菌培养常阳性；JIA 关节液也可有大量白细胞，以多形核细胞为主，但细菌培养阴性。痛风在儿童少见。

（2）滑膜组织学：滑膜活检可除外慢性化脓性关节炎、结核性关节炎及其他少见病如类肉瘤病、滑膜肿瘤等。

（四）影像学检查

1. X 线检查　X 线及其他成像技术可为判断患儿关节受损范围提供帮助，疾病早期 X 线仅显示软组织肿胀，关节周围骨质疏松，关节附近呈现骨膜炎，晚期才能见到关节骨破坏。全身型胸部 X 线可有胸膜炎或心包炎所致心影扩大，以及风湿性肺病变。

2. CT　与 X 线检查相比，CT 能较早识别骨质侵蚀或骨质破坏，骶髂关节的关节面硬化、糜烂或关节间隙增宽等，但对关节腔积液、骨髓水肿等不如 MRI 敏感。

3. 磁共振成像　对关节腔积液、骨髓水肿敏感性较 CT 高，且无 X 线辐射，有助于 JIA 的早期诊断，增强 MRI 还可显示滑膜炎症和滑膜增厚。

4. 肌骨超声　肌肉骨骼超声技术能够全面、细致、动态地检测风湿性疾病的肌肉及关节病变程度和病情发展情况，是一种无创、经济且较为敏感的检测方法，具有较高的应用价值。但需要经过培训且有肌骨超声检测经验的超声医生。

二、诊断思维

（一）JIA 分类标准

2001 年 8 月 ILAR 制定的 JIA 分类标准为：将儿童时期（16 岁以前起病）不明原因的持续 6 周以上的关节炎统一命名为 JIA，并除外其他疾病所致。其中关节炎定义为关节肿胀/积液，或存在下列体征中的两项或两项以上：①活动受限；②关节触痛；③关节活动时疼痛；④关节表面皮肤温度增高。

（二）JIA 不同亚型的诊断及鉴别诊断

1. 全身型幼年特发性关节炎（SoJIA）　16 岁以前起病，关节炎 ≥1 个关节，同时或之前发热至少 2 周以上，其中连续每天弛张发热时间至少 3 天以上，伴随以下一项或更多症状：①短暂的、非固定的红斑样皮疹；②全身淋巴结大；③肝脾大；④浆膜炎。

除外感染、肿瘤及其他自身炎症性疾病等，尚需除外下列情况：①银屑病或患儿一级亲属有银屑病病史；②6岁以上 HLA-B27 阳性的男性关节炎患儿；③患强直性脊柱炎、附着点炎症相关的关节炎、伴炎症性肠病的骶髂关节炎、瑞特综合征或急性前葡萄膜炎，或一级亲属中有上述疾病之一；④至少2次类风湿因子 IgM 阳性，两次间隔至少3个月。

SoJIA 临床特点：①发热：多表现为典型的弛张热，每日热峰超过 39℃，骤升骤降，1日内可出现 1~2 次高峰，未经治疗持续时间可超过2周，高热时可伴有寒战和全身中毒症状，如乏力、食欲减退、肌肉和关节疼痛等，热退后患儿精神如常。②关节症状：关节痛或关节炎是主要症状之一。关节痛可以先于关节炎，通常为多关节炎，发热时加剧，热退后减轻或缓解。大、小关节均可受累，最常见膝、腕和踝关节受累，也可见于手足关节、肘关节、肩关节、髋关节、颞下颌关节和颈椎等。还可表现为肌肉骨骼疼痛，滑膜囊肿如肱二头肌滑膜囊肿等。在 2018 年 PRINTO 更新的 JIA 分类标准中，关节炎和/或关节痛已不作为 SoJIA 的必备条件。③皮疹：其典型特征为"热出疹出，热退疹退"，即皮疹在发热时出现，随着体温升降而出现或消退，表现为颜面、躯干、四肢的边界清楚、短暂的、橙红色的斑点样或片状皮疹；皮疹不固定，大多数皮疹固定在一个部位不超过1小时。④肝脾及淋巴结肿大：约半数病例有脾大，肝大常常发生在疾病活动时，可伴有轻度肝功能异常，少数患儿可出现黄疸，体温正常后肝脾可缩小。多数患儿可有全身淋巴结肿大，大多为无痛性的，肠系膜淋巴结肿大时可出现腹痛。⑤浆膜炎：胸腔或心包积液多见，腹膜炎很少出现。约 1/3 患儿出现胸膜炎或心包炎，但无明显症状，起病隐匿，心包炎通常在 SoJIA 的早期发展，并且可以在关节炎出现之前表现出来。心肌也可受累，但罕见心内膜炎。⑥神经系统症状：部分患儿出现脑膜刺激症状及脑病表现，如头痛、呕吐、抽搐、脑脊液压力增高及脑电图改变。

SoJIA 需与感染、血液系统肿瘤、神经母细胞瘤、川崎病、自身炎症性疾病如新生儿多系统炎性疾病或慢性婴儿神经皮肤关节综合征（neonatal onset mutisystem inflammatory disease，NOMID/chronic infantile neurological cutaneous and articular syndrome，CINCA）、其他原发性血管炎、系统性红斑狼疮等疾病相鉴别。

2. 少关节型幼年特发性关节炎（O-JIA）　发病最初6个月内有 1~4 个关节受累。O-JIA 有2个亚型：①持续性少关节型 JIA，整个疾病过程中关节受累数 ≤4 个；②扩展性少关节型 JIA，病程6个月后关节受累数 ≥5 个。应排除下列情况：①银屑病患儿；②6岁以上 HLA-B27 阳性的男性关节炎患儿；③家族史中一级亲属有 HLA-B27 相关疾病（强直性脊柱炎、与附着点炎相关的关节炎、急性前葡萄膜炎或骶髂关节炎）；④2次 RF 阳性，2次间隔为3个月；⑤全身型 JIA。国外报道少关节型是 JIA 最常见亚型，以女性多见，多于6岁之前起病，约 1/3 患儿可发展为扩展型少关节型；而目前国内的报道中少关节型约占 10.7%~21.9%。

O-JIA 临床特点：多数患儿以关节疼痛和晨僵为主诉。1/4 病例可无关节疼痛，仅表现为关节肿胀。此型关节炎常反复发作，但很少致残。主要影响下肢的关节，膝关节是最常受累的，其次是踝关节，还有如肘、腕等大关节，多为非对称性。颞颌关节受累多见，由于症状不典型,通常在疾病晚期才被发现。肩关节受累少见。

O-JIA 最常见的关节外表现为虹膜睫状体炎,又叫作前葡萄膜炎,通常无症状,但有潜在的视力损害,可导致患儿视力障碍,是儿童失明的主要原因之一。ANA 阳性是 JIA 慢性葡萄膜炎的高危因素,约 20%~30%JIA 患儿发生慢性虹膜睫状体炎,因此建议根据病情制订眼科检查计划。

O-JIA 需与化脓性关节炎、反应性关节炎、异物性滑膜炎、色素沉着绒毛结节性滑膜炎、动静脉畸形、出血障碍(如血友病)和严重创伤(包括非意外性损伤、莱姆病)等疾病鉴别。

3. 类风湿因子阴性多关节炎型幼年特发性关节炎(P-JIA,RF 阴性)　发病最初 6 个月内有 5 个及以上关节受累,RF 阴性。应排除下列情况:①银屑病患儿;②6 岁以上 HLA-B27 阳性的男性关节炎患儿;③家族史中一级亲属有 HLA-B27 相关疾病(强直性脊柱炎、与附着点炎相关的关节炎、急性前葡萄膜炎或骶髂关节炎);④2 次 RF 阳性,2 次间隔时间为至少 3 个月;⑤全身型 JIA。本型占新发关节炎病例的 20%~30%。起病年龄有两个高峰,一个是 3.5 岁左右,另一个是 10~11 岁之间,女孩多见。

P-JIA(RF 阴性)的临床特点:可同时累及大小关节。典型病例的小关节滑膜炎与成人类风湿关节炎的区别在于幼年起病时近端指间关节最易受累而非掌指关节。颈椎及下颌关节常易累及。颞颌关节受累时可致张口困难、小颌畸形。约有 10%~15% 的患儿最终出现严重关节炎。部分患儿还可以出现发热、乏力、纳差等关节外表现。ANA 阳性的患儿中,年龄<6 岁的女童常以对称性关节炎起病,葡萄膜炎发病率更高;ANA 阴性者年龄在 7~9 岁的儿童常出现大小关节对称性受累。

需与自身免疫性结缔组织病(如系统性红斑狼疮)、淋巴瘤、白血病等相鉴别;对于年长(>8 岁,HLA-B27 阳性)的男性儿童,应注意除外脊柱关节病的可能。

4. 类风湿因子阳性多关节炎型幼年特发性关节炎(P-JIA,RF 阳性)　发病最初 6 个月有 5 个及以上关节受累,伴 RF 阳性。应排除下列情况:①银屑病患儿;②6 岁以上 HLA-B27 阳性的男性关节炎患儿;③家族史中一级亲属有 HLA-B27 相关疾病(强直性脊柱炎、与附着点炎相关的关节炎、急性前葡萄膜炎或骶髂关节炎);④全身型 JIA。本型占 JIA 的 5%~10%。女性多见,研究表明男:女约为 5.7:12.8。RF$^+$ 的 P-JIA 特点是青春期发病。

P-JIA(RF 阳性)的临床特点:典型的关节症状表现为渐进性、对称性的多关节受累,多累及手部的小关节,如近端指间关节、掌指关节、腕关节;关节受累情况与成人类风湿关节炎相似。儿童通常表现为 30 个以上的关节受累。P-JIA 关节致残发生概率为 46.1%。病初可能伴有低热,此类发热与 SoJIA 明显不同。RF 阳性患儿可发生费尔蒂(Felty)综合征(脾大伴白细胞减少)。约 10% 的患儿可出现类风湿结节,常见于肘关节周围,葡萄膜炎十分少见,本型关节症状较重,最终约半数以上发生关节强直变形而影响关节功能。

鉴别诊断同 RF$^-$ 的 P-JIA。

5. 银屑病性关节炎(PsA)　1 个或更多的关节炎并银屑病,或关节炎合并以下任何 2 项:①指/趾炎;②指甲凹陷或指甲脱离;③家族史中一级亲属有银屑病。应排除下列情况:①6 岁以上 HLA-B27 阳性的男性关节炎患儿;②家族史中一级亲属有 HLA-B27 相关疾病

(强直性脊柱炎、与附着点炎相关的关节炎、急性前葡萄膜炎或骶髂关节炎);③2次类风湿因子阳性,2次间隔为3个月;④全身型JIA。银屑病可晚于关节炎起病后多年发生,但大多在关节炎起病2年内伴发。

PsA的临床特点:关节炎多为非对称性分布,大小关节均可受累(大关节通常为膝关节和踝关节),典型症状为指/趾炎,足趾较手指及远端指间关节更为显著。受累关节总数局限,多发生于少关节型患儿。15%~37.5%的PsA患儿可发生葡萄膜炎。PsA常被误诊为O-JIA,需注意鉴别。

6. 附着点炎相关的关节炎(ERA) ①关节炎并附着点炎性反应;②关节炎或附着点炎,同时伴有下列情况中至少2项:a.骶髂关节压痛或炎性反应性腰骶部及脊柱疼痛,而不局限在颈椎;b.HLA-B27阳性;c. 6岁以上发病的男性患儿;d. 家族史中一级亲属有HLA-B27相关疾病(强直性脊柱炎、与附着点炎相关的关节炎、葡萄膜炎或骶髂关节炎)。应排除下列情况:①银屑病患儿;②2次RF阳性,2次间隔为3个月;③全身型JIA。本型男性多发[男:女为(6~9):1],多于8~15岁起病,大多数患儿存在HLA-B27阳性(占90%)和RF、ANA阴性,多有家族史。

ERA的临床特点:患儿典型表现为6岁以上起病(通常为青春期前及青春期),以骶髂关节、脊柱和四肢大关节的慢性炎症为主。本病的一个显著特点为足附着点炎,是ERA的特征性病理改变。足跟、跟腱、足背、足底、坐骨结节、胫骨粗隆、胸锁关节、骶髂关节和脊椎棘突等是最常受累部位,表现为相应部位的疼痛和/或肿胀。其中以足跟痛最为常见,占附着点炎约85%。因此,存在足跟痛病史的关节炎患儿,应高度怀疑ERA的可能。关节炎以髋关节、膝关节、踝关节等下肢关节为著,可对称分布亦可呈非对称分布。表现为关节肿痛和活动受限,活动后减轻。部分患儿有夜间痛,查体显示受累关节肿胀、触痛、活动受限,肌腱附着点肿胀、压痛。随病程发展,ERA可逐渐出现中轴关节受累,1/3的患儿可表现为骶髂关节炎和脊柱炎,部分甚至可进展为强直性脊柱炎。

本病的全身表现轻微,少数重症者有发热、疲倦、消瘦、贫血或其他器官受累。12%~15%的患儿在病程中会发生急性葡萄膜炎,单侧或双侧交替,一般可自行缓解,反复发作可致视力障碍。

病程迁延的反应性关节炎患儿或炎性肠病相关性关节炎患儿在明确感染原之前可表现为附着点炎,常被归类为该类型。下列情况可混淆本型的诊断,如儿童期反应性关节炎及疼痛综合征;广泛性骨骼肌痛病,患儿可伴有程度很轻的附着点炎,可能被误诊为附着点炎症。

7. 未分化幼年特发性关节炎 指不符合上述任何1项或符合上述2项以上类别的关节炎。

(三) 严重并发症

1. 巨噬细胞活化综合征 巨噬细胞活化综合征(macrophage activation syndrome,MAS)是一种严重的具有潜在生命威胁的类风湿疾病并发症,该并发症最常继发于SoJIA,也可发生于系统性红斑狼疮、川崎病等。细胞毒性T淋巴细胞和巨噬细胞过度激活和增殖是MAS病理学特征,激活的免疫细胞产生大量炎性因子(如IL-1、IL-6、IL-18、TNF-α、INF-γ等),形成炎症因子风暴是其主要发病机制。

2016年SoJIA/MAS分类标准特别强调MAS的动态实验室监测：认为确诊或疑似SoJIA患儿，若持续发热，且血清铁蛋白>684μg/L，同时具备下列4项指标中任意2项者需考虑并发MAS：①血小板减少（≤181×10⁹/L）；②天冬氨酸氨基转移酶升高（>48U/L）；③甘油三酯升高（>1 560mg/L）；④纤维蛋白原降低（≤3 600mg/L）。

2. 临床特点

（1）发热：多为稽留热，持续高热常常是MAS的首发症状，也可表现为弛张热。当典型的SoJIA的弛张热转变成持续的、不能缓解的发热时，应警惕发生MAS。

（2）肝脾和/或淋巴结肿大：肿大程度各有差异；肝功能急剧恶化，可以表现为恶心、呕吐、黄疸及转氨酶在短期内迅速增高。

（3）出血现象：发生率约20%，可以表现为皮肤紫癜、黏膜出血、消化道出血，甚至弥散性血管内凝血（1%）。

（4）中枢神经系统功能障碍：发生率约35%，可以有嗜睡、烦躁、易怒、定向力障碍、头痛、抽搐、昏迷。

（5）肾脏、肺脏及心脏受累：MAS临床异质性较大，重者可出现多脏器功能衰竭，包括心、肺和肾脏功能衰竭等。

三、治疗思维

1. 治疗原则和目标　本病至今尚无根治方法，主要是减轻或消除关节疼痛和肿胀症状，预防感染和关节炎症加重，保持关节功能和防止关节畸形。

2. 一般治疗　急性期患儿应卧床休息。病变时间长者，应酌情鼓励加强功能锻炼及体育活动，以改善姿势和增强肌肉力量。物理治疗（如按摩、夹板固定于功能位置等）是必须和重要的治疗方法，以保持或恢复关节功能、减少肌肉挛缩，防止畸形。

3. 药物治疗

（1）非甾体抗炎药（表12-3）：非甾体抗炎药（non-steroidal anti-inflammatory drug，NSAID）是JIA治疗的一线药物，可快速缓解症状。NSAID剂量应个体化，一种NSAID足量使用1~2周后如无效需换另一种，避免2种或2种以上NSAID同时服用。

表12-3　儿童常用的NSAID药物

药物	开始年龄	剂量/mg·(kg·d)⁻¹	用法/(次·d⁻¹)	最大量/(mg·d⁻¹)
双氯芬酸钠	6个月	1~3	3	200
萘普生	2岁	10~15	2	1 000
布洛芬	6个月	30~40	3~4	2 400
美洛昔康	2岁	0.25	1	15
吲哚美辛	新生儿	1.5~3	3	200
甲苯酰吡咯乙酸	2岁	20~30	3	600
塞来昔布	2岁	6~12	2	400

(2)改善病情抗风湿药物(disease-modifying antirheumatic drugs,DMARD)及免疫抑制剂。可延缓病情进展,由于该类药物起效慢,1~3个月起效,故也称慢作用抗风湿药。早期联合使用 DMARD 可减少 JIA 复发和关节残疾发生率,建议在早期联合该组药物。目前常用药物包括:

1)甲氨蝶呤:甲氨蝶呤(methotrexate,MTX)10~15mg/m²,每周1次顿服。不良反应:胃肠道症状、一过性转氨酶升高、肺间质病变、脱发等。MTX 治疗时需监测全血细胞计数、转氨酶和肾功能。补充叶酸或亚叶酸有助于预防转氨酶异常、口腔溃疡和恶心的发生。MTX已作为 JIA 的一线用药,对银屑病皮肤及关节损害有效,但在 SoJIA 中 MTX 效果较差。

2)柳氮磺胺吡啶:柳氮磺胺吡啶(sulfasalazine,SSZ)剂量为 30~50mg/(kg·d)(最大剂量 2g),分 2~3 次服用,建议小剂量起始,在 1~2 周内加至足量,进餐同服。不良反应:转氨酶升高、白细胞减少、低免疫球蛋白血症、胃肠道反应、中毒性肝炎、皮疹、骨髓抑制等。P-JIA 首选 MTX,也可应用柳氮磺胺吡啶、来氟米特及羟氯喹等。在 ERA 早期推荐使用MTX 或 SSZ,SSZ 是治疗 ERA 安全有效的药物。

3)羟氯喹:羟氯喹(hydroxychloroquine,HCQ)剂量为 4~6mg/(kg·d)(最大剂量 0.2g),分 1~2 次口服。不良反应:视野缺损、视网膜炎、肝功能损害、白细胞减少和肌无力。建议每6~12 个月进行 1 次眼科随访。

4)环孢霉素 A:环孢霉素 A(cyclosporin A,CsA)可特异性抑制 T 淋巴细胞产生 IL-2,发挥选择性的细胞免疫抑制作用,是一种非细胞毒免疫抑制剂。主要优点是起效快,无骨髓抑制的不良反应。常用剂量 3~6mg/(kg·d),需注意检测其血药浓度。主要不良反应有高血压、肝肾毒性、神经系统损害、胃肠道反应、齿龈增生及多毛等。在 MTX 耐药的 P-JIA、O-JIA 患儿的治疗报道中有一定效果,但缺少对照研究。CsA 也可用于重症 SoJIA,尤其在MAS 的患儿。

5)硫唑嘌呤:硫唑嘌呤(azathioprine,AZA)对 T 细胞的抑制较明显,并可抑制淋巴母细胞和浆母细胞,故兼能抑制细胞免疫和体液免疫反应,但不抑制巨噬细胞的吞噬功能。AZA常用剂量为 1~2mg/(kg·d),1 次或分次口服,成人一般为 100mg/d,维持量为 50mg/d。不良反应:脱发、皮疹、骨髓抑制,包括血小板减少、贫血;胃肠反应有恶心、呕吐;可有肝损害、胰腺炎;对精子、卵子有一定损伤,出现致畸,长期应用可致癌。NSAIDs 或 MTX 无效的 JIA患儿,AZA 有效且耐受性好,并可减少激素的用量。

6)来氟米特:来氟米特(leflunomide,LEF)是具有抗增殖活性的异唑免疫抑制剂,维持剂量依体重指数而不同,体重<20kg,10mg,隔天服用;体重 20~40kg,10mg/d,口服;体重>40kg,10~20mg/d,口服。不良反应:腹泻、肝功能损害、瘙痒、皮疹、脱发等。它对成人RA 的疗效与 SSZ 和 MTX 类似,可延缓或阻止关节出现骨质侵蚀的作用,但在 JIA 研究较少。

(3)糖皮质激素:作为 DMARD 起效前的"桥梁"作用,可用于 JIA 并发严重血管炎、多脏器损害、持续高热、严重贫血、眼及中枢神经系统损害,能迅速减轻关节炎症和全身症状,但不能防止关节破坏。剂量和给药途径需根据 JIA 分型和病情严重程度而定。SoJIA 患儿足量 NSAID 使用 1 周若发热不退,建议加用静脉用激素或泼尼松每日 0.5~1mg/kg,一次顿服或分次应用,一旦得到控制时即逐渐减量停药。P-JIA 在使用 NSAID 及 DMARD 药物如关节炎仍活动,可短暂口服小剂量皮质激素,症状缓解后即尽快减量停用,疗程不建议超过3 个月。O-JIA 和 PsA 患儿一般不建议全身应用皮质激素。关节腔内注射糖皮质激素适用于 O-JIA,但 1 年不超过 4 次。合并虹膜睫状体炎时可用扩瞳剂及激素类眼药水点眼。而对严重影响视力患儿,除局部注射激素外需加用泼尼松口服,先每日服,继以隔日顿服。若JIA 合并严重并发症如心包炎、致盲性虹膜睫状体炎或 MAS 等情况,则需大剂量甲泼尼龙冲击治疗,剂量为 10~30mg/kg,最大量不超过 1 000mg,每日 1 剂,连续 3 天,随后给予小剂量的泼尼松口服或静脉维持,根据病情调整激素用量。

(4)生物制剂:目前常用的治疗类风湿关节炎的生物制剂靶向药物有针对 IL-1 抑制剂(卡那单抗和阿那白滞素)、IL-6 抑制剂(托珠单抗)、TNF-α 抑制剂(依那西普、阿达木单抗、戈利木单抗、英夫利西单抗),JAK 抑制剂(托法替布),但大多缺乏国内 JIA 适应证,需与家属充分沟通、知情同意签字后酌情使用。

1)阿达木单抗、戈利木单抗或英夫利西单抗:均为 TNF-α 单克隆抗体,除英夫利西单抗部分来自鼠源外(过敏发生率相对较高),另外 2 种单抗均为全人源化抗体,而且阿达木单抗是国内目前唯一获批儿童适应证的药物。英夫利西单抗剂量为每次 3~6mg/kg 静脉滴注,于第 0、2、6 周各静脉滴注 1 次,以后每 8 周再应用 1 次。阿达木单抗剂量为<30kg,每次20mg;≥30kg,每次 40mg,每 2 周 1 次皮下注射。戈利木单抗尚无儿童参考剂量。

2)依那西普:为重组人可溶性 TNF 受体融合蛋白,能可逆性地与 TNF-α 结合,竞争性抑制 TNF-α 作用。美国食品药品监督管理局(Food and Drug Administration,FDA)已批准用于 2 岁以上 P-JIA。推荐剂量为每周 0.8mg/kg,分 1~2 次皮下注射,或每 2 周 1.6mg/kg,分 3 次皮下注射,每周总量不超过 50mg,一般在 3~4 周出现疗效。

3)托珠单抗:为重组人抗 IL-6 受体的单克隆抗体,通过阻止 IL-6 与其受体的结合,从而阻断糖蛋白 130 的激活。已被美国 FDA 批准用于 2 岁及以上 SoJIA 及 P-JIA 患儿。托珠单抗在 SoJIA 患儿中的推荐剂量为:体重<30kg 者,12mg/kg;体重 ≥30kg 者,8mg/kg。其也是国内唯一获批治疗 SoJIA 的生物制剂。

四、预后

JIA 不同亚型的预后差异较大,多数为慢性病程,病情反复迁延,导致生长发育落后、关节功能残疾,当合并 MAS 时,常病情变化快、进展快,甚至威胁生命,出现多脏器功能衰竭,甚至死亡。由于 SoJIA 更容易合并 MAS,病死率高于其他亚型。大多数 O-JIA 患儿预后良好,但部分患儿病情易反复,合并葡萄膜炎者易导致视力丧失。P-JIA(RF 阴性)患儿病程迁延者容易导致远期致残、预后较差。P-JIA(RF 阳性)患儿病程较迁延,预后明显差于其他亚型。目前关于儿童 PsA 远期预后的数据较少,此型葡萄膜炎与少关节型相似,病情隐匿、非疼痛性,未经治疗可致盲。对于 ERA 持续或反复发作的髋、膝、踝和趾间关节炎较成人多见,病情活动可持续多年而转入静止状态,但最终发展至整个脊柱受累而强直。若诊断及时,治疗得当,可明显缓解疾病进展,减少关节功能受限程度及致残率。

五、病例思辨

病例 1

【一般情况】患儿,女,4 岁 10 个月。

【主诉】反复发热伴关节疼痛 3 个月余。

【现病史】患儿 3 个月余前无明显诱因下出现发热,体温波动在 38~39℃之间,伴有双侧颞颌关节疼痛,颈部活动及张口受限。发热时关节疼痛加重,随后出现双腕关节、双踝关节及右膝关节肿痛,伴活动受限,期间出现颜面部红色斑丘疹,热高时皮疹明显,瘙痒,自行予以药膏涂抹后皮疹消退。有反复腹痛,脐周为主,不剧烈且能忍受,腹痛与发热无关,可自行缓解。病程中曾间断于当地诊所静脉抗感染治疗(具体用药不详),体温仍有反复。2 个月前至当地儿童医院住院治疗,多次查血常规提示白细胞高,以中性粒细胞升高为主,C 反应蛋白、红细胞沉降率及铁蛋白明显升高。诊断为"脓毒血症、自身免疫疾病?",先后予以"头孢他啶、美罗培南、万古霉素"静脉滴注抗感染,"丙种球蛋白"静脉滴注等治疗,患儿仍有反复发热及关节肿痛,为求进一步诊治转至笔者医院,拟"发热待查"收入院。

起病以来,患儿精神可,食欲略减,睡眠可,大小便未见明显异常,体重无明显增减。

【既往史】既往体健;否认药物、食物过敏,否认湿疹史,否认手术、外伤、输血史。

【出生史】G_3P_3,足月顺产,出生体重 3kg,否认窒息抢救史。

【预防接种史】卡介苗已接种,其他疫苗按时接种。

【家族史】否认家族风湿病、遗传病等病史。

【体格检查】T 36.8℃,P 110 次/min,R 28 次/min,BP 103/70mmHg。神志清,精神可;颈部可触及肿大淋巴结,最大 2cm×1cm 大小,质韧,活动度可,无压痛;咽无充血,扁桃体无肿大,听诊双肺呼吸音清,双侧呼吸音对称,未及干湿啰音;心律齐,心音中等,未闻及杂音;腹软,无压痛及反跳痛,肝脾肋下未及;神经系统检查未见阳性病理性体征;颜面部可见少许散在红色丘疹,压之褪色。右肘、右肩、右膝关节轻压痛,屈曲及伸直时疼痛,活动稍受限,局部无明显红肿,皮肤温度不高;双腕关节、踝关节肿胀,屈曲及背伸受限,压痛明显;双侧 4字征阴性,四肢肌力及肌张力正常。

思考题 1:主诉"反复关节疼痛伴发热"时临床上需警惕哪些疾病?

参考答案:化脓性关节炎、反应性关节炎、幼年特发性关节炎、血液系统肿瘤、神经母细胞瘤、川崎病、血管炎、系统性红斑狼疮等疾病。

【辅助检查】

血常规:WBC(13.1~17.8)×10^9/L,N 73~78%,Hb 101~110g/L,PLT(454~526)×10^9/L,CRP 35~66mg/L;ESR 23~88mm/h;

思考题 2：该患儿病史特点如何总结？结合以上病史、体格检查及辅助检查,如何进行诊断和鉴别诊断？

参考答案：

病史特点：

(1)患儿,女,4 岁 10 个月,学龄前期儿童。

(2)反复发热伴关节疼痛 3 个月余,病程较长(>6 周),体温波动在 38~39℃之间,伴多关节疼痛、活动受限,发热时关节疼痛加重。病程中有颜面红色斑丘疹,热高时皮疹明显,瘙痒。抗感染治疗效果不佳。

(3)查体:颈部可触及肿大淋巴结,颜面红色皮疹,压之褪色;右肘、右肩、右膝、双腕关节、双踝关节肿胀,伴活动受限,压痛明显。

(4)辅助检查:血常规示 WBC 增高,以中性粒细胞升高为主,炎症指标 CRP、ESR 增高明显。

【入院诊断】

诊断及诊断依据：幼年特发性关节炎(全身型)？诊断依据:患儿系学龄前儿童,病程迁延,反复发热伴关节疼痛>2 周,伴有皮疹;血常规提示 WBC 升高,以中性粒细胞升高为主,ESR、CRP 及血清铁蛋白明显升高,排除感染,首先考虑本病。

鉴别诊断：

(1)急性白血病:患儿有发热伴关节痛,病程中有贫血,需警惕此病。但患儿无出血倾向及肝脾大,需进一步完善骨髓穿刺检查协助诊断。

(2)系统性红斑狼疮:患儿有关节疼痛,反复发热,有皮疹,淋巴结肿大,炎症指标高,且为女性,需警惕此病。但患儿年龄小,无蝶形红斑,无口腔溃疡,无光过敏,无脱发等表现,可进一步行抗核抗体检查协助诊断。

(3)淋巴瘤:患儿反复发热,伴多关节肿痛,查体发现颈部淋巴结肿大,需警惕此病。但患儿全身未及其他肿大淋巴结,需进一步完善胸腹部 CT,必要时淋巴结活检排除。

思考题 3：全身型幼年特发性关节炎诊断标准有哪些,下一步诊疗措施有哪些？

参考答案：全身型幼年特发性关节炎诊断标准为 16 岁以前起病,关节炎 ≥ 1 个,同时或之前发热至少 2 周以上,其中连续每天弛张发热时间至少 3 天以上,伴随以下一项或更多症状:①短暂的、非固定的红斑样皮疹;②全身淋巴结大;③肝脾大;④浆膜炎。下一步需完善检查,除外肿瘤、感染及其他自身炎症性疾病。

【诊疗计划】

(1)完善相关检查

1)常规血液检查:如血常规、CRP、ESR、血气、电解质、乳酸、前降钙素、血生化等。

2)病原学检查除外感染:如 PPD 皮肤试验、T-SPOT、ASO、血培养及药敏、肺炎支原体抗体及核酸、EB 病毒抗体及核酸、肥达试验等。

3)免疫学检查除外其他风湿免疫病:如抗核抗体及 T、B、NK 细胞亚群分析、细胞因子、类风湿因子、抗环瓜氨酸肽抗体、免疫球蛋白＋补体等。

4）影像学检查：如心电图、心脏超声（关注冠状动脉）、关节腔 B 超、关节 MRI、胸腹部 CT 等。

5）其他检查：骨髓常规及培养以除外相应的疾病。

（2）治疗方案

1）对症治疗：休息，合理饮食，维持水电解质平衡等。

2）药物治疗：非甾体抗炎药、糖皮质激素、免疫抑制剂、生物制剂。

3）抗感染：治疗过程中根据病情合理使用抗生素及抗病毒药物。

【诊治经过】

入院后完善相关检查：血常规示 WBC（13.1~17.8）×10⁹/L，N 73~78%，Hb 101~110g/L，PLT（454~526）×10⁹/L，CRP 35~66mg/L；ESR 23~88mm/h；前降钙素正常；血生化＋铁蛋白：白蛋白、肝肾功能指标正常，血清铁蛋白 1 219ng/ml。细胞因子示 IL-6 425μg/L。

病原学指标：72 小时 PPD 皮肤试验阴性、T-SPOT 试验、血培养、EB 病毒抗体、肺炎支原体抗体及核酸、肥达试验、ASO 等指标均未提示明显异常。

抗核抗体及 T、B、NK 细胞亚群分析、类风湿因子、抗环瓜氨酸肽抗体、免疫球蛋白＋补体水平均在正常范围。

心电图、心脏超声（冠状动脉）、胸腹部 CT 未见明显异常。

右膝 MRI：右股骨远段及胫腓骨近段骨质异常信号伴右膝关节积液。双踝 MRI：双侧踝关节腔积液，双踝关节诸骨未见明显骨质异常。右腕 MRI：右手拇指第一掌骨、第二掌骨近端可见片状高信号影，诸关节间隙清晰，关节面光整，右腕关节腔可见积液，周围软组织肿胀（图 12-3）。

关节 B 超：右侧腕关节内积液 1.1cm，滑膜增厚 0.19cm；左侧踝关节内积液 0.91cm，滑膜增厚 0.24cm；右侧踝关节内积液 0.54cm，滑膜增厚 0.13cm。

骨髓常规未提示血液系统恶性肿瘤。

入院后给予 SJIA 一线治疗药物：非甾体抗炎药（双氯芬酸二乙胺 25mg q.d. 口服），患儿仍有间断发热，每隔 1~4 天发热 1 次，体温 37.5~39℃，关节疼痛好转不明显。考虑 NSAID 效果不佳，加用泼尼松片 15mg q.d. 口服，并予以补钙、补钾，监测血糖、血压等激素相关副作用。患儿加用激素 2 天后体温降至正常，关节疼痛逐渐好转。

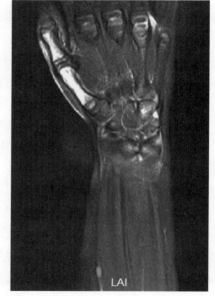

图 12-3 右腕关节 MRI：右手拇指第一掌骨明显片状高信号影

【出院诊断】

幼年特发性关节炎（全身型）。

【出院医嘱】

(1)注意休息,避免感染,如有发热、皮疹、关节肿痛等不适,及时就诊。

(2)出院 1~2 周风湿免疫科复诊,复查血常规、红细胞沉降率、C 反应蛋白、肝肾功能等指标。

(3)出院带药:泼尼松片 5mg×30 片,每次 15mg(每次 3 片),晨起 1 次顿服。

病例 2

【一般情况】患儿,男,11 岁 3 个月。

【主诉】反复多关节痛 3 个月余,加重 2 周,发热 1 周。

【现病史】3 个月前患儿无明显诱因下出现双侧髋关节、左膝关节、左足踇趾疼痛,足趾伴有红肿,行走跛行,持续 1~2 天可自行缓解,但数日后症状反复。病初无发热,无皮疹,无咳嗽,无尿频、尿急、尿痛,无腹泻等不适症状。2 周前患儿症状加重,关节痛呈持续性,至当地医院就诊,查 CRP 及 ESR 偏高,诊断不详,予以青霉素(具体不详)静脉滴注治疗 1 周,无明显好转。1 周前患儿出现发热,最高体温 38.6℃,热峰 2 次 /d,伴寒战,外院就诊,诊断不详,予以"阿莫西林克拉维酸钾"静脉滴注抗感染治疗,症状仍无好转,遂来笔者医院,拟"关节痛待查"收入院。

起病以来,患儿精神欠佳,食欲可,睡眠可,大小便未见明显异常,体重无明显增减。

【既往史】既往体健;否认食物过敏,否认湿疹史,否认手术、外伤、输血史。

【出生史】G_1P_1,足月剖宫产,出生体重 3.5kg,否认窒息抢救史。

【预防接种史】疫苗按时接种。

【家族史】否认家族炎症性肠病、强直性脊柱炎、银屑病、葡萄膜炎及遗传代谢疾病史。

【体格检查】T 37.8℃,P 120 次 /min,R 24 次 /min,BP 110/74mmHg。神志清,精神欠佳;呼吸平稳,咽不红,双肺听诊示双肺呼吸音清,双侧呼吸音对称,未闻及干湿啰音;心律齐,心音中等,未闻及杂音;腹软,无压痛及反跳痛,肝脾肋下未及肿大;神经系统检查未见阳性病理性体征,全身未见皮疹。左膝关节略肿胀,胫骨粗隆处压痛明显,局部皮肤温度偏高,膝关节活动无明显受限,左足踇趾肿胀伴压痛,双髋关节有压痛,双侧 4 字征阳性。全身未见明显皮疹,四肢肌力、肌张力正常。

【辅助检查】

血常规:WBC $19.3×10^9$/L,N 76.8%,HB 125g/L,CRP 25.2mg/L;ESR 65mm/h。

左膝关节正侧位 X 线片检查:未见异常。

【入院诊断】

思考题 1:该患儿病史特点如何总结? 结合以上病史、体格检查及辅助检查,如何进行诊断和鉴别诊断?

参考答案:

病史特点:

(1)患儿,男,11 岁 3 个月,学龄期儿童。

(2)慢性起病,因"反复多关节疼痛 3 个月余,加重 2 周,发热 1 周"入院,3 个月前患儿无明显诱因下出现双侧髋关节、左膝关节、左足踇趾疼痛,伴活动受限,左足踇趾红肿,有跛行,持续 1~2 天缓解,症状反复发作。2 周前患儿症状加重,不能缓解,炎症指标 CRP 及 ESR 增高,抗感染治疗无效。1 周前患儿出现发热,最高体温 38.6℃,热峰 2 次 /d,伴寒战。

(3)查体:生命体征平稳,心、肺、腹查体未见明显异常,全身未见皮疹,双髋关节有压痛,左膝关节下方(附着点)稍肿且压痛,皮肤温度偏高,左足踇趾肿痛,双侧 4 字征阳性。

(4)辅助检查:血常规示 WBC 增高,以中性粒细胞升高为主,CRP、ESR 增高;左膝关节 X 线片未见异常。

诊断及诊断依据:关节炎。诊断依据:患儿,11 岁男孩,反复多关节疼痛 3 个月余,加重 2 周,发热 1 周;查体:左膝关节、双髋关节及左足踇趾压痛,局部肿胀,活动受限,外周血提示炎症指标升高,故诊断。

鉴别诊断:

(1)化脓性关节炎:患儿有关节疼痛、发热,白细胞及 CRP 升高,需警惕此病。但该病多累及单关节,且膝关节 X 线检查未提示软组织肿胀及关节破坏,外院抗感染治疗效果欠佳,故不支持。

(2)风湿热:患儿系青春前期儿童,有关节疼痛、发热,需考虑此病。但患儿关节痛非游走性,无皮下结节、环形红斑,病初无扁桃体炎、猩红热等前驱感染史,目前临床不支持。可完善 ASO、心脏彩超、心电图、咽拭子培养等检查协助鉴别。

思考题 2:如患儿临床及实验室检查排除感染及肿瘤,诊断为幼年特发性关节炎,初步考虑哪一亚型?依据是什么?

参考答案:幼年特发性关节炎附着点炎相关型(enthesitis related arthritis,ERA)。该亚型需满足以下任一条件:①关节炎合并附着点炎;②关节炎或附着点炎,伴有下列情况中至少 2 项:a. 骶髂关节压痛或炎性反应性腰骶部及脊柱疼痛,而不局限在颈椎;b. HLA-B27 阳性;c. 6 岁以上发病的男性患儿;d. 家族史中一级亲属有 HLA-B27 相关疾病(强直性脊柱炎、与附着点炎相关的关节炎、急性前葡萄膜炎或骶髂关节炎)。该患儿为 11 岁 3 个月男性患儿,存在关节炎及附着点炎(左膝关节胫骨粗隆处压痛),故诊断。

【诊疗计划】

(1)完善相关检查:

1)常规血液检查:如血常规、CRP、ESR、血气、电解质、乳酸、前降钙素、血生化等。

2)病原学检查除外感染:如 PPD 皮肤试验、T-SPOT、ASO、血培养 + 药敏、肺炎支原体抗体及核酸、EB 病毒抗体及核酸等。

3)免疫学检查:如 HLA-B27、抗核抗体、类风湿因子、抗环瓜氨酸肽抗体及 T、B、NK 淋巴细胞亚群、免疫球蛋白 + 补体等。

4)肿瘤学指标:肿瘤标志物(男)。

5)影像学检查:如心电图、心脏超声(关注冠状动脉)、关节腔 B 超、关节 MRI、胸腹部 CT 等。

6）其他检查：骨髓常规、培养等以除外相应的疾病。

（2）治疗方案：

1）综合管理：对患儿及其家属进行疾病知识教育。应鼓励患儿尽量参加与年龄相关的社会活动或娱乐活动，减少心理压力。患儿宜睡木板床或硬床垫，避免睡高枕。适当锻炼和良好的姿势可减少脊椎活动受限、改善姿势和增强腰肌力量。

2）药物治疗：①非甾体抗炎药（NSAID）：NSAID 是一线用药，可以有效缓解炎症所引起的疼痛；②糖皮质激素：仅短期应用于严重病例；③改善病情抗风湿药物（DMARD）：临床上最常使用的 DMARD 为甲氨蝶呤（MTX）与柳氮磺胺吡啶（SSZ）；④生物制剂：TNF-α 拮抗剂在治疗 ERA，尤其是中轴关节受累的患儿有明显效果。

3）物理疗法和外科治疗：物理疗法可改善脊椎、胸廓及外周关节的功能。包括日常正确姿势、每日腰背部活动和深呼吸锻炼。患儿需谨慎行腹部和背部的肌肉强化训练。游泳是较为推荐的运动项目。矫形外科在儿童治疗中应用较少。

【诊治经过】

入院后完善相关检查，血常规示 WBC 12.05×10^9/L，N 69.0%，HB 112g/L，PLT 380×10^9/L，CRP 30.35mg/L。ESR 82mm/h。HLA-B_{27} 73.70%（阳性）。

血生化未见异常，病原学检测（T-SPOT 试验、ASO、EB 病毒、肺炎支原体抗体及核酸等）结果阴性，72 小时 PPD 皮肤试验结果阴性。

免疫学指标：抗核抗体、类风湿因子、抗环瓜氨酸抗体、淋巴细胞亚群及免疫球蛋白水平检测均在正常范围。

骨髓穿刺：①穿刺部位无典型白血病表现；②粒系增生，NAP 积分增高。骨髓培养阴性。

肿瘤标志物：未见明显异常。

心电图未见明显异常。

影像学检查：①左足正位片：左足组成骨骨质稍疏松，其余未见异常 X 线征。②双膝关节 B 超：左侧膝关节内积液，股直肌附着点处肌腱增厚，回声减低；右侧膝关节内积液。③双足 MRI：左足第一跖骨远端骨髓水肿，周围可见积液，部分跗骨间关节少量积液，左足背皮下软组织及足底筋膜肿胀；右足 MRI 平扫未见明显异常。④双侧骶髂关节 MRI：双侧骶髂关节炎，右侧为著；双侧髋关节炎伴积液、关节组成骨骨髓水肿（图 12-4）。

考虑患儿全身炎症指标高，早期累及双髋及骶髂关节等机体重要关节，治疗上采用 NSAID 联合 DMARD 及生物制剂治疗。具体治疗药物如下：塞来昔布 0.2g q.d. 口服，柳氮磺胺吡啶 0.25g t.i.d. 口服及重组人肿瘤坏死因子抑制剂 25mg 皮下注射治疗。患儿入院第 4 天体温恢复正常，关节肿痛症状较前好转，一般情况可，予以带药出院。

【出院诊断】

幼年特发性关节炎（附着点炎相关型）。

【出院医嘱】

（1）避免感染，如有发热、关节肿痛、皮疹等不适症状，及时就诊。

（2）出院 2 周至风湿免疫科门诊复诊，复查血常规、红细胞沉降率、CRP、肝肾功能。

（3）注意休息，适当运动。

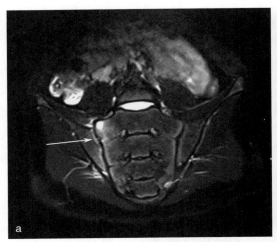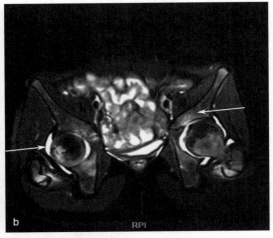

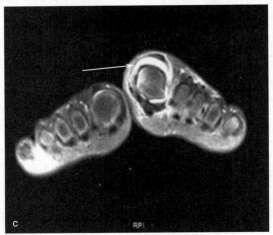

图 12-4　骶髂关节、髋关节和足趾关节 MRI

a. 双侧骶髂关节异常高信号，提示炎症，右侧为著；b. 双侧髋关节炎伴积液增多、
关节组成骨骨髓水肿；c. 左足第一跖骨远端骨髓水肿，周围可见较多积液

思考题 3：针对此类患儿，一般在什么情况下需加用生物制剂治疗？

参考答案：目前推荐 ERA 存在以下情况时建议加用 TNF-α 拮抗剂：①活动性骶髂关节炎，已经接受足量 NSAIDs 类药物治疗效果不佳者；②疾病重度活动且接受 MTX 治疗 3 个月临床改善不明显患儿；③疾病轻中度活动且接受 MTX 治疗 6 个月临床改善不明显患儿；④疾病中度或重度活动且接受 SSZ 治疗 3 个月临床改善不明显患儿；⑤伴有急性活动期葡萄膜炎。

病例3

【一般情况】患儿,女,2岁。

【主诉】右膝关节肿痛伴跛行12天。

【现病史】患儿12天前无明显诱因下出现右膝关节肿痛,局部皮肤温度增高,伴跛行,活动受限。病程中偶有单声咳,不剧烈,无发热,无皮疹,无头晕,无腹痛,无腹泻。至当地医院就诊,查血常规示白细胞稍增高,分类正常,CRP正常,RF未见异常。诊断为"滑膜炎",予以酮洛芬凝胶涂抹,并给予"头孢克洛干混悬剂"口服抗感染治疗4天,关节肿痛无明显好转。为进一步诊治遂来笔者医院,门诊拟"关节肿痛待查"收入院。

起病以来,患儿神志清,精神可,食欲正常,睡眠可,大小便未见明显异常,体重无明显增减。

【既往史】既往有猕猴桃过敏(进食后出现皮疹),无药物过敏史,否认湿疹史,否认手术、输血史。1个月前有感冒病史。4个月前有摔伤致左锁骨骨折。

【出生史】G_2P_2,足月顺产,出生体重3.3kg,否认窒息抢救史。

【预防接种史】疫苗按时接种。

【家族史】否认家族过敏性疾病、遗传病等病史。

【体格检查】T 36℃,P 100次/min,R 24次/min,BP 115/75mmHg。神志清,精神可,无皮疹,颈软;双侧颞颌关节无压痛,张口无受限,无眼结膜充血,无口唇皲裂;呼吸平稳,咽无充血,听诊双肺呼吸音清,双侧呼吸音对称,未闻及干湿性啰音;心律齐,心音中等,未闻及病理性杂音;腹软,无压痛反跳痛,肝、脾肋下未及;神经系统检查阴性。右膝关节肿胀,局部皮肤温度升高,关节压痛(+),屈曲及伸直活动受限,右侧浮髌试验阳性,双侧4字征阴性;余关节查体未见明显异常,肢端暖,毛细血管充盈时间1秒。

思考题1:根据患儿临床表现及查体,能否诊断为"关节炎",为什么?

参考答案:能。患儿如有关节肿胀或存在下列体征中的两项或两项以上者,提示存在关节炎:①关节活动受限;②关节压痛;③关节被动活动时疼痛;④关节表面皮肤温度增高。该患儿符合上述标准。

【辅助检查】血常规:WBC 12.67×10^9/L,N 50.2%,HB 128g/L,PLT 535×10^9/L,CRP<0.5mg/L,RF阴性。

【入院诊断】

思考题2:该患儿病史特点如何总结? 结合以上病史、体格检查及辅助检查,如何进行诊断和鉴别诊断?

参考答案:

病史特点:

(1)患儿,女,2岁幼儿。

(2)急性起病,因"右膝关节肿痛、跛行12天"入院,患儿12天前无明显诱因下出现右膝关节肿痛,伴跛行,皮肤温度增高,活动受限。查血常规示白细胞稍增高,分类正常,超敏C反应蛋白正常,RF未见异常,抗生素治疗效果不佳。

(3)查体:生命体征平稳,心、肺、腹查体未见明显异常,全身未见皮疹;右膝关节肿胀、皮肤温度升高、轻压痛、活动受限;右侧浮髌试验阳性,4字征阴性;余关节未见明显异常。

(4)辅助检查:血常规示 WBC 12.67×10^9/L,N 50.2%,CRP<0.5mg/L,RF 未见异常。

诊断及诊断依据: 反应性关节炎:患儿系幼儿,急性起病,主诉"右膝关节肿痛、跛行12天"入院,1个月前有感冒病史。查体:右膝关节肿胀、皮肤温度升高、轻压痛、活动受限,右侧浮髌试验阳性,故诊断。

鉴别诊断:

(1)幼年特发性关节炎:患儿有关节肿痛伴跛行,查体局部皮肤温度升高,抗生素治疗效果不佳,需警惕,但患儿此次病程短,无关节炎既往病史,暂不支持,待观察病情变化协助诊断。

(2)化脓性关节炎:患儿急性起病,累及单关节,关节肿胀明显,皮肤温度升高,外周血炎症指标升高,需考虑此病。予以完善关节腔超声,必要时关节腔穿刺行关节液培养以协助诊断。

(3)急性白血病:患儿关节肿痛,需警惕此病。但患儿无贫血、无出血倾向及肝脾大,外周血未见幼稚细胞,不支持,需完善骨髓穿刺检查协助诊断。

【诊疗计划】

(1)完善相关检查

1)常规血液检查:如血常规、CRP、ESR、血气、电解质、乳酸、前降钙素、血生化等。

2)病原学检查除外感染:如 PPD 皮肤试验、T-SPOT、ASO、痰培养+药敏、血培养+药敏、肺炎支原体抗体及核酸、EB 病毒抗体及核酸、TORCH 检查等。

3)免疫学检查除外其他风湿免疫病:如抗核抗体及 T、B、NK 细胞亚群分析、类风湿因子、抗环瓜氨酸肽抗体、免疫球蛋白+补体等。

4)影像学检查:心电图、心脏超声(关注瓣膜)、关节腔 B 超、关节 MRI 等。

5)其他检查:骨髓常规、培养、关节腔穿刺液培养等以除外相应的疾病。

(2)治疗方案

1)NSAID 药物口服:患儿关节肿胀明显,伴活动受限,可口服 NSAID 药物(如布洛芬、双氯芬酸等)缓解症状及抗炎治疗。

2)结合病原学结果给予相应抗感染治疗。

【诊治经过】

入院后完善相关检查以除外感染、肿瘤,并评估关节受累情况及病情严重程度。血常规:WBC 11.12×10^9/L,L 58.8%,HB 127g/L,PLT 489×10^9/L,幼稚细胞分类未见,CRP<0.50mg/L。ESR22mm/h。血气电解质、前降钙素、血生化正常。

肺炎支原体血清学试验(IgM)阳性(1.78COI)、支原体核酸阴性。PPD 皮肤试验、T-SPOT、ASO、痰培养+药敏、血培养+药敏、EB 病毒抗体及核酸、TORCH 检查、尿培养等结果阴性。

抗核抗体 19 项:ANA 检测滴度 1:80;抗线粒体抗体 2 型抗体 IgG 临界阳性。T、B、NK 细胞亚群分析及类风湿因子、抗环瓜氨酸肽抗体、免疫球蛋白+补体均阴性。

心电图、心脏 B 超未见异常。

MRI 右膝关节平扫：右侧股骨远端片状骨髓水肿伴周围软组织肿，膝关节腔积液，髌上囊积液为著（图 12-5）。

右膝关节 B 超：右侧膝关节内积液，滑膜增厚。

右膝 CT 平扫：右膝髌上囊积液显著，右股骨及右膝关节组成骨检查骨质未见明显异常改变。

骨髓常规、培养未见明显异常；关节腔穿刺未做（家属拒绝）。

入院后给予双氯芬酸口服抗炎治疗，患儿入院后体温正常，膝关节肿痛逐渐好转。患儿右膝关节仍有肿痛，程度较前有所减轻，有轻度活动受限；无发热，无皮疹等，一般情况可，予以办理出院，门诊随访治疗。

【出院诊断】

反应性关节炎。

【出院医嘱】

（1）注意休息，避免感染，如有发热、皮疹、关节肿痛加重等症状应及时就诊。

（2）出院 1~2 周至风湿免疫科门诊复诊，口服双氯芬酸钠 2~4 周关节肿痛缓解可考虑停药。

（3）出院 3 个月后复查抗核抗体。

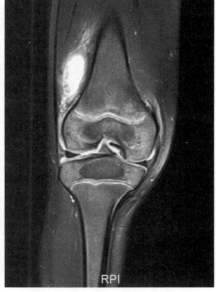

图 12-5 右膝关节 MRI：膝关节腔积液增多（髌上囊积液为著）

病例 4

【一般情况】患儿，女，4 岁 1 个月。

【主诉】关节肿痛 2 个月。

【现病史】患儿 2 个月前在家无明显诱因下出现左膝关节痛，有晨僵，伴活动受限，屈曲及伸直不便，无法行走；无明显红肿，皮肤温度不高，无发热、咳嗽、呕吐、腹泻及皮疹。逐渐出现右膝关节痛、双腕关节肿痛、左踝关节肿痛，有跛行、下蹲困难，至当地医院就诊，查双下肢及右手腕 X 线片未见明显异常，未予以特殊处理，遂转至笔者医院，门诊拟"关节肿痛待查"收入院。

起病以来，患儿精神、食欲尚可，睡眠及大小便未见明显异常，体重无明显增减。

【既往史】既往体健；无食物、药物过敏史，否认湿疹史，否认手术、输血史。

【出生史】G_2P_2，足月顺产，出生体重 3kg，否认窒息抢救史。

【预防接种史】卡介苗已接种，其他疫苗按时接种。

【家族史】否认家族过敏性疾病、遗传病等病史。

【体格检查】T 37.1℃，P 120 次 /min，R 24 次 /min，BP 106/76mmHg。神志清，精神可，呼吸平稳，咽无充血；听诊双肺呼吸音清，双侧呼吸音对称，未闻及干湿啰音；心律齐，心音中等,未闻及杂音;腹软,无压痛反跳痛,肝脾肋下未及;神经系统检查未见阳性病理性体征,全身未见皮疹。双膝关节、双腕关节局部肿胀,压痛明显;左膝关节伸直活动受限;左踝关节肿胀不明显,局部压痛,内收活动受限;双侧 4 字征阴性。

【辅助检查】当地医院查 CRP 37.51mg/L;双下肢及右手腕 X 线片:未见明显异常。

思考题 1:儿童跛行需考虑哪些疾病?

参考答案:需考虑幼年特发性关节炎、先天性髋关节脱位、骨软骨炎(股骨头无菌性坏死)、急性髋关节暂时性滑膜炎、脊髓灰质炎、感染后肌无力、腰骶神经根炎、脑炎、化脓性骨髓炎、骨肿瘤等。

思考题 2:该患儿病史特点如何总结? 结合以上病史、体格检查及辅助检查,如何进行诊断和鉴别诊断?

参考答案:

病史特点:

(1)患儿,女,4 岁 1 个月,学龄前儿童。

(2)关节肿痛 2 个月,病程>6 周;受累关节:双膝关节、双腕关节、左踝关节,局部肿胀伴活动受限,有跛行及下蹲困难,不伴发热、皮疹等表现。

(3)既往史、个人史、家族史等未见明显异常。

(4)查体:生命体征平稳,心、肺、腹查体未见明显异常,全身未见皮疹;双膝关节、双腕关节局部肿胀,压痛明显;左膝关节伸直活动受限,左踝关节肿胀不明显,局部压痛,内收活动受限;双侧 4 字征阴性。

(5)辅助检查:CRP 37.51mg/L;双下肢及右侧腕关节 X 线片:未见明显异常。

【入院诊断】

诊断及诊断依据:幼年特发性关节炎? 诊断依据:患儿,女,学龄前儿童,多关节肿痛>6 周;查体:双膝关节、双腕关节肿局部肿胀,压痛明显,左膝关节伸直活动受限,左踝关节肿胀不明显,局部压痛,内收活动受限,初步考虑 JIA(多关节型)。

鉴别诊断:

(1)系统性红斑狼疮:患儿有多关节疼痛,但无蝶形红斑,口腔无溃疡,无光过敏,无明显皮疹,暂不考虑此病。待完善抗核抗体等相关检查协助鉴别。

(2)急性白血病:患儿有多关节肿痛,需警惕此病。但患儿无出血倾向及淋巴结、肝脾大,依据不足,可完善骨髓穿刺检查以协助诊断。

(3)风湿热:患儿有多关节肿痛,需考虑此病。但关节炎非游走性,无环形红斑、心肌炎等表现,不支持。可完善 ASO、心电图、心脏超声等检查协助诊断。

【诊疗计划】

(1)完善相关检查:

1)常规血液检查:如血常规、CRP、ESR、血气、电解质、乳酸、前降钙素、血生化等。

2)病原学检查除外感染:如 PPD 皮肤试验、T-SPOT、ASO、尿培养、血培养 + 药敏、肺炎支原体抗体及核酸、EB 病毒抗体及核酸等。

3）免疫学检查除外其他风湿免疫病：如抗核抗体及 T、B、NK 细胞亚群分析、类风湿因子、抗环瓜氨酸肽抗体、免疫球蛋白＋补体等。

4）影像学检查：如心电图、心脏 B 超、关节腔 B 超、关节 MRI 等。

5）其他检查：如骨髓常规、培养等，以除外血液系统疾病。

（2）治疗方案：根据幼年型关节炎疾病活动评分（juvenile arthritis disease activity score，JADAS）制订相应治疗方案。

【诊治经过】

入院后完善相关检查，血常规：WBC 6.95×10^9/L，HB 109g/L，PLT 430×10^9/L，CRP 145.26mg/L。复查血常规：WBC 3.42×10^9/L，N 0.58×10^9/L，HB 95g/L，PLT 464×10^9/L，CRP 39.08mg/L。ESR 100mm/h。前降钙素、血生化正常。

类风湿因子 422.5IU/ml。抗核抗体、抗环瓜氨酸抗体阴性。72 小时 PPD 皮肤试验，T、B、NK 细胞亚群分析及免疫球蛋白＋补体、T-SPOT、ASO、血培养＋药敏、EB 病毒抗体及 DNA 测定均阴性。

心电图、心脏及腹部 B 超等检查未见异常。

胸部 CT 平扫：右肺上叶充气欠均匀，肺纹理增多，右肺上叶后段条片影。

关节 B 超：左侧膝关节内少量积液、左踝关节内积液、右侧腕关节内积液。

MRI 右侧腕关节平扫：可见局部骨髓水肿。

MRI 双踝关节平扫：踝关节腔积液（图 12-6）。

思考题 3：患儿 CRP、ESR 明显升高此时需如何考虑？

参考答案：CRP、ESR 是炎症指标，升高时需首先考虑感染。但患儿除了多关节痛外无其他如发热等感染症状，病原学检查阴性，影像学检查不支持骨关节感染情况。而 JIA 患儿如疾病活动可合并 CRP、ESR 升高，故首先考虑疾病活动状态。

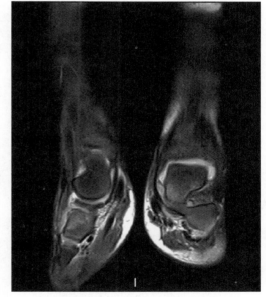

图 12-6　双踝关节 MRI：踝关节腔积液

【治疗经过】

入院后进行幼年型关节炎疾病活动评分（JADAS 21 分，提示疾病高度活动），考虑患儿疾病早期存在高危关节受累（双腕），同时有预后不良因素（类风湿因子阳性）。入院后予以 NSAID 药物（扶他林）联合 DMARD 药物（甲氨蝶呤）口服改善病情及抗风湿治疗。患儿关节肿痛较前减轻，一般情况可，予以出院。

【出院诊断】

幼年特发性关节炎（多关节型，RF 阳性）。

【出院医嘱】

(1)注意休息,避免感染,如有发热、关节痛加剧、肿胀加剧等不适症状,及时来医院就诊。眼科门诊定期随访。

(2)出院带药

1)甲氨蝶呤 2.5mg×30 片,5mg/ 次,口服,每周 1 次(每周三)。

2)叶酸 5mg×20 片,2.5mg/ 次,口服,每周 1 次(每周四)。

3)双氯芬酸二乙胺 25mg×20 片,12.5mg/ 次,口服,2 次 /d。

(3)出院 2 周风湿免疫科门诊复诊,复查血常规、CRP、红细胞沉降率、肝肾功能等。

风湿免疫性疾病的诊治要点详见课件 12。

课件 12　风湿免疫性疾病的诊治要点

(卢美萍　郑 琪)

参考文献

1. GIANCANE G, CONSOLARO A, LANNI S, et al. Juvenile idiopathic arthritis: diagnosis and treatment [J]. Rheumatol Ther, 2016, 3 (2): 187-207.

2. 刘大玮, 梁芳芳, 唐雪梅. 儿童风湿病国际相关诊治指南系列解读之二——幼年特发性关节炎分类标准解读 [J]. 中国实用儿科杂志, 2020, 35 (4): 252-255.

3. BEUKELMAN T, PATKAR N M, SAAG K G, et al. 2011 American College of Rheumatology recommendations for the treatment of juvenile idiopathic arthritis: initiation and safety monitoring of therapeutic agents for the treatment of arthritis and systemic features [J]. Arthritis Care Res (Hoboken), 2011, 63 (4): 465-482.

4. RAVELLI A, MINOIA F, DAVÌ S, et al. 2016 Classification criteria for macrophage activation syndrome complicating systemic juvenile idiopathic arthritis: a european league against rheumatism/american college of rheumatology/paediatric rheumatology international trials organisation collaborative initiative [J]. Ann Rheum Dis, 2016, 75 (3): 481-489.

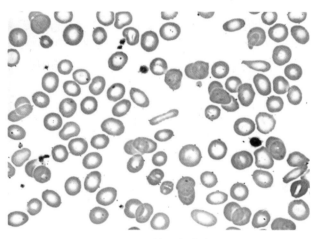

图 5-2　外周血涂片

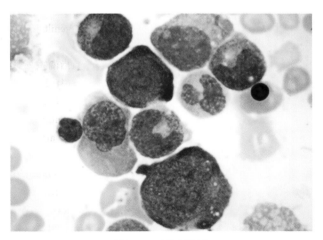

图 5-3　骨髓常规

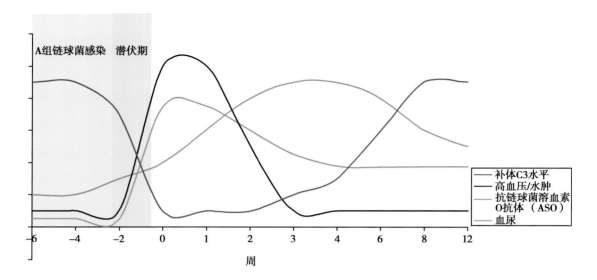

图 8-1　APSGN 的自然病程

[引自：CCMC Division of Pediatric Nephrology and Hypertension.Acute poststreptococcal glomerulonephritis：the most common acute glomerulonephritis.Pediatrics in Review，2015，36（1）：3-12.]

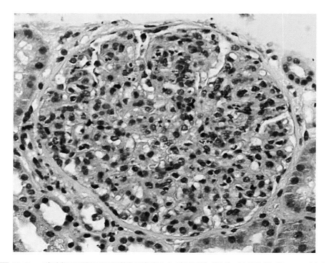

图 8-2　光镜下显示系膜细胞和内皮细胞增生（HE 染色，×400）

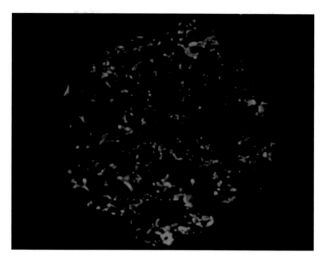

图 8-3　免疫荧光显示补体 C3 在系膜区和毛细血管袢沉积（×400）

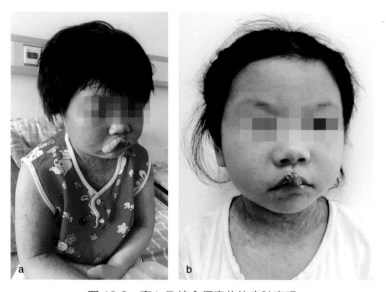

图 12-2　高 IgE 综合征患儿的皮肤表现